U0896196

庆祝中华医学会结核病学分会成立80周年

中国结核病年鉴

(2016)

CHINESE YEARBOOK OF TUBERCULOSIS

中华医学会结核病学分会　组织编写

主　编　唐神结　李　亮　高　文　许绍发

人民卫生出版社

图书在版编目（CIP）数据

中国结核病年鉴．2016 / 唐神结等主编．—北京：人民卫生出版社，2017

ISBN 978-7-117-24362-9

Ⅰ．①中…　Ⅱ．①唐…　Ⅲ．①结核病－防治－中国－2016－年鉴　Ⅳ．①R52-54

中国版本图书馆 CIP 数据核字（2017）第 057882 号

人卫智网	www.ipmph.com	医学教育、学术、考试、健康，购书智慧智能综合服务平台
人卫官网	www.pmph.com	人卫官方资讯发布平台

版权所有，侵权必究！

中国结核病年鉴（2016）

主　　编：唐神结　李　亮　高　文　许绍发
出版发行：人民卫生出版社（中继线 010-59780011）
地　　址：北京市朝阳区潘家园南里 19 号
邮　　编：100021
E - mail：pmph @ pmph.com
购书热线：010-59787592　010-59787584　010-65264830
印　　刷：三河市宏达印刷有限公司（胜利）
经　　销：新华书店
开　　本：787 × 1092　1/16　　**印张：**24
字　　数：584 千字
版　　次：2017 年 4 月第 1 版　2017 年 4 月第 1 版第 1 次印刷
标准书号：ISBN 978-7-117-24362-9/R · 24363
定　　价：65.00 元
打击盗版举报电话：010-59787491　E-mail：WQ @ pmph.com
（凡属印装质量问题请与本社市场营销中心联系退换）

中国结核病年鉴（2016 年）编辑委员会

顾　问　端木宏谨　傅　瑜　肖和平

主　编　唐神结　李　亮　高　文　许绍发

副主编　谭守勇　吴　琦　高　谦　刘宇红　杜　建

编　委　（按姓氏笔画排序）

丁卫民　马　艳　王卫华　王桂荣　王婷萍　王　璞　车南颖
卢水华　毕利军　吕　岩　朱友生　朱国锋　刘一典　刘宇红
刘　洋　许绍发　孙炳奇　孙照刚　杜　建　李传友　李　亮
吴　琦　沙　巍　宋言峥　张立群　张　青　张　峣　张　慧
陈效友　陈雪融　范　琳　金　峰　郝晓晖　侯代伦　姚　岚
袁保东　顾　瑾　高　文　高　谦　高静韬　唐神结　梅早仙
韩利军　谭守勇

秘　书　刘一典　张占军　康万里　朱友生　朱晓丽　纪婷婷　杜　建
王红红　谢仕恒　吕晓亚　宁宇佳

参加编写人员　（按姓氏笔画排序）

王　川　王　军　王逸飞　王雅果　贝承丽　邓国防　付　亮
白　浩　过丽芳　刘旭晖　刘晓帆　刘　毅　闫丽萍　李平俊
李　欢　李　丽　李　佺　李　涛　李　霞　张占军　张立杰
张　旭　陈　卉　陈国玺　陈　禹　陈艳清　赵　丹　姜晓颖
夏愔愔　黄海荣　曹树辉　康万里　韩骏锋　舒　薇　蔡青山
冀　萍

前言

闻鸡起舞，年鉴更新。在大家的期盼中，《中国结核病年鉴（2016）》在第一时间如约与大家见面了。正值中华医学会结核病学分会成立80周年之际，该书的问世无疑为分会80周年华诞献上了一份珍贵的礼物。

时至今日，我国结核病防治工作依然面临新的挑战。基数巨大的患者数量，基础研究投入的薄弱，诊疗新技术的不足，患者管理方式的滞后，都需要我们认真对待，不断克服困难。需要我们及时了解国内外学术动态，掌握国际国内前沿信息，总结经验，不断进步。

编写年鉴，就是重要的信息传递措施。举一纲而万目张，解一卷而众篇明。鉴，编年史体裁，鉴，古人谓之镜。读鉴可以借鉴，可以鉴别，可以鉴定，可以鉴戒，可以鉴赏，鉴毛辨色，鉴往知来。年鉴作为逐年编纂连续出版的"年书"，是对过去一年发展变化的记述，是事后的总结回顾，重在纪实和纪要，去其糟粕、弃其微末，时效性虽不能和报纸杂志等媒体相比，但在工具书家族中，是出版最及时的一种。年鉴集万卷于一册、缩一年为一瞬，全面系统又分门别类，纵横交错又有机联系，反映宏观又中观微观，权威准确又平实严谨，客观真实又简明扼要，服务现实又存史育人，是极具实用性、学术性、资料性、检索性、独特性和新颖性的工具书。编者因责任重大而使命神圣，作者因入选条目而倍感荣光，读者因开卷获益而欢欣鼓舞。

2015年，中华医学会结核病学分会开始了《中国结核病年鉴》的编写工作。《中国结核病年鉴》的编纂秉承年鉴目的要义，采取综合性条目和单一性条目方式介绍年度国内外结核病防治领域基本情况与总体情况、综述主要成就与发展特点、披露存在问题与改进举措。《中国结核病年鉴》力求精益求精，为编纂出版精品年鉴，准确把握定位，正确处理规范和创新的关系，科学设计年鉴框架，精选精编，不偏不倚，不漏不丢，选题相对稳定、相互衔接、连续可比，同时也有年度动态信息，具有鲜明的年度特点和结核病年鉴的特色与气息。《中国结核病年鉴》努力提高编辑和撰稿人的业务水平，从制定选题、组织稿件、编辑加工，到校对和核对数据等，既合理调配时间，又狠抓质量。与此同时，在内文的编排和版式装帧设计上力图丰富和变化。

首发的《中国结核病年鉴（2015）》在国内外结核病防治领域引起了强烈反响，并受到了广大同道的一致好评。大家都期待《中国结核病年鉴（2016）》的早日出版。为了更好地编撰《中国结核病年鉴（2016）》，中华医学会结核病学分会将年鉴的编写作为重点工作进行推进。从全国众多的结核病专家中遴选出优秀专家作为编委。2016年结核病学分会年会期间，编委会再次召开会议，针对编写工作进行具体部署，提出详细的编写计划、明确职责与分工。为及时、全面地掌握最新信息和动态，编委会专门邀请北京胸科医院图书情报室为本年鉴提供详尽的国内外文献。在大家共同努力下，2016年年底，编委们按进度完成了年鉴初稿的撰写工作。在2017年1月春节期间，不少编委和秘书们仍然加班加点，几乎放弃了整个假期，放弃了与家人团圆，终于在2月初完成了全部书稿的编写任务，提交至人民卫生出版社。《中国结核病年鉴(2016)》的出版凝聚了所有编委、编写人员和秘书们的心血和汗水。

新故相推，日生不滞。《中国结核病年鉴(2016)》概括反映了2016年国内外特别是我国结核病防治事业发展的主要情况，是该领域发展的一个缩影。全书共设概要、结核病国内部分、结核病国际部分、结核病相关指南共识、结核病防治大事记、结核病药物临床试验等6个栏目，正文共6篇，38章，50余万字。记述时限为2016年1月1日至2016年12月31日，个别地方为求记载的完整性，上溯下限有所放宽。本卷从国内外近百余种期刊杂志中选出有关文献1041篇，其中国内学者发表的论文551篇，国外学者发表的论文490篇。《中国结核病年鉴(2016)》由80位编委和编写人员执笔，各抒所长，融为一体，形成风格融贯、统一的结核病年度史册，对广大医务工作者尤其是结核病防治工作者及时了解、掌握国内外结核病临床诊治的新观点、新技术、新进展及发展趋势，提高认识，增进交流具有很好的帮助和指导。随着时间的推移，《中国结核病年鉴(2016)》存史资政的价值将愈发彰显，若干年后人们会更加感到其璀璨光芒，成为《中国结核病年鉴》这部不间断史册中的珍贵一页。

为了更加全面充分展现2016年国内外结核病防治领域发展取得的成绩，根据编委会确定的编辑方针，本版《中国结核病年鉴》进行了一些新的探索和改进。在内容方面，一是力求完整反映本领域的全貌。在反映临床诊治方面工作的同时，尽可能全面反映预防控制和基础研究方面工作，并突出体现三者之间的互动、转化，共同推进本学科的发展。对于基层地方开展的富有特色的工作，尽可能予以收纳，以体现发展的鲜活性。在篇章结构方面，力求既照顾全面、又突出重点。在年鉴的编写过程中，我们还有意外收获，那就是通过年鉴的编写，我们发现了一批既精通专业、文笔也流畅的青年才俊。他们都来自防治工作第一线，具有丰富的业务经验、开拓的国际视野以及极强的分析、撰写能力。未来的防治事业，一定需要这样的复合人才。我们也希望，今后有更多的青年人才加入到我们的编写队伍中来，通过编写年鉴提高自己，尽快成才。在编写过程中，我们也看到，尽管我国近年来在结核病防治各个领域都取得很大进步，但和国外相比，在很多方面我们还有较大差距。我们需要正视差距，发奋努力，迎头赶上。

不忘初心，砥砺前行。编纂年鉴是一件功在当今、惠及后人的大事。年鉴有为无位，高度的事业心和强烈的责任感是年鉴成功的关键。《中国结核病年鉴(2016)》的编纂工作是在中华医学会结核病学分会、中国疾病预防控制中心结核病防治临床中心、北京结核病临床诊疗技术创新联盟等相关领域的学术界和政府管理部门的大力支持和关心下，众多编写人员共同努力下完成的。除了具体参与年鉴各部分编写工作的人员之外，还有参与年鉴审稿和编辑工作的人员等，相关专家、学者对年鉴编写工作亦给予了关注、指导和帮助。在此，我们向参与年鉴编撰工作的全体人员表示感谢。在年鉴的编写出版过程中，我们同时也得到了有关政府部门、各相关学会协会和有关机构的大力支持和配合，并得到人民卫生出版社的大力支持，在此也一并致以衷心的感谢。感谢上海市肺科医院刘一典医生、安徽省铜陵市卫生局朱友生教授、宁波市第二医院张占军医生等所做的大量文字校对与修订工作。

淘尽黄沙始得金。年鉴编纂众手成书，是一个浩大的系统工程，年鉴的设计和完善更是一个长期、渐进的过程。《中国结核病年鉴(2016)》在编写过程中，由于受人力、时间、掌握素材等方面的局限性，以及编辑水平和能力还有待提高，肯定还留有很多遗憾和不足，希望能得到理解与谅解，更欢迎批评与指正，我们将在编纂《中国结核病年鉴(2017)》时加以改进。我们一定不懈努力，开门办鉴，听取别人意见，总结经验教训，提高编纂水平，使《中国结核病年鉴》常编常新，不断调整、完善、成熟，真正将《中国结核病年鉴》办成有用、好用、宜用、读者乐用的权威性的工具书，在世界医药类年鉴中有一席之地，让读者满意，让编纂者自己满意。

2016年是我国"结核病防治十三·五规划"实施的开局之年。2016年10月召开的"全国卫生与健康大会"更是把人民健康放在优先发展战略地位。历史注定2016年会是不平凡的一年。作为2016年结核病防治工作历史的亲历者、记录者，我们深感荣幸和责任。展望2017年，我们期待更大的进展和收获。

唐神结　李　亮　高　文　许绍发

2017年4月

目　录

概　要

一、结核病预防控制 …… 2
二、结核病基础研究 …… 3
三、结核病诊断与治疗 …… 4

结核病国内部分

上篇　结核病控制 …… 14

第一章　结核病的流行 …… 14

一、结核病流行状况 …… 14
二、潜伏结核感染的调查 …… 16
三、流动人口结核病疫情分析 …… 16
四、耐多药结核病疫情分析 …… 16
五、TB/HIV 双重感染疫情分析 …… 18
六、学生结核病疫情分析 …… 19
七、结核病防治核心知识调查 …… 20

第二章　结核病预防控制策略、措施和成效 …… 24

一、患者发现 …… 24
二、患者管理 …… 26
三、各地结核病防治成效和经验 …… 27

中篇　结核病基础 …… 30

第一章　结核病分子流行病学 …… 30

一、耐多药结核分枝杆菌菌株基因型及耐药突变特征 …… 30
二、人群基因多态性与结核易感性的研究 …… 32

第二章　抗结核药物及药物靶点……34

一、抗结核药物的研究……34
二、抗结核药物靶点的筛选和研究……35
三、中药在结核病治疗中的作用……35

第三章　结核病疫苗……37

一、重组亚单位疫苗……37
二、重组 BCG 疫苗……38
三、微卡疫苗……39
四、结核病疫苗新抗原靶标的发现……39
五、不同 BCG 菌株的毒力和效力比较……40
六、疫苗构建的基础研究……40

第四章　结核分枝杆菌的生理生化……43

一、结核分枝杆菌抗原的免疫原性及抗原表位……43
二、结核分枝杆菌的毒力因子……44
三、结核分枝杆菌的持留……44
四、结核分枝杆菌的耐药……45

第五章　结核病免疫学……47

一、固有免疫应答……47
二、适应性免疫应答……48

下篇　结核病临床……52

第一章　结核病细菌学诊断……52

一、涂片镜检……52
二、培养……53
三、药物敏感性试验……54

第二章　结核病影像学诊断……59

一、CT 在结核病诊断中的应用……60
二、MRI 在结核病诊断中的应用……65
三、PET/CT 在结核病诊断中的应用……67
四、艾滋病合并结核病的影像学诊断……69
五、糖尿病合并结核病的影像学诊断……70

第三章 结核病免疫学诊断 …… 73
一、γ-干扰素释放试验 …… 73
二、其他生物标志物的检测 …… 77
第四章 结核病分子生物学诊断 …… 86
一、病原菌的分子生物学诊断 …… 86
二、宿主水平的分子生物学诊断 …… 92
第五章 结核病介入学诊断 …… 98
一、常规支气管镜 …… 98
二、支气管镜检测新技术 …… 99
三、经皮肺穿刺活检术 …… 101
四、胸(腹)腔镜技术 …… 101
第六章 结核病病理学诊断 …… 104
一、结核病与其他疑难性疾病的鉴别诊断 …… 104
二、分子病理诊断新技术 …… 105
三、结核病病理学诊断新标志物研究 …… 106
第七章 抗结核新药与新方案 …… 108
一、已上市的新药贝达喹啉 …… 108
二、“老药”新用 …… 108
三、新方案 …… 112
四、中医药 …… 117
第八章 结核病的免疫治疗及治疗性疫苗 …… 121
一、免疫治疗 …… 121
二、治疗性疫苗 …… 122
第九章 结核病的介入治疗 …… 125
一、气管支气管结核的介入治疗 …… 125
二、肺结核的介入治疗 …… 138
三、胸膜病变的介入治疗 …… 139
第十章 结核病的外科治疗 …… 144
一、肺结核及胸膜结核的外科治疗 …… 144
二、肺外结核的外科治疗 …… 147

第十一章　耐药结核病的治疗 …… 156
一、治疗方案 …… 156
二、手术治疗 …… 159
三、介入治疗 …… 159
四、疗效影响因素 …… 160
五、药物不良反应 …… 162
六、中药治疗探索 …… 163
七、免疫调节治疗 …… 164
八、治疗新途径 …… 165

第十二章　特殊人群结核病的治疗 …… 168
第一节　结核病合并 HIV 感染的治疗 …… 168
一、HIV 感染与结核病的相互影响 …… 168
二、HIV 感染者的异烟肼预防性治疗 …… 168
三、TB/HIV 患者的抗结核治疗 …… 169
四、TB/HIV 患者的抗逆转录病毒治疗 …… 169
五、TB/HIV 联合治疗中的药物不良反应 …… 170
六、结核病相关免疫重建炎性综合征 …… 170
第二节　老年结核病的治疗 …… 171
第三节　儿童结核病的治疗 …… 173
一、儿童结核病的治疗 …… 174
二、儿童结核性脑膜炎的治疗 …… 174
三、预防性治疗 …… 175
四、儿童耐药结核病的治疗 …… 175
五、卡介苗在儿童结核病中的预防作用 …… 176
第四节　肝功能异常与结核病的治疗 …… 176
一、抗结核药物所致 DILI 的高危因素 …… 177
二、抗结核药物所致肝功能异常的发生情况与防治 …… 177
三、抗结核药物所致 DILI 的分子机制 …… 179
四、预防性保肝治疗 …… 180
第五节　结核病合并糖尿病的治疗 …… 181
一、结核病合并糖尿病的抗结核治疗 …… 182
二、血糖的控制对结核病治疗的影响 …… 182
三、结核病合并糖尿病的治疗转归及影响因素 …… 183
四、结核病和糖尿病双向筛查 …… 184

结核病国际部分

上篇 结核病控制 …… 188

第一章 结核病的流行 …… 188

一、结核病流行状况 …… 188
二、潜伏结核感染的调查 …… 189
三、耐药性调查 …… 190
四、监狱人群结核病疫情 …… 191
五、特殊人群结核病 …… 191

第二章 结核病预防控制策略、措施和成效 …… 194

一、全球开启终止结核病策略 …… 194
二、耐药结核病分子生物学诊断技术政策指南 …… 196
三、耐药结核病治疗指南 …… 198
四、结核病预防 …… 199
五、其他国家结核病防治策略和措施的研究经验 …… 200

中篇 结核病基础 …… 204

第一章 结核病分子流行病学 …… 204

一、结核分枝杆菌分子流行病学 …… 204
二、结核分枝杆菌耐药菌株的分子流行病学 …… 205

第二章 抗结核药物及药物靶点 …… 208

一、抗结核药物及开发的新趋势 …… 208
二、新型耐药机制的发现 …… 209
三、抗结核药物新靶点 …… 209

第三章 结核病疫苗 …… 212

一、重组亚单位疫苗 …… 212
二、重组 BCG 疫苗 …… 212
三、结核病疫苗新抗原靶标的发现 …… 213
四、BCG 疫苗的接种方式影响保护效力 …… 213
五、荚膜对 BCG 疫苗保护效力的影响 …… 214
六、宿主易感性关系到疫苗的保护效力 …… 214

第四章　结核分枝杆菌的生理生化 …… 216

一、结核分枝杆菌的细胞壁 …… 216
二、结核分枝杆菌的生长代谢 …… 216
三、结核分枝杆菌的病原性和毒力 …… 217
四、结核分枝杆菌的持留 …… 218
五、结核分枝杆菌的耐药 …… 218

第五章　结核病免疫学 …… 221

一、固有免疫应答 …… 221
二、适应性免疫应答 …… 224

下篇　结核病临床 …… 231

第一章　结核病细菌学诊断 …… 231

一、涂片镜检 …… 231
二、培养 …… 232
三、药物敏感性试验 …… 234

第二章　结核病影像学诊断 …… 238

一、CT 在结核病诊断中的应用 …… 239
二、PET/CT 在结核病诊断中的应用 …… 241
三、MRI 在结核病诊断中的应用 …… 242

第三章　结核病免疫学诊断 …… 246

一、γ- 干扰素释放试验 …… 246
二、其他生物标志物 …… 249

第四章　结核病分子生物学诊断 …… 257

一、病原菌的分子生物学诊断 …… 257
二、宿主生物标志物变化 …… 262

第五章　结核病介入学诊断 …… 268

一、普通气管镜 …… 268
二、气管镜检测新技术 …… 269
三、内科胸腔镜或胸腔镜 …… 270
四、穿刺针吸肺活检 …… 270

第六章 结核病病理学诊断 …… 272
一、传统病理学诊断 …… 272
二、分子病理学诊断 …… 273
三、结核病发病机制及治疗相关的病理学研究 …… 274
第七章 抗结核新药与新方案 …… 277
一、抗结核新药 …… 277
二、新方案 …… 282
三、结核性脑膜炎的治疗 …… 284
第八章 结核病的免疫治疗及治疗性疫苗 …… 288
一、免疫治疗 …… 288
二、治疗性疫苗 …… 289
第九章 结核病的介入治疗 …… 294
一、气管支气管结核的介入治疗 …… 294
二、肺结核的介入治疗 …… 297
三、胸膜病变的介入治疗 …… 297
第十章 结核病的外科治疗 …… 300
一、肺结核及胸膜结核的外科治疗 …… 300
二、肺外结核的外科治疗 …… 301
第十一章 耐药结核病的治疗 …… 304
一、治疗新方案 …… 304
二、儿童耐药结核病治疗新方案 …… 309
三、治疗转归 …… 310
四、疗效影响因素 …… 313
五、外科治疗 …… 316
六、治疗新途径 …… 316
第十二章 特殊人群结核病的治疗 …… 320
第一节 结核病合并 HIV 双重感染的治疗 …… 320
一、HIV 感染者的预防性抗结核治疗 …… 320
二、TB/HIV 患者的抗结核治疗 …… 321
三、TB/HIV 患者的抗逆转录病毒治疗 …… 321
四、TB/HIV 联合治疗中的药物不良反应 …… 322

五、结核病相关免疫重建炎症综合征 …… 323
第二节 老年结核病的治疗 …… 325
第三节 儿童结核病的治疗 …… 327
一、预防性治疗 …… 328
二、儿童结核病的治疗 …… 328
三、儿童耐药结核病的治疗 …… 329
第四节 肝功能异常与结核病的治疗 …… 331
一、结核病合并慢性病毒性肝炎、HIV 感染情况 …… 331
二、抗结核药物所致药物性肝损伤的分子机制 …… 331
三、结核病合并慢性病毒性肝炎患者的治疗 …… 332
第五节 结核病合并糖尿病的治疗 …… 333
一、糖尿病和结核病的双向筛查 …… 334
二、糖尿病与抗结核药物血药浓度 …… 335
三、糖尿病对结核病临床表现和治疗转归的影响 …… 336

附 录

附录一 2016 年结核病相关指南文件 …… 340
国内部分 …… 340
非结核分枝杆菌病实验室诊断专家共识(中华医学会结核病学分会非结核分枝杆菌病实验室诊断专家共识编写组) …… 340
国际部分 …… 341
1. 2016 全球结核病报告(WHO) …… 341
2. 应用分子线性探针技术检测异烟肼和利福平耐药(政策更新)(WHO) …… 342
3. 应用分子线性探针技术检测二线抗结核药物耐药(政策指导)(WHO) …… 344
4. 制定支持世界卫生组织“终止结核”策略的国家级结核病研究计划三大工具包(WHO) …… 345
5. 结核病治疗目标方案概况:候选方案,包括利福平敏感、利福平耐药和敏感结核病治疗方案(WHO) …… 346
6. WHO 耐药结核病治疗指南(2016 更新版)(WHO) …… 347
7. 德拉马尼用于治疗儿童和青少年耐多药结核病:暂行策略指导(WHO) …… 350
附录二 2016 年结核病防治大事记 …… 352
国内部分 …… 352
国际部分 …… 359
附录三 结核病药物临床试验 …… 362

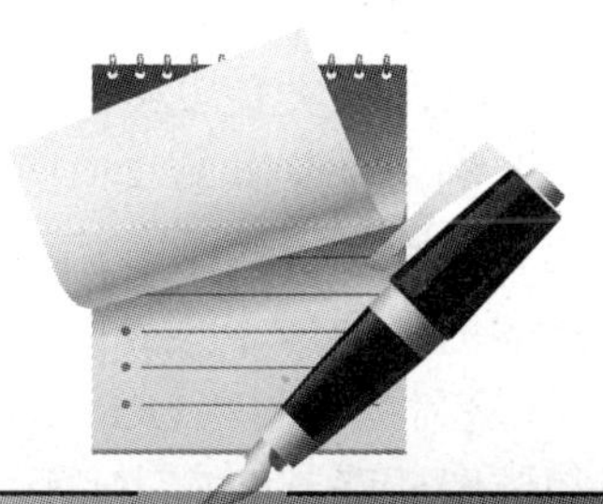

概　要

2016年是不平凡的一年,是世界卫生组织(world health organization,WHO)"全球终止结核病"策略实施的第一年,也是我国"结核病防治十三五规划"实施的开局之年。2016年10月我国召开了"全国卫生与健康大会",并把人民健康放在优先发展战略地位。我们成功编写了我国首部《中国结核病年鉴(2015)》,受到了国内外读者的一致好评。2016年国内外结核病预防控制、基础和临床方面的研究也取得了一系列的成就和进展。

一、结核病预防控制

(一)结核病疫情

WHO于2016年发布的结核病全球报告表明,估算2015年全球共有1040万结核病新发病例,平均发病率为142/10万。报告发病数居前三位的国家分别是印度(284万)、印度尼西亚(102万)和中国(91.8万)。2000—2015年,全球结核病的发病呈缓慢下降的趋势,发病率的年递降率为1.4%。估计2015年全球新发患者中,结核杆菌(TB)/(人类免疫缺陷病毒)HIV双重感染患者和多药耐药(MDR)患者分别为120万和48万例。全年共有140万人因结核病死亡,全球结核病死亡率为19/10万,此外还有39万HIV阳性患者因结核病死亡。尽管2000—2015年,全球因结核病死亡数下降了22%,但结核病仍是全球十大死因之一。2015年,据估计耐多药结核病新发病例为48万,此外还有10万是利福平耐药(RR)结核病,这部分人群也纳入耐多药结核病的治疗。其中,印度、中国和俄罗斯联邦政府占总耐多药人数(58万)的45%。在耐多药结核病病例中仅有12.5万(20%)登记得到了治疗。全球耐多药结核病的治疗成功率是52%。

WHO 2016年发布的结核病全球报告显示,中国2015年估算的发病数为91.8万,占全球的8.8%,占30个高负担国家的10%,目前居全球第3位。估算的发病率为67/10万,居高负担国家的第29位,低于全球平均水平(142/10万)。与2000年相比,估算发病率年递降率为3.2%,远超过全球年递降率(1.4%)。估计2015年TB/HIV双重感染患者和MDR/RR患者分别为1.5万和7万例。估算中国结核病死亡率为2.6/10万,死亡数为3.5万。国家卫生计生委公布的全国法定传染病疫情情况表明,2015年度全国共报告864 015例肺结核发病病例,较2014年报告发病数(889 381例)下降3.37%,肺结核病报告发病数居全国甲乙类传染病第二位,约占甲乙类传染病报告发病总数的28.4%。

(二)结核病控制策略、措施和成果

2016年,全球迈入2030年可持续发展目标时代,全球终止结核病策略新纪元开始。为了实现终止结核病策略的愿景和目标,WHO在《全球结核病2016年度报告》中明确提出监测全球和各国终止结核病策略执行情况的10大指标要求,同时作为全球终止结核病策略的重要支柱之一,2016年WHO着力在创新研究和验证推广结核病预防、诊断、治疗和控制新手段方面发布并更新了系列指南,包括《分子线性探针技术诊断二线抗结核药物耐药政策指南》、《分子线性探针技术诊断利福平和异烟肼耐药政策指南更新》《耐药结核病治疗指南(2016更新版)》《德拉马尼在儿童和青少年耐多药结核病患者应用临时政策指南》《肺结核针对性治疗方案》等,为全球结核病的控制工作提供了全面的指导。

2016年WHO在最新版《耐药结核病治疗指南》中推荐对于未对氟喹诺酮类药物和二线注射剂产生耐药者使用9~12个月标准短化MDR-TB治疗方案,这无疑要求可靠的、快速的药敏检测方法的问世用以判断适合使用短化方案的耐药患者。同时,对于采用传统MDR-

TB 治疗方案的患者，SL-LPA 检测有助于判断是否可以在方案中增加新药的使用以改善其治疗转归。基于上述应用需求，WHO 在 2016 年进一步推出《分子线性探针技术诊断二线抗结核药物耐药政策指南》，旨在，①评估和比较 SL-LPA 对于痰标本和结核分枝杆菌复合群分离菌株对氟喹诺类药物耐药诊断的准确性；②评估和比较 MTBDRsl 对于痰标本和结核分枝杆菌复合群分离菌株对二线注射剂耐药诊断的准确性；③指导临床运用该检测技术制定 MDR-TB 治疗方案。2016 年，WHO 发布了《德拉马尼在儿童和青少年耐多药结核病患者应用临时政策指南》。对于 RR 或 MDR-TB 的儿童或青少年患者，WHO 推荐的长疗程方案中可以使用德拉马尼，儿童（6~11 岁）推荐剂量是 50mg，每天 2 次，共 6 个月；青少年（12~17 岁）推荐剂量是 100mg，每天 2 次，共 6 个月。而对于短程（9~12 个月）的 MDR-TB 治疗方案，不建议使用德拉马尼。2016 年 WHO 制定了《肺结核针对性治疗方案（target regimen profiles，TRP）》，目的是协助方案制定者掌握不同患者群的重要特征并将这些特征同患者所需及规划所需联系起来。WHO 所推荐的 TRP 基于一系列优化特征包含了患者、服务提供者及政策制定者的需求，制定出疗程短、毒性小、可及性强和价格适宜的治疗方案。

WHO 目前预防结核病的主要策略包括：①治疗潜伏性结核感染者（LTBI），尤其是菌阳肺结核患者家庭密切接触的 5 岁以下儿童以及 HIV 感染者；②通过感染控制预防结核分枝杆菌传播；③对儿童接种卡介苗。对潜伏感染者尤其是菌阳肺结核密切接触的儿童进行预防性治疗是预防结核病的重要手段。在新疫苗研发方面，2016 年仍没有令人鼓舞的消息，目前仅有 12 个结核病疫苗进入临床期研究，其中唯一进入Ⅲ期的是我国的一个疫苗。

在患者发现和管理方面，其他国家报告了他们成功的经验和做法，值得我们借鉴。我国在改善肺结核患者的发现方面，积极探索患者发现环节中各机构间协调和配合机制，探索在目前已被动发现的基础上，加强对高风险重点人群开展主动发现研究和试点，以提高患者发现率的做法。此外，对于发现的活动性结核病患者及时进行合理治疗，提高患者依从性，提高治愈率，仍是目前减少结核病传播、控制结核病流行最有效的公共卫生措施。传染源的控制，阻断耐药结核病的传播，控制学校结核病疫情的暴发都是目前结核病管理的重中之重。近年来，移动医疗的迅猛发展，为结核病的控制和管理提供了新的思路和方法。

二、结核病基础研究

（一）分子流行病学

2016 年，我国结核病研究人员在耐药结核分枝杆菌基因型分布、耐药突变类型和耐药突变与耐药水平的关系和宿主基因多态性与结核病易感性方面进行了一些研究。初步探讨了耐多药结核分枝杆菌菌株基因型及耐药突变的特征，基本了解了人群基因多态性与结核易感性之间的某些相关性，为进一步深入研究奠定了基础。不少结核病高负担国家都利用自身的菌株资源，结合新的分子生物学技术，在耐药结核病快速检测、结核分枝杆菌优势亚型遗传背景及蛋白质组的研究、新现结核分枝杆菌复合病原体传播途径的研究上均取得了一定的进展。同时，对全基因组测序在结核病快速诊断中的应用，与其他分子生物学诊断方法比较以及该技术在参比实验室的可行性等都进行了探索。

（二）抗结核新药及药物靶点

我国学者研究表明，苦参提取物具有重要的免疫功能调节作用，其可以同时提升 MDR-TB 感染小鼠的细胞免疫及体液免疫水平，具有明显的抗 MDR-TB 作用。百令胶囊联合抗结核药物治疗肺结核具有一定的效果。此外，对吲哚-3-甘油磷酸合成酶结构类似物、结核分枝杆菌Rv3194c蛋白和生物素的抗结核作用也进行了探讨。研究发现，噁唑烷酮类药物与贝达喹啉和PA824联合应用可以缩短基本的疗程。DNA解旋酶的突变和氟喹诺酮类药物对结核分枝杆菌的抗性水平相关。对结核分枝杆菌内酰胺酶和转肽酶的失活的碳青霉烯类药物合成进行优化将明显提高抗菌活性。研究也发现，结核分枝杆菌通过甲基化抗结核药物的N端产生耐药，结核分枝杆菌ESX-5系统的eccC5突变会导致呈现对氧氟沙星等氟喹诺酮类药物的耐药性。纳米金颗粒很好的生物兼容性可以作为利福平很好的载体提升药物在宿主细胞中的抗结核作用。结核分枝杆菌CdnP酶可以作为新的药物靶点。

（三）结核病疫苗

目前有13个结核病疫苗正在进行临床试验，其中有4个病毒载体疫苗（Ad5Ag85A、ChAdOx1.85、MVA85A、TB/TLU-04L），4个重组亚单位疫苗（H1/H56、H4、ID93、M72），2个非结核分枝杆菌疫苗（DAR-901、Vaccae），1个重组结核分枝杆菌疫苗（MTBVAC），1个重组BCG疫苗（VPM1002），1个结核分枝杆菌提取物疫苗（RUTI）。然而临床期的疫苗能否达到预期的保护效力仍有很大的不确定性。随着新的生物学技术的出现，会有越来越多的新免疫原被发现，从中选择最优的免疫原或免疫原组合，并基于这些免疫原开发新的结核病疫苗，使其尽快完成临床前研究进入临床试验评估阶段。这样通过不断推出新的候选结核病疫苗，加快结核病疫苗的开发进程，早日实现通过疫苗控制结核病的目标。

（四）结核分枝杆菌生理生化

结核分枝杆菌为结核病的病原菌，深入了解结核分枝杆菌的生理生化特性，是预防控制结核病的基础。2016年，在结核分枝杆菌抗原的免疫原性及抗原表位、细胞壁组分、结核分枝杆菌的毒力因子、结核分枝杆菌的持留以及结核分枝杆菌的耐药等方面均进行了深入的研究。在结核分枝杆菌的生长代谢方面的研究包括，维生素K_2的生物合成、poly(P)的代谢、脂代谢方面。一些基因或酶类如PhoPR双组分信号转导系统、异柠檬酸裂合酶、毒素-抗毒素系统等参与了结核分枝杆菌持留及耐药性的产生。

（五）结核病免疫学

结核病是典型的胞内寄生菌诱导的感染性疾病，其感染、发病及预后判断等都与机体免疫功能息息相关。深入理解结核杆菌诱导结核病发生的免疫学机制、免疫病理改变等对于结核病的预防、诊断、预后及新型结核疫苗的研发都具有十分重要的理论和实践意义。结核分枝杆菌诱导的免疫应答机制及参与因素十分复杂，主要涉及固有免疫及适应性免疫，其中又包括免疫器官、免疫组织、免疫细胞、免疫分子及免疫相关基因共同参与、相互调节，共同决定免疫应答的性质、过程及结局。

三、结核病诊断与治疗

（一）结核病诊断方面

1. 结核病的细菌学诊断　结核分枝杆菌的细菌学检查在结核病诊断中一直发挥着重要作用。国内学者研究发现，改良抗酸染色法具有敏感度和特异度较高的优点，可为痰涂片阴性和无痰患者以及肺外结核患者提供良好的诊断依据。纳米硅膜夹层杯系统和荧光光度计检测法均可提高抗酸杆菌的检出率。BACTEC Myco/F-Lytic技术和固液双相培养基操作简便、阳性率高、用时短。荧光噬菌体法和直接硝酸盐还原酶试验可快速获得药敏结果。这些方法为结核病和耐药结核病的快速诊断提供了重要途径。

国外学者将一些新开发的培养系统及药敏试验方法应用到临床,明显缩短检测时间、提高了阳性率。小膜过滤方法是指将抗酸菌富集在一个非常小的区域,便于显微镜检测。含氯六亚甲基双胍 -MOD9 固体培养基提高了结核分枝杆菌的培养阳性率。自动液体培养技术可用于涂阴肺结核的诊断。显微镜观察下药敏试验方法得到了进一步的临床验证。

2. 结核病的影像学诊断　影像学检查始终为基本诊断的一种必不可少的方法,深入研究至关重要。2016 年国内学者研究包括:① CT 在结核病诊断及治疗应用研究中,有学者从病理学角度剖析肺结核的常见征象,如反晕征的病理学基础等,同时提出少见征象如磨玻璃影,对诊断及鉴别诊断具有很大帮助。通过对常见的肺结核空洞研究指出,多发空洞与单发空洞同样具有肺结核的生物学特征,引流支气管管壁增厚、洞壁强化方式等有助于诊断和鉴别。包括结核瘤在内的孤立性肺结节始终是鉴别诊断的难点,有学者采用多技术平台联合诊断肺结节并提高良恶性鉴别的成功率,可避免良性结节患者接受过度治疗,能谱 CT 的多参数定量指标为小病灶的鉴别诊断提供了新的思路及方法。随着 HRCT 的应用,以间质改变为主的肺结核亦不断被学者们关注和研究,另发现并总结以蜂窝肺改变为主的继发性肺结核影像特征,对诊断及后续治疗具有很大价值。不同年龄段人群肺结核具有不同特征,应具体分析,先天性肺结核影像复杂,表现为弥漫大小不等的粟粒结节、广泛分布结节 - 斑片影、伴纵隔和肺门淋巴结肿大、CT 增强扫描可见病灶呈不均匀强化,还可以出现新生儿干酪性肺炎。老年患者,并发症多,新、老病灶并存,因此影像学表现复杂,与青年患者形成鲜明对比。地域环境不同,也可能存在肺结核类型及表现的差别,例如拉萨地区肺结核主要以浸润性肺结核为主。结核病的耐药问题始终是结核病防治工作的难点,细菌耐药的原因之一为长期低浓度的接触抗生素,因此,在关注有效血药浓度的同时观察病灶局部的微循环对病灶局部药物浓度的影响十分重要,研究发现复治涂阳肺结核患者病灶的肺动脉血供明显低于初治治愈病灶,推测局部血液循环差是结核病患者复治的原因之一。肺外结核中,腮腺结核少见,CT 诊断主要通过增强扫描提供依据,强化特点为均匀、环形及弥漫性强化三种类型,常伴同侧颈部淋巴结肿大,薄壁均匀环形强化、花环状强化及弥漫性强化者常有病变区周围皮下脂肪模糊;单发并均匀强化病灶单从影像学上难以与肿瘤鉴别。肝结核与女性盆腔结核 CT 检查中,具有一定特征性,还需结合临床及实验室检查。耻骨及坐骨结核是少见的骨结核,CT 扫描中骨质破坏与软组织肿胀同时出现时有助于诊断。介入治疗肺结核研究显示,CT 引导下经中心静脉导管药物介入治疗结核空洞的方法能够取得较好的临床效果,而且患者痛苦较小,值得临床推广。② MRI 在结核病的应用研究中,国内学者通过文献分析总结了颅内结核的分类,认为按部位分类(脑膜结核、脑实质结核和混合型结核)更具优势,把复杂的病理改变趋于简单化,临床容易掌握。脑室系统结核病较少见,诊断有一定难度,但其发病部位、MRI 信号特点、强化方式及伴发症等表现有一定的特异性,可为脑室系统结核病的诊断提供参考。脊柱结核在临床中常见,有时需与其他原因引起的脊柱炎进行鉴别,如布氏杆菌性脊柱炎以及儿童的椎间盘炎等,应仔细分析 MR 信号特点及密切结合临床。③随着 PET/CT 的不断发展和研究,其在结核病诊断中的应用亦越来越广泛。对于孤立性肺癌和肺结核瘤检查时,能够同时获得病灶代谢血供图像和 CT 扫描图像,因此,即使 SUV 最大值无显著性差异时,CT 征象也能有助于诊断及鉴别。恶性胸腔积液和结核性胸腔积液 ^{18}F-FDG 摄取均高于正常组织;PET/CT 显像有助于恶性胸腔积液原发灶的寻找;

^{18}F-FDG PET/CT 显像定性方法对恶性胸腔积液和结核性胸腔积液具有较好的鉴别诊断价值。临床怀疑脊柱结核时通常应用 MR 检查，近期 PET/CT 在其诊断中亦在不断研究，^{18}F-FDG PET/CT 诊断脊柱结核有统计学意义的征象为：椎旁“冷脓肿”、存在放射性“冷区”、椎间盘病变、连续椎体受累，多数征象及其组合对诊断脊柱结核有较高的灵敏度及特异性。腹膜结核和腹膜转移的鉴别诊断中，结核组受累腹膜 SUVmax、腹腔积液 SUVmax 以及腹腔积液 T/N 水平低于恶性组，而腹腔积液 CT 值高于恶性组。研究发现 PET/CT 对肾上腺结核亦具有一定诊断价值。④艾滋病患者免疫力低下，容易并发机会性感染，其中包括肺结核，研究其影像特征具有很大价值。在艾滋病病毒阳性患者中，骨结核的发病率增加到 60%，脊柱结核是骨结核常见的形式。艾滋病患者椎旁脓肿以结核分枝杆菌感染多见，影像表现上结核分枝杆菌骨质破坏分布范围更广泛，常见硬膜外脓肿，MRI 及 CT 检查为首选影像检查方法。另有研究发现，艾滋病结核易累及多脏器，肺结核患者最多，其后依次为淋巴结结核、中枢神经系统结核、多浆膜腔积液、肝脾结核、肾上腺结核、肠结核、生殖系统结核、骨关节结核、软组织结核，免疫力不同，影像表现多样。诊断中，应结合临床病史及影像特征，尽早进行诊断治疗，以改善患者预后。糖尿病合并肺结核 CT 影像表现，仍然以多叶、多段、多种性状病灶共存为主，较高的实变发生率及实变区内多发小空洞是其较为特征性表现。

国外研究方面，首先 CT 在结核病诊断和介入治疗中的作用不断被肯定并被深入研究。CT 扫描用于胸片无异常但临床可疑的活动性结核患者，并将结核病与其他疾病区分开来，影像学表现主要由患者的免疫状态决定，并能清晰地观察到空洞和播散性病灶。原发性耐多药结核病治疗前和随访中的 CT 特征正逐渐被关注，研究发现原发性耐多药结核病最常见的异常 CT 表现是树芽征和腺泡结节，而糖尿病患者肺结核 CT 扫描出现一个或多个肺段实变合并多发空洞及支气管损伤时提示多重耐药的可能性。一些特殊人群的肺结核表现常常与免疫力正常成人有所差别，大多数儿童结核病病例是原发性感染，诊断困难和不准确主要是由于存在纵隔淋巴结肿大，通过研究发现，儿童患者中，CT 扫描中如发现淋巴结和肺内实质同时受累，有助于肺结核的诊断及鉴别；肾移植术后免疫力下降，HRCT 表现依次为粟粒结节、空洞及树芽征。在肺外结核中，淋巴结结核和腹部结核影像检查通常选择 CT，中枢神经系统、肌肉骨骼结核选择 MRI 成像。在较少见的腮腺结核 CT 扫描中，显示其非特异性 CT 特征与病理改变密切相关。CT 在腹膜结核和恶性腹膜病变中也发挥了作用，通过观察脏壁层腹膜、网膜、肠系膜等几种 CT 征象的组合分析，能够提高结核性腹膜炎诊断，及其与恶性腹膜病变的鉴别。另有研究，在女性卵巢癌腹膜转移和腹膜结核鉴别诊断中，当两者腹膜病变相似，而卵巢大小无异常改变时，观察到卵巢 CT 密度改变，对鉴别腹膜性质具有明显佐证价值。CT 引导下经皮肺穿刺活检诊断及介入治疗结核病研究显示，胸腔积液及胸膜增厚并存的患者应首选 CT 引导下介入诊断，超声引导下介入诊断应用于仅有胸膜增厚而无胸腔积液的患者。CT 引导的经皮肺穿刺术及其用于胸膜结核的灌注化疗方法是安全和有效的，具有更大的价值，并可推广用于临床。其次，PET/CT 在结核病中亦有一些应用研究。脱氧[^{18}F]（^{18}F fdtre）类似物，已被建议作为结核分枝杆菌感染的正电子发射断层扫描（PET）探针，并做研究和报道。^{18}F- 氟脱氧葡萄糖正电子发射断层扫描，在恶性肿瘤的评估中广泛应用，近年来，也逐渐应用于一些炎症性疾病中，例如，颈部病变、胸壁结核、脑膜结核等诊断及鉴别。MRI 在常见结核病中成熟应用并进一步深入研究，同时发现、分析及总结少见结核病影像征象，单独出现结核性脊髓硬膜外脓肿（SEA）非常少见，通常被延迟诊断，研究发现病变区 T2WI 和(或)STIR 序列上呈不均匀等信号有助于结核性脊髓硬膜外脓肿的诊断,确诊仍需结合临床及病理。扩散加权成像(DWI)和表观弥散系数(ADC)对脊柱病变诊断具有一定价值,脊柱结核和椎旁软组织的正常 ADC 值范围有助于脊柱结核与其他疾病鉴别,但转移性和结核性脊柱 ADC 值存在重叠区,这可能会导致假阴性结果,这时应结合临床病史、其他相关检查或活检。局灶肝结核(LHTB)在术前难以诊断,大多数 LHTB 病例根据病理结果诊断,研究显示 LHTB 影像特征与病理分期之间存在一定关系,有助于诊断。一直以来,MRI 被认为不适用于腹部空腔脏器的检查,但近来研究发现,MR 肠镜检查和肠道钡剂造影在描述回盲部和肠壁增厚方面有很好的相关性,并且能够观察到肠管外其他组织结构,是肠道钡剂造影所达不到的。因此,MR 肠造影方法被认为在肠结核的评估中具有成为一站式无辐射工具的潜力。

3. 结核病的免疫学诊断　国内学者研究显示,γ- 干扰素释放试验对老年结核病、儿童结核病、免疫低下人群合并结核病、不典型肺结核及肺外结核病的诊断价值逐步显现。一些新型生物标记物如 IP-10 和 IL-10 等细胞因子、CA125、CA19-9 等抗原检测及蛋白质组学的快速发展对结核病的诊断及鉴别诊断也有不少的研究和探讨,为研究更快速、准确、简单的诊断结核病的方法提供了技术及理论基础。

欧美 20 多个国家已将 γ- 干扰素释放试验写入结核病诊疗指南中,推荐替代结核菌素试验作为潜伏结核感染检测的实验室检测方法。对 γ- 干扰素释放试验在特殊人群的结核病筛查作用及对肺外结核的辅助诊断价值均有了进一步的评价。白细胞介素 -1β、IL-6、IP-10、TNF-α、sCD163、sCD14、转甲状腺素蛋白、补体因子 H、载脂蛋白 A1、热休克蛋白、诱导蛋白 10、血清淀粉样蛋白、尿脂阿拉伯甘露聚糖及颗粒酶 B 等新型生物标志物在结核病免疫学诊断的研究也取得不少的进展。

4. 结核病的分子生物学诊断　2016 年在结核病分子生物学诊断方面,我国大多数研究以应用性基础研究为主,主要集中在诊断技术的临床应用评价。目前病原菌的分子生物学诊断技术仍以 DNA 检测技术为主,包括 Xpert MTB/RIF 技术、线性探针技术(line probe assay,LPA)、环介导恒温扩增技术(loop-mediated isothermal amplification,LAMP)、荧光实时定量 PCR 技术、基因芯片技术、全基因组测序、高分辨熔解曲线等项目均获得了推广与应用。国内宿主水平的分子生物学诊断研究以 microRNA 最受关注,多项研究发现了很多 miRNA 在结核杆菌与宿主相互作用中特异表达并且发挥相关调节作用,可能成为结核病的诊断依据。

2016 年度国际上有关结核病分子生物学诊断方面的报道仍然以病原菌诊断为主,Xpert MTB/RIF 技术、LPA 和 LAMP 等分子生物学技术在结核病诊断中的应用越来越广,其他分子生物学技术如基因芯片、PCR 反点杂交技术等也得到了较大发展。而宿主某些生物标志物有可能成为结核病诊断尤其是预测活动性肺结核的新方法。

5. 结核病的介入诊断　国内学者研究发现,支气管镜 BALF 行 Xpert MTB/RIF 检测在涂阴肺结核中的敏感度、特异度均较高,且检测快速并能判断是否利福平耐药,对涂阴肺结核的快速诊断及治疗具有较大的应用价值。电磁导航支气管镜(ENB)的临床应用对肺外周小结节的定位诊断出现了新的突破,解决了外侧 1/3 肺野且小于 2cm 的病灶定位的问题,提供了肺外周小结节诊断阳性率,值得进行临床推广。支气管针吸活检术(TBNA)用于诊断结核性肺门纵隔淋巴结炎(TBLA)具有重要价值。虚拟导航联合支气管超声、支气管超声下经引导鞘管肺活检术联合虚拟导航支气管镜、C 型臂引导下气管镜检查、经皮肺穿刺活检术以及胸（腹）腔镜技术等在结核病诊断中的作用都进行了研究，并获得了较好的诊断效果。

国外学者对超声内镜引导下的经支气管针吸活检（EBUS-TBNA）及内镜超声支气管镜引导细针抽吸活检（EUS-B-FNA）在儿童纵隔淋巴结肿大的应用也进行了研究，该方法明显提高了阳性诊断率。径向支气管超声导向鞘（EBUS-GS）可提高肺外周病变的诊断结果。TBNA-TBNA 结合 Xpert MTB/RIF 检测在肺结核与结节病的鉴别诊断中具有良好的作用。对于未明确的胸腔积液，内科胸腔镜是有价值的简单安全的诊断工具，诊断率高，并发症率低。内科胸腔镜或胸腔镜也是恶性或良性胸膜疾病进行鉴别的重要方法。

6. 结核病的病理学诊断　病理学诊断是确诊结核病的重要途径，可以有效避免结核病与其他疾病的误诊。目前在国内结核病的病理学诊断主要依靠传统病理学，但在诊断结核病中并非"金标准"，还需要依靠分子病理等新技术手段才能做明确诊断。分子病理检测技术，如 Abbott RealTime MTB assay、荧光定量 PCR 技术等用于病理样本诊断，不仅可以显著提高检测阳性率，还可以帮助确诊结核病。同时，一些新分子标志物的研究为结核病病理学诊断提供了新的思路。

2016 年在国际上，结核病病理学主要进展在疑难性结核病的诊断与鉴别诊断、分子病理诊断以及结核病病因探索等方面。采用 Xpert MTB/RIF 技术和环介导等温扩增方法与病理学技术相结合，大大提高了结核病的病理学诊断阳性率。通过病理技术对肉芽肿进行深入的研究，揭示了结核病发病、免疫及治疗相关机制。

（二）结核病治疗方面

1. 抗结核新药新方案　2016 年 12 月我国 FDA 批准了抗结核新药贝达喹啉有条件地在国内上市，为耐药结核病的治疗增添了活力。以环丝氨酸、利奈唑胺、氯法齐明、复方磺胺甲噁唑等药物的临床疗效进行了研究。同时，国内专家在初、复治及耐药结核、结核性脑膜炎、结核性胸膜炎等治疗方面，都对不少新方案进行了探索，主要是药物的替换和重新组合，目的在于希望获得更好的疗效、更短的疗程及更小的副作用。中医药方面，如百令胶囊、结核丸、芪甲利肺胶囊、茜草素、复方芩部丹方、逐饮活血方剂等对结核病有一定的辅助治疗作用。

2016 年，国际上抗结核新药的研发仍然在如火如荼地进行中，已上市的新药贝达喹啉和德拉马尼在多个国家展开了Ⅲ期临床试验，进一步探索其安全性及疗效等临床亟需解决的问题。同时对于在结核界重新及即将获得新生的"老药"利奈唑胺、氯法齐明、β 内酰胺类、大环内酯类、磺胺类、他汀类等的研究，关于药物的替换和重新组合，缩短疗程方面的探索也取得了不少进展。

2. 免疫治疗及治疗性疫苗　国内在治疗性疫苗方面具有一定的进步，国内学者成功构建了质粒载体表达结核分枝杆菌抗原的新型 DNA 疫苗、BCG 加强疫苗、过表达 Ag85A 抗原的重组 BCG 疫苗，并行动物实验证实其可诱导特异性免疫反应。

在结核病的免疫治疗方面国际上已经进行了宿主导向治疗（host directed therapy，HDT）的尝试，并将纳米技术应用到免疫制剂的研发中，提出了药用植物、新型的非结核分枝杆菌菌苗等新颖的免疫治疗方法。在治疗性疫苗的研究方面，进行了活的分枝杆菌菌株疫苗以及 M72/AS01 及 M72/ASO1E、BCG 疫苗改良及疫苗效率差异性等相关研究，为今后结核病疫苗的研制提供了许多重要的实验依据。

3. 介入治疗　2016 年度，国内介入治疗取得了不少的进展，包括气管支气管结核、肺结核及胸膜结核的介入治疗。气管支气管结核介入治疗仍是介入治疗重点，气道反复回缩型再狭窄即气道结核反复回缩型的治疗仍是众多学者努力研究的方向，硅酮支架在国内使用的经验及相关报道逐渐增多。支气管镜注入抗结核药物治疗支气管结核，可明显提高痰菌阴转率，病灶吸收率及临床疗效。初治肺结核合并支气管结核使用“布地奈德 + 异烟肼”局部雾化吸入治疗疗效好，使用方便，安全性好，患者易接受。支气管镜氩等离子体凝切术联合 CO_2 冷冻术治疗结核性大气道狭窄效果明显，安全性好，有利于改善患者肺功能水平，提高患者生存质量。

国外介入治疗也取得了不少的进展，包括气管支气管结核、肺结核及胸膜结核的介入治疗。新型吸入抗结核药物剂型——脂质体抗肺结核药物吸入疗法为结核病尤其是气道结核病的治疗提供了帮助。气管支气管结核介入治疗仍是介入治疗重点，其中冷冻术是报道较多技术之一，一方面由于冷冻治疗并发症较少见，尤其是相比较于热消融疗法治疗后不留瘢痕，另一方面由于冷冻技术不断更新，应用范围不断扩大。球囊扩张术、气道支架置入术是良性气道狭窄的首选介入治疗手段。多种手段综合介入治疗术发挥着越来愈大的作用。

4. 外科治疗　由于诊断延迟、药物短缺、管理不足等原因，我国重症结核患者比例较高，其中有外科干预适应证的患者数量也很多，根据国内文献报道，约 2%~5% 患者需要接受外科治疗。外科治疗不是结核病的常规治疗手段，手术目的是使痰菌转阴，症状减轻或消除，改善患者术后生活质量，及有效预防并发症。一般需要病变相对稳定局限后才实施手术干预。常见的适用于外科处理的情况包括：局限性耐多药结核、大咯血、结核瘤、结核性空洞、结核性脓胸及支气管胸膜瘘等。在适宜手术的人群中，结核外科治疗的安全性已经初步得到证实。对于外科干预的效果报道差异较大，全球范围内缺少高质量临床证据。

国外的主要关注点则是耐多药结核病的外科干预。目前还是没有高质量临床研究证据来证实外科干预对于结核病预后的意义，在部分领域，外科干预显示了其必要性。外科干预的领域主要包括：耐多药肺结核、大咯血、结核瘤、结核性空洞、结核性脓胸及支气管胸膜瘘、肺外结核病等。在适宜手术的人群中，结核外科治疗的安全性已经初步得到证实。

5. 耐药结核病治疗　2016 年，国内耐药结核病治疗方面取得了较大的进展。有作者比较了含左氧氟沙星与含莫西沙星方案治疗耐多药肺结核，二者疗效接近。在标准化治疗方案基础上加用利奈唑胺，可使病灶吸收、空洞闭合及痰菌阴转率显著提高。对于单耐异烟肼或利福平患者选择含异烟肼与利福平的治疗方案容易转变为耐多药肺结核。外科手术是耐药肺结核患者综合治疗可以选择的重要辅助手段之一。通过棋盘法检测抗结核化学治疗方案体外联合作用效果，可指导临床用药剂量，并能为选择合适的抗结核药物组成有效抗结核化学治疗方案提供依据。有研究结果显示复方磺胺甲噁唑与一线抗结核药物 INH 或 RFP 联用对耐多药和广泛耐药结核分枝杆菌有效，并且在体外研究显示可以阻止结核分枝杆菌产生耐药性。中药及免疫调节治疗有助于耐多药肺结核患者的临床症状的改善、痰菌转阴、病灶和空洞吸收，有利于提高患者自身免疫力以及缓解耐多药结核病的病情。

国际学者对耐药结核病的治疗方面也做了大量的研究。治疗耐多药结核病新方案的研究主要包含贝达喹啉、氟喹诺酮类药物、利奈唑胺等药物；儿童耐多药结核病患者也推荐使用上述药物，剂量按照成人剂量推算，严密监测不良反应。一项新的系统性回顾和 meta 分析显示，与对异烟肼敏感的结核病患者相比，采用一线标准疗法治疗对异烟肼耐药（而非利福平)结核病,其疗效显著降低;氟喹诺酮类药物可以提高异烟肼耐药肺结核患者治疗效果。国外学者对耐多药基本的短程化疗进行了广泛的研究。糖尿病可以增加原发耐多药的发病风险,糖尿病与吸烟都会导致痰培养转阴时间延长。碳青霉烯类抗生素对广泛耐药结核患者具有很好的安全性和耐受性。一种新的化合物 1,8- 二基取代的环拉胺衍生物可抑制结核分枝杆菌在胞内的生长,对人体细胞系无毒性作用,作用机制独特,安全性、可溶性好,代谢稳定。在肺结核动物模型中,气管内给予重组腺病毒编码粒细胞 - 巨噬细胞集落刺激因子,能达到良好的治疗效果。

6. 特殊人群结核病治疗 HIV 感染是结核分枝杆菌感染并最终导致结核病最重要的危险因素之一,而结核病是 HIV 感染者常见的机会性感染之一。研究发现,异烟肼预防性治疗(isoniazid preventive therapy,IPT)能有效降低 HIV 感染者 LTBI 的结核发病率,抗逆转录病毒治疗(antiretroviral therapy,ART)联合 IPT 的效果更显著。对于 HIV/TB 患者应当首先进行抗结核治疗,随后尽早地启动抗逆转录病毒治疗,在治疗过程中应注意药物之间相互作用、叠加药物的不良反应以及出现的结核病相关性免疫重建炎症综合征。

国内学者研究发现,含吡嗪酰胺组较不含吡嗪酰胺组不良反应发生率高,利福喷丁与左氧氟沙星联合治疗老年初治涂阳肺结核患者疗效较好,安全性较高。强调了营养支持及免疫治疗在老年结核病治疗中的重要意义。老年初治敏感肺结核的治疗方案应包含异烟肼、利福平、乙胺丁醇、吡嗪酰胺,根据痰菌及影像有无空洞表现疗程 6~9 个月。吡嗪酰胺及利福平的使用是治疗成功的保障。老年耐药结核病根据病情给予个体化治疗方案,关于新药应用不是禁忌但尚缺乏大样本多中心临床研究依据。

国内学者研究认为,儿童结核病多为初治病例,推荐每日用药,根据体质量给药,应用 WHO 短程化疗方案,治疗过程中注意不良反应。慢性或耐多药结核病推荐专家指导下的标准化和个体化治疗。化学性预防治疗应优先考虑在聚集性疫情中筛查发现的潜伏感染者、密切接触者筛查中发现的潜伏感染者或新生入学体检筛查发现具有高发病风险的潜伏感染者中使用,建议优先考虑采用 6 个月的单异烟肼方案,或者 3 个月每周 2 次的利福喷丁和异烟肼联用的方案。儿童耐药结核病的治疗原则上不应给一个治疗失败的方案加单一抗结核药物。卡介苗的接种仍是预防结核性脑膜炎、血行播散性肺结核等重症结核病的有力措施。毒力越强的 BCG 免疫组,能表现出越好的保护效果。国外学者的研究发现,在 HIV 感染的儿童中,复方新诺明对预防结核病具有潜在的重要作用。便捷、儿童友好型固定剂量复合剂符合儿童口味。药物浓度阈值可以预测儿童肺结核治疗的失败和死亡。利奈唑胺、莫西沙星、法罗培南可用于婴幼儿敏感及耐药结核病的治疗,根据体重及年龄的不同,推荐不同的用药剂量。2016 年,WHO 发布了《德拉马尼在儿童和青少年耐多药结核病患者应用临时政策指南》。对于 RR 或 MDR-TB 的儿童或青少年患者,WHO 推荐的长疗程方案中可以使用德拉马尼,儿童(6~11 岁)推荐剂量是 50mg,每天两次,共 6 个月;青少年(12~17 岁)推荐剂量是 100mg,每天两次,共 6 个月。而对于短程(9~12 个月)的 MDR-TB 治疗方案,不建议使用德拉马尼。

抗结核药物引起的肝功能损伤是我国药物性肝损伤(drug-induced liver injury,DILI)的最常见原因之一,一旦出现重度肝损伤,死亡率极高。抗结核药物引起药物性肝损伤的高危因素为:高龄、女性、酗酒、肝炎病毒感染或合并其他急慢性肝病、营养不良,其中慢性肝炎病毒感染在我国尤为突出,对合并乙型肝炎病毒(hepatitis B virus,HBV)感染的结核病患者，积极抗病毒治疗能有效降低药物性肝损伤的发病率，改善患者细胞免疫功能，并有利于患者的临床预后。近期的研究表明，对于不存在高危因素的患者，预防性保肝治疗可能是不必要的。遗传因素与抗结核药物所致 DILI 的关联是近年来研究的热点，期望在未来能对肝损伤易感人群进行预判。国外学者研究发现，慢性病毒性肝炎、HIV 感染患者易患活动性结核，合并感染者在治疗过程中发生 DILI 的几率亦明显增高。对抗结核药物所致 DILI 的分子机制的研究进一步验证了 NAT2 慢乙酰化基因型与之相关，全基因组关联研究亦有重要的发现。

国内学者认为，肺结核合并糖尿病患者比单纯肺结核患者临床表现更重，治疗效果更差。特别对于复治肺结核合并糖尿病患者选择合理的化疗方案尤其重要。良好的血糖管理及两种疾病早期双向筛查可以提高两病并存的治愈率。国际学者提出，当两病并存时患者的临床表现更重，治疗复发率、失败率和死亡率更高。因此必须加强两病筛查提高早期诊断，治疗中需重视糖尿病对抗结核药药代动力学的影响。积极控制好血糖，能够改善结核病的预后，降低死亡率。

纵观 2016 年度国内外结核病控制、基础和临床诊治方面取得了较多突破性进展。世界卫生组织出版并更新了一系列相关指南，为全球结核病的控制工作提供了全面的指导和帮助。在分子流行病学、抗结核新药及药物靶点、结核病疫苗、结核分枝杆菌生理生化、结核病免疫学等基础研究方面也取得了不少的进展。无论在结核病的细菌学诊断、影像学诊断、免疫学诊断、分子生物学诊断，还是在介入学诊断、病理学诊断等方面，不少新技术和新方法得到了推广与应用。在结核病临床治疗方面，抗结核新药新方案、免疫治疗及治疗性疫苗、介入治疗、外科治疗、耐药结核病治疗、特殊人群结核病的治疗等方面的研究硕果累累，成绩喜人。展望 2017 年，我们有信心期待着在结核病预防控制、基础研究、临床诊治等方面取得更多的成果、更大的进步。

（唐神结　李亮　刘宇红　高谦　刘一典　朱友生　张占军）

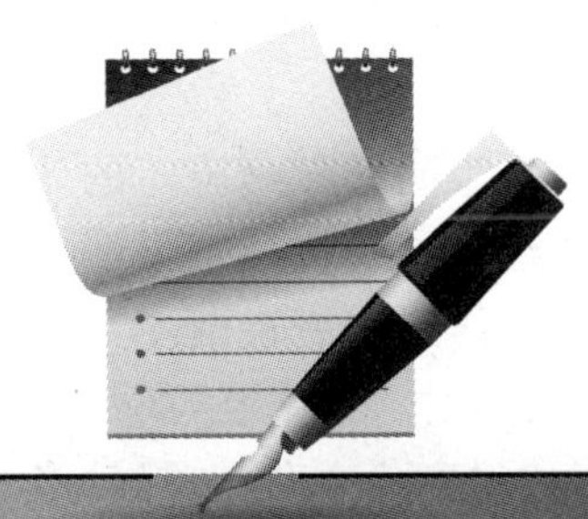

结核病

国内部分

上篇 结核病控制

第一章 结核病的流行

摘要：2016 年中国结核病疫情仍呈持续下降态势。四川省的分析表明结核病患者的死亡率也逐年下降，天津的研究表明肺外结核报告发病率呈逐年上升趋势。潜伏性感染调查的结果显示传染病医院的医务工作者、羁押人员是结核感染的高危人群。上海近两年口岸入境人员检查结果表明肺结核的检出率相对较低。陕西省患者利福平耐药水平高，浙江省链霉素、异烟肼耐药水平高，各省份间单种药物耐药率、总体耐药率和耐多药率存在差异，多项研究表明治疗史仍是耐药结核最密切相关的因素。新疆、湖南的 TB/HIV 双重感染率较高，需加强筛查力度。北京昌平和山西运城分别在大学、中小学学生中进行结核病感染研究，结果表明，大学新生潜伏性感染率高，农村寄宿制学校疫情防控工作仍应加大力度。湖北、河南、上海等在社区人群中进行的结核病知晓率调查显示知晓率仍较低，仅 60%~70%；其他研究提示在监狱人群、结核患者当中知晓率更低，医学院校公共卫生本科学生知晓率也无法达到 85% 的标准。

关键词：流行病学；发病率；感染；空间流行病学；流动人口；耐多药；TB/HIV；学生；知晓率

结核病的流行病学研究，如感染率、发病率等的变化趋势及不同特殊人群的疫情特点等，一直是我国结核病相关研究的重点内容。它们能够提示疫情的严重程度、特点以及如何采取针对性的防控措施。以下将对 2016 年中国结核病流行病学研究领域的一些新进展进行介绍。

一、结核病流行状况

WHO 于 2016 年发布的结核病全球报告[1]表明，中国 2015 年估算的发病数为 91.8 万，占全球的 8.8%，占 30 个高负担国家的 10%，目前居全球第 3 位。估算的发病率为 67/10 万，居高负担国家的第 29 位，低于全球平均水平（142/10 万）。与 2000 年相比，估算发病率年递降率为 3.2%，远超过全球年递降率（1.4%）。估计 2015 年 TB/HIV 双重感染患者和多药耐药（MDR）/ 利福平耐药（RR）患者分别为 1.5 万和 7 万例。估算中国结核病死亡率为 2.6/10 万，死亡数为 3.5 万。

国家卫生计生委公布的全国法定传染病疫情情况[2]表明，2015 年度全国共报告 864 015

例肺结核发病病例，较 2014 年报告发病数（889 381 例）下降 3.37%，肺结核病报告发病数居全国甲乙类传染病第二位，约占甲乙类传染病报告发病总数的 28.4%。

傅衍勇等[3]分析 2011—2013 年天津市报告的 2776 名肺外结核患者情况，发现肺外结核报告患者例数逐年递增（分别为 824、911、1041 例），年递增率超过 10%；报告发病率分别为 6.37/10 万、6.73/10 万、7.37/10 万，也呈上升趋势。报告患者主要分布在环城四区和市主城区，报告例数分别为 1282、990 例，占全市报告患者总例数的 81.84%；三级医院为肺外结核的主要报告单位，其中市级结核病定点医院和市主城区三级医院是主要报告单位，报告患者例数分别占全市的 43.77% 和 28.71%。肺外结核报告分类以结核性淋巴腺炎最多，占全市报告患者总例数的 38.56%；其次为骨关节结核，占 20.87%；肠、腹膜、肠系膜腺体结核病占 13.81%（360/2606）；结核性脑膜炎报告患者例数也逐年增长（2011—2013 年分别为 39、54、63 例）。研究表明天津市肺外结核报告发病率呈逐年上升趋势，三级医院尤其是结核病定点医院和市主城区三级医院是肺外结核的主要报告单位。

李婷等[4]分析了四川省 2005—2014 年登记结核病患者的死亡情况，结果表明四川省结核病患者总死亡率从 2005 年的 1.02% 下降至 2014 年的 0.93%。其中，结核病病死率从 0.42% 下降至 0.20%，非结核病病死率从 0.59% 上升至 0.73%。结核病总病死率男性（1.05%）高于女性（0.73%），病死率均随年龄增加而上升，川中（1.21%）和川西地区（1.14%）结核病患者总病死率高于川南（0.99%）和川东（0.64%）。复治患者因结核病病死率（0.48%）高于初治患者（0.29%），重症患者因结核病病死率（0.57%）高于非重症患者（0.28%）。研究表明四川省结核病患者总病死率呈逐年下降的趋势，但在川中、川西地区和老年人群中总病死率较高，血行播散性肺结核、涂阳、复治和重症患者结核病病死率较高。

单志力等[5]利用 2008—2013 年温州市肺结核登记数据，进行时间空间聚集性分析，发现该时期肺结核疫情存在明显聚集现象。城市核心区 55 个乡镇（街道）为肺结核疫情主要聚集区域，西部部分农村区域为次要聚集区域。结果表明，登记率高疫情区与聚集区可能存在差异，时空扫描分析方法可以很好地应用于肺结核疫情高发重点区域分析，结合地理信息系统，能够更加直观、全面地展示疫情聚集区域。

刘建坤等[6]对 279 例煤工尘肺患者进行了调查，发现有 50 例患者并发肺结核，并发率为 17.9%。不同年龄组、工龄、开始触尘年龄、煤工尘肺发病年龄的患者肺结核并发率差异均无统计学意义，但煤工尘肺Ⅲ期、Ⅱ期、Ⅰ期患者肺结核并发率分别为 50.0%、18.8%、11.1%，煤工尘肺患者并发肺结核随煤工尘肺“期别”升高而升高，差异具有统计学意义。结论提示对触尘工人和煤工尘肺患者应加强结核病防治知识的宣传教育，同时定期进行健康体检，以便及早发现结核病并及时进行正规地治疗。

史倩楠等[7]研究 2014 年全国法定报告传染病（不含港澳台）中结核病报告病例的就诊流动情况。方法：利用 R 语言软件对 2014 年结核病报告患者进行分析及可视化，研究结核病例就诊分布和流动情况及各省病例流出 - 流入 - 就诊医院级别情况。结果显示，结核病例的就诊流向在省内主要以省会城市为主，在省间主要以从中西部省份流向东部一线北京、上海等大城市及广东地区；流动主要以邻近省份之间居多，同时跨省就诊病例大多就诊于三级甲等医院。结论：我国结核病流行形势依然严峻，结核病例的跨地区流动就诊会在一定程度上促进结核的传播与流行，需要继续深入研究病例流动就诊对结核病传播的影响，为制订更好的结核病防控措施提供依据。

二、潜伏结核感染的调查

赵鲜丽等[8]对某省级传染病医院全体医务工作者进行问卷调查和PPD试验检测,结果表明该传染病医院全体职工结核感染发病率为48.18%。不同科室医务工作者的结核感染情况差异无统计学意义。文化程度、职称、目前居住情况、在结核感染门诊或病区的工作时间是结核感染的危险因素,其OR(95%CI)分别为1.70(1.03~2.80)、1.95(1.10~3.45)、1.84(1.03~3.28)、2.38(1.40~4.04),个人防护是结核感染的保护因素(OR=0.92,95%CI:0.85~0.99)。研究表明,传染病医院的医务工作者是结核感染的高危人群,应加强自我防护意识,及早采取防护措施。

张国钦等[9]对天津某监狱448名羁押人员进行PPD试验,调查结核感染状况。调查结果显示羁押人员总的结核感染率为65.8%,PPD强阳性率为44.4%。<25岁至≥45岁年龄组羁押人员的结核感染率为48.7%(38/78)至86.5%(45/52),PPD强阳性率为30.8%(24/78)至55.8%(29/52),年龄增长趋势与结核感染率、PPD强阳性率呈正相关。既往有入监史者结核感染率和PPD强阳性率(78.3%、60.9%)均高于无入监史者(62.7%、38.6%)。有无并发其他慢性病者、有无卡介苗(BCG)接种卡痕者结核感染率差异无统计学意义,但PPD强阳性率差异有统计学意义。年龄是羁押人员结核感染(OR=1.72,95%CI:1.17~2.51)和PPD强阳性(OR=1.51,95%CI:1.06~2.15)的危险因素;既往入监史是PPD强阳性的危险因素(OR=2.52,95%CI:1.22~5.22)。研究表明该监狱羁押人员结核感染率高,既往有入监史、并发其他慢性病、无BCG接种卡痕、年龄较大的羁押人员应为结核感染控制的重点人群。

三、流动人口结核病疫情分析

邱瑾等[10]对2014—2015年在上海口岸入境的93 576名14岁以上人员进行结核筛查,共检出疑似肺结核患者215例,确诊33例,总检出率达35.27/10万。对210例疑似肺结核患者进行痰菌检测,结核分枝杆菌培阳率为14.3%。对95例和78例疑似肺结核患者分别进行T-SPOT和Xpert检测,以痰菌检测结果为金标准,结果表明T-SOPT的灵敏度为100%,特异度为49.4%,Xpert检测的灵敏度为87.5%,特异度为96.8%。结果表明,上海口岸入境人员中肺结核检出率相对较低,肺结核的确诊仍较复杂,Xpert检测的灵敏度和特异度较高,可协助口岸快速筛查结核病。

胥江俊等[11]对上海市3个区2013—2014年的360名流动人口结核病患者的密切接触者进行结核分枝杆菌潜伏感染情况调查,采用T-SPOT的检测结果表明阳性者共62名,感染率为17.2%。与有症状的患者接触以及接触时间长是密切接触者感染的危险因素,OR值分别为2.696(95%CI:1.06~6.86)和1.007(95%CI:1.001~1.014)。年龄、性别、BCG接种、患者诊断延误天数、初复治以及接触场所环境均未发现关联。结果表明及时治疗和隔离有症状的结核病患者,可能降低密切接触者感染风险。

四、耐多药结核病疫情分析

杨健等[12]收集2013—2015年陕西省结核病防治研究所和陕西省结核病防治院怀疑为肺结核的患者标本3739例,采用利福平耐药实时荧光定量核酸扩增检测技术进行利福平耐药性及rpoB基因突变检测。结果显示三年利福平总耐药率为14.4%,其中肺内组利福平总耐药率 15.0%，显著高于肺外组 8.1%。利福平耐药 rpoB 基因突变有一定区域性，突变区域主要为 529~533 区域并存在多位点突变的现象。作者认为陕西地区结核分枝杆菌对利福平耐药水平较高，应加强陕西省的结核病耐药监测。

陈森林等[13]选取 2011 年 7 月 1 日至 2014 年 6 月 30 日湖北省荆州市传染病医院收住入院的肺结核患者 507 例（其中耐多药肺结核患者 171 例），采用问卷调查方法了解其基本信息及抗结核治疗史。结果显示既往抗结核治疗次数多、不规律服药、吸烟是耐多药肺结核发生的危险因素，年龄可能是耐多药肺结核的保护因素。

杨文婷等[14]采用病例对照方法对贵州省中部地区 119 例耐药的肺结核患者和 150 例非耐药的肺结核患者的信息进行分析。结果显示肺结核耐药的发生与患者的性别、年龄无关（P>0.05），与居住地、初 / 复治、治疗过程是否中断、是否合并糖尿病、胸部 CT 是否有空洞有关（P<0.01）。多因素非条件 logistic 回归分析显示，居住地为农村（OR=0.261，95%CI：0.138~0.469）、复治（OR=3.094，95%CI：1.638~5.846）、治疗过程中断（OR=3.156，95%CI：1.707~5.835）、合并糖尿病（OR=3.806，95%CI：1.832~7.907）、胸部 CT 有空洞（OR=3.501，95%CI：1.884~6.506）是肺结核发生耐药的相关危险因素。

杨成凤等[15]对 2006 年 10 月 1 日至 2014 年 6 月 30 日湖北省 5 个耐药肺结核诊治试点地区登记的 12 296 例涂阳肺结核患者进行耐药筛查和分枝杆菌菌种鉴定。结果显示非结核性分枝杆菌（NTM）检出率为 2.21%（238/10 790）；不同项目地区登记为肺结核的 NTM 感染者检出率不同，最高者为宜昌市（3.23%，19/588），随后依次分别为咸宁市（2.44%，46/1885）、武汉市（2.17%，107/4936）、黄冈市（1.99%，22/1106）和荆州市（1.93%，44/2275），差异有统计学意义（F=19 973.379，P<0.05）；初治患者感染的 NTM 对异烟肼、利福平、氧氟沙星和卡那霉素的耐药率分别为 91.67%（55/60）、88.33%（53/60）、81.67%（49/60）和 78.33%（47/60），均高于复治患者[分别为 90.45%（161/178）、87.64%（156/178）、75.28%（134/178）和 66.29%（118/178）]，初、复治患者耐药率差异均有统计学意义（F 值分别为 253.765、227.176、138.706 和 96.487，P 值均 <0.05）。作者认为湖北省耐药试点地区 NTM 感染率低于全国平均水平，不同地区间的 NTM 感染率和初、复治患者的耐药率存在差异。

胡海娟等[16]采用回顾性病例对照方法对江苏大学附属镇江三院 2014 年 1 月到 2015 年 1 月确诊的 126 例耐药性结核病患者（病例组）和 126 例非耐药性结核病患者（对照组）的临床资料进行分析。Logistic 回归分析结果显示，复治结核、第 1 次治疗时间大于 8 个月、抗结核药物不良反应、肺结核病灶数大于 3 个、合并糖尿病是 DR-TB 的独立危险因素。H-L χ^2 检验（χ^2=8.760，P=0.363），ROC 曲线下面积为 0.826，95%CI：0.766~0.886。作者认为拟合的 logistic 回归模型预测准确率较高，对耐药性结核病发生风险的评估有一定的参考价值。

谢显扬等[17]收集 2009—2014 年期间广东省平远县慢性病防治站收治的结核病患者或疑似结核病患者痰标本 1682 份，对样品抗酸染色、采用改良罗氏培养基对结核分枝杆菌进行培养，并对异烟肼、利福平、乙胺丁醇、链霉素四种抗结核病药物进行药敏试验。结果显示分离到结核分枝杆菌 191 株中 166 株来自初治患者、25 株来自复治患者。总耐药率为 35.1%，初治患者和复治患者的菌株耐多药率分别为 22.9% 和 48.0%，差异有统计学意义（P<0.05）。

陈松华等[18]在浙江省随机抽取 30 个县（区）2013 年 7 月 1 日至 2014 年 6 月 30 日发现的 1010 例涂阳患者做细菌培养，将其中结核分枝杆菌培养阳性的菌株纳入耐药分析。结果显示浙江省结核病总耐药率为30.88%，耐多药率为5.02%。其中初治耐药率29.22%，耐多药率3.21%；复治耐药率45.74%，耐多药率21.28%；13种纳入监测的抗结核药物均存在耐药现象，链霉素（SM）总耐药率最高（5.28%），氨基糖苷类相对较低（2.35%）。初治患者中SM耐药率最高（14.37%），耐药谱系比例较高的为耐SM、丙硫异烟胺、异烟肼（INH）、INH+SM和氧氟沙星＋左氧氟沙星＋莫西沙星；复治患者中INH耐药率最高（30.85%），耐药谱系比例较高的为耐SM、INH+RFP、INH+RFP+SM、INH和RFP。复治患者总耐药率、耐多药率、一线抗结核药物耐药率以及对INH、RFP、SM、乙胺丁醇、卡那霉素和对氨基水杨酸的耐药率均比初治患者高。作者认为浙江省耐药菌株的原发传播并未得到有效控制，实施标准短程化疗方案已取得一定成效，现有治疗方案中对SM的使用尚需商榷。

宋艺等[19]根据中国疾控中心传染病预防控制所结核病实验室菌株库分别选取北京、吉林、新疆、陕西、湖南、河南6省（市）2004—2006年分离自病例的结核分枝杆菌药物敏感性试验结果及其病历资料，对病例现场问卷调查其一般信息及治疗信息。结果显示6省（市）总体耐药率和耐多药率分别为23.42%和13.51%。北京、吉林、湖南、河南、陕西、新疆分离株耐药率分别为21.50%、12.24%、36.27%、42.86%、27.78%、24.39%，耐多药率分别为4.67%、8.16%、24.51%、26.53%、15.28%、14.15%。各省份间单种药物耐药率、总体耐药率和耐多药率差异均有统计学意义（P=0.000）。结核病的复发、治疗史与耐药结核病的产生具有明显的相关性，差异有统计学意义（P<0.05）。

五、TB/HIV双重感染疫情分析

培尔顿·米吉提等[20]收集2005—2011年新疆地区12家抗病毒治疗中心2788例新确诊的HIV感染者和AIDS患者的一般人口学资料、实验室检查结果、临床治疗信息及随访截止到2013年12月31日的生存结果。结果显示同时诊断为活动性结核占12.6%（350/2788），其中322例（92.0%）为肺结核患者，334例（占95.4%）活动性结核患者在接受抗结核药物治疗。单因素分析显示，新确诊HIV感染者和AIDS患者中乌鲁木齐市100例（17.9%），男性253例（16.0%），35~44岁153例（14.1%），静脉吸毒198例（19.2%），$CD4^+$细胞计数≤200个/mm^3［223例（19.6%）］者更易合并感染活动性结核，差异有统计学意义。Logistic回归分析显示，新确诊HIV感染者和AIDS患者中男性、维吾尔族、静脉吸毒感染、$CD4^+$细胞计数≤200个/mm^3者更易合并感染活动性结核。随访结果显示，在开展抗病毒治疗之后，HIV和结核分枝杆菌双重感染者死亡比例［47例（13.4%）］仍然高于单独感染者［140例（5.7%）］，差异有统计学意义。作者认为新疆地区HIV和TB双重感染疫情较为严重，应加强筛查力度，并尽早开展治疗，改善双重感染者的预后。

刘惠等[21]通过对HIV感染者与非HIV感染者中PPD试验及T-SPOT.TB等方法的诊断价值以及异烟肼等防治策略的有效性等开展综述研究。作者认为，在诊断方法上，相对于PPD试验阳性来说，IGRA阳性对于未来发展成结核病的预测意义更大。HIV感染者与非HIV感染者人群中由于免疫妥协程度的不同，潜伏性结核分枝杆菌感染的最佳诊断方法也有所不同，具体方法的选择仍需大量临床研究进一步探讨，也迫切需要开发更加敏感而特异的诊断方法。在预防策略上，HIV感染者与非HIV感染者有很多不同之处，应根据药物的可获得性、药物间相互作用、药物不良反应、药物的生物利用度及患者的依从性、患者经济负担以及本国耐药结核分枝杆菌感染的可能性去选择方案。

徐祖辉等[22]采用整群抽样方法对湖南省衡阳市珠晖区和雁峰区确诊且可随访到的连续205例HIV感染者和AIDS患者信息进行分析。结果显示TB/HIV双重感染率为9.3%(19/205),年龄大(OR=1.443)、可疑结核病症状(OR=3.124)是HIV/AIDS人群患结核病的危险因素。单因素分析表明,调查对象的不同年龄、家庭年纯收入、是否为艾滋病患者和是否有可疑结核病症状与结核病患病相关。多因素分析表明,年龄大(OR=1.443)、可疑结核病症状(OR=3.124)是HIV/AIDS人群患结核病的危险因素。作者认为湖南省衡阳市珠晖区和雁峰区HIV/AIDS人群中有较高的结核病检出率,年龄大和有可疑结核病症状者具有较高的合并患结核病的风险,应加强对HIV/AIDS人群的结核病筛查。

六、学生结核病疫情分析

杜凤娇等[23]对2010年10月北京市昌平区某高校结核菌素皮肤试验(TST)≥10mm的健康入学新生420例应用ELISPOT,检测经抗原刺激后分泌IFN-γ的效应T淋巴细胞数量,并对ELISPOT阳性者进行为期3年的结核感染发病情况监测。ELISPOT检测潜伏性结核菌感染(LTBI)总的阳性率为41.2%,在BCG接种(阳性率41.5%)和未接种(阳性率40.0%)中差异无统计学意义,在TST直径10~14mm、15~19mm和≥20mm组间差异有统计学意义,173例未治疗的ELISPOT+/TST+者经3年的活动性结核病监测发病率为0。结果表明北京市昌平区某高校大学新生LTBI比率高,但仅以ELISPOT和TST双阳性者为预防性治疗指标尚不足够。

徐青龙等[24]对山西省运城市336所农村寄宿制学校采取整群抽样调查。对118 852人采取结核菌素试验进行筛查,其中PPD试验阳性人数4829人,阳性率从高到低依次为教职工、高中、小学、初中;强阳性人数3339人,强阳性率从高到低依次为教职工、高中、初中、小学。对18 818名15岁以下有肺结核可疑症状者或PPD结果强阳性者以及15岁以上所有学生、教职工拍摄胸部X线,胸片异常患者26例。对胸片异常和疑似症状者进一步痰涂片检查,确诊活动性肺结核患者26例,其中涂阳肺结核患者4例,涂阴肺结核患者10例,结核性胸膜炎10例,肺门淋巴结核2例。结果表明农村寄宿制学校结核病防控形势依然严峻,应加大学校结核病防控力度,提高学校教职工及学生结核病防治知识知晓率,提高学校人群防病意识,控制学校结核病疫情的发生。

管红云等[25]采用1:2配对病例对照研究方法,选取2014年9月至2015年12月在深圳市各区结核病防治机构确诊的130例学生肺结核患者及260名健康者进行问卷调查,应用条件多因素logistic回归分析。单因素分析显示:体质指数、母亲文化程度、睡眠时间、经常熬夜、锻炼时间、学习生活压力、住校、居住情况、课外经常参与室内活动、存在校外结核病接触史、未接受结核病防治知识教育等是肺结核发病的影响因素。多因素分析显示:BMI<18.5kg/m^2、锻炼时间<0.5h/d、居住≥2人/间、住校、校外结核病接触史和未接受结核病防治知识教育是学生肺结核发病的危险因素;母亲文化程度高和睡眠时间≥8h/d是保护因素。结果表明学生肺结核发病的影响因素比较复杂,加强锻炼和营养、改善环境和睡眠、避免密切接触结核病患者、强化健康教育可以降低肺结核的发病风险。

路希维等[26]综合国内外文献,对结核病暴发疫情的定义、分类、分级响应、调查处置流程及预防进行系统归纳和整理,明确了结核病暴发疫情调查的目的、方法和内容,并结合我国学校结核病流行特点和当前面对的挑战对结核病暴发疫情的处置流程进行补充和完善,重点介绍了患者管理、接触者暴露分级与干预、提高潜伏感染者依从性,以及应对舆情危机等方面的新理念和新策略。

七、结核病防治核心知识调查

张梦娴等[27]在湖北省13个地市设立调查点采用分层系统随机抽样和简单随机抽样的方法确定调查对象。2068份有效问卷中,结核病防治核心信息总知晓率为75.4%,5条核心信息的全部知晓率为36.5%。城市调查点中,荆州市的总知晓率最高;农村调查点中,十堰市的总知晓率最高。男性总知晓率略高于女性,但性别的总知晓率差异不具有统计学意义。65岁以上、农村、不识字/少识字、农业劳动者的总知晓率水平最低;20~39岁间、城区、大专及以上文化程度、机关事业单位人群的总知晓率水平最高。不同特征人群核心信息总知晓率之间差异均有统计学意义。结果表明湖北省结核病知晓率与《全国结核病防治规划(2011—2015年)》制定的目标85%尚有一定差距,应针对性开展不同目标人群的健康促进和健康教育,重点加强老年人及文化程度低等重点人群以及农村地区重点地区的宣传,利用好志愿者和大众媒体等宣传方式,提高结核病防治知晓水平。

要玉霞等[28]选取尉氏县某社区20岁以上人口共计28 210人采用一对一、面对面的询问式方法进行防治知识的问卷调查,并进行知晓合格率影响因素的logistic回归分析。83.5%的人知道肺结核能够传染;71.7%的人知道肺结核的主要症状是咳嗽、咳痰;33.6%的人知道肺结核主要经过呼吸道传播;怀疑得了肺结核,37.7%的人能选择到结核病防治机构或定点医院就诊;44.0%的人知道我国结核病的减免政策;48.0%的人认为大部分肺结核患者都能治好;居民总体知晓率为63.0%。不同年龄、性别、婚姻状况及文化程度间的知晓合格率均差异有统计学意义,年龄是知晓合格率的显著影响因素。表明农村居民结核病防治知识知晓率较低,不同年龄组间知晓率有较大差异。

景睿等[29]采用整群抽样的方法抽取济南市某男子监狱2个监区436名和某女子监狱1个监区178名羁押人员进行一对一的问卷调查,共发放问卷614份,有效问卷600份。对5条肺结核防治核心信息总知晓率为51.9%;女性知晓率为61.5%,高于男性的48.3%(1052/2180);30~59岁年龄组知晓率为53.7%,高于<30岁年龄组的33.2%和≥60岁年龄组的45.3%。总知晓率随着受教育水平的提高而增加,由文盲组的41.6%逐步上升为大专及以上组的61.3%。调查对象获取肺结核防治知识通过电视和书报这2种途径的获取率最高,通过学校课程的获取率最低。济南市某男子、女子监狱羁押人员希望通过电视途径获取肺结核防治知识的比率最高,通过医务人员获取肺结核防治知识的比率次之。结果表示济南市某男子、女子监狱羁押人员对肺结核防治核心信息知晓率较低,今后应针对重点人群采用合适的方式开展肺结核防治的健康教育和健康促进工作。

张国钦等[30]以某医学院校公共卫生专业本科学生为调查对象开展结核病防治知识的问卷调查。结核病防治核心信息知晓率为81.4%。其中肺结核传染性、可疑症状和传播途径的知晓率较高,分别为99.1%、93.9%和93.6%;肺结核预防方法、就诊机构和减免政策的知晓率较低,分别为82.1%、73.3%和46.7%。我国肺结核疾病负担、患者治疗和控制策略等扩展知识的总体知晓率为47.0%。80%以上的学生对肺结核及患者持正确态度,但在行为上仅41.7%的学生在有症状时选择结核病定点医疗机构就诊,43.0%的学生主动了解过结核病防治知识。网络媒体、张贴画及小册子、知识讲座的宣传方式较受欢迎。表明公共卫生专业学生对结核防治控制策略等方面认知不足,应结合医学教育、健康宣教等形式提高他们的结核病防治知识,以发挥在志愿者宣传中的作用。

杨圣元等[31]对上海市闵行区华漕镇521名常住居民开展结核病防治知识、信念和行为面对面询问式问卷调查。核心信息总知晓率为68.10%,5条核心信息中知晓率最高的为83.69%,最低的为51.44%。不同居住地和不同文化程度的居民肺结核知晓率存在显著性差异。在同事或邻居得了结核病时,42.98%的人选择尽量保持距离。居民获得肺结核防治知识的渠道主要是观看电视和报纸杂志,居民喜欢的资料是以文字为主的宣传材料。表明居民结防知识知晓率有待进一步提高,应针对不同目标人群采用其易于接受的宣传方式开展结核病健康教育活动。

肖筱等[32]采用自行设计的调查问卷,在江苏、江西两省农村地区结防定点门诊连续调查1年新诊断登记的活动性结核病患者。调查对象结核病8道核心题目总知晓率为58.1%,总合格率61.0%。相比于江西省男性患者,江苏省女性患者不合格率较高,大专及以上文化程度患者的知晓率高于初中、小学及以下不识字/少识字文化程度患者。15.3%患者会主动了解肺结核知识,16.0%会主动传播肺结核知识。7.1%的被调查者表示会与身边肺结核患者断绝来往,42.2%的被调查者表示会与身边的肺结核患者尽量保持距离,江苏省患者和结核病知识答题不合格患者相比江西省、答题合格患者更加容易对身边的结核病患者持消极态度。结果表明江苏、江西省结核病知识掌握欠佳,依然存在消极态度行为,当地相关部门应区分重点人群、渠道及内容进行多层次结核病宣传工作。

2016年中国结核病流行病学研究仍集中于不同人群结核感染率、发病率等的变化趋势的研究,尤其是学生、监狱等特殊人群。这些研究有助于识别防控工作重点,为防控策略提供证据。

(张慧　夏愔愔　李涛　陈卉)

参考文献

1. World Health Organization. Global tuberculosis report 2016. WHO/HTM/TB/2016. 13. Geneva:World Health Organization,2016.
2. 中华人民共和国国家卫生和计划生育委员会. 2015年度全国法定传染病疫情. http://www. nhfpc. gov. cn/jkj/s3578/201602/b9217ba14e17452aad9e45a5bcce6b65. shtml 2016-02-18.
3. 傅衍勇,李敬新,江丽娜,等. 2011—2013年天津市医疗机构报告肺外结核的情况调查. 中国防痨杂志,2016,38(2):104-109.
4. 李婷,何金戈,张佩如,等. 2005—2014年四川省登记结核病患者死亡特点分析. 中国防痨杂志,2016,38(5):398-404.
5. 单志力,徐刚,周祖木,等. 2008—2013年温州市肺结核疫情时空流行病学分析. 中国防痨杂志,2016,38(2):99-103.
6. 刘建坤,王洪武,陈刚,等. 煤工尘肺患者并发肺结核的相关因素分析. 中国防痨杂志,2016,38(7):600-602.
7. 史倩楠,马家奇. 中国2014年结核病例流动大数据分析. 中华流行病学杂志,2016,37(5):668-672.
8. 赵鲜丽,李小龙,周枫,等. 传染病医院医务人员结核感染状况. 中国感染控制杂志,2016,15(2):93-96.

9. 张国钦,魏文亮,张玉华,等.天津市某监狱羁押人员结核感染状况及危险因素分析.中国防痨杂志,2016,38(7):569-575.

10. 邱瑾,鞠志英,李俊,等.上海口岸2014—2015年入境人员肺结核筛查情况.微生物与感染,2016,11(5):273-277.

11. 胥江俊,胡屹,蒋伟利,等.上海市流动人口肺结核患者密切接触者结核分枝杆菌潜伏感染情况及危险因素.中华结核和呼吸杂志,2016,39(1):25-29.

12. 杨健,王西娣,陈美玲,等.2013—2015年陕西地区结核分枝杆菌对利福平耐药性及rpoB基因突变的相关研究.现代检验医学杂志,2016,31(2):53-55.

13. 陈森林,杨尚鹏,龚伟,等.肺结核患者产生耐多药危险因素的研究.中国防痨杂志,2016,38(1):47-52.

14. 杨文婷,廖江荣,张先明,等.贵州省119例肺结核耐药的危险因素分析.贵阳医学院学报,2016,41(3):326-329.

15. 杨成凤,叶建君,童叶青,等.湖北省五个耐药肺结核诊治试点地区非结核分枝杆菌流行特征分析.中国防痨杂志,2016,38(8):659-664.

16. 胡海娟,邹圣强.耐药结核病的危险因素分析及风险预测模型的建立.重庆医学,2016,45(16):2220-2222.

17. 谢显扬,凌春飞,江小英,等.平远县2009—2014年结核分枝杆菌检出及耐药情况.实用预防医学,2016,23(9):1134-1136.

18. 陈松华,吴蓓蓓,柳正卫,等.浙江省结核病耐药状况分析.浙江预防医学,2016,28(8):757-761.

19. 宋艺,万李,陈双双,等.中国6个省份结核分枝杆菌耐药状况及影响因素分析.中华流行病学杂志,2016,37(7):945-948.

20. 培尔顿·米吉提,张跃新,买买提力·布力,等.2005—2011年新疆地区新确诊HIV感染和艾滋病患者合并活动性结核病的情况及影响因素.中国防痨杂志,2016,38(2):93-98.

21. 刘惠,闻颖.艾滋病患者和HIV感染者中结核潜伏性感染的诊断与预防性治疗.中国防痨杂志,2016,38(1):57-60.

22. 徐祖辉,张传芳,肖军,等.湖南省HIV/AIDS人群中结核病患病及其影响因素研究.中国医师杂志,2016,18(2):187-190.

23. 杜凤娇,张治国,高铁杰,等.北京市昌平区某高校大学新生结核潜伏感染调查.实用预防医学,2016,23(9):1039-1042.

24. 徐青龙,廉韶斌,卢芳,等.山西省运城市农村寄宿制学校结核病筛查结果分析.中国健康教育,2016,32(3):213-215.

25. 管红云,谭卫国,杨应周,等.深圳市学生肺结核发病影响因素的病例对照研究.中国防痨杂志,2016,38(6):486-492.

26. 路希维,王毳,陆伟,等.重视与规范学校结核病暴发疫情的处置.中国防痨杂志,2016,38(7):531-538.

27. 张梦娴,侯双翼,叶建君,等.2015年湖北省公众结核病防治核心信息知晓情况调查.中国健康教育,2016,32(3):199-202.

28. 要玉霞,邢进,黄玉平,等.河南某县结核病防治核心知识普及情况及影响因素分析.中国健康教育,2016,32(3):207-209,236.

29. 景睿,王晓婷,曹艳民,等.济南市某男子、女子监狱羁押人员肺结核防治核心信息知晓情况分析.中国防痨杂志,2016,38(8):670-673.

30. 张国钦,张玉华,李培艳,等. 某医学院校公共卫生专业学生结核病防治知识知晓情况调查. 中国健康教育,2016,32(3):203-206.

31. 杨圣元,孙兰,唐利红,等. 上海市城乡结合部居民结核病防治知识信念行为调查分析. 中国健康教育,2016,32(8):697-700.

32. 肖筱,陈诚,舒奇,等. 中国华东两省农村地区结核病患者知信行调查分析. 中国健康教育,2016,32(3):195-198,220.

第二章　结核病预防控制策略、措施和成效

摘要：发现和治愈肺结核患者是当前控制结核病疫情的关键措施。各地在改善肺结核患者的发现方面，积极探索患者发现环节中各机构间协调和配合机制，探索在目前以被动发现的基础上，加强对高风险重点人群开展主动发现研究和试点，以提高患者发现率的做法。此外，对于发现的活动性结核病患者及时进行合理治疗，提高患者依从性，提高治愈率，仍是目前减少结核病传播、控制结核病流行最有效的公共卫生措施。传染源的控制，阻断耐药结核病的传播，控制学校结核病疫情的暴发都是目前结核病管理的重中之重。近年来，移动医疗的迅猛发展，为结核病的控制和管理提供了新的思路和方法。本章对各地在患者发现和治疗管理的经验和进展进行了梳理和总结。

关键词：结核，肺；预防和控制；发现；结核病管理，传染源，耐药结核病，暴发，移动医疗

一、患者发现

目前肺结核发现方式以被动发现为主，在改善肺结核患者的发现方面，各地积极探索患者发现中各机构间的协调和配合，对高风险重点人群开展主动发现研究和试点，提高患者发现率。以下就肺结核发现情况及效果的新进展进行介绍。

周吉坤等[1]对河北石家庄市19个规划结核门诊在2005—2014年期间确诊登记活动性肺结核的54 266人发现方式进行调查，分析不同发现方式在肺结核患者发现中的作用，调查发现因症就诊（46.7%，25 368/54 266）和转诊追踪（42.3%，25 368/54 266）为主要的发现方式，因症推荐占7.2%（3887/54 266）。因症就诊人数有逐年下降的趋势，转诊与追踪人数逐年增高。非结防机构的大疫情报告发病率逐年升高，从2005年的34.9/10万到2015年提高到了69.8/10万，结核病专科医院报告的人数占所有非结防机构报告人数的一半以上。结果提示因症就诊和转诊追踪已成为石家庄市结核患者发现的主要方式，工作重点应在加强大众宣传的基础上，加强对非结防机构的报告和转诊工作的管理，同时加强对结核病专科医院诊治患者的管理。

廖培军等[2]在四川省武胜县农村地区在2011年11月10日至12月4日、2013年12月4日至1月20日期间对2个镇15岁以上的共14 281名居民进行入户调查分析，共发现922例（6.5%）肺结核可疑症状者，男性占60.7%（560/922），老年人67.7%（624/922），农民占97.9%（903/922）。经X线胸部摄影、痰涂片与痰培养检查确诊活动性肺结核患者43例，其中菌阳患者7例，占16.3%(7/43)。过去5年同期被动发现的患者分别为4例、1例、3例、4例、7例，主动发现能增加4.6倍以上的患者发现例数；主动发现的60岁及以上老年患者为33例，占76.7%（33/43），而被动发现的老年患者仅8例，占25.0%（8/32），差异有统计学意义（Fisher精确检验，$P<0.001$）。结果提示开展入户调查、推荐可疑症状者就诊等主动发现方式可以提高结核病发现率，尤其是增加了老年结核病患者的发现率。

胥江俊等[3]将海市徐汇区、闵行区和松江区2013—2014年确诊、登记的流动人口肺结

核患者及其密切接触者作为研究对象，应用γ干扰素释放试验（IGRA）中的结核感染T细胞斑点试验（T-SPOT.TB）结合肺结核相关检查识别LTBI感染者。结果表明360名密切接触者中T-SPOT.TB试验阳性62名，且均无肺结核相关症状和体征，LTBI感染率为17.2%（62/360）。与有症状的结核患者接触及接触时间是LTBI的危险因素，及时治疗和隔离有症状的结核病患者可有效降低密切接触者LTBI感染风险。

邱瑾等[4]对在2014年1月至2015年12月期间所有在上海口岸办理入境体检的14岁以上人员进行结核病筛查，通过病史、体格检查和胸部X线摄影筛查疑似肺结核患者；对疑似肺结核患者进行痰细菌学检测、T-SPOT.TB和Xpert MTB/RIF检测。结果显示，2014—2015年上海口岸入境人员共检出疑似肺结核患者215例，总检出率为229.76/10万；确诊肺结核患者33例，总检出率为35.27/10万，确诊率为15.3%。对210例疑似肺结核患者进行痰细菌学检测，结果显示结核分枝杆菌培阳率为14.3%，非结核分枝杆菌培阳率为17.1%。上海口岸入境人员中肺结核确诊率仍有待提高。筛查与诊断中，T-SPOT.TB具备较高灵敏度，Xpert MTB/RIF具备较高特异度，两种方法均有较高应用价值，两者联用可提高检出率，缩短检出时间。对确诊病例或未确诊的可疑病例应加强后续监管。

培尔顿·米吉提等[5]对在2005—2011年期间新疆地区12家抗病毒治疗中心新确诊的2788例HIV感染者和AIDs患者进行筛查，诊断为活动性TB者350例，HIV和Mtb双重感染率为12.6%；其中322例（92.0%）为肺结核患者，334例（占95.4%）活动性TB患者在接受抗结核药物治疗。结果提示新疆地区HIV和Mtb双重感染疫情较为严重，应加强在维吾尔族、男性、静脉吸毒的HIV感染者和AIDS患者中筛查结核病的力度，并尽早开展治疗，改善双重感染者的预后。

徐祖辉等[6]对在2002年12月16日至2012年6月30日期间湖南省衡阳市珠晖区和雁峰区确诊且可随访到的连续205例HIV感染者和AIDS患者进行筛查，共诊断结核病患者19例，TB/HIV双重感染率为9.3%（19/205）；多因素分析表明，年龄大（OR=1.443）、可疑结核病症状（OR=3.124）是HIV/AIDS人群患结核病的危险因素。结果提示湖南省衡阳市珠晖区和雁峰区HIV/AIDS人群中有较高的结核病检出率，年龄大和有可疑结核病症状者具有较高的合并患结核病的风险，应加强对HIV/AIDS人群的结核病筛查，提高发现力度。

徐青龙等[7]在2014年5月至6月期间对运城市13县（市、区）336所农村寄宿制学校中118 852人（113 537名学生及5315名教职工）进行了结核病筛查，筛查后确诊活动性肺结核26人，其中学生19人，患病率16.74/10万；教职工7人，患病率为131.7/10万。结果提示农村寄宿制学校结核病防控工作依然严峻，各地应加大学校结核病防控力度，提高学校教职工及学生结核病防治知识知晓率，提高学校人群防病意识，控制学校结核病疫情的发生。

傅衍勇等[8]对天津市肺外结核78家二级及以上医疗机构在2011—2013年期间确诊的2776例肺外结核患者调查，发现天津市2011—2013年肺外结核报告患者例数逐年递增（分别为824、911、1041例），年递增率超过10%；报告发病率分别为6.37/10万（824/12 938 402）、6.73/10万（911/13 545 806）、7.37/10万（1041/14 131 507），呈上升趋势。报告患者主要分布在环城四区和市主城区，报告例数分别为1282例、990例，占全市报告患者总例数的81.84%（2272/2776）；三级医院为肺外结核的主要报告单位，其中市级结核病定点医院和市主城区三级医院是主要报告单位，报告患者例数分别占全市的43.77%（1215/2776）和28.71%（797/2776）。提示天津市肺外结核报告发病率呈逐年上升趋势，三级医院尤其是结核病定点医院和市主城区三级医院是肺外结核的主要报告单位。

林定文等[9]对广西4个县在2014年10月至2015年3月期间传染病报告信息管理系统(大疫情)与结核病信息管理系统(专报)分别报告和登记的肺结核患者数据的不一致率及原因进行了分析,结果显示两系统的平均报告登记一致率为32.45%,最低17.09%,疑似肺结核患者被排除后没有从专报向大疫情推送占65.41%;专报82例转诊到位未收治和未排除的疑似肺结核病例,其中15例(18.29%)为流动治疗患者,实则并未到位及登记,5例(6.10%)无诊疗资料,62例有资料者中,5例(14.52%)涂阳肺结核患者没有得到收治,10例(16.13%)既往有抗结核治疗史的涂阴肺结核病患者由于无法定性,未得到及时处理,其余43例到位后均未进行收治或排除;抽查40例排除活动性肺结核病例的排除符合率为67.50%,提示专报系统排除活动性肺结核患者数据没有向大疫情推送,是导致两个系统报告和登记数据不一致的主要原因;结防机构过度排除患者成为疫情丢失的隐患;到位未收治或未排除体现了部分基层结防机构工作责任心和积极性不足;流动治疗患者及既往有抗结核治疗史涂阴肺结核患者的管理和收治是目前专报系统登记和管理的空白区,应加强基层人员能力建设,建立和优化两系统报告与登记数据质量定期核查机制。

2016年中国关于患者发现的研究集中于不同发现方式的效果、高风险重点人员(如密切接触者、入境人员、HIV感染者和AIDS患者、农村寄宿制学校学生和教职员工)的筛查研究等主动发现效果。这些研究提高了患者发现率,有助于识别防控工作重点,为我国结核病制定相关防控策略提供参考证据。

二、患者管理

目前,结核病疫情仍然居高不下,耐药结核病的流行肆虐全球。其根源乃传染源作祟。传染源乃结核病流行的三大环节之首,是结核病流行的根源所在。因此,消除传染源是控制结核病的关键。肖和平等[10]认为,落实国家结核病控制规划的实施、结核病传染源管理的立法、早期发现传染源、规范结核病的化学治疗、加强医务人员的自身防护等多项措施并举则是我们消除结核病传染源的重要法宝。

完善的结核病防治服务体系是做好结核病控制工作的基础。“十二五”时期,针对我国结核病控制现状和医疗卫生体制改革需求,国家要求加强省、市、县三级结核病防治网络建设,逐步构建定点医疗机构、基层医疗卫生机构、疾病预防控制机构分工明确、协调配合的防治服务体系。为此,疾控机构负责规划协调、定点医院负责确诊收治、基层医疗卫生机构负责患者管理的“三位一体”结核病防治管理体系成为全国结核病防治服务体系的未来发展方向。陈松华等[11]根据浙江省的情况对如何构建完善的“三位一体”结核病防治管理体系,平衡各方利益,实现成功转型或者顺畅运行进行分析,认为以下几个环节非常值得关注:①对定点医院结核病门诊实行合理补偿;②当地卫生行政部门承担结核病诊治定点医院质量控制和监督评价;③疾控机构突出结防规划协调职能;④社区卫生服务机构有效承担患者督导;⑤结核病减免政策得到优化;⑥加强医疗事故保障机制建设。因此,转型后的地区要将“三位一体”结核病防治管理体系建设纳入当地公共卫生区域规划中进行统筹规划,各级“卫生和计划生育委员会”相关行政部门牵头组织、强化医防合作,分工明确,各司其职。

耐药结核病,尤其是耐多药结核病(MDR-TB)的流行给全球结核病防控带来了严峻的挑战。中国是全球新发结核病第3高负担国家,MDR-TB负担也居世界前列,2014年估计约有 5.1 万例 MDR-TB 发病。我国 MDR-TB 患者的发现率低，一方面损害患者的治疗可及性和健康权益，另一方面未经治疗管理的患者又成为 MDR-TB 的传染源，严重威胁人群健康和公共卫生安全。徐飚[12]提出结合当前我国的卫生体系改革，在政府主导和政策指导下，从筹资、医疗服务和公共卫生干预等多个角度全面开展 MDR-TB 防控。首先是加强普通肺结核患者治疗管理，加强直接督导下的短程化疗，减少获得性耐药发生；加强耐多药患者的发现和治疗，减少 MDR-TB 人群传播。同时，加强体系建设，提高服务质量；拓宽筹资渠道，改善卫生服务公平性；优化患者发现策略，提高患者发现率；加强传染源控制，严防 MDR-TB 的人群传播。

结核病暴发是我国校园面临的严峻公共卫生挑战，建立科学的结核病暴发疫情处置流程和防治对策是做好学校结核病防治工作的重要保障。路希维等[13]对结核病暴发疫情的定义、分类、分级响应、调查处置流程及预防进行系统归纳和整理，明确了结核病暴发疫情调查的目的、方法和内容，并结合我国学校结核病流行特点和当前面对的挑战对结核病暴发疫情的处置流程进行补充和完善，介绍了患者管理、接触者暴露分级与干预、提高潜伏感染者依从性，以及应对舆情危机等方面的新理念和新策略。提出建立规范、高效的公共卫生应急策略是实施结核病暴发疫情处置的重要保证。应及时对疫情处置过程中的经验和教训进行交流和反思，不断完善结核暴发处置策略。建立疫情监测及风险评估、密切接触者筛查与干预、患者治疗管理、环境卫生和通风管理、健康教育等综合防控措施，提高卫生应急团队的处置效率。建立学校、各级综合医疗机构、结核病定点医疗机构和防治机构间的快速反应机制，缩短反应时间，有效控制疫情发展，最大限度地减轻结核病在校园的传播与危害。

目前，移动医疗的快速发展为患者的信息化管理带来了新的契机与活力。近年来，移动医疗已经开始被应用于患者督导服药及提高患者依从性等患者管理的研究中。马艳等[14]对移动医疗手段在提高患者依从性的可行性、效果及“成本 - 效益”等研究的领域进行分析。虽然目前移动医疗的广泛应用在政策法规、经费投入、资源整合及多部门合作等问题的妥善解决还需时日，但在不久的将来，不管是在资源有限还是富裕的国家和地区，移动医疗将在对结核病预防、治疗及管理中扮演着越来越重要的角色。

我国在信息化方面走在了全球前列。卢水华[15]认为结核病防控迈进移动互联网时代。结核病控制的信息化建设在体现公平性的基础上，走向便捷、走向智慧、走向成熟的脚步迈得越来越稳健。2015 年，中华医学会结核病学分会率先开发了针对结核医生的微信公众号“结核帮”，关注人数近 3 万人；针对医生教育的手机客户端“结核医生”，实名注册医生 6000 多人；针对患者管理的手机客户端“结核助手”正在不同地区进行试点。李亮等[16]认为将 2015 年称为中国结核病“移动医疗元年”一点也不过分。相信随着信息化技术的发展和成熟，传统的患者管理模式将会极大改观。

三、各地结核病防治成效和经验

杜永成等[17]对 2014 年福建省结核病流行病学抽样调查结果分析显示：2014 年福建省活动性肺结核、涂阳和菌阳肺结核患病率分别为 226/10 万、53/10 万和 70/10 万；与 1990 年的 352/10 万、133/10 万和 165/10 万相比，下降幅度分别为 35.8%、60.2% 和 57.6%，年递降率分别为 1.8%、3.7% 和 3.5%。活动性肺结核患病率随年龄的增长而逐渐上升，从 15~24 岁年龄组的 91/10 万上升至 65 岁以上年龄组的 587/10 万。乡村和城镇的活动性肺结核患者患病率分别为224/10万和228/10万；乡村的涂阳和菌阳患病率分别为82/10万和110/10万，均高于城镇的患病率（26/10万和32/10万）。福建省肺结核患病率呈下降趋势，患病率低于全国水平，但患者基数大，老龄化趋势严重。

李继民等[18]对结核病防治服务新体系运行效果的meta分析显示：运行新体系后，转诊到位率（86.96%，7283/8375）、追踪到位率（95.84%，806/841）、2个月末查痰率（94.53%，1364/1443）、治疗成功率（94.35%，1802/1910）和系统管理率（98.69%，9316/9440）与运行前（分别为73.09%、78.38%、82.11%、89.15%、93.59%）相比，差异均有统计学意义。说明新体系下，转诊到位率、追踪到位率、治疗后2个月末查痰率、治疗成功率和系统管理率都有明显的提升。

王艳飞等[19]报道2011—2015年西安市结核病防治总投入2232.79万元，共挽回39.06亿的社会价值；治愈1例患者可以产生28.25万元的社会价值，每挽回1个伤残调整生命年（DALY）需要投入170.07元，每投入1元可以产生172.41元的社会价值。西安市“十二五”（2011—2015年）结核病防治规划成本-效果及成本-效益显著，结核病的防治为西安市经济的发展做出了重要贡献。

唐玉等[20]对《自贡市自流井区结核病防治规划（2011—2015年）》实施情况进行经济学评估，规划期内投入各级防治经费152.43万元，5年内减少了249例肺结核患者死亡，避免了410例新发肺结核患者；减少这些新发患者因治疗疾病所带来的医疗费用279 312.5元；挽回社会经济效益316 208 614.80元，每挽救一个质量调整生命年（QALY）的花费为234.28元，每一元的防治经费带来的价值为207.63元。规划期间，自流井区取得了良好的社会效益和经济效益。但在政策保障、经费投入等方面需进一步加强。

（马艳　刘洋　姜晓颖　舒薇　杜建）

参考文献

1. 周吉坤，郭付爱，董素蓉，等. 2005—2014年石家庄市肺结核病人发现方式分析. 现代预防医学，2016，43（12）：2202-2204.
2. 廖培军，邱勇，郭明成，等. 四川省武胜县农村地区主动发现结核病患者调查分析. 中国防痨杂志，2016，38（7）：576-581.
3. 胥江俊，胡屹，蒋伟利，等. 上海市流动人口肺结核患者密切接触者结核分枝杆菌潜伏感染情况及危险因素. 中华结核和呼吸杂志，2016，39（1）：25-29.
4. 邱瑾，鞠志英，李俊，等. 上海口岸2014—2015年入境人员肺结核筛查情况. 微生物与感染，2016，11（5）：273-277.
5. 培尔顿，米吉提，张跃新，等. 2005—2011年新疆地区新确诊HIV感染和艾滋病患者合并活动性结核病的情况及影响因素. 中国防痨杂志，2016，38（2）：93-98.
6. 徐祖辉，张传芳，肖军，等. 湖南省HIV/AIDS人群中结核病患病及其影响因素研究. 中国医师杂志，2016，18（2）：187-190.
7. 徐青龙，廉韶斌，卢芳，等. 山西省运城市农村寄宿制学校结核病筛查结果分析. 中国健康教育，2016，32（3）：213-215.
8. 傅衍勇，李敬新，江丽娜，等. 2011—2013年天津市医疗机构报告肺外结核的情况调查. 中国防痨杂志，

2016,38(2):104-109.
9. 林定文,崔哲哲,黄敏莹.传染病报告信息系统与结核病信息管理系统的肺结核病患者报告及登记数据一致性分析.现代预防医学,2016,43(8):1436-1439.
10. 肖和平,方勇.多项措施并举消除结核病传染源.临床荟萃,2016,31(10):1045-1047.
11. 陈松华,王晓萌,柴程良,等.浅谈“三位一体”结核病防治服务体系建设.中国防痨杂志,2016,38(6):428-431.
12. 徐飚.强化耐多药患者诊治管理控制耐多药结核病流行.中国防痨杂志,2016,38(4):245-247.
13. 路希维,王毳,陆伟,等.重视与规范学校结核病暴发疫情的处置.中国防痨杂志,2016,38(7):531-538.
14. 马艳,杜建,刘宇红,等.移动医疗在结核病患者管理中的作用.中国防痨杂志,2016,38(7):527-530.
15. 卢水华.中国抗结核病战场正扩展到移动网络.中国防痨杂志,2016,38(7):524-526.
16. 李亮,刘宇红,杜建.结核病诊疗进展年度回眸(2015年).中华结核和呼吸杂志,2016,39(1):5-7.
17. 杜永成,戴志松,梁庆福,等.2014年福建省结核病流行病学抽样调查结果分析.中国防痨杂志,2016,38(9):757-760.
18. 李继民,赵文博,李江红.结核病防治服务新体系运行效果的Meta分析.中国防痨杂志,2016,38(11):934-939.
19. 王艳飞,曾令城,柳巍,等.西安市结核病防治“十二五”规划成本-效果与效益评估.现代预防医学,2016,43(20):3742-3745.
20. 唐玉,熊端萍,万晓霞.自贡市自流井区结核病防治规划(2011-2015年)卫生经济学评估.预防医学情报杂志,2016,32(9):997-1000.

中篇　结核病基础

第一章　结核病分子流行病学

摘要:我国仍然属于结核病高负担国家,耐药结核病的流行状况不容乐观。了解耐药结核分枝杆菌基因型分布、耐药突变类型和耐药突变与耐药水平的关系,对于临床诊断和耐药结核病控制有重要意义。同时,宿主基因多态性与结核病易感性一直是人们感兴趣的研究方向,阐明其相关性及其机制对于预防控制结核病以及解释我国结核病高疫情是很有意义的工作。2016 年我国结核病研究人员在这两个领域进行了有益的探索并取得了初步结果,为进一步深入研究奠定了基础。

关键词:结核病;基因分型;耐药菌株;耐药基因

我国仍然属于结核病高负担国家,结核病、耐药结核病的流行状况不容乐观。近 1 年来,结核病分子流行病学方面的研究取得了一定的进展,现简要总结如下。

一、耐多药结核分枝杆菌菌株基因型及耐药突变特征

喻容等[1]分析了长沙耐多药结核分枝杆菌(MDR-TB)菌株对抗结核药物的敏感性。该研究采用绝对浓度法检测了 2014 年长沙市 155 株耐多药结核分枝杆菌临床分离株对一二线抗结核药物的耐药性,回顾性分析其耐药情况。结果发现 155 株耐多药结核分枝杆菌对一二线抗结核药物耐药率从高到低为:链霉素(S)> 乙胺丁醇(E)> 左氧氟沙星(OFL)> 对氨基水杨酸钠(PAS)> 丙硫异酰胺(TH)> 卡那霉素(K)= 吡嗪酰胺(PZA),耐药率依次为:70.32%、36.13%、20.65%、12.90%、8.39%、3.87%、3.87%。耐两种药的耐药株达 46 株,其中以链霉素与乙胺丁醇为主,其耐药率达 29.68%;耐三种药的耐药株达 18 株,其中以链霉素、乙胺丁醇与左氧氟沙星为主,其耐药率达 11.61%;耐四种药的耐药株有 5 株,其中以链霉素、乙胺丁醇、左氧氟沙星及丙硫异酰胺为主,耐药率为 3.23%;耐五种药和六种药的各有 1 株和 2 株。结果说明长沙市 MDR-TB 对一线甚至二线抗结核药耐药严重,为 MDR-TB 防治带来巨大挑战。

一项由包海洋等[2]进行的研究对北疆地区结核分枝杆菌临床分离株进行基因分型和耐药性检测,旨在探究不同基因型在该地区的流行及耐药性。该研究收集北疆地区 114 株结核分枝杆菌临床分离株,采用间隔区寡核苷酸和多位点可变串联重复序列(VNTR)技术进行基因分型,使用比例法检测临床分离株的耐药性。结果发现,114 株临床分离株,间隔区

寡核苷酸分型结果和 RDl05 缺失检测法结果显示北京基因型占 62.28%(71/114)、非北京基因型占 37.72%(43/114)。菌株可以分 2 大簇(A 和 B):A 簇有 34 株,北京基因型占 11.77%(4/34),非北京基因型占 88.23%(30/34);B 簇有 80 株,北京基因型占 83.75%(67/80),非北京基因型占 16.25%(13/80)。耐药情况显示:总耐药率为 40.35%(46/114),耐多药(MDR)率为 19.30%(22/114);北京基因型耐药率为 42.25%(30/71),非北京基因型的耐药率为 37.21%(16/43),差异无统计学意义(χ^2=0.28,P=0.60)。其中,北京基因型 MDR 耐药菌株占 22.54%(16/71)。该研究表明,北疆地区北京基因型和非北京基因型的耐药率没有差异,但 MDR 菌株流行主要是由北京基因型引起的。

胡族琼等[3]探究了结核分枝杆菌 rpoB 基因突变特征与利福平耐药水平的关系。该研究测定了 266 株(109 株利福平耐药株,157 株利福平敏感株)结核分枝杆菌利福平最小抑菌浓度(MIC 值)及其 rpoB 基因序列,并分析不同突变特征的菌株其利福平 MIC 值的差异。结果发现:109 株利福平耐药株 rpoB 基因皆发生错义突变,常见突变密码子 531 与 526 的突变频率分别为 69.7% 与 17.4%;利福平耐药株中单密码子突变株占 82.6%,多重密码子突变株占 17.4%;531 单密码子突变株与 526 单密码子突变株之间平均利福平 MIC 值差异无统计学意义(P=0.87),但两独立样本 T 检验分析显示,多重密码子突变株平均利福平 MIC 值(115.8μg/ml)显著高于单密码子突变株,平均利福平 MIC 值 48.4μg/ml(t=2.659,P=0.016);利福平敏感株未发生错义突变;5.5%(6/109)的利福平耐药株仅在 rpoB 基因起始端发生突变,突变密码子分别是 247、251 和 253。结果表明:531 与 526 单密码子突变株之间利福平耐药水平差异无统计学意义,但多重密码子突变株利福平耐药水平显著高于单密码子突变株利福平耐药水平;rpoB 基因起始端突变可能是除利福平耐药决定区域之外导致利福平耐药的第 2 个耐药决定区;rpoB 基因 DNA 序列分析有助于对结核分枝杆菌利福平耐药表型和耐药水平的预测。

一项由孟庆琳等[4]进行的研究分析了耐多药结核分枝杆菌不同基因型构成以及耐药相关基因突变特征。该研究从 2007 年全国耐药基线调查共收集的结核分枝杆菌临床分离株 4017 株中,经比例法药物敏感性试验鉴定纳入 376 株耐多药菌株进行分析;采用 RDl05 缺失基因检测法鉴定北京基因型菌株和非北京基因型菌株;并对所有耐多药菌株利福平耐药相关基因(rpoB)和异烟肼耐药相关基因(katG,inhA 和 oxyR-ahpC)进行测序,分析耐药相关基因突变的特征。结果发现,在 376 株耐多药菌株中,有 261 株(69.4%,261/376)属于北京基因型,其余 115 株(30.6%,115/376)属于非北京基因型。北京基因型菌株中氧氟沙星耐药率(31.8%,83/261)和前广泛耐药率(30.7%,80/261)明显高于非北京基因型菌株的氧氟沙星耐药率(17.4%,20/115)和前广泛耐药率(15.7%,18/115),差异均有统计学意义(χ^2 值分别为 8.33 和 9.32,P 值均 <0.05)。比较北京基因型菌株和非北京基因型菌株不同位点的突变频率,发现北京基因型菌株 rpoB 基因第 531 位点(67.4%,176/261)和 katG 基因(66.3%,173/261)的突变频率明显高于非北京基因型(rpoB:54.1%,62/115,χ^2=6.28,P=0.010;katG:50.4%,58/115,χ^2=8.46,P=0.000),而非北京基因型菌株未发生 rpoB 基因突变的菌株比例(14.8%,17/115)明显高于北京基因型菌株(1.1%,3/261),差异有统计学意义(χ^2=29.46,P=0.000)。结果表明,北京基因型耐多药菌株与氧氟沙星耐药高度相关,与非北京基因型耐多药菌株相比,rpoB 基因的第 531 位点和 katG 基因突变更多发生于北京基因型菌株中。

liu 等[5]探究了结核分枝杆菌现代北京家族株的遗传特征。该研究通过分析已发表的

1082份结核分枝杆菌北京家族株的测序数据,发现了现代型北京家族株中存在而古老型北京家族株中未发生的遗传变异,包括44个SNP和2个短基因片段的缺失。通过生物信息学的分析,发现这些基因的改变很可能影响了细菌的功能:4个基因由于提前终止突变或者基因片段缺失发生了移码突变,19个非同义SNP突变发生在保守密码子区域,并且在所有非同义突变的调控网中,这些突变出现了显著富集的现象;此外,3个位于启动子区域的SNP突变已被证实会改变下游的基因表达。该研究准确定义了现代北京家族菌株的遗传特征,并且为进一步关于该型菌株成功扩张的相关机制研究提供了有趣的线索。

二、人群基因多态性与结核易感性的研究

世界上有1/3人口曾感染了结核分枝杆菌,但是只有少数感染者发展成活动性结核病,这表明结核病存在易感人群及易感性。研究发现基因多态性会影响机体对结核分枝杆菌的免疫力,造成机体对结核病易感性发生改变,对疾病的发生和发展产生影响。我国学者对宿主基因多态性与易感性的关系进行了有益的探索,为进一步研究提供了基础。

刘洋等[6]对142例肺结核患者和120例健康对照者血清中甘露糖结合凝集素(MBL)水平进行测定,同时采用限制性片段长度多态性分析方法对MBL2基因多态性进行测定,研究MBL水平的调节与结核病易感性的关系。结果表明3组不同基因型的MBL水平均有差异,肺结核患者MBL水平要高于健康对照组。该研究表明高水平MBL与结核病易感性显著相关;启动子-221(Y/X)和外显子1密码子54(A/B)MBL基因突变与肺结核易感性有关;而决定高水平的YA/YA基因可能对肺结核病发生起到保护作用。

王慧琳等[7]使用竞争性等位基因特异性PCR方法检测了494例肺结核患者以及413名健康志愿者静脉血中CCL5启动子区rs2107538和CCR5启动子区rs1799987基因型,计算病例组和对照组基因型及等位基因频率,并对其分布情况进行比较,分析各基因多态性与肺结核病的相关性。结果显示CCL5启动子区rs2107538基因多态性与肺结核病无相关性;而携带CCR5启动子区rs1799987基因-2459位点基因型GG和等位基因G可降低非结核病的患病风险。

谭国超等[8]对147例肺结核患者及206例健康个体中白介素-10(IL-10)基因-819(C>T)、-1082(A>G)多态位点基因型进行关联分析,探讨IL-10基因单核苷酸多态性与肺结核易感性的相关性。结果显示-1082多态位点AA、AG、GG基因型在病例组中的分布频率分别为48.6%、43.2%和8.2%,而在对照组中分别为60.5%、36.1%和3.4%,二者之间存在统计学差异(P=0.032),G为风险等位基因(OR=1.55,95%CI:1.10~2.19)。IL-10基因-1082(A>G)位点单核苷酸多态性与我国西部汉族人群患肺结核的风险升高显著相关,提示可作为该地区肺结核早期预警筛查的候选分子标志物。

江道斌等[9]选取250例活动性肺结核患者和250名正常对照,采用配对病例对照关联研究设计方法,应用Taqman实时定量PCR检测白介素-23受体(IL-23R)基因第11外显子的基因拷贝数,分析拷贝数变异与新疆维吾尔族人群结核病易感性的相关性。结果显示IL-23R基因第11外显子的拷贝数变异与新疆维吾尔族人群肺结核的易感性相关,该位点拷贝数的增加可能是新疆维吾尔族人群肺结核发生的风险因素。

王骑凤等[10]采用短串联重复PCR扩增结合毛细管电泳方法检FAM46A基因VNTR位点多态性,并且使用PCR-RFLP方法检测EBFl基因rsl0515787位点多态性。发现在河南

汉族人群中 FAM46A 基因 VNTR 位点存在 4 种等位基因、9 种基因型；EBFl 基因 rsl0515787 位点存在 2 种等位基因、3 种基因型（AA、GG、AG）。该研究结果显示，EBF1 基因 rs10515787 位点多态性与肺结核的易感性有关，且 AA 基因型及 A 等位基因可能是河南汉族肺结核发生的危险因子。

黄长江等[11]运用 meta 分析方法分析干扰素 -γ（INF-γ）基因 +874 位点基因多态性与肺结核易感性的关系。该研究通过计算机检索数据库发表的有关 INF-γ 基因 +874 位点基因多态性与肺结核易感性的中英文献，共纳入 21 项研究，患者 3798 例，对照组 4608 例。该研究提示 INF-γ 基因 +874 T/A 基因多态性与亚洲人肺结核的易感性相关，在亚洲人群 AA 基因型是肺结核的易感基因型。

（李霞　刘晓帆　王川　高谦）

参考文献

1. 喻容，石国民，马小华，等．2014 年长沙市 155 株耐多药结核分枝杆菌耐药结果分析．实用预防医学，2016（07）：777-779.
2. 包海洋，曹旭东，秦莲花，等．北疆地区结核分枝杆菌基因分型及耐药性分析．中国防痨杂志，2016. 38（2）：110-115.
3. 胡族琼，刘燕文，周文，等．结核分枝杆菌 rpoB 基因突变特征与利福平耐药水平关系的研究．中国人兽共患病学报，2016. 32（1）：39-44，50.
4. 孟庆琳，赵丽丽，孙庆，等．耐多药结核分枝杆菌耐药相关基因突变特征分析．中国防痨杂志，2016. 38（2）：116-121.
5. Liu Q，Luo T，Dong X，et al. Genetic features of Mycobacterium tuberculosis modern Beijing sublineage. Emerg Microbes Infect，2016，5（2）：e14.
6. 刘洋，郭艳玲，姜广路，等．甘露糖结合凝集素水平的调节与肺结核易感性关系的研究．国际检验医学杂志，2016，37（13）：1767-1769.
7. 王慧琳，王伟，刘京铭，等．趋化因子 5 和趋化因子受体 5 基因多态性与肺结核易感性的关系．中国防痨杂志，2016，38（3）：193-197.
8. 谭国超，徐春娟，马纪龙，等．我国西部汉族人 IL-10 基因多态性与肺结核易感性的相关性研究．中国肺部疾病杂志，2016，9（1）：56-59.
9. 江道斌，胡昕，李双，等．新疆维吾尔族人群白介素 -23 受体基因拷贝数变异与结核病易感性的相关性．中华医学遗传学杂志，2016，33（1）：97-100.
10. 王骑凤，肖海，杨洪毅，等．FAM46A、EBFl 基因多态性与河南汉族肺结核相关性分析．郑州大学学报，2016，51（1）：56-59.
11. 黄长江，朱晶，刘宇，等．INF-γ 基因 +874 位点基因多态性与肺结核易感性的 meta 分析．国际呼吸杂志，2016，36（14）：1056-1060.

第二章　抗结核药物及药物靶点

摘要：结核分枝杆菌耐药性的出现及其在全球和我国不断加剧的趋势为结核病的预防和控制带来了严峻的挑战。同时疫苗和抗结核药物尤其是新药的开发严重滞后，导致我国目前治疗结核病的药物仍然是传统的一线抗结核药物和二线抗结核药物。虽然目前有部分抗结核新药已在国外上市，WHO也推荐了新的药物治疗方案来治疗敏感结核病和耐药结核病，但是这种更新的速度是远远不够的。因此对抗结核新药和药物靶点的研发需求显得愈加迫切，2016年国内的研究者们在抗结核新药和新药靶点的研究中取得了一定的进展和成果，发现一些抗结核候选新药和药物靶点。另外，对药物和宿主免疫系统本身的相互作用及中药在抗结核病方面也有一些研究和新的发现，现对其进行概括和综述。

关键词：抗结核药物；药物靶点；中药；免疫调节

2016年国内的抗结核药物和药物靶点研究进展，有亮点也有不足。对现有药物的作用机制和创新组合用药开展了研究工作，同时在新的药物靶点的研究中也有新的发现，对传统中药的抗结核和免疫调节作用继续开展研究工作，这对于临床治疗和结核病的预防控制都具有一定的指导意义，并由此发现了后续很多值得推进和重点关注的研究领域。

一、抗结核药物的研究

1. 利福平耐药菌株ropB基因不同突变位点变化对临床的指导意义　结核分枝杆菌rpoB突变株中突变位点分别为531(C-T)、526(C-G/T)和516(A-G/T)。研究表明531(C-T)位点突变株的MIC值为(576.0 ± 29.3)μg/ml，均高于516(A-G/T)的(432.9 ± 38.2)μg/ml和526(C-G/T)的(355.5 ± 59.5)μg/ml(P<0.05)，基因芯片检测结核分枝杆菌rpoB基因突变株，结果发现基因突变与其耐药表型相关性较高，不同突变位点的结核杆分枝菌株对利福平的耐药程度有差异，这说明研究其基因突变位点可以为临床合理用药提供重要参考[1]。

2. 药物通过对宿主免疫系统的影响来施加作用　地塞米松在使用过程中会对结核性脑膜炎患者单核细胞TLR4/MyD88的信号通路表达产生影响。Toll样受体是固有免疫中一种重要的识别受体，其中TLR4分布于抗原递呈细胞，TLR4可以通过下游MyD88依赖途径进行信号传导。地塞米松对其会产生双向调节作用：可以诱导静息状态下的T细胞高表达TLR4，却抑制活化后T细胞的TLR4表达。周杰等[2]研究表明抗结核治疗时联合使用地塞米松能显著提高治疗有效率，可能和TLR4-MyD88的信号传递通路的重要调节作用有关，显示地塞米松治疗结核性脑膜炎过程中可以发挥重要作用。另外袁秀丽等[3]的研究表明苦参提取物在对耐多药结核分枝杆菌(MDR-TB)的治疗有重要作用，动物实验表明感染小鼠后，在小鼠实验模型中显示了重要的免疫功能调节作用，其可以同时提升MDR-TB感染小鼠的细胞免疫及体液免疫水平，具有明显的抗MDR-TB作用。另外，远高[4]研究发现人工合成的多肽类药物-胸腺肽具有调节人体免疫功能的作用，在应用于复治涂阳肺结核患者的治疗中发现，胸腺肽能持续性刺激患者的前T淋巴细胞，使其不断重复分化、成熟这一过程，刺激人体产生和释放多种淋巴因子,可有效增强患者自身体质的免疫力及抵抗力,达到有效抑制肺结核患者感染、缓解感染症状的目的。

二、抗结核药物靶点的筛选和研究

1. 针对吲哚-3-甘油磷酸合成酶结构类似物的研究 周涛等[5]研究发现,通过同源建模方法,模拟结核分枝杆菌H37Rv来源的吲哚-3-甘油磷酸合成酶(IGPS)的结构,从化合物库中筛选能与IGPS有效结合的化合物,发现ATB26能与IGPS很好结合,并能在体外有效抑制H37Rv和临床分离的敏感和耐药菌株的生长,表明化合物ATB26是一个新型IGPS抑制剂,有望开发成为新型的抗结核药,也可作为新型抗结核药物开发的一个潜在靶点。

2. 结核分枝杆菌Rv3194c蛋白的研究 赵东岳等[6]研究发现Rv3194c基因编码的是结核分枝杆菌的PDZ信号蛋白,含有PDZ结构域,PDZ结构域由3部分构成:PSD-95(post-synapticdensity-95),DLG(drosophilia tumor suppressorprotein diskslarge-1),ZO-1(the tight junction proteinzonula occludentes 1),富含PDZ结构域的蛋白通常是蛋白相互作用的"节点"。研究证实Rv3194c蛋白具有该结构域,该结构域功能的特殊性使其成为下一代药物的理想靶标;而且研究证实Rv3194c蛋白具有黏附素特性,其与透明质酸、硫酸软骨素和Ⅰ型胶原蛋白均有相互作用,很有可能作为研发新型抗结核药物的靶点蛋白。

3. 生物素抗结核作用的研究进展 THOMPSON等[7]研究发现微生物合成生物素的过程中有可能会发现新的药物靶标,如生物素蛋白连接酶及其相关产物,这些都是合成通路中必不可少的关键分子;结核分枝杆菌需要由菌体进行生物素的全程合成,以维持其正常的功能和作用机制,合成过程中必须要通过生物素蛋白连接酶连接活性辅助因子而被激活。因此,生物素合成酶在结核杆菌代谢过程中起着至关重要的作用,对其的研究开发有可能成为新的抗结核药物靶点。

除了以上的研究工作,国内科学家通过抗菌药物的再修饰、天然产物筛选以及全新结构化合物的设计合成等工作,得到了20~30种结构类型的抗结核化合物,其中有部分新颖结构,并发现了一些具有前景的药物候选物。其中异烟肼类似物研究有优于异烟肼的表现;另外对贝达喹啉类似物、新喹啉嘧啶衍生物的研究也有不少进展;对乙胺丁醇衍生物的模拟研究发现可以提高药物的活性,对敏感菌和MDR-TB的疗效均有不同程度的提高[8]。

三、中药在结核病治疗中的作用

1. 中药联合抗结核药物治疗提高疗效 姬粉芝[9]报道了百令胶囊联合抗结核药物治疗肺结核的情况,肺结核患者均接受2HRZE/4HR抗结核方案的治疗方法,联合使用百令胶囊治疗,结果研究组肺结核吸收情况优于对照组,(明显吸收53.3%,吸收3.3%,无变化13.3%),百令胶囊联合抗结核药物治疗肺结核的疗效好,有一定的临床应用价值。王谦信等[10]报道,用参麦地黄丸联合抗结核药物治疗肺结核合并糖尿病,取得良好的疗效,故建议对肺结核合并糖尿病在选择抗结核药物治疗和积极治疗糖尿病的同时,加服参麦地黄丸,以提高疗效。

2. 中药对肝肾损伤结核患者的保护作用 楼俞等[11]报道,白藜芦醇对抗结核药物致大鼠肝损伤中有保护作用,可显著改善血清肝生化指标,降低MDA(丙二醛)含量,增加SOD(超氧化物歧化酶)活性,改善大鼠肝损伤,这可能与其激活SIRT1(沉默信息调节因子1)、减轻氧化应激及抑制CHOP(增强子结合蛋白同源蛋白)的表达有关。张玲等[12]报道了五酯片在肾移植术后含利福平抗结核治疗中的应用,五酯片作为肾移植术后抗结核治疗的辅助用药,既能保证含利福平的标准治疗方案的疗效,又能维持血他克莫司浓度稳定,降低急性排斥反应发生风险,并大幅减少他克莫司用量。

近一年国内的抗结核药物和药物靶点研究取得了长足进展,有亮点也有不足,后续还有很多值得推进和重点关注的研究领域。虽然已有新发现的抗结核药物作用机制以及候选药物靶点,对于临床治疗和用药具有一定的指导意义,但距离开发成新药,成功的应用于临床治疗结核病还任重道远。实践也证明了传统中药在调节人体免疫力对抗结核病中具有很好的作用和前景,因此未来的抗结核药物和药物靶点研究中应该给予重点关注。相信随着新靶点及新药物的研发,传统药物的优化以及从中药中寻求抗结核药物和免疫调节药物的使用,对结核病的预防和控制能力将会逐渐加强,尤其对临床治疗效果的提高更加会有促进作用。

(刘毅　李传友)

参考文献

1. 万智敏,向延根,马小华,等.rpoB基因不同突变位点结核分枝杆菌利福平体外最小抑菌浓度的变化.广西医学,2016,38(6):773-775.
2. 周杰,王敬,冯薇.地塞米松对结核性脑膜炎患者单核细胞TLR4-MyD88表达的影响.中国实用神经疾病杂志,2016,19(17):1-2.
3. 袁秀丽.苦参提取物对耐多药结核分枝杆菌感染小鼠模型免疫功能的调节作用.医学综述,2016,22(11):2230-2233.
4. 远高.胸腺肽联合抗结核药物治疗复治涂阳肺结核患者的临床效果.药物与临床,2016,(9):96-98.
5. 周涛,王菲菲,黄强,等.基于吲哚-3-甘油磷酸合成酶结构的新型抗结核药物的筛选.微生物与感染,2015,10(4):221-227.
6. 赵东岳,林莉莉,温福利.结核分枝杆菌Rv3194c蛋白的表达、纯化及活性鉴定.微生物学报,2016,56(12):1848-1855.
7. THOMPSON Andrew P,STERNICKI Louise M,WEGENER Kate L,等.生物素——抗结核药物新研究方向(英文).江苏预防医学,2016,27(3):257-261.
8. 耿叶慧,李子强.抗结核药物的研究进展.中国药业,2016,25(17):10-17.
9. 姬粉芝.百令胶囊联合抗结核药物治疗肺结核的疗效观察.中国卫生标准管理,2016,17(19):127-128.
10. 王谦信,陈兆俊,严宇仙,等.参麦地黄丸联合抗结核药物治疗肺结核合并糖尿病46例.中国中医药科技,2016,23(2):220-221.
11. 楼俞,瑞李,雪何,等.白藜芦醇对抗结核药物致大鼠肝损伤的保护作用.中国临床药理学杂志,2016;32(6):534-536.
12. 张玲,邓荣海,刘龙山,等.五酯片在肾移植术后含利福平抗结核治疗中的应用22例.中华器官移植杂志,2016,37(1):29-33.

第三章　结核病疫苗

摘要：既往数据显示，2015 年的全球新发结核病人数 1040 万，死亡人数 140 万，与上一年度相比发病数和死亡数都有所上升。结核病发病和死亡人数的增多使得对于结核病疫苗，特别是效力更好的结核病疫苗的需求更加迫切。目前共有 13 个结核病疫苗正在进行临床试验，其中有 4 个病毒载体疫苗（Ad5Ag85A、ChAdOx1.85、MVA85A、TB/TLU-04L），4 个重组亚单位疫苗（H1/H56、H4、ID93、M72），2 个非结核分枝杆菌疫苗（DAR-901、Vaccae），1 个重组结核分枝杆菌疫苗（MTBVAC），1 个重组 BCG 疫苗（VPM1002），1 个结核分枝杆菌提取物疫苗（RUTI）。然而临床期的疫苗能否达到预期的保护效力仍有很大的不确定性。随着新的生物学技术的出现，将来会有越来越多的新免疫原被发现，而从中选择最优的免疫原或免疫原组合，并基于这些免疫原及时开发新的结核病疫苗，并尽快完成临床前研究至临床试验评估，才能更好地满足目前临床需求。通过不断推出新的候选结核病疫苗，有望加快结核病疫苗的开发进程，早日实现通过疫苗控制结核病的目标。

关键词：结核病疫苗；重组亚单位疫苗；BCG；安全性；效力；免疫原

2016 年我国科研工作者主要评估了重组亚单位疫苗 WH121/DMT、AEC/BC02，重组 BCG 疫苗 rBCG-BE1726D、微卡疫苗的安全性和效力，并系统性地评估了不同遗传谱系的 BCG 菌株疫苗毒力及效力，以及对结核病疫苗新抗原靶标 Rv3400 进行了研究和探讨。

一、重组亚单位疫苗

具有疫苗潜力的结核分枝杆菌保护性抗原仍然是研究重点。Ma 等[1]选择 5 个结核菌不同阶段特征性表达的蛋白（Ag85A、PhoY2、Rv3407、Rv2626c、RpfB）构建了融合蛋白，并制备了亚单位疫苗 WH121/DMT。WH121/DMT 疫苗组与各单组分抗原疫苗组相比具有更好免疫原性和保护力。WH121/DMT 疫苗接种 C57BL/6 小鼠在免疫 9 周和 18 周后，每只小鼠 80 个 CFU 的毒性结核分枝杆菌 H37Rv 感染，WH121/DM 疫苗组与 BCG 保护力相当（肺脾组织载菌量及肺组织病变水平相当）。小鼠 BCG 免疫后用结核菌感染，再次用 WH121/DMT 和 BCG 分别免疫，WH121 比 BCG 重复接种更能显著地抑制脾中结核菌的生长，甚至有 4/6 的小鼠脾中没有检测结核菌。WH121/DMT 引起的保护主要由于 WH121 特异性 Th1 型免疫应答，包括高水平的抗原特异性 IgG2a/IgG1 比值和高水平的 IFN-g。这些研究结果表明多级特异性抗原可能是下一代结核疫苗的希望，但这些抗原组合的疫苗仍需要进一步临床前评估。

脂阿拉伯甘露聚糖（LAM）抗原是一种存在于结核杆菌细胞壁上的脂多糖，它能从代谢活跃或老化的结核分枝杆菌中释放出来并且仅存在于活动性结核病人体内。Sun 等[2]阐述了单一 ssDNA 适配体结合到 BCG 上甘露糖包被的脂阿拉伯甘露聚糖后，增强了抗结核的免疫保护作用。文章选择特异性结合 BCG 的甘露糖包被的脂阿拉伯甘露聚糖（ManLAM）的 ssDNA 适配体“抗体”BM2，利用 BM2 显著阻断 ManLAM- 甘露糖受体（MR）结合，触发

ManLAM-CD44 信号传导，并在体外和体内通过细胞表面 CD44 增强 M1 巨噬细胞和 Th1 活化。BM2 增强小鼠和猴模型中 BCG 对毒性结核分枝杆菌 H37Rv 感染的免疫保护作用。报告了 ManLAM 和 CD44 在巨噬细胞和 $CD4^+T$ 细胞之间相互作用的新机制，并揭示与 ManLAM 结合的膜分子 CD44 是增强 BCG 免疫原性的新靶标，并且 BM2 具有作为 BCG 免疫增强剂的潜力。

重组结核疫苗 AEC/BC02 作为潜伏性结核感染（LTBI）人群的候选疫苗，由结核分枝杆菌抗原 Ag85B、ESAT6-CFP10 和复合佐剂 BC02 构成。卢锦标等[3]对结核分枝杆菌感染豚鼠接种重组结核疫苗 AEC/BC02 后的超敏反应（Koch 现象）进行研究，通过脏器病变和细菌载量分析、肺部炎症评估，结果显示，与接种 H37Ra 灭活全菌体后可产生较为明显的超敏反应相比，重组结核疫苗 AEC/BC02 诱发超敏反应的风险较低。豚鼠感染结核分枝杆菌（5.0×10^3 CFU/ 只），40 天后平均分成 3 组，每组 6 只，分别经 AEC/BC02 疫苗和 H37Ra 菌体免疫 3 针，肝、脾、肺脏器的病变程度均有所减轻，其中 H37Ra 组综合评分（48 ± 26）低于生理盐水组（62 ± 15），差异无统计学意义。AEC/BC02 组（36 ± 15）与生理盐水组比较，差异有统计学意义。AEC/BC02 组与 H37Ra 组比差异无统计学意义。尽管 AEC/BC02 疫苗组脏器综合病变程度较轻，但脾和肺脏的活菌计数结果显示，仅脾活菌数[（4.64 ± 0.64）log10CFU]低于生理盐水组[（5.57 ± 0.75）log10CFU]，差异有统计学意义，而两组肺活菌数比较差异无统计学意义；同时 H37Ra 组脾和肺的细菌载量也低于生理盐水组，但差异无统计学意义。AEC/BC02 疫苗连续 3 针次免疫后没有观察到明显的超敏反应，HE 染色呈弥散的炎症反应，肺部结构大体完整，炎症区域为 18% 而 H37Ra 组为 33.6%。肺部炎症反应提示感染结核分枝杆菌的豚鼠接种 H37Ra 灭活全菌体后可产生较为明显的 Koch 反应，而重组 AEC/BC02 疫苗诱发 Koch 现象的风险较低，提示 AEC/BC02 疫苗对 LTBI 人群诱发超敏反应的风险较低。

李军丽等[4]克隆表达并纯化了结核分枝杆菌多表位融合蛋白 TP15，分别以 MF59 和 hBCG 单独或联合作为佐剂，并通过皮下或肌内注射 BALB/c 小鼠，采用间接 ELISA 法检测小鼠血清抗 TP15 特异性 IgG、IgG1、IgG2a 抗体，流式细胞术检测小鼠脾淋巴细胞多功能 $CD4^+T$ 细胞含量，夹心 ELISA 法检测小鼠腹腔巨噬细胞培养上清中的细胞因子 IL-1β 和 IL-12 的含量，分析了不同佐剂和免疫途径对 TP15 免疫原性的影响。结果显示 MF59 和 hBCG 单独或联合作为 TP15 抗原的佐剂，其免疫原性存在一定差异，但均优于无佐剂 TP15。MF59+hBCG 复合佐剂增强 TP15 抗原免疫反应的效果优于单一佐剂，诱导 Th1 型细胞免疫漂移，且皮下注射免疫效果优于肌内注射。

二、重组 BCG 疫苗

美国 Aeras 通过基因重组技术将 5 种结核杆菌免疫保护相关抗原 Ag85B、ESAT-6、Rv1733c、Rv2626c 和 RpfD 导入亲本株 BCG 中，构成 rBCG-BE1726D。rBCG-BE1726D 可表达 Ag85B、ESAT-6、Rv262c 三种蛋白，BCG-SSI 菌株未检测 ESAT-6、Rv262c 抗原表达。张海峰等[5]鉴定 rBCG-BE1726D 特异性蛋白的表达，并初步评价其在小鼠体内的免疫原性。通过皮下免疫 BALB/c 小鼠，分离脾淋巴细胞，ELISPOT 及 ELISA 法检测 IFN-γ 的分泌水平高于 BCG，但无统计学意义；流式细胞术检测 $CD4^+$、$CD8^+T$ 细胞的比例，明显高于 BCG 组。结果表明 rBCG-BE1726D 免疫小鼠后可能以激活 $CD8^+T$ 细胞为主。rBCG-BE1726D 菌株中分泌 IFN-γ 的淋巴细胞虽然高于 BCG 菌株，但无显著差异。因此，rBCG-BE1726D 需要进一步证实其免疫原性。疫苗的最终保护效果必须依赖动物模型的攻毒保护性实验进行评价，所以，rBCG-BE1726D 的实际保护力仍有待进一步研究。

三、微卡疫苗

母牛分枝杆菌菌苗微卡（M.vaccae）是目前唯一进入临床Ⅲ期的候选疫苗，由安徽龙科马生物制药有限公司研发。郭存炳[6]通过对微卡治疗患者血清血管活性肠肽（VIP）、IL-17 水平比较，分析发现微卡肌注治疗能明显降低耐多药性肺结核患者血清 VIP、IL-17 水平，具有很好的临床疗效。夏露等[7]通过比较抗结核治疗组和微卡组患儿的治疗效果和不良反应，评价微卡在治疗卡介苗反应性淋巴结炎的临床效果。结果表明，抗结核治疗组 100%（25/25）患儿淋巴结肿大均逐渐消退，微卡组 95.5%（42/44）淋巴结肿大逐渐消退，两组有效率比较差异无统计学意义。抗结核药物治疗组 16%（4/25）出现肝功能损伤，微卡组无患儿出现肝功能损伤，两组肝损伤发生率比较差异有统计学意义。采用微卡治疗卡介苗反应性淋巴结炎具有较好的效果，且可减少患儿不良反应的发生。该研究为治疗卡介苗反应性淋巴结炎提供参考依据。高德杰等[8]通过分析微卡在预防性治疗 LTBI 中的细胞免疫学作用机制，随机选取 2014 年 4 月至 2015 年 4 月收治的 LTBI 患者 120 例，依据整群随机抽样的方法将患者分为微卡治疗组、化学治疗组和对照组，各 40 例，比对 3 组患者细胞免疫学指标水平变化。治疗后 1 个月微卡治疗组患者的 $CD3^+CD4^+$、$CD3^+CD56^+$ 均显著高于对照组，化学治疗组患者的 $CD4^+IFN\text{-}\gamma^+$ 显著高于对照组。表明，微卡对于 LTBI 有预防性免疫治疗作用。

四、结核病疫苗新抗原靶标的发现

朱琳等[9]克隆表达并纯化了结核亚单位疫苗 Rv3400-IFA，结核亚单位疫苗 Rv3400-IFA 是一种由结核分枝杆菌抗原 Rv3400 联合弗氏不完全佐剂（incomplete Freund's asjuvant，IFA）构成的新型疫苗；并且在 C57BL/6 小鼠体内评估 Rv3400 的免疫效应；在体外用抗原 Rv3400 感染巨噬细胞 RAW264.7，每组 5 只，每 2 周 1 次，共免疫 3 次，评估其免疫应答，其中阴性对照为未刺激的巨噬细胞。结果显示，Rv3400-IFA 免疫小鼠后，可产生较好的细胞免疫和体液免疫效应，以诱导小鼠持久 Thl 型免疫反应为主；体外细胞实验结果显示 Rv3400 抗原能促进细胞分泌高水平的 IL-6 和 TNF-α，分别达到（49 217.0 ± 390.61）pg/ml、（1783.4 ± 51.18）pg/ml；阳性细胞比率分别由未刺激的（34.704 ± 2.40）%、（31.254 ± 18.31）%、（41.804 ± 6.01）% 和（44.30 ± 0.44）% 提高至 1μg/ml Rv3400 抗原刺激后的（90.45 ± 7.71）%、（90.104 ± 4.10）%、（89.97 ± 7.79）% 和（85.134 ± 5.12）%，增加巨噬细胞表面分子 CD40、CD80、CD86、MHC Ⅱ 的表达，引发较强的免疫反应。免疫小鼠后，ELISPOT 结果显示：实验组 Rv3400 组小鼠分泌 IFN-γ 的斑点形成细胞（136.20 ± 95.09）显著高于阴性对照组（14.00 ± 9.62），ELISA 结果同样显示 Rv3400 组小鼠 T 细胞产生 TNF-α 和 IFN-γ 的水平明显高于阴性对照组。通过间接 ELISA 测定免疫后的小鼠血清抗体 IgG 效价水平高达 1 ∶ 409 600，表明抗原 Rv3400 也能诱导有效的体液免疫应答；IgG2b/IgGl 水平为 1.8，说明抗原 Rv3400 诱导小鼠以 Thl 型免疫反应为主。Rv3400 有望成为结核疫苗的候选抗原。

五、不同 BCG 菌株的毒力和效力比较

BCG 从 1924 年在世界范围内开始推广使用,至今已经有超过 40 亿人接种。目前 BCG 是全球最为广泛使用的疫苗,每年接种剂量超过 1.2 亿剂。然而由于早期菌株保藏及传代不规范,使得不同国家使用的 BCG 菌株存在遗传因子和生化表型上的差异,不再是 1921 年时单一的菌株。世界范围内使用的十几株 BCG 菌株根据 DU2 遗传特点可以分为 DU2Ⅰ、DU2Ⅱ、DU2Ⅲ、DU2Ⅳ四个遗传谱系。不同 BCG 菌株疫苗在不同国家或地区中的保护效果存在较大差异。

Zhang 等[10]将 4 个遗传谱系(DU2Ⅰ~Ⅳ)的 13 株 BCG 通过动物模型进行了系统的安全性和效力评估。13 株 BCG 在重症联合免疫缺陷(SCID)小鼠中的安全性实验(每只小鼠按 10^7CFU BCG 尾静脉感染,观察 18 周)结果表明,DU2Ⅳ组的 BCG-Phipps、BCG-Frappier、BCG-Pasteur 和 BCG-Tice 的毒力最高,SCID 小鼠生存时间在 10 周左右,分别为 48、53.5、55、58 天;肺组织载菌量在接种后 4 周分别达到 7.35log10、7.34log10、6.76log10、7.11log10,与接种后 1 周相比平均上升了 2.5log10。BCG-China、BCG-Moreau、BCG-Russia 和 BCG-Danish 的毒力水平中等,生存时间分别达到 83、94.5、99.5、114 天;肺组织载菌量在接种后 4 周与 1 周相比上升了 1.2log10~2.1log10。BCG-Japan、BCG-Birkhaug、BCG-Sweden、BCG-Glaxo 和 BCG-Prague 的毒力最弱,在 18 周内生存率分别为 93.75%、100%、100%、100% 和 100%;肺组织载菌量在接种后 4 周与 1 周相比平均仅上升了 0.2log10。BCG-Pasteur、BCG-Russia 菌株重复实验时,SCID 小鼠生存时间分别达到了 42、84 天;BCG-Japan 株 18 周结束时小鼠全部存活,与第一次实验结果一致。

13 株 BCG 在 BALB/c 小鼠中的效力评估(每只小鼠按 10^6 CFU BCG 皮下免疫,免疫后 8 周用 100CFU H37Rv 气溶胶感染,感染后 4 周、9 周解剖检测)结果表明,感染后 4 周:BCG-Phipps、BCG-Frappier、BCG-Pasteur、BCG-Tice、BCG-Danish、BCG-Prague、BCG-Russia 和 BCG-Moreau 免疫组与对照组相比肺组织载菌量下降显著,达到 0.58log10~1.03log10;BCG-China、BCG-Glaxo、BCG-Japan、BCG-Birkhaug 和 BCG-Sweden 免疫组肺组织载菌量下降与对照组相比无显著差异。BCG-Pasteur、BCG-Tice 和 BCG-Danish 免疫组脾组织载菌量平均下降 0.78log10,与对照组相比下降差异显著,其余 BCG 菌株脾组织载菌量下降与对照组相比无显著差异。感染后 9 周:13 株 BCG 免疫组肺、脾平均载菌量为 6.77log10 和 6.07log10 与对照组肺载菌量 6.65log10 和脾载菌量 5.89log10 相比均无显著差异。综合安全性和效力实验结果发现,BCG 菌株毒性与其保护效果存在相关性,显示出 BCG 菌株毒性越强保护性越好的趋势。本研究结果对于世界范围内如何选择最优的 BCG 菌株作为生产用疫苗菌株以及开发新的重组 BCG 疫苗时如何选择 BCG 母体菌株提供了重要的数据参考。

六、疫苗构建的基础研究

从细菌菌体中直接提取 Ag85A 蛋白易发生凝聚和降解且难以纯化。而对 Ag85A 进行原核表达及相关研究多以包涵体形式表达,因此限制了 Ag85A 的应用。徐正中等[11]利用冷休克表达质粒和含有伴侣质粒的大肠杆菌对 Ag85A 蛋白进行可溶性表达并纯化鉴定,通过 C57BL/6 小鼠模型对 Ag85A 蛋白的免疫原性进行分析,该蛋白具有较好的免疫反应性。从而为其进一步免疫功能的研究及其应用奠定了基础。

应用分子生物学技术，王森林等[12]将结核分枝杆菌抗原 Hsp65、Esat6 和人粒细胞-巨噬细胞集落刺激因子 hGM-CSF 融合，构建 plHsp65-Esat6GM 共表达质粒，并在真核细胞 HepG-2 中表达。结核分枝杆菌热休克蛋白 X（HspX）是第一个被证实在营养不足、缺氧状态和休眠期时表达的参与潜伏感染的蛋白，是维持其在巨噬细胞内生存的必需蛋白。张继明等[13]构建 HspX 基因与 EGFP 融合基因的真核表达质粒 pEGFP-N1-HspX，并在小鼠单核巨噬细胞 RAW264.7 中表达。王君等[14]利用融合 PCR 技术，将 PhoP、PhoR 和 PhoPR 基因上、下游的同源臂与卡那霉素抗性基因融合，构建 PhoP、PhoR 和 PhoPR 突变片段，进而获得了结核分枝杆菌 PhoPR 双组分系统缺失突变载体，与传统方法相比，效率高、周期短。这些均为研制新型结核疫苗奠定了基础。

体内定植性是活菌疫苗研发必备的条件之一，柳小玲等[15]观察了融合菌株 B/R 的生长特性及其在免疫小鼠体内的生长情况。B/R 菌株由其实验室前期构建，融合了 BCG 和 H37Ra 菌株。结果显示与单独 BCG 或 H37Ra 相比，B/R 菌株的定植能力较强，生长周期为 30 天，在小鼠体内至少存活 2 个月。这对 B/R 菌株作为结核候选疫苗具有参考作用，为研制新型结核疫苗奠定了基础。

（王雅果　毕利军）

参考文献

1. Ma J, Tian M, Fan X, et al. Mycobacterium tuberculosis multistage antigens confer comprehensive protection against pre-and post-exposure infections by driving Th1-type T cell immunity. Oncotarget, 2016, 7(39): 63804-63815.
2. Sun X, Pan Q, Yuan C, et al. A single ssDNA aptamer binding to mannose-capped lipoarabinomannan of Bacillus Calmette-Guérin enhances immunoprotective effect against tuberculosis. Journal of the American Chemical Society, 2016, 138(36): 11680-11689.
3. 卢锦标，陈保文，邓海清，等．结核分枝杆菌感染豚鼠接种重组结核疫苗 AEC/BC02 后的超敏反应分析．中华结核和呼吸杂志，2016，39(7)：524-528.
4. 李军丽，黄香玉，朱传智，等．不同佐剂和免疫途径对结核分枝杆菌多表位融合蛋白 TP15 免疫原性的影响．中国生物制品学杂志，2016，29(3)：231-236.
5. 张海峰，方习静，闭兰．重组卡介苗-BE1726D 的鉴定及其免疫原性评价．中国生物制品学杂志，2016，29(2)：113-118.
6. 郭存炳．耐多药性肺结核患者采用母牛分枝杆菌肌注治疗对降低血清 VIP、IL-17 水平的作用．临床医学，2016，36(8)：54-55.
7. 夏露，卢水华，李锋．母牛分枝杆菌菌苗治疗卡介苗反应性淋巴结炎临床分析．中国防痨杂志，2016，38(3)：189-192.
8. 高德杰，霍丽丽，劳海黎，等．母牛分枝杆菌在治疗潜伏性结核感染中的细胞免疫学作用机制．中华医院感染学杂志，2016，26(7)：1480-1482.
9. 朱琳，徐颖，孔聪，等．结核分枝杆菌新型抗原 Rv3400 的免疫原性研究．中国防痨杂志，2016，38(3)：201-208.
10. Zhang L, Ru H W, Chen F Z, et al. Variable Virulence and Efficacy of BCG Vaccine Strains in Mice and

Correlation With Genome Polymorphisms. Mol Ther,2016,24(2):398-405.

11. 徐正中,胡婷,刘泽,等.用小鼠模型分析可溶性表达结核分枝杆菌 Ag85A 的免疫原性.微生物学报,2016,56(5):804-813.

12. 王森林,张梦媛,王学坤,等.结核分枝杆菌 Hsp65-Esat6 与 hGM-CSF 联合 DNA 疫苗的构建与体外研究.暨南大学学报(自然科学与医学版),2016,37(1):29-35.

13. 张继明,徐苏娟.结核分枝杆菌热休克蛋白基因真核表达载体的构建及表达.中国生物制品学杂志,2016,29(10):1043-1046.

14. 王君,吴芳,柳小玲,等.利用融合 PCR 技术和 T 载体克隆技术构建结核分枝杆菌 PhoPR 双组系统缺失突变载体.中国人兽共患病学报,2016,32(3):276-280.

15. 柳小玲,吴芳,吴江东,等.新型结核病疫苗融合菌株制备及其免疫学特性的研究.中国病原生物学杂志,2016(1):21-24.

第四章 结核分枝杆菌的生理生化

摘要：结核分枝杆菌为结核病的病原菌，深入了解结核分枝杆菌的生理生化特性，是预防控制结核病的基础。近一年来，国内学者在结核分枝杆菌抗原的免疫原性及抗原表位、毒力因子、持留以及耐药等方面取得了不少研究成果。

关键词：结核分枝杆菌；免疫原性；抗原表位；毒力因子；持留感染；耐药

结核分枝杆菌（Mycobacterium tuberculosis，Mtb）为缓慢生长菌，有分枝生长的倾向，由于细胞壁内含有大量的分枝菌酸，包围在肽聚糖的外面，而具有抗酸染色特性。Mtb 生理生化的特殊性，不仅使其在自然环境中具有较强的抵抗力，如在阴湿处能生存 5 个月以上；Mtb 还能通过多种逃逸机制而抵抗宿主细胞的杀伤。由此可见，深入研究 Mtb 的生理生化特性，能为更好地理解结核病的发病机制和结核病的防控提供有利的基础。

一、结核分枝杆菌抗原的免疫原性及抗原表位

Mtb 生长早中期分泌到胞外的一类蛋白质称为分泌性蛋白，具有高度免疫原性和特异性，对分泌性蛋白研究较深入的是 Esx-1 分泌系中的 6kD 早期分泌抗原（ESAT-6）和早期滤液蛋白 -10（CFP-10）。Esx-1 底物蛋白 Rv3615c 是含有 103 个氨基酸的 ESAT-6 样蛋白，其 N- 末端的 20 个氨基酸在 ESAT-6 家族成员中相对保守，BLAST 比对显示其序列与 ESAT-6、CFP-10 高度相似。为探究 Rv3615c 的免疫原性，许礼发等[1]成功构建结核分枝杆菌 Esx-1 底物蛋白 Rv3615c 的原核表达质粒 pET30b-Rv3615c。利用全血 IFN-γ 分析试验（WBIA）检测 Rv3615c 蛋白特异性刺激淮南市 Mtb 感染者淋巴细胞，发现 IFN-γ 浓度显著高于健康对照者。Rv3615c/SAS 诱导小鼠产生的 IgG、IgG1、IgG2a 以及 Rv3615/SAS 诱导小鼠脾淋巴细胞分泌的特异性 IFN-γ、TNF-α 和 IL-2，均显著高于 PBS 组和 SAS 组，显示 rRv3615c 具有较强的免疫原性，可诱导趋向于 Th1 型免疫应答。

Rv2660c 编码的蛋白通过识别 TLR2 可激活巨噬细胞，从而刺激机体分泌 IL-1β、IL-8、TNF-α 和 IL-12p70 等促炎症因子，这些因子对肉芽肿的形成有重要作用，此外 Rv2660c 蛋白还能激活潜伏性感染结核者的细胞免疫和体液免疫，而关于 Rv2660c 蛋白应用于抗潜伏期结核的相关报道较少，缺乏 Rv2660c 蛋白的结构和免疫学特性的基础资料。蒋明娟等[2]通过 BLAST 软件分析，发现 Rv2660c 蛋白与人类蛋白同源性不高，同源性最高的人类蛋白是 MAD6 蛋白，同源性仅为 16%。进一步采用生物信息学方法预测，发现 Rv2660c 蛋白无跨膜区，为胞外蛋白，不含信号肽序列。此外，Rv2660c 还含有丰富的 B 细胞和 T 细胞抗原表位，其中 19-35、48-54、28-44 和 58-73 位氨基酸残基可能存在优势线性 B 细胞表位；56-64 和 65-74 位氨基酸可能存在优势辅助性 T 细胞表位，66-74、41-49、63-71 位氨基酸可能存在优势细胞毒性 T 细胞表位，这些丰富抗原表位，有望作为潜伏性感染结核的治疗性疫苗和药物的作用靶点。

TB10.4 又名 culture filtrate protein-7（CFP-7），由结核分枝杆菌 EsxH（Rv0288）基因编码

表达。关于 TB10.4 的功能机制研究很少,仅知道其基因编码所在区 esx-3 与铁离子、锌离子的代谢有关。艾能等[3]成功构建了真核表达质粒 P VAX1-TB10.4 和 P VAX1-GFP-TB10.4。将重组质粒 P VAX1-TB10.4 免疫小鼠,该质粒能够诱导低水平的抗体应答,同时诱发 IFN-γ 表达,并且能够加强 BCG 初次免疫后的免疫应答效果,为后续 TB10.4 蛋白生物学功能研究提供良好的生物材料。

Rv2004c 是与缺氧相关的 Mtb 潜伏感染相关抗原之一,是一种保守的假想蛋白。王东方等[4]应用生物信息学技术对 Rv2004c 的表位进行预测和分析,发现该蛋白有 10 个候选 B 细胞抗原表位;37 个候选 Th 细胞抗原表位,主要位于第 200 位氨基酸之后,其中 HLA-DRB1*0401 及 HLA-DRB1*0701 表型相对的表位数目较多,且某些候选表位的主要组织相容性复合体(MHC)限制类型存在交叉重叠;此外,该蛋白还有 10 个候选细胞毒性 T 淋巴细胞表位,其中以 HLA-A2 限制性表位数目较多、分值较高。

Rv2626c 蛋白是感染 Mtb 后的休眠期受休眠调节因子 DosR 调控的特异性表达的 48 种蛋白之一,具有很强的免疫原性。其主要存在于感染 Mtb 后休眠期的细胞壁上,同时在菌体的培养液中也可以检测到。处于休眠期的 Mtb 感染者细胞壁上的 Rv2626c 蛋白会强烈地刺激机体 T 细胞的大量增殖,并大量释放 IFN-γ 和 IL-2。为了研究 Rv2626c 与细胞凋亡的影响,孟露萍等[5]通过构建慢病毒表达载体 p LEX-EGFP-Rv2626c,感染 RAW264.7 细胞,证实 Rv2626c 高水平过表达可显著促进细胞的凋亡,为进一步揭示 Mtb 的致病机制奠定理论基础。

李江英等[6]通过 DNAStar 软件预测结核分枝杆菌 Rv3812 蛋白的抗原表位,结果显示 Rv3812 蛋白具有丰富的二级结构和多处抗原指数较高的区段,共有 8 个潜在的 B 细胞抗原表位,该蛋白共有 19 个潜在的 T 细胞抗原表位,由此推测 Rv3812 是一个 T 细胞抗原表位占优势的蛋白抗原,B 细胞抗原表位略少。

二、结核分枝杆菌的毒力因子

结核分枝杆菌 ClpX(Rv2457c)属于 AAA+ATP 酶家族,具有底物识别以及 ATP 水解活性,可特异性地识别并解聚或重塑靶蛋白;也可与具蛋白水解酶活性的 ClpP 结合形成 ClpXP 异源二聚体,特异性地降解目的蛋白。ClpX 是 Mtb 存活与致病所必需的,感染宿主后,ClpX 下调自身细胞分裂蛋白 FtsZ 的活性,参与调控 Mtb 自身的细胞分裂。而作为细胞膜组分,ClpX 可能是一种保守的毒力因子,参与 Mtb 与宿主的免疫互作。为了探索 ClpX 在感染宿主细胞过程中的作用机制,王亚倩等[7]通过酵母双杂交技术在人类淋巴细胞 cDNA 文库中筛选得到了一个新的与 ClpX 相互作用的蛋白 UBC9,并利用 GSTpull-down 和 Co-IP 技术证实了这两个蛋白在体外和体内相互作用的特异性。将 ClpX 转染 HEK293T 细胞过表达,RNA 干扰与回复实验进一步证实了 ClpX 蛋白能够通过与 UBC9 的相互作用抑制宿主细胞增殖。

三、结核分枝杆菌的持留

(一) 毒素 - 抗毒素系统

Mtb 是一种包含大量毒素 - 抗毒素系统(toxin-antitoxin systems,TAS)的病原体,但是其中大部分 TAS 的功能作用尚不清楚。在对结核分枝杆菌毒素 - 抗毒素系统作用机制的研究中发现，higB 蛋白具有核糖核酸内切酶的活性，可特异性切割菌体内的 mRNA，若 higB 蛋白累积，可阻碍细胞生长中的转录过程，进而导致翻译过程被遏止，细菌因缺少生存所必需的蛋白质而死亡。董娜等[8]采用 PCR 方法成功扩增 Mtb H37Rv 的 higB 基因，基因序列与 GenBank 上公布的 Mtb 标准株的核苷酸同源性为 100%。运用生物信息学方法分析 higB 蛋白共 125 个氨基酸，分子质量单位为 14.4298ku，理论等电点 10.18，脂溶性系数 77.36，不稳定系数 35.67，预测该蛋白为稳定蛋白。higB 蛋白无信号肽，其二级结构中 β- 转角占 12%，无规则卷曲占 34.4%，氨基酸序列中有 3 个潜在的 B 细胞抗原表位，4 个 Th 细胞表位，5 个磷酸化位点，这些结果为研究其生物学功能和免疫活性奠定了基础。

屈艳琳等[9]成功构建了 Mtb 毒素 - 抗毒素系统中 mazEF3 基因的过表达菌株，并且电转电压在 2300V 时，构建的过表达菌株 mazEF3 mRNA 表达量最高，为进一步研究 Mtb 毒素 - 抗毒素系统的生物学作用奠定基础。

（二）PhoPR 双组分系统

PhoPR 双组分系统不仅是 12 个 Mtb 双组分系统之一，而且是最基本、最重要的双组分系统。它能够感受外界微环境的改变，并及时调控自身各系统，包括 RD 1 区域基因的表达水平、ESAT-6 的分泌等，从而调控 Mtb 脂质代谢等方面，使得其在宿主体内得以生存。为进一步研究 Mtb PhoPR 双组份系统的功能，王君等[10]利用融合 PCR 和 T 载体克隆技术，成功获得 Mtb 的 PhoP、PhoR 和 PhoPR 缺失突变载体，为下一步构建 Mtb 突变株以及相关研究奠定基础。

（三）异柠檬酸裂合酶

异柠檬酸裂合酶（isocitrate Lyase，ICL）参与乙醛酸循环，是 Mtb 能在宿主体内潜伏的关键因素之一。为了研究 ICL 在 Mtb 持续感染宿主细胞过程中的作用机理，石超等[11]以 ICL 为诱饵，通过酵母双杂交技术在人淋巴细胞 cDNA 文库中筛选得到一个新的 ICL 相互作用蛋白 CTBP1（C terminal binding protein 1）。然后分别采用 GST pull-down 和 Co-IP 实验证实了这两个蛋白在体外和体内与 ICL 相互作用的特异性，通过使 ICL 在 HEK293T 细胞中过表达，发现内源性 CTBP1 在转录水平和蛋白水平的表达都受到了抑制，同时导致细胞增殖减缓、凋亡加快，并出现 G2/M 期阻滞等改变。这些结果表明，Mtb ICL 在参与介导细胞凋亡、影响宿主细胞活性的过程中起着重要的作用。

四、结核分枝杆菌的耐药

Mtb 对 β- 内酰胺类抗菌药物的固有耐药性限制了 β- 内酰胺类抗菌药物在结核治疗上的应用，而 A 类（Ambler 分类）β- 内酰胺酶 BlaC 的表达是 Mtb 对 β- 内酰胺类抗菌药物耐药的最主要原因，抑制 BlaC 则可恢复 Mtb 对于 β- 内酰胺类抗菌药物的敏感性。Liu 等[12]通过表达并纯化 BlaC，构建了 BlaC 抑制剂的筛选模型，通过条件优化使该模型适用于高通量筛选，然后对 26 400 个化合物样品进行筛选，得到了 22 个 BlaC 抑制剂，这一研究为可用于临床的新型抗结核药物增效剂的发现奠定了基础。

Mtb rpoB 基因编码 RNA 聚合酶的 β- 亚基，该基因的突变与利福平耐药相关。为了解 rpoB 基因突变特征与利福平耐药水平的关系，胡族琼等[13]测定 266 株 Mtb，包括 109 株利福平耐药株和 157 株利福平敏感株的利福平 MIC 值及其 rpoB 基因序列。发现 109 株利福平耐药株 rpoB 基因皆发生错义突变，常见突变密码子 531 与 526 的突变频率分别为 69.7%

与 17.4%。利福平耐药株中单密码子突变株占 82.6%,多重密码子突变株占 17.4%。531 单密码子突变株与 526 单密码子突变株之间平均利福平 MIC 值无差异,但多重密码子突变株平均利福平 MIC 值(115.8μg/ml)显著高于单密码子突变株平均利福平 MIC 值(48.4μg/ml)。5.5% 的利福平耐药株仅在 rpoB 基因起始端发生突变,推测 rpoB 基因起始端突变可能是除利福平耐药决定区域之外导致利福平耐药的第 2 个耐药决定区。rpoB 基因 DNA 序列分析有助于 Mtb 利福平耐药表型和耐药水平的预测。

(陈艳清　李传友)

参考文献

1. 许礼发,王晓春,王健,等.结核分枝杆菌 Esx-1 底物蛋白 Rv3615c 的原核表达及其免疫功能研究.中国免疫学杂志,2016,32(11).
2. 蒋明娟,刘思静,任晨艳,等.结核分枝杆菌 Rv2660c 蛋白结构分析及抗原表位预测.现代预防医学,2016,43(21).
3. 艾能,孟闯,徐正中,等.结核分枝杆菌 TB10. 4 真核表达质粒的构建及免疫特性鉴定.扬州大学学报(农业与生命科学版),2016(2):1-6.
4. 王东方,白雪娟,刘银萍,等.结核分枝杆菌潜伏感染相关蛋白 Rv2004c 的抗原表位预测.生物医学工程学杂志,2016(2):325-331.
5. 孟露萍,史梦婷,包海洋,等.结核分枝杆菌 Rv2626c 蛋白对 RAW264. 7 细胞凋亡的影响.中国畜牧兽医,2016,43(4):892-898.
6. 李江英,白雪娟,梁艳,等.应用 DNAStar 软件预测结核分枝杆菌 Rv3812 的抗原表位.郑州大学学报医学版,2016,51(2):166-170.
7. 王亚倩,石超,霍克克.结核分枝杆菌 ClpX 与人 UBC9 蛋白的相互作用抑制宿主细胞增殖.复旦学报(自然科学版),2016,55(5):587-595.
8. 董娜,刘丹,付玉荣,等.结核分枝杆菌 higB 基因的扩增及生物信息学分析.中国病原生物学杂志,2016(6):505-508.
9. 屈艳琳,赵继利,刘微,等.结核分枝杆菌标准株 H37Rv mazEF3 基因过表达菌株的构建及初步鉴定.石河子大学学报(自科版),2016,34(1):46-51.
10. 王君,吴芳,柳小玲,等.利用融合 PCR 技术和 T 载体克隆技术构建结核分枝杆菌 PhoPR 双组分系统缺失突变载体.中国人兽共患病学报,2016,32(3):276-280.
11. 石超,王亚倩,邵骏骅,等.结核分枝杆菌 ICL 抑制 CTBP1 表达并促进细胞凋亡.复旦学报(自然科学版),2016(5):596-604.
12. Liu Y,Zheng J,Huang S,et al. Establishment and application of the screening model of the Mycobacterium tuberculosis β-lactamase BlaC inhibitors. J Chin Pharm Sci,2016,25(3),189-195.
13. 胡族琼,刘燕文,周文,等.结核分枝杆菌 rpoB 基因突变特征与利福平耐药水平关系的研究.中国人兽共患病学报,2016,32(1):39-44.

第五章　结核病免疫学

摘要：结核病是典型的胞内寄生菌诱导的感染性疾病，其感染、发病及预后判断等都与机体免疫功能息息相关。深入理解结核分枝杆菌诱导结核病发生的免疫学机制、免疫病理改变等对于结核病的预防、诊断、预后及新型结核疫苗的研发都具有十分重要的理论和实践意义。结核分枝杆菌诱导的免疫应答机制及参与因素十分复杂，主要涉及固有免疫及适应性免疫，其中又包括免疫器官、免疫组织、免疫细胞、免疫分子及免疫相关基因。

关键词：固有免疫；适应性免疫；巨噬细胞；T 淋巴细胞；细胞因子

结核病是由结核分枝杆菌感染所引起的传染病，是我国三大传染性疾病之一。由于目前唯一用于预防结核病的疫苗，卡介苗，对于成人结核病的预防效果不佳，近一个世纪未研发出有效的结核新型疫苗；半个世纪来无抗结核新药问世；加上 AIDS/HIV 的流行、结核合并糖尿病逐年增加、耐药结核病的流行，使得结核病的防控形势十分严峻。而无论是新型结核疫苗的研发，还是对于 AIDS/HIV、糖尿病、耐药结核病等控制，都需要对于结核病发生过程中免疫学机制有更深入的认识和理解。

一、固有免疫应答

固有免疫应答（先天性免疫应答）是机体对抗微生物感染的第一道防线，在机体抗结核感染过程中发挥非常重要的作用。依据结核菌素试验（TST）或 IFN-γ 释放试验（IGRA）判断，只有 30% 密切接触者可成功感染结核菌，剩余的 70% 接触者，其强大的固有免疫应答可防止结核分枝杆菌感染（TST 或 IGAR 阴性），这说明固有免疫系统在控制结核分枝杆菌感染中有极其重要的地位，决定了结核分枝杆菌感染的结局。除了作为防止结核分枝杆菌感染的"第一道防线"，固有免疫应答也是机体启动抗结核适应性免疫应答的前提。人体吸入结核杆菌后，结核分枝杆菌感染肺泡巨噬细胞，巨噬细胞不能控制结核分枝杆菌复制，导致细胞凋亡或坏死并传播到其他巨噬细胞。髓系树突状细胞（mDC）外周迁移到感染局部，mDC 携带结核分枝杆菌从肺部运输到引流淋巴结，递呈抗原给 T 细胞，启动适应性免疫应答。适应性免疫应答激活后，其发挥效应也依赖于固有免疫细胞的参与，二者共同决定结核杆菌的最终结局。因此，固有免疫与适应性免疫并非截然独立，而是相互影响、相互调节、互为因果的关系。

固有免疫系统的组成包括免疫器官、免疫细胞、免疫分子及免疫相关基因。结核分枝杆菌感染机体后，结核分枝杆菌与固有免疫系统间相互作用，决定了结核分枝杆菌感染的结局及机体免疫应答发展的方向。结核分枝杆菌进入机体后首先感染巨噬细胞，维生素 D 是巨噬细胞功能的调节因子，维生素 D 可以通过提高被感染巨噬细胞中的吞噬小体和溶酶体的融合来降低结核分枝杆菌的生存能力，从而增强宿主抗结核分枝杆菌的能力。活动性肺结核患者血清中维生素 D 水平明显低于正常成年人，且与肺结核的严重程度相关[1]。半乳糖凝集素（Gal）为 S 型凝集素，可特异性识别 β- 半乳糖苷键，是固有免疫中重要的模式识别受体。它通过结合病毒、细菌、真菌和原生动物表面的寡糖，参与识别微生物，有效调节机体固有免疫及适应性免疫。活动性结核病患者血清中 Gal-1 表达水平异常升高，胞外 Gal-1 可增强巨噬细胞对结核分枝杆菌的杀伤功能。因此，Gal-1 具有一定的结核病辅助诊断价值，并可能通过影响巨噬细胞功能参与结核病发病过程[2]。负性协同刺激分子程序性死亡分子 1(PD-1)及其配体，程序性死亡分子配体(PD-L1)，在感染、自身免疫和肿瘤中具有重要作用，尤其是近年来在肿瘤治疗上取得了非常显著的效果，在慢性病毒感染中，其参与 T 细胞功能耗竭。有研究提示小年龄结核病儿童，无论是肺结核还是肺外结核，外周血 PD-1/PD-L1 基因表达水平均升高，提示 PD-1/PD-L1 可能在小年龄儿童结核病致病机制中起着重要的作用[3]。

郭云等[4]研究了结核分枝杆菌主要分泌蛋白抗原 85B(Ag85B)和卡介苗(BCG)对初治结核病患者 DC 免疫功能的调节作用，结果发现 Ag85B 和卡介苗能够增强初治结核病患者 DC 的免疫活性。

仝宇红等[5]探讨了 Mtb 感染后相关细胞亚群的变化，以及 B7h-ICOS 通路对 Th1 和 Th17 亚群的影响。结果发现体外刺激小鼠肺泡巨噬细胞可以剂量依赖方式导致 IL-23、IL-12、IL-6 和 IL-1β 分泌，阻断 B7h-ICOS 通路可抑制 Th1 和 Th17 亚群的分化。

二、适应性免疫应答

结核分枝杆菌主要感染肺泡巨噬细胞，当结核分枝杆菌负担增加时，固有免疫应答启动适应性免疫应答。结核分枝杆菌与巨噬细胞表面特异性受体结合，摄取后形成吞噬体，部分成熟、酸化、加工，分别和 HLA-Ⅰ类和Ⅱ类分子结合，递呈给 $CD8^+$T 和 $CD4^+$T 细胞。抗原特异性 T 细胞活化、扩增并迁移到肺部，通过活化巨噬细胞和细胞毒性 T 细胞靶向杀伤结核分枝杆菌感染的巨噬细胞，发挥有效抗结核分枝杆菌免疫应答。目前认为，T 细胞介导的细胞免疫应答在控制结核方面发挥关键作用。

目前国内有关结核细胞免疫的研究主要集中在结核患者 T 细胞亚群，如 $CD3^+$、$CD4^+$ 和 $CD8^+$T 细胞的绝对计数及相对比例上，而这并不能精确反映机体针对结核抗原特异性应答的 T 细胞的数量及其改变。此外，目前利用流式细胞仪，结合细胞表面标记及胞内细胞因子等免疫标记，已可将 $CD4^+$T 细胞及 $CD8^+$T 细胞进一步分为上百个亚群，而对于这些细胞亚群的精细划分有助于我们定向捕捉结核感染、发病及治疗过程中某个特定亚群的改变，以期找到与感染状态或疾病进程及预后评价相关的免疫标记。

初治结核病与复治结核病患者外周血 $CD4^+$T 及 $CD8^+$T 细胞水平对比无明显差异；复治肺结核组外周血 CD4/CD8 水平显著低于初治肺结核组[6]。肺结核组 $CD4^+$T 细胞绝对数低于肺部非结核疾病组，差异有统计学意义，$CD4^+$T 细胞与肺结核的关联性具有统计学意义，且发生肺结核的危险性随 $CD4^+$T 细胞水平的增加而呈现下降趋势，结论 $CD4^+$T 细胞可作为评价肺结核的鉴别指标及其危险性趋势的辅助指标，有利于临床对肺结核病的发生发展进行免疫治疗及预防[7]。

在 T 淋巴细胞亚群($CD4^+$、$CD4^+/CD8^+$)及 NK 细胞上，初治组 > 复治组和难治组，在 T 淋巴细胞亚群($CD3^+$)上，初治组 > 复治组 > 难治组，在 T 淋巴细胞亚群($CD8^+$)上，复治组、难治组 > 初治组[8]。

吴成周[9]研究发现，肺结核患者组患者外周血中 CD3、CD4、CD8、CD4/CD8 均明显低于健康对照组，尤以实验组中活动性肺结核患者明显($P<0.01$)，而在静止性肺结核活动患者组外周血中 CD4/CD8 较对照组低，较活动性肺结核患者高；肺结核患者组血清中 IL-1、IL-6、

TNF-α的量明显高于对照，尤以实验组中活动性肺结核患者明显。细胞亚群及炎性因子在肺结核患者中发挥着重要的作用，其动态变化可以有效地显示患者免疫功能及患者病情的严重程度，对于判断和了解肺结核患者病情的变化以及评估其预后都要着重要的价值。

刘宁等[10]探讨了肺结核患者肺泡灌洗液淋巴细胞亚群的变化及治疗前后外周血中淋巴细胞亚群的变化。作者比较了患者患侧与健侧肺泡灌洗液中T淋巴细胞和NK细胞水平，并比较治疗前后患者外周血中T淋巴细胞和NK细胞水平。结果显示，患侧肺泡灌洗液中CD4、CD4/CD8比值及NK细胞水平均显著低于健侧，而CD8水平显著高于健侧。治疗后患者外周血中CD4、CD4/CD8比值及NK细胞水平明显高于治疗前，说明对肺泡灌洗液及外周血中淋巴细胞亚群进行检测有助于肺结核的早期诊断及预后观察。

目前对于Th1或Th2亚群的鉴定主要依据其功能即分泌细胞因子的类型进行区分。分别经结核特异性优势抗原Ag85B和PPD刺激活动性结核患者外周血单个核细胞（PBMC），Ag85B蛋白刺激后Th1型细胞因子IFN-γ、IL-2浓度明显高于PPD刺激组，而Th2型细胞因子IL-4、IL-10等水平无显著差异[11]。

为明确$CD4^+$T淋巴细胞及其亚型相关细胞因子与结核病进展的相关性，李晓红等[12]对肺结核患者$CD4^+$T淋巴细胞进行计数，并采用流式细胞微球阵列技术（CBA）检测了细胞因子IFN-γ、IL-2、IL-4、IL-10的含量，探讨其抗结核治疗前后的变化。结果显示，92例肺结核患者外周血$CD4^+$T细胞的水平较健康对照组低，患者IFN-γ、IL-2水平降低而IL-4、IL-10水平明显提高；抗结核治疗后Th1细胞水平增加，Th2细胞水平降低，Th1/Th2应答平衡逐渐恢复。由此可见，外周血$CD4^+$T细胞计数以及Th1和Th2细胞相关细胞因子水平的动态监测有助于对肺结核患者预后情况的评价。

细胞因子是由免疫细胞（如单核、巨噬细胞、T细胞、B细胞、NK细胞等）和某些非免疫细胞（内皮细胞、表皮细胞、成纤维细胞等）经刺激而合成、分泌的一类具有广泛生物学活性的小分子蛋白质。在结核分枝杆菌感染过程中，细胞因子同样参与并调节机体与结核分枝杆菌的相互作用，细胞因子作为一个复杂的网络，其产生、作用及调控都十分精密复杂，细胞因子网络与结核杆菌的感染、病理及发病机制密切相关，对于结核病的诊断、鉴别诊断、治疗及预后判断都具有十分重要的意义和价值。

结核性胸膜炎患者胸腔积液中IL-6、IL-18表达水平显著高于恶性肿瘤患者，可作为临床鉴别诊断的参考指标[13]。结核性胸腔积液和细菌性胸腔积液中IL-22浓度较血清显著增高，IL-22很可能参与感染性胸腔积液的免疫学发病过程。胸腔积液中IL-22浓度测定可有效鉴别感染性与恶性胸腔积液[14]。IL-18、IL-6及NO均是抗结核感染免疫的重要调节细胞因子，血清IL-18、IL-6和NO水平与多耐药种类有关，其血清水平可作为监测复治肺结核病情活动和转归的重要指标，可以预知复治肺结核治疗方案的有效性[15]。

与健康对照组比较，结核患者血浆中IL-24水平下降；与初治组比较，复治组IL-24水平下降，IL-24水平与肺结核的发生、发展密切相关，低IL-24水平可能是肺结核初治患者失败或治愈后复发的重要原因[16]。

IL-10是已知炎症反应的主要生理抑制剂，主要抑制巨噬细胞的活动，减轻炎症反应程度，抑制促炎因子的过度炎症反应，在肺结核的发病过程中起到负调节作用。肺结核患者治疗前IL-10表达水平高于健康者，而IL-22、IL-23水平低于健康者，经常规抗结核治疗6个月后，IL-10水平显著降低，可能机制为通过下调IL-10增强Th1型免疫应答从而减弱Th2型免疫应答，最终增强机体对结核的有效免疫反应；而IL-22、IL-23表达水平上升，推测IL-22、IL-23可能通过增强巨噬细胞清除结核分枝杆菌而协同发挥抗结核作用[17]。

复治患者治疗前IL-10的血清水平高于初治患者，结核治疗后，IFN-γ、IL-2、IL-10血清浓度下降，Thl/Th2比值下降[18]。糖尿病小鼠感染结核菌后，TNF-α较单纯糖尿病组出现更显著升高，小肠黏膜病理形态学改变更为严重。结核感染后机体通过免疫相关基因等多种机制使TNF-α表达增加，在糖尿病时糖、脂、蛋白及免疫功能紊乱，营养不良，酸性环境，免疫调节紊乱等背景下，结核菌生长繁殖加快，病情进展迅速，进而导致TNF-α呈持续过多性病理性升高[19]。与健康对照组相比，肺结核患者血清中sTim-3和IL-4水平显著升高，IFN-γ水平显著降低；Pearson分析显示：sTim-3与IFN-γ、IFN-γ与IL-4呈负相关；而sTim-3与IL-4呈正相关[20]。

汪炼超等[21]探讨了肺结核患者的血清与痰上清液中白介素4（IL-4）、肿瘤坏死因子α（TNF-α）、γ干扰素（IFN-γ）、转化生长因子β（TGF-β）的表达及临床意义。结果显示，肺结核患者痰上清液中IL-4、TNF-α、IFN-γ、TGF-β水平显著高于血清；痰菌量为++++的痰上清液中的IL-4、TNF-α、IFN-γ、TGF-β的水平显著高于痰菌量为+~+++的。提示肺结核患者痰上清液中IL-4、TNF-α、IFN-γ、TGF-β表达水平明显高于外周血，随着痰菌量的增多，痰上清液中IL-4、TNF-α、IFN-γ、TGF-β的表达水平不同程度升高。

（李丽　朱国锋　李平俊　刘一典　唐神结）

参考文献

1. 韩骏锋．血清维生素D水平与活动性肺结核患病的相关性．中国防痨杂志，2016，38（4）：312-315.
2. 刘海鹏．半乳糖凝集素-1对结核分枝杆菌感染巨噬细胞的调节作用及其临床价值．中国防痨杂志，2016，38（6）：474-478.
3. 李奇凤．PD-1/PD-L1在儿童结核病中的表达研究．中华微生物学和免疫学杂志，2016，36（1）：53-56.
4. 郭云．Ag85B和卡介苗增强初治结核病患者树突状细胞的免疫活性．细胞与分子免疫学杂志，2016，32（6）：816-820.
5. 仝宇红，郑颖，常慧贤，等．7h-ICOS通路在结核感染中的作用．国际呼吸杂志，2016，36（6）：418-422.
6. 孙娜．初治结核病与复治结核病患者外周血T细胞亚群的变化分析．中国医药指南，2016，14（9）：183-184.
7. 杨玉婷．肺结核患者外周血CD4+T细胞的表达和相关因素Logistic回归评估．现代检验医学杂志，2016，31（2）：90-93.
8. 黄丽静．肺结核患者病情严重程度与免疫功能受损程度的相关性研究．海南医学，2016，27（9）：1424-1426.
9. 吴成周．肺结核患者T细胞亚群及炎性因子水平对患者预后的影响．海南医学院学报，2016，22（15）：1660-1662.
10. 刘宁，苏明霞，李雯，等．肺结核患者肺泡灌洗液及外周血淋巴细胞亚群检测分析．中国临床医生杂志，2016，44（4）：49-51.
11. 王洁玲．结核分枝杆菌抗原Ag85B优势诱导活动性结核患者Th1型细胞免疫反应研究．医学研究杂志，2016，45（3）：77-82.

12. 李晓红，佟冬冬．肺结核患者外周血辅助性 T 细胞亚群相关细胞因子临床意义初探．中国实验诊断学．2016，20（6）：1011-1012.
13. 武忠长．结核性与恶性胸腔积液中 IL-6、IL-8、IL-18 的表达水平及其意义．中国现代医生，2016，54（7）：94-96.
14. 曹探赜．胸腔积液中白细胞介素 -20 与 -22 的水平及其临床意义．中华结核和呼吸杂志，2016，39（08）：608-611.
15. 李玲．复治肺结核患者血清 IL-18、IL-6 和 NO 测定及其临床意义．中外医学研究，2016，14（21）：6-8.
16. 李军．肺结核患者白细胞介素 -24 水平变化及意义．数理医药学杂志，2016，29（6）：797-798.
17. 武忠长．肺结核患者治疗前后外周血中 IL-10、IL-22、IL-23 水平变化及其临床意义．国际医药卫生导报，2016，22（10）：1457-1459.
18. 盛宇超．肺结核患者血清 Th1/Th2 细胞因子浓度变化及影响因素研究．上海预防医学，2016，28（03）：157-160.
19. 吴华．糖尿病小鼠合并结核菌感染后 TNF-α 表达及肠黏膜病理形态学观察．中国实验诊断学，2016，20（08）：1254-1256.
20. 张佳．肺结核患者血清中可溶性 T 细胞免疫球蛋白黏蛋白分子 3（sTim-3）和 IL-4 水平升高但 IFN-γ 水平降低．细胞与分子免疫学杂志，2016，32（7）：968-971.
21. 汪炼超，李莉．肺结核患者血清与痰上清液中 TNF-α、IL-4、IFN-γ、TGF-β 的表达及意义．实用临床医药杂志，2016，20（9）：47-49.

下篇 结核病临床

第一章 结核病细菌学诊断

摘要：结核分枝杆菌的细菌学检查在结核病诊断中一直发挥着重要作用。改良抗酸染色法具有敏感度和特异度较高的优点，可为痰涂片阴性和无痰患者以及肺外结核患者提供良好的诊断依据。纳米硅膜夹层杯系统和荧光光度计检测法均可提高抗酸杆菌的检出率。BACTEC Myco/F-Lytic 技术和固液双相培养基操作简便、阳性率高、用时短。荧光噬菌体法和直接硝酸盐还原酶试验可快速获得药敏结果。这些方法为结核病和耐药结核病的快速诊断提供了重要途径。

关键词：结核分枝杆菌；涂片；培养；药物敏感性试验；耐药；纳米硅膜夹层杯系统；荧光光度计检测法；BACTEC Myco/F-Lytic 技术；固液双相培养基；荧光噬菌体法；直接硝酸盐还原酶试验

结核分枝杆菌的细菌学检查在结核病诊断中一直发挥着重要作用。涂片镜检查抗酸菌具有价廉、快速、简便等优势，改良抗酸染色法、传统技术与新技术联用等可进一步提高结核分枝杆菌检测的敏感度和特异度，非常具有临床应用前景。结核分枝杆菌液体培养法具有阳性检出率高、报阳时间短的优势，可与固体培养联合使用。在进行结核分枝杆菌培养时，还应选取适宜标本并于适宜温度条件下短时间保存，以提高培养阳性率。2016 年我国各地结核病耐药情况依然严峻，在传统药敏试验方法的基础上建立了一些新方法，可使耐药结核病诊断变得更加快速、简便和经济。

一、涂片镜检

涂片镜检查抗酸菌具有价廉、快速、简便等优势，在结核病诊断中发挥重要作用，为提高该技术的敏感性，国内研究者对该技术进行了改进和评估。

（一）改良抗酸染色法

改良抗酸染色法即样品加入 Cytospin4 型玻片离心沉淀仪中，以 450r/min 离心 5 分钟进行集菌，然后采用传统抗酸染色剂（可加 TritonX-100 破膜）进行染色，最后用光学显微镜进行镜检。北京胸科医院 Zheng 等[1]评估了该方法在涂片阴性肺结核中的诊断价值，在 74 例患者的肺泡灌洗液中改良抗酸染色法的敏感度、特异度、阳性预测值和阴性预测值分别为 87.8%、99.6%、98.5% 和 96.8%；而直接涂片法和离心涂片法的敏感度分别为 16.2%

和 37.8%，特异度均为 100%。何红彦等[2]评估了玻片离心改良抗酸染色法在结核性脑膜炎（结脑）临床诊断中的应用价值，在 60 例结脑患者的脑脊液中涂片抗酸染色、结核菌快速培养、实时荧光定量 PCR、玻片离心改良抗酸染色法的阳性率分别为 11.7%、6.7%、48.3% 和 61.7%，在 70 例非结脑患者的脑脊液中 2 例玻片离心改良抗酸染色阳性。柳晓金等[3]评估了改良抗酸染色法诊断盆腔结核的价值，在 48 例患者的盆腔积液中离心涂片法、改良抗酸染色法和 MGIT 960 培养法阳性率分别为 2.08%、39.58% 和 37.50%，改良抗酸染色法的阳性率与离心涂片法差异有统计学意义（$P<0.001$），但与 MGIT 960 培养法差异无统计学意义（$P>0.05$）。成松等[4]评估了液基夹层杯离心涂片集菌技术检测支气管肺泡灌洗液中抗酸杆菌对菌阴肺结核的诊断价值，在 106 例菌阴肺结核患者中罗氏培养法和液基夹层杯离心涂片集菌法抗酸杆菌检出率分别为 66.0% 和 70.7%，差异无统计学意义（$P=0.267$）。可见改良抗酸染色法具有敏感度和特异度较高的优点，可为痰涂片阴性和无痰患者以及肺外结核患者提供良好的诊断依据。

（二）新方法的建立

咸阳医院 Peng 等[5]建立了纳米硅膜夹层杯系统，对 1993 份痰标本进行检测，结果显示纳米硅膜夹层杯系统检测分枝杆菌的阳性率远远高于直接涂片法（10.9% vs 6.2%，$P<0.05$）。以培养为金标准，与直接涂片法相比纳米硅膜夹层杯系统提高了敏感度（97.3% vs 55.2%，$P<0.05$），且未降低特异度（100% vs 100%）。黄国清等[6]利用荧光量子点（QD）开发了新的 MTB 检测方法，即采用特异性多克隆抗体偶联到磁珠上用于 MTB 的分离和富集，然后用标记 QD 的链霉亲和素检测结合生物素标记的肝素血凝素单克隆抗体的结核分枝杆菌。结果显示直接观察法的检测限为 10^4 细菌 /ml，荧光光度计检测法的检测限可达 10^3 细菌 /ml。这两项新方法均可提高抗酸杆菌的检出率，具有应用前景。

涂片镜检查抗酸菌可当天报告结果，在结核病早期诊断中广泛使用。改良抗酸染色法、传统技术与新技术联用等可进一步提高 MTB 检测的敏感度和特异度。

二、培养

分枝杆菌培养既可以用于结核病诊断，又有利于后续的菌种鉴定和药敏试验，在结核病诊断中一直发挥着重要作用。

（一）不同培养方法的比较

BACTEC Myco/F-Lytic（MFL）技术是一种新型的全封闭无放射性、全自动化分枝杆菌液体培养系统。北京胸科医院 Wang 等[7]评估了 MFL 在肺外结核中的诊断价值，在 214 份无菌体液标本（114 份胸水和 100 份脓标本）中，103 份培养阳性，其中 MFL、MGIT 960 和罗氏培养的阳性率分别为 86.41%、75.73% 和 42.72%，平均报阳时间分别为（27.06 ± 8.03）天、（22.20 ± 7.84）天和（42 ± 8.84）天，污染率分别为 6.54%、3.74% 和 2.80%。由于 MFL 较 MGIT 960 操作简便、价格便宜，在诊断肺外结核病中 MFL 可替代 MGIT 960。叶碧峰等[8]评价了 MGIT320 液体培养在检测结核分枝杆菌及耐药性的应用效果，在 500 份痰标本中 MGIT 320 和罗氏培养阳性率分别为 33.6% 和 26.2%（$P<0.001$）。MGIT 320 检测链霉素、异烟肼、利福平、乙胺丁醇的药敏结果与固体罗氏绝对浓度法的符合率均 >98.4%。MGIT 320 培养和药敏试验报阳时间平均为 10.7 天和 7 天，固体罗氏的报阳时间平均为 35 天和 28 天（$P<0.05$）。可见 MGIT 320 培养法具有阳性检出率高、报阳时间短的优势。固液双相培

养基以改良罗氏培养基为基础,加入4ml含10%添加剂的7H9液体培养基,约占斜面的一半。王智存等[9]探讨了固液双相培养基快速检测结核分枝杆菌的临床价值,在350例痰标本中涂片镜检、罗氏培养法、固液双相法、Bactec 960培养法的阳性率分别为14.8%、24.0%、35.7%、40.3%,固液双相培养法与Bactec 960培养法差异无统计学意义($P>0.05$)。平均报阳时间改良罗氏培养法、固液双相培养法、Bactec 960培养法分别为21.5天、13.2天和11.8天。可见固液双相培养法操作简便、阳性率高、用时短,适合基层医院快速检测结核分枝杆菌。

(二)不同标本类型的比较

郑瑶[10]研究了痰液性状和保存条件对结核分枝杆菌培养阳性率的影响,结果表明培养阳性率从高到低依次为干酪痰、血性痰、黏液痰、唾液,组间差异有统计学意义($P<0.01$)。当标本保存温度为-18℃时,随着保存时间延长,标本阳性率下降不明显;在4℃、25℃及30℃时,随着样本保存时间延长,样本阳性率明显下降($P<0.05$)。同一温度下样本随着保存时间的延长阳性率均呈下降趋势(P<0.05)。可见不同性状及不同保存条件会对痰液样本结核分枝杆菌培养阳性率造成较大影响。刘静莉等[11]比较了超声雾化诱痰与支气管镜下取痰技术在可疑肺结核诊断中的应用价值,结果表明超声雾化诱痰培养阳性率为25.8%,支气管镜下取痰阳性率为38.9%,支气管镜下取痰技术值得临床推广应用。

结核分枝杆菌培养有液体培养法和固体培养法,液体培养法具有阳性检出率高、报阳时间短的优势,可与固体培养联合使用。此外,在进行结核分枝杆菌培养时,应选取适宜标本并于适宜温度条件下短时间保存。

三、药物敏感性试验

了解耐药情况可为结核病患者的临床治疗与预防控制提供依据,因此快速、准确检测结核分枝杆菌的耐药性具有重要的临床意义。

(一)药敏试验新方法

高强度荧光噬菌体*Φ2GFP10*能表达绿色荧光蛋白,可以借助显微镜直接观察药敏试验结果,较以往的方法更简便易行。北京胸科医院Yu等[12]评价了*Φ2GFP10*在MTB药敏试验中的诊断价值。以MGIT960药敏试验作对照,*Φ2GFP10*荧光噬菌体法检测异烟肼、利福平和链霉素的敏感度分别为100%、98.2%和89.3%,特异度分别为85.1%、98.6%和95.8%。噬菌体法和传统检测方法对异烟肼、利福平和链霉素耐药性检测的一致性分别为0.92、0.98和0.93。噬菌体法对利福平和链霉素的耐药性检测2天就能获得结果,异烟肼为3天;三种药物药敏试验总成本不足20元。*Φ2GFP10*噬菌体法在检测结核分枝杆菌药物敏感性中具有高度敏感度和特异度,且耗时短、成本低,有望成为一种快速、简便、经济的耐药结核病筛选方法。为了克服传统药敏试验耗时长的缺点,深圳南山区慢性病防治院Zhang等[13]建立了直接药敏试验方法,在208份涂片阳性痰标本中,应用直接药敏法和传统药敏法可获得药敏结果的标本数分别为169份和180份。与传统药敏法相比,直接药敏法平均节约时间10.5天,获得药敏结果的时间与痰标本中的菌量呈正相关。可见与传统药敏法相比,直接药敏法高度敏感、可靠、廉价并省时。南昌第一附属医院Huang等[14]评价了直接硝酸盐还原酶试验(direct nitrate reductase assay,D-NRA)检测耐多药结核(multidrug-resistant tuberculosis,MDR-TB)和广泛耐药结核(extensively drug-resistant tuberculosis,XDR-TB)的价值。在214份涂片阳性的痰标本中,以罗氏比例法药敏试验为金标准,D-NRA检测利福平、异烟肼、氧氟沙星、卡那霉素和卷曲霉素药物敏感性的敏感度分别为95.1%、93.1%、97.4%、88.9%和90.6%；特异度分别为100%、97.1%、100%、98.8%和96.7%。D-NRA的报告结果时间（14天）比传统药敏试验（70天）显著缩短（$P<0.01$）。Sensititre® MYCOTB MIC微孔板（Trek，美国）可测定结核分枝杆菌对12种药物（异烟肼、利福平、乙胺丁醇、链霉素、氧氟沙星、莫西沙星、阿米卡星、利福布汀、对氨基水杨酸、乙硫异烟肼、环丝氨酸、卡那霉素）的MIC值，而无需特殊设备。北京胸科医院Yu等[15]评价了MYCOTB MIC微孔板法检测结核分枝杆菌药物敏感性的准确性。MYCOTB法与罗氏比例法在检测利福平、氧氟沙星、阿米卡星、卡那霉素和环丝氨酸药物敏感性中的一致性为99.2%，在检测异烟肼和对氨基水杨酸中的一致性为98.4%，在检测乙胺丁醇中的一致性最低为86.5%；MYCOTB法与刃天青微孔法的一致性在98.8%~100%之间。王浩等[16]也评价了Sensititre® MYCOTB MIC微孔板测定结核分枝杆菌药物敏感性的价值，在124株结核分枝杆菌中，12种药在MYCOTB法与罗氏比例法中的符合率均在90%以上。可见MYCOTB法是一种快速、便捷、定量且准确的检测结核分枝杆菌药物敏感性的方法。

（二）药物联合作用

张琳琳等[17]使用棋盘法检测了莫西沙星、对氨基水杨酸异烟肼、利福布汀及利福喷丁对MDR-TB和XDR-TB的联合作用，结果显示莫西沙星+对氨基水杨酸异烟肼对40株耐药结核分枝杆菌的分级抑制浓度指数（FICI）为0.125~1.000，其中5株具有协同作用。莫西沙星+对氨基水杨酸异烟肼+利福布汀对20株MDR-TB的FICI为0.310~1.260，其中10株具有协同作用；对20株XDR-TB的FICI为0.215~1.250，11株具有协同作用。莫西沙星+对氨基水杨酸异烟肼+利福喷丁对20株MDR-TB的FICI为0.150~0.780，其中19株具有协同作用；20株XDR-TB的FICI为0.160~1.280，其中16株具有协同作用。可见莫西沙星+对氨基水杨酸异烟肼两药联合的协同作用效果较差，进一步联合利福布汀或利福喷丁则表现出一定的协同作用。北京胸科医院Zhao等[18]研究了利奈唑胺与二线抗结核药物在体外和体内的联合作用，结果显示在体外利奈唑胺+卷曲霉素在3/4菌株中显示为协同作用，利奈唑胺+对氨基水杨酸在2/4菌株中显示为协同作用，利奈唑胺+左氧氟沙星和利奈唑胺+阿米卡星在1/4菌株中显示为协同作用，而利奈唑胺+卷曲霉素、利奈唑胺+莫西沙星、利奈唑胺+卡那霉素、利奈唑胺+氯法齐明的组合中表现为无关作用或加合作用。在小鼠感染模型中，使用利奈唑胺+卷曲霉素和利奈唑胺+氯法齐明治疗感染H37Rv的小鼠2个月后，可显著降低感染小鼠肺组织的CFU。可见利奈唑胺与这些二线抗结核药物的组合除利奈唑胺+卷曲霉素具有部分协同作用外，其他则具有无关作用或加合作用。

（三）临床耐药情况分析

宋艺等[19]分析了北京、吉林、新疆、陕西、湖南、河南6省（市）结核分枝杆菌耐药状况及影响因素，结果显示总体耐药率和耐多药率分别为23.42%和13.51%。北京、吉林、湖南、河南、陕西、新疆分离株耐药率分别为21.50%、12.24%、36.27%、42.86%、27.78%、24.39%，耐多药率分别为4.67%、8.16%、24.51%、26.53%、15.28%、14.15%。卡方检验结果显示，各省（市）间单种药物耐药率、总体耐药率和耐多药率差异均有统计学意义（$P=0.000$）。单因素分析结果显示，结核病的复发、治疗史与耐药结核病的产生具有明显的相关性，差异有统计学意义（$P<0.05$）。可见我国耐药结核病的形势非常严峻，调查地区结核病耐药性存在明显差异，应针对各地区主要的危险因素加强预防干预。浙江省疾病预防控制中心Huang等[20]分析了

浙江省 XDR-TB 的流行情况，931 例患者中 23.6% 对异烟肼、利福平、链霉素和乙胺丁醇中至少 1 种药物耐药，MDR-TB 占 5.1%，在 MDR-TB 中 XDR-TB 占 6.4%，MDR-TB 中 23.4% 对氟喹诺酮类或二线注射类药物耐药。从 1999 年至 2014 年 MDR-TB 从 8.6% 下降至 5.1%(P=0.00)。复旦大学 Chen 等[21]分析了上海地区 MDR-TB 对二线抗结核药物的耐药率以及药敏结果的延迟情况。在 217 株 MDR-TB 中有 118 株至少对氧氟沙星、阿米卡星、卡那霉素、卷曲霉素中一种药物耐药，平均药敏结果延迟时间为 136 天。药敏结果延迟时间长于平均时间者，对二线抗结核药物的耐药率会升高一倍。可见药敏结果延迟可能会提高二线抗结核药物的耐药率。叶萍等[22]分析了甘孜藏区 98 株结核分枝杆菌的耐药性，结果显示总耐药率为 16.33%，多耐药率为 9.18%，耐多药率为 4.08%。初治耐药率为 10.84%，获得性耐药率为 46.67%。单耐药顺序为：异烟肼 > 链霉素 > 利福平 > 乙胺丁醇，耐药率分别为 9.18%、7.14%、6.12%、5.10%。甘孜藏区结核分枝杆菌的耐药率虽低于全国平均水平，但仍应进一步加强耐药菌监测以指导临床合理用药。张添林等[23]分析了福建省漳州市耐药肺结核高危人群的耐药状况，182 例患者总耐药率为 52.7%，单耐药率为 9.3%、多耐药率为 9.3%、耐多药率为 34.1%；2、3 个月末痰涂片阳性、初治失败、复发、复治失败患者单耐药率分别为 9.1%、17.4%、8.0%、8.0%，差异无统计学意义(P>0.05)；4 类患者多耐药率分别为 4.5%、4.3%、9.8%、16.0%，差异无统计学意义(P>0.05)；4 类患者耐多药率分别为 18.2%、30.4%、33.0%、56.0%，差异有统计学意义(P<0.05)；6 种抗结核药物总体耐药顺位为利福平 > 异烟肼 > 链霉素 > 氧氟沙星 > 乙胺丁醇 > 卡那霉素。可见福建省漳州市耐药肺结核高危人群耐药检出率高，复治失败的患者耐药比例、耐多药比例整体偏高。

(四) 肺外结核耐药情况分析

段慧萍等[24]分析了 175 例肺外结核患者对一线抗结核药物的耐药状况，结果显示肺外结核对一线抗结核药物的总耐药率 26.3%，肺结核对一线抗结核药物的总耐药率 29.4%，两者比较差异无统计学意义(P>0.05)。肺结核、结核性胸(腹)膜炎、泌尿系统结核、结核性脑膜炎、骨关节结核耐药率依次为 29.4%、25.2%、23.1%、26.7%、32.1%，组间差异均无统计学意义。可见肺外结核与肺结核的耐药情况并无差别，可根据肺结核的耐药情况推测当地的肺外结核耐药情况。李建华等[25]回顾性分析了 49 例耐药脊柱结核的耐药表型，结果显示单耐药结核 14 例，多耐药结核 11 例，耐多药结核 24 例。耐药谱分布由高至低依次是异烟肼、利福平、链霉素、左氧氟沙星、利福喷丁、乙胺丁醇、丙硫异烟胺、卷曲霉素、对氨基水杨酸、阿米卡星。杨晓辉等[26]探讨了骨关节结核耐药类型的变化，在 1158 例标本中，MTB 培养阳性率为 51.1%，总耐药率为 42.9%，总耐多药率为 12.7%。各年份耐药率呈上升趋势，耐药顺序为异烟肼 > 链霉素 > 利福平 > 乙胺丁醇。

(五) 结核病合并其他疾病耐药情况分析

张玲等[27]分析了获得性免疫缺陷综合征(AIDS)合并结核病患者的耐药特点，经培养鉴定共得到 31 株结核分枝杆菌，卷曲霉素、氧氟沙星、卡那霉素、乙硫异烟胺、MDR-TB 和 XDR-TB 耐药率分别为 38.71%、25.81%、12.90%、16.13%、22.58% 和 3.23%。一线敏感菌株中氧氟沙星的耐药率显著低于一线耐药菌株(P=0.012)。性别与结核分枝杆菌耐药差异无统计学意义(P=0.533)，年龄 >40 岁组的氧氟沙星耐药率低于其余两组(P=0.043)。初治组与复治组患者二线耐药率、CD4 水平差异无统计学意义(P=0.333、0.307)。可见 AIDS 合并结核患者存在二线抗结核药物原发耐药，其中卷曲霉素耐药率最高，其次是氧氟沙星。操敏等[28]回顾性分析了2型糖尿病合并初治耐药肺结核患者结核分枝杆菌的耐药情况和影响因素,356例患者中总耐药率为41.9%,耐多药率达12.9%。2型糖尿病合并初治耐药肺结核患者中以单耐药和多耐药患者为主,耐单药前三位为耐链霉素、异烟肼和利福类,喹诺酮类药物的耐药率为11.8%,MDR-TB组合耐药谱以耐异烟肼+利福平+链霉素+乙胺丁醇+丙硫异烟+二线注射剂为最多(38.1%)。与初治敏感患者相比,2型糖尿病合并初治耐药肺结核患者体重下降者占多数($P<0.05$)。刁丽丽[29]探讨了复治肺结核并糖尿病患者耐药率与血糖水平的关系,结果显示合并糖尿病组患者多耐药率、耐多药率、广泛耐药率及总耐药率均明显高于单纯肺结核($P<0.05$);复治肺结核患者合并糖尿病后耐药率明显升高,且血糖水平越高耐药率越高。

在过去10年我国结核病患病率虽有所下降,但我国各地结核病耐药情况依然严峻。在传统药敏试验方法的基础上建立了一些新方法,可使耐药结核病诊断变得更加快速、简便和经济。

(王桂荣　张占军　唐神结)

参考文献

1. Zheng LH, Jia HY, Liu XJ, et al. Modified cytospin slide microscopy method for rapid diagnosis of smear-negative pulmonary tuberculosis. Int J Tuberc Lung Dis, 2016, 20(4): 456-461.
2. 何红彦,殷智晔,李敬,等. 结核性脑膜炎患者中几种病原诊断检测技术的应用. 中国感染与化疗杂志, 2016, 16(3): 336-339.
3. 柳晓金,张海丛,许怡,等. 改良抗酸染色法诊断盆腔结核意义分析. 标记免疫分析与临床, 2016, 23(3): 275-277.
4. 成松,刘成永,张雪迪,等. 液基夹层杯技术检测支气管肺泡灌洗液中抗酸杆菌对菌阴肺结核的诊断价值. 实验与检验医学, 2016, 34(4): 428-430.
5. Peng J, Liu WE, Li HL, et al. Evaluation of our self-designed nanometer silicon membrane sandwich cup system for diagnosing tuberculosis. Clin Respir J, 2016, 10(5): 647-652.
6. 黄国清,蔡长争,何树泉,等. 一种新型结核分枝杆菌检测方法的研究. 海南医学, 2016, 27(7): 1048-1050.
7. Wang G, Yang X, Zhu J, et al. Evaluation of the efficacy of Myco/F lytic system, MGIT960 system and Lowenstein-Jensen medium for recovery of Mycobacterium tuberculosis from sterile body fluids. Sci Rep, 2016, 23(6)37757.
8. 叶碧峰,雷永良,王晓光,等. BACTECTM MGITTM 320液体快速培养在检测结核分枝杆菌及耐药性中的应用. 实用预防医学, 2016, 23(2): 232-233.
9. 王智存,白广红,施婕,等. 显色固液双相培养基快速检测结核分枝杆菌的临床应用评价. 国际检验医学杂志, 2016, 37(19): 2756-2757.
10. 郑瑶. 痰液性状和保存条件对结核菌培养阳性率的影响. 当代医学, 2016, 22(25): 63-64.
11. 刘静莉,金发光,傅恩清,等. 比较超声雾化诱痰与支气管镜下取痰技术在可疑肺结核诊断中的应用价值. 中华肺部疾病杂志(电子版), 2016, 9(1): 69-70.
12. Yu X, Gu Y, Jiang G, et al. Evaluation of a High-Intensity Green Fluorescent Protein Fluorophage Method for Drug-Resistance Diagnosis in Tuberculosis for Isoniazid, Rifampin, and Streptomycin. Front Microbiol, 2016, 17

(7):922.

13. Zhang T,Lv CF,Wang J,et al. Direct tuberculosis drug susceptibility testing:time-saving and cost-effective in detecting MDR-TB. Int J Tuberc Lung Dis,2016,20(3):323-328.
14. Huang ZK,Luo Q,Qing C,et al. Evaluation of the direct nitrate reductase assay for rapid detection of extensively drug-resistant tuberculosis. Int J Tuberc Lung Dis,2016,20(4):468-473.
15. Yu X,Ma YF,Jiang GL,et al. Sensititre W MYCOTB MIC plate for drug susceptibility testing of Mycobacterium tuberculosis complex isolates. Int J Tuberc Lung Dis,2016,20(3):329-334.
16. 王浩,赵青,陈妹红,等. SensititreR结核药敏板检测结核分枝杆菌药敏的方法学研究. 河北医科大学学报,2016,37(2):187-190.
17. 张琳琳,杨华,肖和平,等. 棋盘法检测复治新方案核心药物对耐多药和广泛耐药结核分枝杆菌体外的联合作用. 中华结核和呼吸杂志,2016,39(6):464-468.
18. Zhao W,Zheng M,Wang B,et al. Interactions of linezolid and second-line anti-tuberculosis agents against multidrug-resistant Mycobacterium tuberculosis in vitro and in vivo. Int J Infect Dis,2016,52:23-28.
19. 宋艺,万李,陈双双,等. 中国6个省份结核分枝杆菌耐药状况及影响因素分析. 中华流行病学杂志,2016,37(7):945-948.
20. Huang Y,Wu Q,Xu S,et al. Laboratory-Based Surveillance of Extensively Drug-Resistant Tuberculosis in Eastern China. Microb Drug Resist,2016.
21. Chen Y,Yuan Z,Shen X,et al. Resistance to Second-Line Antituberculosis Drugs and Delay in Drug Susceptibility Testing among Multidrug-Resistant Tuberculosis Patients in Shanghai. Biomed Res Int,2016,2016:2628913.
22. 叶萍,何前军,张煜,等. 甘孜藏区98株结核分枝杆菌耐药性分析. 职业卫生与病伤,2016,31(2):116-119.
23. 张添林,颜彬惠,汤锦文,等. 耐药肺结核高危人群182例患者耐药性分析. 中国防痨杂志,2016,38(4):316-321.
24. 段慧萍,柴春维,范梦柏,等. 175例肺外结核患者对一线抗结核药物耐药情况分析. 中国防痨杂志,2016,38(8):686-689.
25. 李建华,陈非凡,罗飞,等. 49例耐药脊柱结核的耐药表型及个体化治疗的回顾性分析. 中华骨科杂志,2016,36(11):699-708.
26. 杨晓辉,周纲,何康,等. 骨关节结核耐药类型的变化、原因分析及应对措施. 中国药物应用与监测,2016,13(1):48-51.
27. 张玲,孙月,陈勇,等. 获得性免疫缺陷综合征合并结核病患者对结核分枝杆菌二线药物耐药特征分析. 中华实验和临床感染病杂志(电子版),2016,10(2)166-172.
28. 操敏,孙桂新,张国红,等. 2型糖尿病合并初治肺结核患者耐药情况及影响因素分析. 临床肺科杂志,2016,21(10):1757-1762.
29. 刁丽丽. 复治肺结核并糖尿病患者耐药率及与血糖水平的关系. 内科急危重症杂志,2016,22(1):33-37.

第二章　结核病影像学诊断

概要：影像学检查始终为基本诊断的一种必不可少的方法，深入研究至关重要。2016年国内学者研究包括：① CT在结核病诊断及治疗应用研究中，有学者从病理学角度剖析肺结核的常见征象，如反晕征的病理学基础等，同时提出少见征象如磨玻璃影，对诊断及鉴别诊断具有很大帮助。通过对常见的肺结核空洞研究指出，多发空洞与单发空洞同样具有肺结核的生物学特征，引流支气管管壁增厚、洞壁强化方式等有助于诊断和鉴别。包括结核瘤在内的孤立性肺结节始终是鉴别诊断的难点，有学者采用多技术平台联合诊断肺结节并提高良恶性鉴别的成功率，可避免良性结节患者接受过度治疗，能谱CT的多参数定量指标为小病灶的鉴别诊断提供了新的思路及方法。随着HRCT的应用，以间质改变为主的肺结核亦不断被学者们关注和研究，另发现并总结以蜂窝肺改变为主的继发性肺结核影像特征，对诊断及后续治疗具有很大价值。不同年龄段人群肺结核具有不同特征，应具体分析，先天性肺结核影像复杂，表现为弥漫大小不等的粟粒结节、广泛分布结节-斑片影、伴纵隔和肺门淋巴结肿大、CT增强扫描可见病灶呈不均匀强化，还可以出现新生儿干酪性肺炎。老年患者，并发症多，新、老病灶并存，因此影像学表现复杂，与青年患者形成鲜明对比。地域环境不同，也可能存在肺结核类型及表现的差别，例如拉萨地区肺结核主要以浸润性肺结核为主。结核病的耐药问题始终是结核病防治工作的难点，细菌耐药的原因之一为长期低浓度的抗生素接触，因此，在关注有效血药浓度的同时观察病灶局部的微循环对病灶局部药物浓度的影响十分重要。研究发现复治涂阳肺结核患者病灶的肺动脉血供明显低于初治治愈病灶，推测局部血液循环差是结核病患者复治的原因之一。肺外结核中，腮腺结核少见，CT诊断主要通过增强扫描提供依据，强化特点为均匀、环形及弥漫性强化三种类型，常伴同侧颈部淋巴结肿大，薄壁均匀环形强化、花环状强化及弥漫性强化者常有病变区周围皮下脂肪模糊；单发并均匀强化病灶单从影像学上难以与肿瘤鉴别。肝结核与女性盆腔结核CT检查中，具有一定特征性，还需结合临床及实验室检查。耻骨及坐骨结核是少见的骨结核，CT扫描中骨质破坏与软组织肿胀同时出现时有助于诊断。介入治疗肺结核研究显示，CT引导下经中心静脉导管药物介入治疗结核空洞的方法能够取得较好的临床效果，而且患者痛苦较小，值得临床推广。② MRI在结核病的应用研究中，国内学者通过文献分析总结了颅内结核的分类，认为按部位分类（脑膜结核、脑实质结核和混合型结核）更具优势，把复杂的病理改变趋于简单化，临床容易掌握。脑室系统结核病较少见，诊断有一定难度，但其发病部位、MRI信号特点、强化方式及伴发症等表现有一定的特异性，可为脑室系统结核病的诊断提供参考。脊柱结核在临床中常见，有时需与其他原因引起的脊柱炎进行鉴别，如布氏杆菌性脊柱炎以及儿童的椎间盘炎等，应仔细分析MR信号特点及密切结合临床。③随着PET/CT的不断发展和研究，其在结核病诊断中的应用亦越来越广泛。对于孤立性肺癌和肺结核瘤检查时，能够同时获得病灶代谢血供图像和CT扫描图像，因此，即使SUV最大值无显著性差异时，CT征象也能有助于诊断及鉴别。恶性胸腔积液和结核性胸腔积液 ^{18}F-FDG摄取均高于正常组织；PET/CT显像有助于恶性胸腔积液原发灶的寻找；^{18}F-FDG PET/CT显像定性方法对恶性胸腔积液和结核性胸腔积液具有较好的鉴别诊断价值。临床怀疑脊柱结核时通常应用MR检查,近期PET/CT在其诊断中的作用亦在不断研究,18F-FDG PET/CT诊断脊柱结核有统计学意义的征象为:椎旁"冷脓肿"、存在放射性"冷区"、椎间盘病变、连续椎体受累,多数征象及其组合对诊断脊柱结核有较高的灵敏度及特异性。腹膜结核和腹膜转移的鉴别诊断中,结核组受累腹膜SUVmax、腹腔积液SUVmax以及腹腔积液T/N水平低于恶性组,而腹腔积液CT值高于恶性组。研究发现PET/CT对肾上腺结核亦具有一定诊断价值。④艾滋病患者免疫力低下,容易并发机会性感染,其中包括肺结核,研究其影像特征具有很大价值。在艾滋病病毒阳性患者中,骨结核的发病率增加到60%,脊柱结核是骨结核常见的形式。艾滋病患者椎旁脓肿以结核分枝杆菌感染多见,影像表现上结核分枝杆菌骨质破坏分布范围更广泛,常见硬膜外脓肿,MRI及CT检查为首选影像检查方法。另有研究发现,艾滋病结核易累及多脏器,肺结核患者最多,其后依次为淋巴结结核、中枢神经系统结核、多浆膜腔积液、肝脾结核、肾上腺结核、肠结核、生殖系统结核、骨关节结核、软组织结核,免疫力不同,影像表现多样。诊断中,应结合临床病史及影像特征,尽早进行诊断治疗,以改善患者预后。糖尿病合并肺结核CT影像表现,仍然以多叶、多段、多种性状病灶共存为主,较高的实变发生率及实变区内多发小空洞是其较为特征性表现。

关键词:肺结核;肺外结核;颅脑;腮腺;肝;肾上腺;肠;盆腔;骨;X线;磁共振成像;正电子发射;计算机;断层

结核病是严重威胁人类健康的传染性疾病,WHO在2015年全球结核病报告中指出:2014年结核病在全球范围内夺去了150万人的生命,估算有960万新发结核病病例。准确诊断能为结核病患者得到及时治疗提供前提条件,从而提高其生存率及生活质量。诊断中,影像检查始终为一种必不可少的方法,深入研究至关重要。

一、CT在结核病诊断中的应用

(一)肺结核的CT诊断

近几年继发性肺结核病的发病率逐年呈上升趋势,且具有较高的死亡率。临床诊断一直是棘手的问题,痰涂片检查虽是肺结核诊断最快速的手段,但其阳性率较低,最高不超过50%。随着我国影像学技术的不断发展,胸部CT扫描能够提供可靠的信息,进一步辅助肺结核的诊断及鉴别诊断。

1. 掌握肺结核的CT征象对提高诊断准确率至关重要　周新华[1]从肺结核病变发生、发展、转归及其病理解剖构成的角度总结了肺结核各种征象的形成机制及其影像特点,并分析了磨玻璃样阴影及反晕征等少见肺结核CT征象特点。磨玻璃样阴影(ground-glass opacity,GGO)是指病灶密度略高于肺组织但不掩盖局部肺血管结构,边缘清楚或模糊的阴影,包括磨玻璃样结节与局限磨玻璃样片影。磨玻璃样结节边缘清晰,主要见于非典型腺瘤样增生、原位腺癌和微浸润腺癌,少数还见于炎性病变等。局限磨玻璃样片影与磨玻璃样结节不同的是病灶边缘不清楚或欠清楚,主要见于炎性病变、局限肺间质纤维化的小叶内间质增生等。肺结核病变亦可表现为磨玻璃样结节或局限磨玻璃样片影,在动态观察的过程中,当磨玻璃样结节密度增高或病灶内出现血管增粗时,首先考虑为肺癌的可能大;而局限磨玻璃样片影密度减低,则考虑为感染性病变,肺结核表现为单发局限磨玻璃样片影者虽少但可发生。反晕征(reversed halo sign)是指肺内病灶边缘环状或半环状的实变围绕中心磨玻璃样密度阴影的一种表现,与通常病灶中心实变周围磨玻璃样阴影围绕的所谓"晕征"相反,往往为多发性,并两肺散在分布。反晕征主要见于真菌感染中的曲菌和隐球菌炎症、机化性肺炎、非特异性间质性肺炎、结节病和肺结核等疾病,少数肿瘤也可出现。值得强调的是,反晕征见于肺结核时,病灶中心部位并非完全是磨玻璃样密度影,而是密集状粟粒结节与磨玻璃样密度影合并存在;病灶边缘的实变环也多是粟粒结节密集排列与实变并存,并与其他部位的密集状粟粒结节影、斑片影及片状影同时存在,此其特点。CT引导下穿刺活检证实,肺结核出现反晕征的病理基础仍然为小叶间隔和肺泡间隔内多发性结核性肉芽肿结节形成与渗出性炎症并存。因此,正确认识肺结核反晕征的CT影像特点,尤其是评价反晕征的晕影内是否并发粟粒性结节的存在,对于鉴别此病变是否为结核性具有重要价值。

空洞是肺结核的常见征象,但不是特异性征象,也可以出现于其他多种疾病,尤其多发空洞,需要鉴别。李成海等[2]在分析肺内多发空洞的诊断及鉴别中,通过观察17例继发性肺结核中的55个空洞形态,认为肺结核的多发空洞散在分布于结核病变的局限变质中,常与渗出性炎症并存,形态以裂隙状及新月形多见,约占69.1%(38/55);洞壁厚薄不匀,92.7%的内壁规则(51/55),空洞外壁大部分清楚(63.6%,35/55),近端可见管壁增厚的引流支气管影(70.9%,39/55),增强扫描洞壁多无明显强化。

对于表现为孤立性肺结节的肺结核,鉴别诊断困难时,可采用多技术平台联合诊断肺结节并提高良恶性鉴别的成功率,可使避免良性结节患者接受过度治疗。能谱CT的多参数定量指标为小病灶的鉴别诊断提供了新的思路及方法。王素雅等[3]收集114例孤立性肺结节(SPN)患者,分为恶性组63例、炎症组32例及结核组19例,测量并计算动脉、静脉期碘浓度(IC)、标准化碘浓度(NIC)、能谱曲线斜率(40~80keV),比较各参数之间的差异,结果发现,3组SPN动脉期、静脉期IC及NIC均有差异,恶性组、炎症组均高于结核组。动脉期、静脉期能谱曲线斜率为恶性组>炎症组>结核组,提示恶性结节CT值对能量的变化更敏感。

以间质改变为主的肺结核是继发性肺结核的一种特殊类型,此类型结核好发于青年患者,以两肺上叶为主,出现多发间质性改变为特点,不同于以往的以渗出、增殖为主的肺结核。刘劭华[4]收集CT扫描图像上以肺间质改变为主,且经过临床或病理证实的继发性肺结核患者20例,结果显示,该类型的肺结核好发于两肺上叶,多为节段性分布,呈小片状或大片融合状,多数肺间质病变与正常肺组织界限清楚。CT上肺间质改变主要表现为小叶内细状影、微结节、树芽征、小叶间隔增厚和细支气管壁增厚等,经抗结核治疗后肺间质性改变均有不同程度吸收。余辉山[5]等分析53例以蜂窝肺改变为主的继发性肺结核患者HRCT表现,发病部位仍然是肺结核常发生的部位;肺结核引起的蜂窝肺改变多以厚壁性、薄壁张力性这两种混合性蜂窝状阴影为主,共41例(77.3%);伴随病灶:继发性肺结核引起的蜂窝肺改变的HRCT表现中,呈多发片状融合灶40例(75.4%),支气管播散灶及树芽征27例(50.9%),斑点微结节灶53例(100.0%),支气管血管束牵拉扭曲18例(33.9%),肺叶容积缩小30例(56.6%),代偿性肺气肿30例(56.6%),纤维薄壁空洞14例(26.4%),胸膜增厚粘连38例(71.6%),这些伴随特点对于以蜂窝肺改变为主的继发性肺结核的诊断有一定参考价值。

2. 正确认识、具体分析不同年龄段人群肺结核的影像表现　随着肺结核发病率的逐年增加,育龄妇女肺结核患病的数量也在增加,从而导致先天性肺结核的发病率也显著增高。先天性肺结核(congenital tuberculosis),亦称宫内感染性结核,指母亲在妊娠期间患有结核病,结核分枝杆菌经胎盘通过脐带垂直传播,使胎儿在宫内感染结核;亦可由在分娩过程中胎儿吸入或吞入被结核分枝杆菌污染的羊水或产道分泌物引起。患儿早期临床缺乏特异性,故早期诊断较困难。王岩等[6]对7例先天性肺结核的影像特征及临床表现进行分析,结果显示CT表现为:① 1例表现为弥漫大小不等的粟粒结节,部分结节融合成片影,位于两肺背侧;② 6例表现为广泛分布结节-斑片影,1例右侧支气管管腔变窄,结节多为大小不等的类圆形或球形病灶,直径3~20mm,密度较高,边界清或伴淡薄样渗出,部分病灶融合成片,融合病灶多分布于两肺背侧或近肺门区,且下肺多于上肺,右肺多于左肺;3例结节病灶内出现液化坏死,1例伴有空洞形成;③ 7例患儿均伴纵隔和肺门淋巴结肿大;④ 3例患儿行CT增强检查,可见病灶呈不均匀强化,中心可见未强化的低密度液化坏死区,部分肺门或纵隔淋巴结可见不均匀或环形强化。得出结论,认为先天性肺结核的影像表现虽多样复杂,但也有其特异性,对于临床诊断有较好的提示作用。秦占雄等[7]亦报告1例新生儿干酪性肺结核,表现为散在分布大片状渗出实变影,伴囊实性混合影、小空洞。

老年人肺结核较青年人上升明显,而且老年人肺结核的影像表现更加复杂,致使误诊及漏诊较多,导致其更易传播。张敬华等[8]对比150例老年肺结核与133例青年组肺结核的CT特点,发现老年组斑片影的发生率远远多于青年组,1例手术后病理证实,斑片主要为少量干酪性病变,考虑干酪性病灶为结核杆菌直接蔓延及经血液、淋巴或支气管播散所致。两组病例空洞的发生率相似,但老年组有少量厚壁空洞或伴壁结节,其中部分壁结节恶变为肺癌,而青年组病例中均无壁结节发生。在有害刺激反复或持续存在的情况下,支气管上皮细胞受损,基底细胞不典型增生、分化,可发展为鳞癌或腺癌;还有部分肺癌可能和肺组织的慢性炎症有关。该研究中老年组纵隔淋巴结增大和胸水的发生率高于青年组,尤其是多组淋巴结增大发生率远远高于青年组。纵隔、肺门淋巴结肿大被认为是原发病灶的遗留,对于钙化不完全的肿大淋巴结,应该视为结核菌的潴留场所加以重视。同时,老年人并发症多,新、老病灶并存,因此影像学表现复杂,与青年患者形成鲜明对比。

3. 关注不同地域环境肺结核的影像表现　地域环境不同,也可能存在肺结核类型及表现的差别,有学者正在关注和研究。张志杰等[9]分析101例不同类型藏族肺结核患者的胸部CT影像表现,探究其与内地肺结核患者CT表现的差异。结果发现拉萨地区肺结核主要以浸润性肺结核为主,病变部位与内地文献报道无明显差别,影像学表现为较内地更为典型的肺结核CT征象,如渗出性、增殖性和干酪性病变,空洞及钙化。

4. 支气管结核的CT影像诊断　支气管结核的早期治疗可有效防止支气管的不可逆性狭窄及其所导致的肺功能严重下降,并及时阻断传染源,但由于其临床症状不典型,实验室检查阳性率低且缺乏特异性,导致在诊治过程中的误诊、漏诊率较高,而CT对诊断支气管结核有重要作用。何娜娜等[10]回顾性分析10例支气管结核的CT征象,总结CT征象特点:①累及多段支气管,范围较长,病变与正常支气管界限不清;②支气管壁呈向心性、条状、结节状增厚,管腔不规则变窄,多数支气管结核无明显突破支气管壁向外生长,病史较长者,支气管壁僵硬、扭曲变形及钙化。支气管壁的点、线状钙化是诊断结核的特征性CT征象;③结核性支气管狭窄常为不全性闭塞,故支气管扭曲狭窄与其远端支气管扩张可并存,此征象较为特殊,一般不见于中央型肺癌等占位性病变;④多数伴有肺内结核灶,可以多种影像形态共存;⑤ CT增强扫描,增厚的支气管壁在动脉期呈明显强化,且静脉期至延迟期较长时间持续明显强化。

5. 复治肺结核的CT影像研究　复治肺结核多由结核分枝杆菌耐药引起，结核病的耐药问题是结核病防治工作的难点，耐多药肺结核更可能成为不治之症。而细菌耐药的原因之一为长期低浓度的接触抗生素，因此，在关注有效血药浓度的同时观察病灶局部的微循环对病灶局部药物浓度的影响十分重要。应用CT双入口灌注技术即可定量评估病灶肺循环和体循环的血液灌注。李利佳等[11]运用320层CT双入口灌注成像技术，观察复治涂阳肺结核患者病灶的灌注特点，研究病灶血液循环与结核病复治的关系，采用回顾性调查方法，对54例肺结核患者进行研究，根据治疗效果，分为初治治愈组30例、复治组24例（首次复治10例、多次复治14例）。对初治治愈患者的灌注值与复治涂阳患者及初次复治与多次复治者的病灶灌注参数进行统计分析。得出结果：初治治愈组患者的肺动脉血流量（PF）值为（46.4 ± 9.2）ml · min^{-1} ·（100ml）$^{-1}$，高于复治组[（25 ± 7.6）ml · min^{-1} ·（100ml）$^{-1}$]，差异有统计学意义（t=8.70，P=0.001）；而其支气管动脉血流量（BF）值为（18.9 ± 10.0）ml · min^{-1} ·（100ml）$^{-1}$，低于初治组[（24.8 ± 8.8）ml · min^{-1} ·（100ml）$^{-1}$]，差异有统计学意义（t=2.30，P=0.025）。多次复治组PF值为（20.7 ± 4.6）ml · min^{-1} ·（100ml）$^{-1}$，低于首次复治组[（32.6 ± 5.3）ml · min^{-1} ·（100ml）$^{-1}$]，差异有统计学意义（t=5.88，P=0.001）；而其BF值为（25.8 ± 3.2）ml · min^{-1} ·（100ml）$^{-1}$，高于首次复治组[（22.3 ± 5.2）ml · min^{-1} ·（100ml）$^{-1}$]，但差异无统计学意义（t=6.41，P=0.648）。得出结论，复治涂阳肺结核患者病灶的肺动脉血供明显低于初治治愈病灶，推测局部血液循环差是结核病患者复治的原因之一。

（二）肺外结核的CT诊断

1. 腮腺结核　腮腺结核多数发生在腮腺淋巴结内，只有少部分发生在腮腺实质内，是大涎腺少见的感染性疾病。目前国内外对腮腺结核的报道较少，且这些报道主要讨论其临床表现和治疗方案，较少涉及影像学表现。曾春等[12]总结26例腮腺结核的CT特点，腮腺结核的发病部位较具有特征性，本组病例中8例只累及浅叶，18例同时累及浅叶和深叶，由此可见所有病灶都累及浅叶。强化特点为均匀、环形及弥漫性强化三种类型，常伴同侧颈部淋巴结肿大，薄壁均匀环形强化、花环状强化及弥漫性强化者常有病变区周围皮下脂肪模糊。单发并均匀强化病灶单从影像学上难以与肿瘤鉴别。

2. 肝结核　肝内结核较少见，浆膜型肝结核为更少见的特殊类型，临床上易误诊。黄贤华等[13]回顾性分析了17例经临床及病理证实的浆膜型肝结核患者资料，共发现41个结节，其中多发结节13例，单发结节4例，结节最大直径0.8~4.7cm，平均（2.38 ± 4.82）cm。CT表现为肝包膜区局限性梭形低密度结节灶和邻近肝组织受压内凹22个，其中1个结节灶中心见斑点状钙化；聚集的多发结节样低密度灶19个。35个结节灶邻近的肝包膜有不同程度增厚。结节灶周围可见少量液性密度15个，结节灶周围肝组织浸润22个。伴发少量腹水8例，腹膜后淋巴结增大2例。结节于动脉期中度强化5个，轻度强化36个；门静脉期中度强化32个，轻度强化9个；实质期中度强化32个，轻度强化9个。结节灶呈环形强化26个，蜂窝状或多环状强化15个。强化环壁厚度为0.2~0.9cm，其中薄壁30个，厚壁11个。结节灶中央均为囊样低密度区，增强后强化不明显，CT值21~39Hu。结节灶周围浸润的肝组织增强后动脉期呈明显片状强化，门静脉期及平衡期呈等密度。王立非等[14]分析了肝结核的CT表现，进一步探讨CT表现在肝结核诊断及鉴别诊断中的价值。方法：回顾性分析2013年1月至2015年12月经广东医科大学附属深圳市第三人民医院诊治的9例肝结核患者的临床特点及 CT 表现。9 例患者中以持续发热入院者 4 例，以咳嗽、咯血、胸痛等症状入院者 5 例；其中 2 例患者并发腹痛症状。9 例患者中，1 例诊断为胆管型肝结核并发肺结核；1 例浆膜型肝结核并发左侧结核性胸膜炎；4 例结核性肝脓肿（3 例为单发脓肿，1 例为多发脓肿。其中 2 例单发脓肿和 1 例多发脓肿患者均为 AIDS 初次新发肺结核患者；另 1 例单发脓肿并发膝关节结核、肺结核）；其余 3 例为肝实质多灶多形型并发肺结核患者。结果显示，9 例患者病灶区均未出现钙化，其中有 3 例肝脏内（非病灶区）有斑点、结节样钙化。1 例胆管型肝结核，肝右叶散在低密度区，增强后动脉期低密度区强化；1 例浆膜型肝结核，CT 平扫显示肝右叶浆膜下有一椭圆形低密度区，边界清晰，肝脏右叶受压；4 例患者 CT 增强扫描显示环形强化，其内可见不规则小斑片状延迟强化区及分隔强化；3 例肝实质多灶多形型患者 CT 平扫显示肝内多发斑片状、类圆形低密度区。结论：肝脏结核 CT 表现形态多样，型别多样，病灶内钙化不一定是诊断肝结核的特征性改变；结核性肝脓肿可有强化，脓肿内不规则小斑片状延迟强化区及分隔强化可能是与其他疾病的鉴别点。

3. 腹腔、盆腔结核　吴慧莹等[15]分析了婴儿及儿童腹腔结核的CT影像学特征。方法：回顾性分析 2008 年 1 月至 2015 年 10 月在广州市妇女儿童医疗中心经手术病理确诊，或经淋巴结、肝脾穿刺活检确诊的 17 例腹腔结核患儿。男 10 例，女 7 例；年龄 5 个月至 13 岁。其中 11 例行 64 层螺旋 CT 腹部检查，6 例行气 - 钡双对比胃肠造影检查；对 11 例行 CT 检查的患儿腹腔结核病灶的分布特点及 CT 表现特征进行分析。结果显示，11 例行 64 层螺旋 CT 进行腹部检查的患儿中，结核性腹膜炎 5 例（45.5%，5/11），腹部 CT 检查显示腹腔积液密度较高，肠系膜、网膜上有斑片状及结节状病灶，肠曲粘连固定，腹膜增厚。腹腔淋巴结结核 7 例（63.6%，7/11），其中肝门区淋巴结肿大 4 例（4/7），胰周区域淋巴结受累 2 例（2/7），肠系膜根部受累 4 例（4/7），且腹腔淋巴结受累程度明显重于腹膜后区域；淋巴结均未见明确钙化及坏死；强化均匀，未见环形强化。腹腔实质脏器受累 9 例，表现为肝脾肿大，有不规则低密度结节浸润，其中肝脏结节 6 例（6/9），脾脏内结节 3 例（3/9）；发现肝包膜下积液 2 例（2/9）。消化道结核（肠壁受累）3 例（27.3%，3/11），表现为肠壁增厚，周围脂肪间隙模糊不清。作者认为，婴儿及小儿腹腔结核的 CT 扫描表现较具特征性，有较高的临床诊断价值。刘盼丽等[16]回顾分析了腹盆腔结核 CT（或 PET/CT）表现特征，以提高本病的诊断水平。方法：收集广州军区总医院 2009 年 7 月至 2016 年 7 月经病理或临床、实验室检查证实的腹盆腔结核患者 35 例。其中男 18 例，女 17 例，年龄 13~74 岁，平均年龄（41.8 ± 17.6）岁。29 例患者行 CT 平扫 + 增强扫描；6 例行 PET/CT 检查。结果显示，单纯淋巴结结核 1 例；结核性腹膜炎 16 例，其中 10 例并发腹盆腔淋巴结结核；腹盆腔内脏结核 12 例，其中 4 例并发淋巴结结核；消化道结核（肠结核为主）3 例，其中 2 例并发淋巴结结核；前列腺和精囊腺结核并发输尿管结核 1 例，结核性腹膜炎并发肠结核和淋巴结结核 1 例，结核性腹膜炎并发肾上腺结核 1 例。腹盆腔淋巴结结核表现为淋巴结数目增多、肿大、坏死及环形强化、钙化，且常并发其他部位结核。结核性腹膜炎表现为腹膜增厚（严重者呈“饼状改变”，PET/CT 显示腹膜条状及片状代谢增高）、脂肪间隙浑浊、淋巴结改变、腹盆腔积液、肠梗阻。腹盆腔内脏结核中泌尿系结核（包括肾结核、单纯输尿管结核、膀胱结核）表现为肾实质内“花瓣样强化”低密度灶，输尿管、膀胱壁增厚和（或）肿块形成、钙化或结石等；盆腔生殖系统结核表现为女性腹盆腔巨大的分隔囊性包块，邻近壁腹膜增厚，男性前列腺囊实性包块，精囊腺增大、边缘模糊并邻近输尿管管壁增厚；胰腺结核表现为胰腺肿胀，密度均匀，胰周包裹性积液及多发小淋巴结；肾上腺结核表现为双侧肾上腺块状及结节状均匀软组织密度，PET/CT 显示放射性摄取异常增高，同时并发结核性腹膜炎。消化道结核表现为受累肠管的不规则增厚，增强呈延迟及环形强化。结论：腹盆腔结核涉及脏器广泛，CT 与 PET/CT 的影像学表现多样，相对无特异性。

盆腔结核好发于 18~36 岁的青壮年，且多见于 20~40 岁的妇女，可累及整个女性生殖器官，包括输卵管、子宫和卵巢，双侧多见。吴凯宏等[17]分析 20 例盆腔结核肿块，20 例患者当中，CA125 均有不同程度的增高，CA19-9 升高的有 5 例，CT 及 MRI 表现为囊性者 6 例，囊实性者 11 例，实性者 3 例，均有不同程度腹水表现，腹膜不同程度的线状、结节状增厚有 15 例，淋巴结肿大的有 10 例。

4. 骨结核　临床中，骨结核以脊柱结核多发，耻骨及坐骨结核少见或罕见。CT 能清楚显示坐骨及耻骨的解剖结构及周围软组织结构，MPR 重组技术和三维成像能显示丰富的细微解剖结构及细小病灶，为诊断坐骨及耻骨结核提供了有效的影像方法。李世海等[18]分析 9 例经临床手术病理确诊的坐骨结核的 CT 影像资料，9 例患者多层螺旋 CT 表现较典型，患者均有不同程度的骨质破坏和软组织肿胀，7 例伴死骨形成，5 例坐骨支或结节完全被侵蚀，7 例合并钙化，1 例伴肺结核，1 例瘘道，1 例窦道形成。本组患者病变骨均无明显骨膜反应及骨质疏松。刘志[19]报道了 2 例耻骨结核，认为耻骨区结核先发生于耻骨，后累及耻骨联合，根据耻骨联合的解剖来讲，结核杆菌停留于此的机会不应该存在，影像表现为耻骨上、下支或耻骨体骨质斑片、虫蚀状破坏，破坏区边缘可有硬化，严重时周围可见碎片状骨，可伴有脓肿及死骨形成，耻骨联合间距增大，联合面破坏。

（三）CT 引导下介入治疗肺结核

结核空洞是肺结核中一种较为常见的病型，由于患者自身耐药性与细胞免疫力表现差异，病灶会交替出现吸收修补、恶化进展等。目前对于肺结核的治疗主要采取传统药物保守治疗与手术治疗两种主要手段，传统药物治疗其治疗效果不明显，药效直接作用缓慢，且在保守治疗的过程中出现加重的情况较多；手术治疗效果较为明显，但手术价格与手术风险往往较高，术后恢复需要做好护理工作等，均对外科手术治疗成功率造成一定影响。杨飞等[20]选取 120 例结核空洞患者，随机分为观察组和对照组，对照组采用基础治疗，观察组在对照组基础上给予 CT 引导下经中心静脉导管药物介入治疗。治疗 3 个月和 18 个月后，观察组阴转率分别为 56.7% 和 81.7%，有效率分别为 68.3% 和 91.7%；对照组阴转率分别为 35.0% 和 45.0%，有效率分别为 23.3% 和 45.0%。观察组患者的阴转率和有效率高于对照组，差异均具有统计学意义（$P<0.05$）。作者认为 CT 引导下经中心静脉导管药物介入治疗结核空洞的方法能够取得较好的临床效果，而且患者痛苦较小，值得临床推广。

二、MRI 在结核病诊断中的应用

（一）颅内结核

早期对于中枢神经系统结核，国内外均以“结核性脑膜炎”命名。现在看来，把颅内的结核病灶统称为“结核性脑膜炎”的确是不够准确的。从病理解剖角度观察，颅内结核的发病部位不仅位于脑膜，而且累及血管、脑实质。朱艳艳等[21]分析总结了近些年来文献对颅内结核命名和分型的优缺点。有些文献的分型或者分类基于病理改变，例如赖丽莎等 2010 年发表于中华临床医师杂志的《颅内结核病的磁共振诊断》中分为脑膜病变、局灶性脑炎、脑实质结核球、结核性脑脓肿四类；贾文霄的《颅内结核的磁共振成像》中只分为结核性脑膜炎和结核瘤两类；还有更复杂的分型，杨丽霞等的《颅内结核 MRI 表现及分型的研究》中，把颅内结核分为脑膜炎型、肉芽肿型、干酪样型、脑膜结核瘤型、弥漫粟粒型、脑膜脑炎与结核瘤型六种，等等。这些按照病理分类文献的缺点有二，首先与病理分类对比，不够完全，例如基本上都没有包括结核性血管炎；有一些缺少结核性脑炎，另一些则缺少结核性脑脓肿。第二，没有考虑到不同病理改变常常同时存在于同一患者的不同部位，尤其是结核瘤，可以出现在脑实质，也可以出现在脑膜。很多文献感觉到了按照病理类型分类的不足，于是尝试按病变部位分类（型）。在 CT 和 MRI 应用之前的 1964 年，张世荣等提出了按照病变部位的分类（型），把颅内部分的结核分为脑膜性、脑实质性和混合性。这样的分型之所以受到重视的原因就是以病变部位为基础，把复杂的病理改变趋于简单化，临床容易掌握。CT 和 MRI 应用以后，持这种分型观点的文献更是越来越多，其重要原因就是颅内结核病灶多发的患者占多数，尤其是 MR 增强扫描技术的应用，使得很多小的病灶被发现，不同病理类型同时出现在同一部位和（或）同一患者的情况显得越来越多，如果按照病理类型分类，会经常遇到多种类型出现在同一患者的情况，使得临床具体实施起来较为困难。因此，按照发病部位的分型具有 3 个优势：第一，影像学分类简便，易于临床操作；第二，可以与治疗方案结合，有利于临床选择不同的治疗方案。第三，有机地把病理学分类和病灶的解剖部位相结合，有利于专科医生培训和医学院校的教学。

典型颅内结核的 MR 征象特点较为明确，对于特殊部位的结核需加以注意。脑室系统结核是结核的一种特殊形式，包括脑室内和脑室壁室管膜结核，多由体内其他部位的结核分枝杆菌经血行途径播散而来，临床上较少见，表现亦不典型。目前关于脑室系统结核仅有一些关于脑室内结核瘤的个案报道。毛海霞等[22]分析 19 例脑室系统结核病患者 MRI 表现，结果显示 8 例为脑室内结核（5 例为脑室内长条状或不规则状结核灶，3 例为脑室内结核瘤），6 例为结核性室管膜炎，5 例为脑室内结核并室管膜炎；14 例病变位于侧脑室（13 例位于中后部，9 例合并结核性脑膜炎，10 例合并脑实质结核），5 例病变位于第四脑室（5 例合并结核性脑膜炎，4 例合并脑积水）；4 例环形强化，15 例不均匀强化；10 例病灶周围水肿。结论脑室系统结核病较少见，诊断有一定难度，但其发病部位、MRI 信号特点、强化方式及伴发症等表现有一定的特异性，可为脑室系统结核病的诊断提供参考。王新举等[23]评估了成人急性粟粒型肺结核患者中枢神经系统受累的情况及影像学表现。方法：搜集临床确诊的初诊急性粟粒型肺结核 45 例，均接受 MR 平扫与增强扫描检查，其中 14 例同时接受 CT 检查。结果：全部 45 例粟粒性肺结核患者中 31 例（68.8%）有颅内结核瘤影像表现（CT 与 MRI 分别发现 2 例、31 例），颅内结核瘤患者中有 16 例（51.6%，16/31）伴脑膜较小结核瘤（Rich 病灶）；所有患者均不伴明显中枢神经系统症状。14 例同时接受 MR 和 CT 检查的患者中，CT 和 MR 检查阳性率分别为 14.3%（2/14）和 64.3%（9/14）。作者认为，成人急性粟粒型肺结核患者有较高的脑实质结核瘤发生率，常伴有脑膜较小结核瘤（Rich 病灶），而没有明显临床症状。影像学检查中，MRI 检查要远优于 CT 检查。

由于血行播散性肺结核并发颅内结核患者在用药选择、治疗疗程上都不同于单纯的血行播散性肺结核，如果并发颅内结核没有被及时发现，随着结核病变的进一步进展，可能出现结核性脑脓肿、阻塞性脑积液及血管炎等继发改变，致脑组织的损伤进一步加重，患者预后差、后遗症多，致残率明显增高，故重视血行播散性肺结核是否并发颅内结核极为重要[24]。

（二）脊柱结核

脊柱结核在骨关节系统结核病变中最常见，大多数继发于肺结核，即原发灶结核菌经血流、淋巴管等蔓延到脊椎，导致脊柱、脊髓损伤。脊柱结核最常发生于腰椎，骶尾椎最少见。脊柱结核中 99% 是椎体结核，附件很少累及，若不及时治疗，会产生严重的并发症状，如脊柱畸形、神经受损等。

脊柱结核的椎体骨质破坏、椎间隙狭窄及椎旁脓肿形成具有一定特征性，但与布氏杆菌性脊柱炎具有重叠之处，应注意鉴别。袁雁等[25]收集 26 例脊柱结核患者及 18 例布氏杆菌性脊柱炎患者影像学资料进行比较分析，结果显示，脊柱结核与布氏杆菌性脊柱炎在性别及年龄上无差别，但布氏杆菌性脊柱炎不易造成椎体楔形改变，椎间隙往往正常，不易后凸畸形，骨质疏松少见，骨质破坏相对轻，破坏部位仅仅局限于椎体边缘，呈“岛屿状”，更易破坏椎小关节，易出现关节面增生硬化，呈“花边椎”，死骨少见，椎间盘信号异常多见，但椎间隙消失少见，易出现邻近椎体韧带钙化（$P<0.05$）；结论认为，布氏杆菌性脊柱炎和脊柱结核的影像学表现有其不同特征，有助于对两者进行诊断及鉴别诊断。

结核病可见于儿童期任何年龄，最常影响肺，脊柱结核少见、约占 5%，儿童脊柱结核早期诊断困难，临床表现常常是隐伏的、缺乏特异性，需与椎间盘炎鉴别。温洋等[26]收集儿童椎间盘炎 7 例，儿童脊柱结核 14 例，分析比较其 MRI 征象，结果显示儿童椎间盘炎 7 例（100%）均为上下椎体及椎间盘受累（2+1），而脊柱结核 9 例（64%）为 2+1，余 5 例累及范围更大；附件水肿脊柱结核多见，为 12 例（86%），而椎间盘炎 4 例（57%）。脊柱结核椎体异常信号几乎充满整个椎体，椎间盘炎相对范围较小（P=0.006）。椎间盘炎均无椎体变扁及脊柱后凸，脊柱结核 7 例（50%），P=0.030。相比椎间盘炎，脊柱结核椎旁软组织异常发生率高、范围较大、信号较混杂（P=0.026，0.002，0.005）。

（三）颈部淋巴结结核

刘志锋等[27]分析了颈部淋巴结结核 MRI 影像学特点，提高对该病的认识和诊疗水平。方法：回顾性分析 2013 年 1 月至 2016 年 1 月在广州市增城区人民医院及中山大学孙逸仙纪念医院行 MRI 检查，并经淋巴结活检或切除术后病理证实的 28 例颈部淋巴结结核患者的临床及影像资料。其中，男 16 例，女 12 例；患者年龄在 18~72 岁，中位年龄 36 岁。结果：28 例颈部淋巴结结核患者中，单侧发病 4 例，双侧发病 24 例。干酪样坏死部分 T2WI 及 T2 短时反转恢复序列（short time inversion recovery，STIR）成像均呈不均匀等或稍高混杂信号；弥散加权成像（diffusion weighted imaging，DWI）实性部分呈高信号，坏死区呈等或稍高信号；增强扫描实性部分呈环形强化，坏死部分无强化，表观扩散系数（apparent diffusion coeffecient，ADC）值为（1.27 ± 0.15）$\times 10^{-3}mm^2/s$，实性部分 ADC 值为（1.06 ± 0.11）$\times 10^{-3}mm^2/s$。结论：MRI 能准确反映颈部淋巴结结核不同病理阶段的特征，ADC 值诊断颈部淋巴结结核具有较高的临床价值。

三、PET/CT 在结核病诊断中的应用

孤立性肺结节一直是胸部影像学诊断最富挑战性的课题之一。刘晓飞等[28]收集 46 例孤立性肺结节患者的临床资料，其中孤立性肺癌 26 例、肺结核瘤 20 例。对其 ^{18}F-FDG PET/CT 的特征表现进行回顾性分析，依据病理结果将其分为孤立性肺癌组（n=26）和肺结核瘤组（n=20），比较分析两组结节的 FDG 摄取值（SUV）、病灶分布、形态学特征等。结果

孤立性肺癌组及肺结核瘤组最大SUV值范围分别为1.3~7.7、1.4~6.5,两组SUV均值比较[(4.18±2.58)vs(4.0±2.02)],差异无统计学意义(P>0.05);两组病灶均可发生在双肺各叶,两组病灶分布比较,差异无统计学意义(P>0.05);两组分叶征、胸膜牵拉征、空泡征比较,孤立性肺癌组明显高于肺结核瘤组(P<0.01);两组病灶大小、毛刺征、空洞征比较,差异无统计学意义(P>0.05)。

胸腔积液临床常见,病因包括感染性疾病、肿瘤、免疫性或心源性因素等。恶性胸腔积液与结核性胸腔积液尤难鉴别。李雪娜等[29]分析93例不明原因胸腔积液患者,行^{18}F-FDG PET/CT显像且通过组织学、细胞学和临床随访最终诊断为恶性胸腔积液和结核性胸腔积液的患者资料。结果显示结核性胸腔积液27例,恶性胸腔积液66例。两者SUVmax均高于正常组织(8.43+4.92,7.72+6.50;t=7.15和7.81,均P<0.01),但两者间差异无统计学意义(t=0.56,P>0.05);两者T/NT分别为5.20±2.73和5.40±4.29(t=-0.22,P>0.05)。两者摄取形态分布差异有统计学意义(χ^2=29.3,P<0.01)。以胸膜病变^{18}F-FDG摄取结节状增高视作恶性、弥漫性增高视作结核,PET显像发现原发癌灶43例,未发现原发灶23例。以胸膜病变^{18}F-FDG摄取结节状增高或PET显像发现原发癌伴胸膜摄取增高,即视作恶性胸腔积液。结论恶性胸腔积液和结核性胸腔积液^{18}F-FDG摄取均高于正常组织;PET/CT显像有助于恶性胸腔积液原发灶的寻找;^{18}F-FDG PET/CT显像定性方法对恶性胸腔积液和结核性胸腔积液具有较好的鉴别诊断价值。

椎体结核骨质病变的主要形式为溶骨性或混合性骨质破坏(溶骨性及成骨性改变混合共存)。一般行^{18}F-FDG PET/CT检查的脊柱结核患者主要有3种:①可疑脊柱肿瘤者;②有肿瘤病史,出现腰背部不适症状,怀疑脊柱转移瘤患者;③诊断不明确的全身多部位结核患者。郑劲松等[30]分析125例有椎体溶骨性或混合性骨质破坏的患者的^{18}F-FDG PET/CT资料。结果显示^{18}F-FDG PET/CT诊断脊柱结核有统计学意义的征象优势比由高到低分别为:椎旁"冷脓肿"(优势比20.790)、存在放射性"冷区"(10.528)、椎间盘病变(5.394)、连续椎体受累(3.493),其灵敏度、特异性分别为22.0%(11/50)、99.3%(149/150),70.0%(35/50)、90.0%(135/150),82.0%(41/50)、83.0%(125/150),82.0%(41/50)、78.0%(117/150)。脊柱结核多出现2种及以上的征象,"连续椎体受累+椎间盘病变"最多见,其诊断脊柱结核的灵敏度、特异性分别为78.0%(39/50)和88.7%(133/150),"连续椎体受累+椎间盘病变+存在放射性'冷区'"的灵敏度、特异性分别为58.0%(29/50)和96.0%(144/150),4种征象同时出现对应的灵敏度、特异性分别为14.0%(7/50)和100.0%(150/150)。结论回归分析表明,^{18}F-FDG PET/CT诊断脊柱结核有统计学意义的征象为:椎旁"冷脓肿"、存在放射性"冷区"、椎间盘病变、连续椎体受累,多数征象及其组合对诊断脊柱结核有较高的灵敏度及特异性。

腹膜弥漫性病变会出现腹膜形态变化,其组成成分也发生极大的变化。^{18}F-FDG PET/CT在腹腔积液性质的鉴别诊断中发挥着重要作用,18F-FDG PET/CT显像除能提供肿瘤原发灶定位及转移灶诊断信息外,还可获得腹腔积液^{18}F-FDG代谢活性的信息。殷艳海等[31]选择接受治疗的腹膜弥漫性病变患者127例,包括结核性腹膜炎患者72例和恶性腹膜弥漫性病变患者55例。将^{18}F-FDG PET/CT检测结果记为观察组,而常规CT检查结果记为对照组,对比两组的检测结果及准确度。结果显示恶性腹腔积液患者^{18}F-FDG PET/CT显像示腹腔积液代谢升高,18F-FDG PET/CT准确度、敏感度以及特异性为91.34%、92.73%、90.28%,均显著高于常规CT的69.29%、67.27%、70.83%(均P<0.05)。在对不同病变程度患者统计

对比得出结核组受累腹膜 SUVmax、腹腔积液 SUVmax 以及腹腔积液 T/N 水平低于恶性组，而腹腔积液 CT 值高于恶性组。

原发性肾上腺皮质功能减退症系由于双侧肾上腺绝大部分功能被破坏、肾上腺激素分泌不足所致，该病由 Thomas Addison 于 1855 年首次报道，故又称为 Addison 病。应用 PET/CT 进行诊断 Addison 病的文献报道较少。段晓蓓等[32]分析了 1 例肾上腺结核致 Addison 病 ^{18}F-FDG PET/CT 显像，本例患者肾上腺结核 PET/CT 显像表现为双侧肾上腺增粗并代谢增高，左侧肾上腺增粗结节上极代谢增高区病理诊断为结核，提示结节上极处于结核活动期；而结节下极代谢正常区病理为多处淋巴细胞、浆细胞浸润，未见结核，PET 的影像表现与病理结果相符合。

四、艾滋病合并结核病的影像学诊断

艾滋病（AIDS）患者由 HIV 感染引起，HIV 感染主要破坏 CD4$^+$T 淋巴细胞，导致机体产生免疫缺陷。因此，AIDS 患者易于并发各种机会感染，全球有 1/3 的 AIDS 患者并发结核分支杆菌感染。在发展中国家，50% 的 HIV 和 MTB 双重感染者会发展成活动性结核病患者，并且结核病是 AIDS 患者主要的死亡原因。AIDS 患者因其免疫缺陷，并发结核感染后，病变分布广泛。

AIDS 并发 MTB 感染最常见的为肺结核，约占 91.8%，发病率是正常人群的 30 倍[33]。在这些患者中，呈亚急性血行播散者，以双肺广泛肺间质增厚为表现，所检出的粟粒结节分布多不均匀，以双肺上中为主，部分发生融合，经检测为小片影；而单纯急性血行播散的肺结核病例，双肺表现为较广泛的粟粒结节影，粟粒结节分布欠均匀，多在双肺上中，且双肺血管纹理减少较为明显。AIDS 与继发性肺结核并发的患者，病灶分布范围更广，钙化、空洞小，与 AIDS 患者病理检查示结核肉芽肿不典型相一致，出现此种特征与免疫缺陷呈较严重状态引发结核结节不具形成条件相关[34]。临床收治的 AIDS 与继发性肺结核并发的患者，合并心包积液和胸腔积液的比例居较高水平。

HIV 病毒阳性患者中，骨结核的发病率增加到 60%。脊柱结核是骨结核常见的形式。黄德扬等[35]分析了 35 例 AIDS 患者相关椎旁软组织脓肿及脊柱骨质破坏的临床及影像学资料，结果显示 35 例 AIDS 相关椎旁脓肿，结核性脓肿 30 例，非特异性化脓性脓肿 5 例。23 例出现脊柱骨质破坏者均为结核性脓肿，其中 4 例患者可见椎体塌陷；14 例病变可见硬膜外脓肿，其中 13 例为结核性脓肿。笔者认为 AIDS 患者椎旁脓肿以结核分枝杆菌感染多见，影像表现上结核分枝杆菌骨质破坏分布范围更广泛，常见硬膜外脓肿，磁共振及 CT 检查为首选影像检查方法。

李晶晶等[36]分析总结一组 AIDS 患者并发多器官结核的 CT 及 MR 影像表现，结果显示，97 例研究对象中，肺结核患者最多，共 89 例（91.8%）；其后依次为淋巴结结核（64 例，66.0%）、中枢神经系统结核（23 例，23.7%）、多浆膜腔积液（36 例，37.1%）、肝脾结核（15 例，15.5%）、肾上腺结核（5 例，5.2%）、肠结核（5 例，5.2%）、生殖系统结核（3 例，3.1%）、骨关节结核（2 例，2.1%）、软组织结核（3 例，3.1%）。最常见的多脏器 MTB 感染是肺结核并发淋巴结结核，共 59 例（60.8%）。AIDS 患者并发肺结核以渗出性改变多见。AIDS 并发淋巴结结核患者病变累及范围广泛，淋巴结直径多 >2cm（56 例），增强扫描均呈环形或分隔样强化，淋巴结有融合倾向。AIDS 并发中枢神经系统结核以颅底脑膜和（或）硬脊膜增厚、结节状强化为主（12 例），亦可见脑实质多发结节状及环形强化病变（7 例）。因此，AIDS 并发 MTB 感染易累及多个器官，其影像表现多样，应结合临床病史及影像特征，尽早进行诊断治疗，以改善患者预后。

五、糖尿病合并结核病的影像学诊断

随着人们生活水平的提高，常因摄食不均衡等因素，导致糖尿病的发病率逐年上升，临床常见，中老年人多发。有研究者指出糖尿病患者引发肺结核的发病率比正常人高出几倍，达 19.3%~24.1%，是普通人群的 4~8 倍，且有增高的趋势，且 CT 表现也变得不典型，有时容易误诊[37]。因此如何预防和诊断糖尿病合并肺结核逐渐受到关注。

糖尿病合并肺结核 CT 影像表现，仍然以多叶、多段、多种性状病灶共存为主，较高的实变发生率及实变区内多发小空洞是其较为特征性表现。

一般来说，下叶基底段、右中叶、左舌叶和上叶前段为肺结核的少发部位，糖尿病并发肺结核则常累及这些部位。另常见双肺、多肺叶、多肺段受累，可能是由于糖尿病患者机体免疫功能低下，结核菌易于扩散所致。糖尿病并发肺结核其渗出病灶易形成干酪性病变或坏死液化以及空洞形成并沿支气管播散，有时融合成大片病灶。因此，在影像表现上呈大片融合灶和实变者可较一般肺结核多见[38]。一般肺结核很少形成蜂窝状多发小空洞，糖尿病并发肺结核患者则较常见。另外，血糖的波动会直接影响疗效[39]。患者经过 1~2 个月降血糖治疗，使血糖处于正常状态，并对其进行抗结核治疗，病灶范围均缩小。因此，在治疗肺结核过程中，应该密切注意观察血糖的变化。尤其是经抗结核治疗 1~2 个月吸收不明显者，应检查空腹血糖，进一步明确诊断。

（吕岩　侯代伦　过丽芳　张旭　张占军　唐神结）

参考文献

1. 周新华．重视肺结核的 CT 征象分析．中国防痨杂志，2016，38（05）：339-341.
2. 李成海，赵泽钢，周新华，等．肺内多发空洞病变的 CT 影像分析．中国防痨杂志，2016，38（5）：369-374.
3. 王素雅，高剑波，张芮，等．CT 能谱成像对孤立性肺结节的诊断价值．中华医学杂志，2016，96（13）：1040-1043.
4. 刘劭华．肺间质改变为主的肺结核 CT 诊断．中外医学研究，2016，14（10）：41-43.
5. 余辉山，李靖，李宝学，等．以蜂窝肺改变为主的继发性肺结核高分辨率 CT 征象分析．中国防痨杂志，2016，38（5）：364-368.
6. 王岩，赵顺英，彭芸，等．先天性肺结核的影像特征及临床表现分析．中华放射学杂志，2016，50（12）：981-982.
7. 秦占雄，李勋．新生儿干酪性肺结核影像表现一例．中华放射学杂志，2016，50（5）：400.
8. 张敬华，李桂英．老年肺结核 CT 特点及相关因素．中国老年学杂志，2016，36（11）：2778-2779.
9. 张志杰，银武，段文鑫，等．拉萨地区肺结核的 CT 表现（附 101 例分析）．医学影像学杂志，2016，26（7）：1314-1316.
10. 何娜娜，王波．支气管结核的 CT 征象分析及文献复习[J]．实用放射学杂志，2016，32（4）：650-652.
11. 李利佳，王迪，刘倩颖，等．320 层 CT 双入口灌注技术观察复治涂阳肺结核患者病灶灌注特点．中国防痨杂志,2016,38(5):349-353.
12. 曾春,李娴,李咏梅,等.腮腺结核的CT表现和病理分析.中国CT和MRI杂志,2016,(2):1-4.
13. 黄贤华,许崇永,邱乾德.浆膜型肝结核的CT表现特征.中华肝胆外科杂志,2016,22(8):505-508.
14. 王立非,张倩倩,赵延震,等.九例肝结核的CT表现分析.结核病与肺部健康杂志,2016,5(3):191-196.
15. 吴慧莹,王芮,李鹤虹.11例婴儿及儿童腹腔结核的CT表现分析.结核病与肺部健康杂志,2016,5(3):175-179.
16. 刘盼丽,欧舒斐,欧陕兴,等.35例腹盆腔结核的CT诊断分析.结核病与肺部健康杂志,2016,5(3):180-185.
17. 吴凯宏,肖格林,余水全,等.MSCT联合MRI对女性盆腔结核诊断分析.中国CT和MRI杂志,2016,14(3):94-95,116.
18. 李世海,阿松,唐苗月,等.多层CT诊断坐骨结核九例.中华放射学杂志,2016,50(3):229-230.
19. 刘志.耻骨区结核的影像学表现(附2例报告).实用放射学杂志,2016,32(3):487-488.
20. 杨飞.结核空洞CT引导下经中心静脉导管药物介入治疗的效果分析.中国现代药物应用,2016,10(5):135-136.
21. 朱艳艳,侯代伦,柳澄.CT与MRI对颅内结核分型诊断研究进展.中国防痨杂志,2016,38(3):215-217.
22. 毛海霞,朱慧媛,王亚丽,等.脑室系统结核的磁共振表现.中华结核和呼吸杂志,2016,39(9):719-722.
23. 王新举,耿广,纪俊雨.45例成人急性粟粒型肺结核患者的临床及颅内影像学表现.结核病与肺部健康杂志,2016,5(2):180-185.
24. 梁瑞霞,王慧,吴寒,等.28例血行播散性肺结核并发颅内结核的临床与影像学分析.中国防痨杂志,2016,38(5):375-380.
25. 袁雁,徐慧,楼俭茹.布氏杆菌性脊柱炎与脊柱结核的影像特征差异分析.新疆医科大学学报,2016,39(9):1115-1118.
26. 温洋,彭芸,尹光恒,等.儿童椎间盘炎与脊柱结核的MRI比较.医学影像学杂志,2016,26(3):507-510.
27. 刘志锋,蔡金辉,刘庆余,等.28例颈部淋巴结结核的MRI表现分析.结核病与肺部健康杂志,2016,5(3):186-190.
28. 刘晓飞,欧阳晓辉,苏家贵,等.18F-FDG PET/CT在孤立性肺癌与肺结核瘤中的诊断价值.中国医药导报,2016,13(4):60-63.
29. 李雪娜,尹雅芙,杜补林,等.恶性胸腔积液与结核性胸腔积液18F-FDGPET/CT显像的影像学特征比较.中华核医学与分子影像杂志,2016,36(3):206-210.
30. 郑劲松,马莉,付正,等.脊柱结核的18F-FDG PET/CT征象.中华核医学与分子影像杂志,2016,36(2):151-155.
31. 殷艳海,李诗运,戴儒奇.18F-FDG PET/CT对恶性腹膜弥漫性病变的诊断及鉴别.实用医学杂志,2016,32(4):586-589.
32. 段晓蓓,邹伟强,吴月娥,等.肾上腺结核致Addsion病18F-FDGPET/CT显像一例.中华核医学与分子影像杂志,2016,(1):85-87.
33. 鲁礼佳,刘波.艾滋病患者的肺部CT影像学表现分析.世界临床医学,2016,10(19):220.
34. 陈大川,王在义.肺结核诊断的研究进展.临床肺科杂志,2016(1):145-148.
35. 黄德扬,刘晋新,丁岩,等.艾滋病患者椎旁脓肿的CT及MRI影像学表现分析.中国CT和MRI杂志,2016,14(9):120-123.

36. 李晶晶,谢汝明.艾滋病并发多器官结核的影像表现.中国防痨杂志,2016,38(5):354-357.
37. 张磊,赵旭,商利明.糖尿病合并肺结核的CT影像学分析.糖尿病新世界,2016,19(2):126-128.
38. 李占斌.糖尿病合并肺结核患者的肺部X线及CT影像.医疗装备,2016,29(3):161.
39. 靖亚蕊,王刚,黄敏.糖尿病并肺结核患者的胸部CT表现分析.世界最新医学信息文摘(连续型电子期刊),2016,16(37):131.

第三章　结核病免疫学诊断

摘要：近年来，γ- 干扰素释放试验对老年结核病、儿童结核病、免疫低下人群合并结核病、不典型肺结核及肺外结核病的诊断价值逐步显现。一些新型生物标记物如 IP-10 和 IL-10 等细胞因子 CA125、CA19-9 等抗原检测及蛋白质组学的快速发展对结核病的诊断及鉴别诊断提供了不少的研究方向，为研究更快速、准确、简单的诊断结核病的方法提供了技术及理论基础。

关键词：γ- 干扰素释放试验；抗原；细胞因子；蛋白质

近 1 年来，结核病的免疫学诊断方面取得了不少进展。人们对 γ- 干扰素释放试验在潜伏结核感染、老年结核病、儿童结核病、免疫低下人群合并结核病及肺外结核病的诊断方面进行了深入研究。一些新型生物标记物如 IP-10 和 IL-10 等细胞因子，CA125、CA19-9 等抗原检测及蛋白质组学的快速发展对结核病的诊断价值及鉴别诊断也提供了不少的研究方向。

一、γ- 干扰素释放试验

（一）诊断潜伏性结核感染

潜伏性结核感染（LTBI）是结核分枝杆菌在体内的稽留状态，其诊断依据为结核纯蛋白衍化物（PPD）皮肤试验或 γ- 干扰素释放试验（interferon gamma release assay，IGRA）阳性，且无临床症状或影像学证据。其中结核菌素试验（tuberculin skin test，TST）易受卡介苗（Bacillus Calmette-Guerin，BCG）接种和非结核分枝杆菌（NTM）感染的影响。IGRA 克服了 TST 的不足，包括 QuantiFERON 和结核感染 T 细胞斑点试验（T-SPOT.TB）。其中以 T-SPOT.TB 敏感性和特异性最高。

宋韬等[1]选取 85 例结核内科医护人员（结核专业人员）为研究组，另选 85 例健康者为对照组，2 组既往均无结核病史、无结核病症状，胸片正常，应用 T-SPOT.TB 对 2 组进行外周血结核菌特异 γ- 干扰素（interferonγ，IFN-γ）水平检测，同时进行平行的 TST 检测。提示密切接触传染性结核病患者是感染结核分枝杆菌的危险因素，其成为 LTBI 者的概率较非密切接触人群明显增高；T-SPOT.TB 阳性结果与是否密切接触传染性结核病患者显著相关，而 TST 阳性结果与是否密切接触传染性结核病患者无明显相关，这可能与我国极高的卡介苗接种率有关；T-SPOT.TB 诊断 LTBI 特异度高于 TST；TSPOT.TB 与 TST 的相关性较低，它为诊断 LTBI 提供了新的更为准确的方法。

我国各地在校学生中结核暴发疫情时有发生，而 IGRA 和 PPD 试验则常被用于结核暴发疫情的调查和处置。张长桂等[2]对某中学结核暴发涉及的 216 名师生调查研究发现，PPD 试验≥20mm 者 IGRA 阳性率仅为 54.04%，PPD 试验 15.0~19.9mm 者阳性率仅为 12.90%。IGRA 判断新近感染结核菌的特异性明显优于 PPD 试验，从而可以大大减少预防服药的人数，降低耐药风险。因此，在处置传染性较低的学校肺结核散发疫情时，可应用

PPD试验筛查密切接触者;在处置传染性较强的涂阳肺结核暴发疫情时,应加大经费投入,采用PPD试验和IGRA相结合的方式筛查密切接触者,以更好地检测学校疫情。

叶绥艳等[3]分析T-SPOT.TB联合降钙素原(procalcitonin,PCT)检测在结核感染临床诊断中的应用价值。提示T-SPOT.TB能够早期明确结核感染的发生与否,血清PCT水平检测有助于区分活动性结核与非活动性结核,二者联合应用对结核感染的早期诊断与治疗具有较高的临床价值。

在特殊人群结核感染筛查方面,黄安芳等[4]证实了老年风湿病及类风湿关节炎患者潜伏性结核感染率高,建议临床医生加强其结核病防治。这仍是IGRA的应用方向。

(二)辅助诊断活动性结核病

李同心等[5]评价了全血IGRA-QuantiFERON@-TBGold IT试验试剂盒在结核病辅助诊断中的价值。搜集了同步进行痰液抗酸杆菌涂片、快速培养(BACTECTM MGITTM 960)及采用IGRA测定外周血结核分枝杆菌抗原特异IFN-γ应答水平的1440例患者临床资料,分析不同类别患者间不同检测技术阳性率的差异,结果显示,与临床诊断结果相比,IGRA检测全血诊断结核病的敏感度为77.6%(716/923),特异度为69.9%(158/226)。与痰涂片、液体培养检测结果相比,IGRA诊断肺结核[77.0%(610/792)]、肺外结核[80.9%(106/131)]和HIV感染或AIDS患者并发肺结核[50.0%(49/98)]的阳性率更高,对结核病辅助诊断有一定的价值,尤其对肺结核、肺外结核,以及HIV感染或AIDS并发肺结核患者的诊断有一定意义。

吴妍等[6]分析探讨了IGRA对老年肺结核的辅助诊断价值。随机抽取行酶联免疫斑点试验(enzyme-linked immunospot,ELISPOT)检查的住院老年肺结核患者408例,收集所有患者的ELISPOT检测结果、一般人口学信息、临床特征及辅助检查资料等。以ELISPOT结果为阳性或阴性作为因变量,行多因素非条件logistic回归分析。结果为不同检测方法比较,老年肺结核患者ELISPOT的阳性检出率为84.07%,高于痰涂片53.42%、痰培养62.72%及结核抗体检测68.35%。在与老年原发性肺癌的鉴别诊断中,ELISPOT敏感度为84.07%,明显高于结核抗体检测68.35%;但特异度为56.72%,低于结核抗体检测87.34%;诊断正确率为75.04%(457/609),与结核抗体检测的诊断正确率相接近71.79%。研究显示老年肺结核患者ELISPOT阳性检出率低,与其性别、治疗史、吸烟和细菌学检测结果等有关。但其诊断的敏感度高于其他结核病相关检测方法,对老年肺结核的辅助诊断仍具有一定的应用价值。

IGRA应用于免疫抑制宿主的结核病诊断也受到关注。宋巍等[7]对300例住院患者行T-SPOT检查,116例呈阳性,确诊为结核性疾病有76例,T-SPOT.TB对结核病的敏感度为82.89%;而TST检测阳性患者79例,其中确诊为结核病患者有26例,敏感度为32.91%;T-SPOT.TB对免疫抑制宿主的特异性为70.75%,对非免疫抑制宿主的特异性为84.75%。邹琳琳等[8]共检测入选者180例,其中免疫受损患者组40例,肺结核组50例,免疫受损合并肺结核组40例,健康对照组50例。四组入选者血浆中IFN-γ含量的中位数分别为0.112、7.835、5.726、0.697U/ml。四组间两两比较,肺结核组与免疫受损合并肺结核组间差异无统计学意义,但该两组的IFN-γ含量明显高于其他两组,而健康对照组又高于免疫受损组,差异均有统计学意义。在免疫受损合并肺结核组中,IGRA的检出率较TST检出率显著为高(65% vs 27.5%)。贾文青等[9]在对54例确诊为免疫低下合并结核性胸膜炎患者中,T-SPOT.TB诊断灵敏度(79.63%)显著高于腺苷脱氨酶(ADA)(64.81%)、TB-DNA(48.15%)及结核抗体(55.56%)($P<0.05$)。提示即使宿主存在免疫抑制,IGRA诊断结核病仍具有良好的诊

断价值。

王东萍等[10]评估了胸腔积液和外周血 T-SPOT.TB 联合检测在结核性胸膜炎诊断中的价值。收集胸腔积液患者 102 例,对胸腔积液单个核细胞(SEMC)和外周血单个核细胞(PBMC)进行了 T-SPOT.TB 检测,探讨诊断敏感度和特异度。结核性胸膜炎组标本 SEMC 对早期分泌抗原靶 -6(ESAT-6)和培养滤过蛋白 -10(CFP-10)分泌 γ 干扰素斑点形成频率中位数分别为 $159/2.5\times10^5$($120/2.5\times10^5$~$200/2.5\times10^5$)和 $160/2.5\times10^5$($110/2.5\times10^5$~$210/2.5\times10^5$),PBMC 对 ESAT-6 和 CFP-10 特异性 T 淋巴细胞分泌 γ 干扰素斑点形成频率中位数为 $30/2.5\times10^5$($15/2.5\times10^5$~$55/2.5\times10^5$)和 $40/2.5\times10^5$($8/2.5\times10^5$~$87/2.5\times10^5$),SEMC 斑点频率高于 PBMC,而 PBMC T-SPOT.TB 灵敏度和特异度分别为 90.14% 和 77.42%,SEMC 为 95.77% 和 93.55%;PBMC(≥6 个斑点)及 SEMC 联合检测(≥38 个斑点)的灵敏度和特异度分别为 90.14% 和 96.77%。显示 T-SPOT.TB 联合检测 PBMC 和 SEMC 是诊断结核性胸膜炎一项有效的辅助诊断方法。

陈敏等[11]探讨了细胞图文报告、TB-IGRA 及 ADA 联合检测在结核性胸膜炎诊断中的应用价值。收集 84 例渗出性胸腔积液患者,根据临床诊断标准分为结核性胸膜炎组(41 例)和非结核性胸膜炎组(43 例)。得出细胞图文报告、TB-IGRA、ADA 单项检测结核性胸膜炎的敏感度分别为 90.2%(37/41)、85.4%(35/41)、80.5%(33/41);特异度分别为 93.0%(40/43)、88.4%(38/43)、83.7%(36/43)。而细胞图文报告、TB-IGRA、ADA 平行联合检测结核性胸膜炎可提高敏感度,系列联合检测可提高特异度。

付洪义等[12]选取疑似为结核性胸膜炎的 133 例老年住院患者,同时进行胸腔积液和外周血的 IGRA,分为确诊组、临床诊断组、非结核性胸膜炎组,比较各组胸腔积液和外周血 IGRA 的敏感度与特异度、阳性预测值与阴性预测值。结果显示胸腔积液 IGRA 的敏感度为 90.79%(69/76),明显高于外周血的 67.11%(51/76),胸腔积液 IGRA 的特异度为 98.25%(56/57),明显高于外周血的 84.21%(48/57);胸腔积液 IGRA 的阳性预测值为 98.57%(69/70),高于外周血的 85.00%(51/60);胸腔积液 IGRA 的阴性预测值为 88.89%(56/63),明显高于外周血的 65.75%(48/73)。提出与外周血 IGRA 相比,胸腔积液 IGRA 可大幅提高对老年结核性胸膜炎的敏感度和特异度、阳性预测值和阴性预测值,明显提高对老年结核性胸膜炎的诊断水平。

徐蕙等[13]通过 meta 分析筛选评估 IGRA 对肠结核和克罗恩病鉴别诊断价值的研究,共纳入 12 篇原始文献(均来自亚洲国家)。计算 IGRA 对于鉴别肠结核和克罗恩病的总敏感性和特异性,分别为 82.8%(95%CI:78.4%~86.6%)和 86.7%(95%CI:83.2%~89.6%);总的阳性似然比(PLR)和阴性似然比(NLR)分别为 6.870(95%CI:5.345~8.830)和 0.171(95%CI:0.105~0.279);总的诊断比值比(DOR)为 44.030(95%CI:27.964~69.325)。sROC 曲线的 AUC 值为 0.939。证明 IGRA 对诊断肠结核有很好的敏感性和特异性,且诊断特异性的一致性较好。在鉴别肠结核和克罗恩病时,IGRA 可作为一个重要的补充诊断工具。

蒋自等[14]选取疑似结核性脑膜炎住院患者 150 例,其随机分为试验组和对照组各 75 例;试验组患者采取外周血 T-SPOT 检测,对照组患者则采取 TST 试验进行检测。试验组患者中最终确诊 58 例,应用 T-SPOT 检测呈阳性 50 例,阳性率为 86.2%,对照组患者中最终确诊 47 例,应用 TST 试验检测呈阳性 19 例,阳性率为 40.4%,提示结核感染 T 细胞检测对于结核性脑膜炎具有较高的敏感性,其临床检测效果显著优于 TST 试验,可为临床进一步诊断结核性脑膜炎提供一定的参考依据。

陆建红等[15]则选择了结核性脑膜炎患者20例(患者组)及非结核性颅内感染28例(对照组),用T-SPOT.TB法同时检测外周血和脑脊液内单个核细胞经结核特异蛋白刺激产生IFN-γ的效应T淋巴细胞数。结果T-SPOT.TB检测脑脊液和外周血的灵敏度分别为95.00%和80.00%,特异度分别为96.43%和100.00%,假阳性率分别为3.57%和0.00%,假阴性率分别为5.00%和20.00%。T-SPOT.TB检测脑脊液的灵敏度和特异度与外周血比较,差异均无统计学意义(P>0.05)。考虑脑脊液和外周血T.SPOT-TB检测均可以早期辅助诊断结核性脑膜炎,是目前较理想的结核病实验室诊断方法。

项蕾薇等[16]探讨了TB-IGRA诊断技术在不同年龄儿童结核病诊断的敏感性和特异性。对结核病感染患儿及39例非结核患儿进行TB-IGRA、PPD试验、结核抗体检测,并行痰涂片分析。提示TB-IGRA诊断儿童结核病的敏感度88%,特异度为94.8%。PPD取硬结>10mm为阳性判断标准时其敏感度为76%,特异度为76.9%。对于<6岁组,TB-IGRA和PPD敏感度一样,均为76.9%;TB-IGRA特异度为95.2%,PPD特异度为89.5%。但对于7~14岁组儿童,IGRA的敏感度为100%,特异度为94.4%;而PPD的敏感度和特异度为83.3%,特异度为80%。TB-IGRA的曲线下面积为0.925,PPD曲线下面积为0.833。提示与PPD比较,TB-IGRA对检测儿童结核的诊断价值更佳。

王慧等[17]入组60例患病儿童为肺结核组,同期入住的60例儿童肺炎患者为肺炎组,两组进行T-SPOT.TB、结核抗体、PPD等检测。结果提示T-SPOT.TB在儿童肺结核组和肺炎组的敏感度(93.3%)和特异度(95%)均较高,其与PPD、结核抗体结果比较差异均有统计学意义(P<0.01)。提出T-SPOT.TB在鉴别诊断儿童肺结核与儿童肺炎方面具有较高的敏感性和特异性,对儿童肺结核及肺炎有着重要的鉴别诊断价值。

华裕忠等[18]探讨了结核菌感染T细胞干扰素释放检测(T-SPOT.TB)在脊柱结核快速诊断中的应用价值。方法是对122例脊柱结核确诊病例和86例疑似但非脊柱结核病患者,分别进行血液结核分枝杆菌抗体检测(TB-DOT)、T-SPOT.TB及穿刺病变、坏死组织结核分枝杆菌荧光核酸聚合酶链反应(TB-DNAPCR)检测DNA。结果TB-DOT、T-SPOT.TB、TB-DNA PCR检测灵敏度分别为69.7%、86.1%、56.6%,显示T-SPOT.TB有很高的灵敏度与特异度,便捷、快速、准确,对脊柱结核快速诊断具有重要意义。

韦薇等[19]收集134例淋巴结肿大患者分为结核组(95例)和非结核组(39例),另取健康对照组28例,采外周血行T-SPOT.TB检测,对比分析3组T-SPOT.TB的阳性率,敏感度及特异度。结果结核组、非结核组和健康对照组T-SPOT.TB阳性率分别为85.26%、15.38%和3.57%,结核组患者T-SPOT.TB阳性检测率显著高于其他两组。T-SPOT.TB诊断淋巴结结核的敏感度、特异度、阳性预测值和阴性预测值分别为85.26%、89.55%、92.05%和81.08%。提示T-SPOT.TB试验可作为淋巴结结核的重要诊断手段。

Jia等[20]评估T-SPOT.TB对疑似淋巴结结核病的患者的诊断价值。收集405例疑似淋巴结结核患者,检测外周血单核细胞的T-SPOT.TB,总灵敏度和特异性为90.4%和70.5%。淋巴结结核病组[184(48~596)/10(6)外周血单核细胞(PBMC)]中的斑点形成细胞显著高于非活性结核病组[0(0~41)/10(6)PBMC](P<0.001)。这些结果表明IGRA测定可能是诊断淋巴结结核病的辅助手段。

Jiang等[21]阐述了患有风湿性疾病的患者发生结核病的风险较高。评价了T-SPOT.TB

用于诊断风湿性疾病患者的结核感染的价值。收集311名受试者包括114名(36.66%)男性和197名(63.34%)女性。32例患者(10.29%)有结核病感染史或既往结核病接触史;256例(82.32%)使用糖皮质激素或免疫抑制剂;28例(9.0%)临床诊断为结核感染。TST对风湿性疾病患者结核病筛查的敏感性和特异性分别为81.82%(9/11)和67%(67/100),T-SPOT测定的灵敏度和特异性92.86%(26/28)和93.64%(265/283)($P<0.05$),在统计学上高于TST。显示了其在诊断风湿性疾病患者的活动性或潜伏性结核感染中非常重要。

为评价IGRA监测结核病治疗效果的应用价值,周建芳等[22]选取了117例活动性肺结核病患者于治疗前后行IGRA检测。结果8例初始为阴性,一个疗程后7/8治愈;109例初始结果为阳性,1个抗结核疗程后治愈93例,其中88(94.6%)例仍阳性,5例转阴性,未治愈16例。结论指出,应用IGRA在诊断结核病方面具有中等敏感度、极高特异度及阳性预测值,但QFT转阴滞后于临床治疗结果。另外,IFN-γ分泌量的降低也无法等同于治疗成功。故在明确诊断的结核患者中,不应该进行IGRA跟踪检测,以避免临床医疗资源的浪费。

深入探讨IGRA对老年结核病、儿童结核病、免疫低下人群合并结核病、不典型肺结核及肺外结核等诊断困难之结核病的诊断价值,并与TST等方法进行比较,提示IGRA准确性好,应用前景广阔。

二、其他生物标志物的检测

其他生物标志物主要包括抗原、细胞因子、酶、蛋白质等的检测,主要用于诊断活动性结核病。

(一) 抗原

早期分泌抗原靶6(early secretory antigenic target-6,ESAT-6)因其仅存在于结核杆菌菌群及其他数种致病性分枝杆菌,而不存在于卡介苗及其他非致病性分枝杆菌,在鉴别诊断中发挥着重要作用。李美杰等[23]采用免疫荧光双标法检测ESAT-6抗原,以激光扫描共聚焦显微镜(LSCM)观察脑脊液单核细胞着色情况并分析三维成像结果。研究发现,结核性脑膜炎组有28例(80%)ESAT-6阳性、对照组仅1例(2.86%)阳性,组间差异具有统计学意义;ESAT-6检测灵敏度为80%,特异度为97.14%。提示ESAT-6抗原采用新技术进行检测可望用于结核病的早期诊断。

孙静等[24]探讨了不同类型结核病患者糖链抗原(carbohydrate antigen,CA)125与CA19-9表达差异及其在不同类型结核病、肺炎诊断中的价值。收集125例结核病患者为结核病组,其中血行播散型肺结核11例,继发性肺结核73例,结核性胸膜炎22例,肺外结核19例;42例细菌性肺炎患者为肺炎组;同期体检健康者70例为对照组。检测各组血清CA125与CA19-9水平,并进行比较。结核病组血清CA125水平[(115.15±23.32)U/ml]高于肺炎组[(45.77±12.20)U/ml]和对照组[(13.74±4.54)U/ml],肺炎组高于对照组;肺炎组CA19-9水平[(31.20±11.82)U/ml]高于结核病组[(11.65±3.71)U/ml]和对照组[(14.10±3.92)U/ml],提示CA125、CA19-9对结核病与细菌性肺炎鉴别诊断有重要意义,二者联合检测对不同类型肺结核的鉴别具有参考价值。

夏远志等[25]评价了结核分枝杆菌蛋白抗原Rv2654c、Rv1985c和Rv3868的血清诊断价值和潜在应用前景。对经纯化后的3种蛋白进行ELISA检测,经统计学分析,Rv2654c、Rv1985c和Rv3868抗原的诊断效能分别达到73.16%、56.84%和71.05%。结合ROC得到最佳的抗原组合方案为 Rv2654c+Rv3868,其敏感性、特异性和诊断效能分别达到 78.95%、72.63% 和 75.79%。提示其具有作为结核病诊断抗原的潜力,可以作为结核病免疫学快速诊断的候选蛋白。抗原组合 Rv2654c+Rv3868 具有较高的诊断效能,有较好的潜在应用价值。

林楠等[26]对 Ag85A、Ag85B、16kD 和 38kD 4 种结核分枝杆菌抗原和几种抗原的组合进行诊断效能评价,分析其应用价值。采用酶联免疫吸附试验,包被抗原使用 Ag85A、Ag85B、16kD 和 38kD 4 种原核系统表达的重组结核分枝杆菌抗原,检测 54 份结核病患者血清和 93 份健康者血清,并利用受试者工作特征曲线法计算不同抗原的最佳临界值(cut-off 值),计算单种抗原和抗原组合的阳性率,对其诊断价值进行综合评价。4 种抗原的最佳包被浓度分别为 3.05mg/ml、4.50mg/ml、2.45mg/ml 和 7.50mg/ml,最佳血清稀释度分别为 1∶200、1∶400、1∶200、1∶200;11 种抗原组合中 Ag85B+16kD+38kD 的组合诊断效能效果最好,灵敏度为 70.4%,特异度为 80.0%,诊断效率为 76.2%,Youden 指数为 0.504。提示抗原组合 Ag85B+16kD+38kD 取得了较高的检测灵敏度,相比单种抗原更具有诊断价值。

王东方等[27]应用生物信息学技术预测结核分枝杆菌潜伏感染相关蛋白 Rv2004c 的抗原表位,为结核病的诊断和疫苗研发筛选合适的抗原靶位。得出 Rv2004c 蛋白含有较多潜在的 T 细胞和 B 细胞抗原表位,可作为新的结核病诊断试剂和疫苗研发的候选靶蛋白。

孙睿峰等[28]评价了 2 种结核分枝杆菌潜伏生长状态下高表达的蛋白——Rv3160c 抗原、35kD 抗原对结核分枝杆菌潜伏感染人群的血清学鉴别诊断潜力。纯化获得 Rv3160c 抗原、35kD 抗原,采用 C57BL/6 小鼠模型评价其免疫原性。以商品化的检测抗原 - 早期分泌抗原靶蛋白 6(ESAT-6)和 38kD 为阳性参照,测定 Rv3160c 抗原、35kD 抗原在 20 例活动性肺结核患者、25 例结核分枝杆菌潜伏感染者、24 名健康体检者血清特异性抗体反应,即检测抗 Rv3160c 抗体、抗 35kD 抗体水平。显示 Rv3160c 抗原和 35kD 抗原对于潜伏性结核感染具有高度特异性,将有望用于结核分枝杆菌潜伏感染的鉴别诊断。

张仁卿等[29]探讨了结核蛋白芯片检测对结核病的诊断价值。对 420 例结核病患者分组:肺结核 A 组(涂阳)109 例、肺结核 B 组(涂阴)189 例、结核性胸膜炎(C 组)51 例、肺外结核(D 组)71 例,70 例健康体检(E 组)作对照组,回顾性分析结核生物芯片检测结果。结果结核蛋白芯片阳性率 A 组最高:98 例(76.15%),B 组 154 例(57.14%),C 组 37 例(60.78%),D 组 49 例(60.56%),E 组 12 例(17.14%),差异有统计学意义($P<0.05$);单抗体阳性率以 LAM 最高(其中 A 组 56.88%、B 组 56.08%、C 组 52.94%、D 组 50.70%、E 组 14.29%),差异有统计学意义($P<0.05$);联合抗体检测以 16kD+38kD+LAM 最高(其中 A 组 76.15%、B 组 57.14%、C 组 60.78%,D 组 60.56%,E 组 17.14%),差异有统计学意义($P<0.05$)。提示结核蛋白芯片检测对肺结核及肺外结核具有一定的辅助诊断价值,16kD、38kD、LAM 三抗体联合检测可提高阳性检出率和诊断准确率。

Bai 等[30]评估了 Rv2029c,Rv2628 和 Rv1813c 蛋白的免疫学特征和潜在诊断效用。与结核患者和 ELISPOT 阴性健康受试者相比,这三种蛋白质刺激来自 ELISPOT 阳性 LTBI 受试者的 PBMC 产生更高水平的 IFN-γ($P<0.05$)。BCG 接种和非结核性呼吸道疾病对 RV2029c 和 Rv2628 蛋白的免疫应答几乎没有影响($P>0.05$)。Rv2029c 的 LTBI 诊断性能通过 ROC 评价高于 Rv2628 和 Rv1813c。但是在活性结核患者和未感染的健康受试者中,Rv2628 具有比 Rv2029c 高得多的特异性。在结核组中,针对 Rv1813c 的 IgG 水平高于在 LTBI 和未感染的健康受试者中的 IgG 水平($P<0.05$)。提示对 Rv2628 和针对 Rv1813c 抗体

的 T 细胞应答可能适用作生物标志物以区分 LTBI 和未感染的个体。

（二）细胞因子

刘婷等[31]探讨了脑脊液中 ESAT-6、IL-10、TNF-a 和 IFN-γ 在结核性脑膜炎患者辅助诊断中的临床价值。选取结核性脑膜炎患者 55 例、非结核性中枢神经系统感染性疾病患者 35 例、正常对照组 55 例，用酶联免疫吸附试验检测脑脊液中 ESAT-6、IL-10、TNF-α 和 IFN-γ 的含量，并进行对比分析。结果结核性脑膜炎组 ESAT-6、TNF-α、IFN-γ 含量均高于非结核性感染组和正常对照组，差异有统计学意义（$P<0.05$）；结核性脑膜炎组 IL-10 含量高于正常对照组，差异有统计学意义（$P<0.05$）。结核性脑膜炎组 ESAT-6 与 IFN-γ 呈正相关（$r=0.87$，$P<0.05$）。联合检测提高了灵敏度、阳性预测值及阴性预测值。提出结核性脑膜炎患者脑脊液中 ESAT-6、IL-10、TNF-α 和 IFN-γ 水平的升高，对结核性脑膜炎的诊断具有辅助意义，4 项指标联合检测更优。

刘倩倩等[32]探讨了液态芯片技术检测结核性和肿瘤性胸腔积液中细胞因子的表达及其在结核性胸腔积液中的诊断价值。纳入结核性胸腔积液患者 53 例，肿瘤性胸腔积液患者 28 例。应用液态芯片技术检测患者胸腔积液中的促炎性细胞因子 IL-1β、IL-6、IL-12、γ 干扰素（IFN-γ）和 TNF-α，抗炎性细胞因子 IL-1 受体拮抗剂（IL-1ra）、IL-4 和 IL-10，趋化因子 γ 干扰素诱导蛋白（IP）-10、巨噬细胞炎症蛋白（macrophage inflammatory protein，MIP）-1α、MIP-1β 和单核细胞趋化蛋白（MCP）-1 等。结核性胸腔积液组 IFN-γ（1064.33pg/ml vs 294.78pg/ml，U=130.5，$P<0.01$）和 IP-10（39 179.86pg/ml vs 9411.73pg/ml，U=98.0，$P<0.01$）的表达水平明显高于肿瘤性胸腔积液组，IL-10 的表达水平则显著低于肿瘤性胸腔积液组（11.52pg/ml vs 17.77pg/ml，U=565.5，P=0.017）。进一步分析发现，IFN-γ/IL-10（100.07 vs 16.19，U=116.0，$P<0.01$）和 IP-10/IL-10（2930.91 vs 591.18，U=75.0，$P<0.01$）在结核性胸腔积液中显著高于在肿瘤性胸腔积液中。IFN-γ、IP-10、IFN-γ/1L-10 和 IP-10/IL-10 的 AUC 分别为 0.91、0.93、0.92 和 0.95，诊断结核性胸腔积液的敏感度分别为 0.830、0.906、0.811 和 0.868，特异度分别为 0.962、0.923、0.962 和 0.923。显示利用液态芯片技术检测胸腔积液中 IFN-γ、IP-10 和 IL-10 表达水平有助于诊断结核性胸腔积液，具有操作方便、快速、创伤小的优点且敏感度和特异度较高。

Lai 等[33]评估了活动性肺结核患者痰样品中的蛋白质谱。分别从肺结核和健康对照者收集痰样品。使用 Western 印迹分析 IL-10、IFN-γ、IL-25、IL-17、穿孔素 -1、脲酶、白蛋白、转铁蛋白、乳铁蛋白、ADA、ADA-2、粒酶 B、颗粒溶素和半胱蛋白酶 -1。痰转铁蛋白和尿素酶的检测与肺结核感染高度相关。此外，在痰中检测到的高浓度转铁蛋白可能与活动性结核感染相关。可能有助于生物标志物的发展，以评估肺结核的严重性。

Chen 等[34]在 22 名恶性胸腔积液（MPE）患者和 5 名结核性胸腔积液（TPE）患者中比较了 14 个胸腔积液生物标志物。显示五种生物标志物（IL-1β，IP-10，IFN-γ，IL-13 和碱性成纤维细胞生长因子）在区分 TPE 与 MPE，特别是肺癌相关 MPE 中具有潜在的诊断作用。

Chen 等[35]通过 ELISA 测定证实细胞因子的不同表达。使用 ROC 曲线分析评价了 LTBI 组中嗜酸细胞活化趋化因子 -2、ICAM-1、MCSF、IL-12p70 和 IL-11 均显著升高。I-309、MIG、嗜酸细胞活化趋化因子 -2、IL-8、ICAM-1、IL-6sR 和 Eotaxin 在活动性结核病组明显升高。ROC 曲线分析给出的 I-309、MIG 和 IL-8 的 AUC 分别为 0.843、0.898 和 0.888，在活动性结核诊断中联合检测的 AUC 为 0.894。IFN-γ/IL-4 和 IL-2/TNF-α 比例在健康对照组和 LTBI

组以及活动性结核病组不同阶段呈现动态变化。提示血清细胞因子，包括 I-309 和 MIG、IL-8、Extoxin-2、ICAM-1 和细胞因子联合检测，可用于临床 LTBI 和活动性结核病的筛查。

（三）结核分枝杆菌蛋白抗原

结核分枝杆菌蛋白抗原（TB-SA）是一种由结核杆菌分泌到菌体外的蛋白抗原，其基因的表达和蛋白合成只有在结核杆菌在人体内生长时才进行，只存在于结核分枝杆菌和与其紧密相关的同类致病菌中。罗粿等[36]运用胶体金法分别检测结核组、非结核其他呼吸系统疾病组、健康对照组血清 TB-SA 结核抗体，得出 TB-SA 结核抗体检测结核的灵敏度为 72.2%，特异度 95.8%，检测结核病患者阳性率（72.2%）明显高于涂片法（37.1%）和培养法（44.9%），差异均有统计学意义（$P<0.05$）。该方法快速简便，不需要特殊设备，适用于各级医疗机构对结核病的辅助诊断，值得进一步研究。

（四）血浆血小板源生长因子

赵琰枫等[37]探讨了血浆血小板源生长因子（PDGF-BB）水平在肺结核病患者与健康人之间是否具有显著差异，以及其水平与患者载菌量是否相关。收集 134 例初诊活动性肺结核病患者的 EDTA 抗凝血浆，涂片培养阳性组（S+/C+）55 例，涂片阴性培养阳性组（S-/C+）43 例，涂片培养阴性（S-/C-）36 例；健康对照组为健康体检 40 例。应用 MILLIPLEX MAP Kit 细胞因子试剂盒检测血浆中 PDGF-BB 的水平。显示结核病组血浆 PDGF-BB 水平显著高于健康对照组；S+/C+ 组血浆 PDGF-BB 水平显著高于 S-/C- 组的测定值；S+/C+ 组血浆 PDGF-BB 水平显著高于健康对照组。AUC 值 0.540，当临界值为 271.4 时，敏感度为 28.6%，特异度为 95.0%。提示 PDGF-BB 水平与结核分枝杆菌感染及机体载菌量存在一定相关性，可能作为肺结核病患者临床辅助诊断的标志物之一，但是需要与其他细胞因子联合检测提高检测性能。

（五）结核分枝杆菌肝素结合血凝黏附素

问寒利等[38]评估了原核表达与纯化结核分枝杆菌肝素结合血凝黏附素（heparin-bindinghaemagglutinin adhesion，HBHA）在结核病血清学诊断中的价值，收集 71 例确诊的结核病患者和 30 名健康体检者血清，采用 ELISA 法检测血清中的抗 HBHA IgA、IgG 抗体水平，并以 ESAT-6、Ag85A 作为对照抗原，评估 rHBHA 在结核病血清学诊断中的价值。提示 rHBHA 抗原用于结核病的诊断效能较好，可作为结核病血清学诊断的备选抗原之一。

（六）血清蛋白组学

周颖等[39]利用蛋白质组学方法发现和验证涂阴肺结核的候选血清标志物，采用 iTRAQ 标记结合 MALDI-TOF/MS 筛选 30 例健康对照者和 30 例涂阴肺结核患者血清的差异表达蛋白，通过生物信息学分析差异蛋白之间的相互作用；对差异蛋白 SHBG 进一步 ELISA 验证，显示涂阴肺结核组血清 SHBG 蛋白浓度高于正常对照组和肺炎组（$P<0.001$），与蛋白组学筛选和鉴定的结果一致；以 SHBG 检测值绘制的 ROC 曲线下的面积是 0.92（$P<0.001$），其诊断涂阴结核病的灵敏度和特异度分别是 87.14% 和 85.11%，提示 iTRAQ 标记结合 MALDI-TOF/MS 技术筛选和鉴定到的 12 种关键节点蛋白可能是涂阴结核病潜在标志物，SHBG 是值得进一步研究的肺结核候选血清标志物。

孙会姗等[40]应用非标记定量蛋白质组学技术检测 15 例 LTBI 和 15 名健康对照者血浆蛋白质谱，共发现 23 个差异表达蛋白质（5 个表达下调，差异倍数 <0.5，$P<0.05$；8 个表达上调（差异倍数 >2，$P<0.05$）。进而对差异蛋白质进行了生物信息学分析，发现 α1 蛋白酶抑制

剂、C3 和 C4A 在 LTBI 组与健康组表达具有差异性，有望成为区分 LTBI 和健康人的蛋白标志物。

结核病免疫诊断的方法虽然发展较快，但仍只能辅助诊断，正如吴雪琼等[41]指出，有若干问题需要继续深入研究，包括：以分泌蛋白为重点的抗原筛选与制备；结核病不同时期（例如潜伏期与发病阶段）、不同类型生物标志物的研究；通过引进纳米材料等新材料构建崭新免疫体系；结合我国结核病特点建立免疫诊断试验所需标准品、参考品与评价体系；与免疫学基础进展紧密结合，评估诊断方法的检测最佳时机与最佳组合等。

（七）干扰素诱导蛋白 -10

李奇凤等[42]研究了干扰素诱导蛋白 -10（IP-10）在小年龄儿童（≤5 岁）结核病中表达情况，纳入结核病儿童 39 例和健康儿童 25 例（均有卡介苗接种史），取外周血 5ml，用淋巴细胞分离液分离外周血单核细胞（PBMC），经 ESAT-6 刺激，通过实时荧光定量 PCR 法检测 IP-10 mRNA 表达水平。显示结核病患儿中 IP-10 表达较健康儿童明显增高（$P<0.005$），但肺外结核组患儿 IP-10 mRNA 表达未见明显增高（$P>0.05$），IP-10 在肺结核组的表达高于肺外结核组，差异无统计学意义（$P>0.05$）。结论在结核病高发区 IP-10 检测可能用于诊断有卡介苗接种史的年幼儿童肺结核。

Liang 等[43]研究探索了使用 IP-10、MCP-1 和 IFN-γ 作为生物标志物来改善活动性肺结核和结核性胸膜炎的诊断。134 例结核病患者、93 个非结核性肺部疾病患者和 40 个健康对照者纳入该研究。用结核分枝杆菌的 rCFP-10/ESAT-6 蛋白抗原体外刺激全血。通过化学发光免疫测定检测在培养的上清液中的 IFN-γ、IP-10 和 MCP-1 的水平。绘制接受者操作特征（ROC）曲线，以确定诊断结核病的截临界，并评价 IFN-γ、IP-10 和 MCP-1 对结核的诊断效能。结果表明，高灵敏度和特异性的 MCP-1 可以作为诊断活动性肺结核和结核性胸膜炎的新型生物标志物。

（八）半胱氨酸蛋白酶抑制剂 C

叶迎宾等[44]探讨了胸水与血清中的半胱氨酸蛋白酶抑制剂 C（Cys C）在结核性胸膜炎诊断中的临床价值。随机抽取结核性胸膜炎患者 116 例（结核组），肝性胸水 50 例（对照组），对胸水和血清中的 Cys C、ADA 进行测量，分别计算胸水与血清中含量的比值。结果显示 PCys C/SCys C 在结核性胸腔积液中表达优于 PCys C，由此可见 PCys C/SCys C 可以作为诊断结核性胸膜炎一个指标应用于临床。

（九）血清降钙素原

孙小璐等[45]研究了血清降钙素原（PCT）在肺结核病中的诊断以及治疗效果评估的价值。方法相应的选择 293 例初发性肺结核及 107 例经过治疗后的肺结核患者，分别测量其血清中 PCT 含量，除此之外还需检测肺部空洞性病变和胸膜积液状况，抽取 293 名无病症者血清实施参照，从而评定 PCT 的实际作用。结果不论是初发患者还是经过治疗患者，其 PCT 含量较健康人均明显升高（$P<0.05$），而后者较前者明显有所降低（$P<0.01$），同时影像学检查证实此过程肺部病变的情况也得到了有效的遏制。提示 PCT 对于肺结核病患在早期的诊断过程之中具有良好的指导作用，同时对于判断经过治疗患者的预后具有一定价值。

（十）血小板相关参数

武海洲等[46]探讨血小板参数在肺结核患者的诊断与治疗中的意义。分别定量检测 120 例肺结核患者（活动期 65 例和非活动期 55 例）、100 例肺炎患者（急性期 50 例和慢性期 50 例)和 100 例健康对照组的血小板压积(PCT)、血小板分布宽度(PDW)和血小板平均体积(MPV)等血小板指标。结果 PLT、PCT、PDW、MPV 在结核活动期组分别为(276.84 ± 127.30) × 10^9/L、(0.25 ± 0.11)%、(11.74 ± 2.85)%、(9.16 ± 1.27)fl,在结核非活动期组分别为(195.91 ± 71.53) × 10^9/L、(0.18 ± 0.06)%、(12.59 ± 3.35)%、(9.37 ± 1.67)fl,在肺炎急性期组分别为(239.74 ± 104.44) × 10^9/L、(0.19 ± 0.07)%、(12.39 ± 0.79)%、(8.23 ± 1.17)fl,在肺炎慢性期组分别为(207.22 ± 68.83) × 10^9/L、(0.17 ± 0.06)%、(12.30 ± 1.02)%、(8.43 ± 0.85)fl,健康对照组分别为(207.65 ± 37.90) × 10^9/L、(0.19 ± 0.03)%、(12.07 ± 1.34)%、(8.79 ± 0.85)fl。肺结核活动期组 PLT、PCT、MPV 较急性肺炎组和健康组均有显著增加($P<0.05$);肺结核活动期组较非活动期组 PLT、PCT 均有显著增加($P<0.05$),MPV 无显著变化。提示 PLT、PCT 和 MPV 可作为临床医生辅助诊断肺结核及判断肺结核是否处于活动期的参考指标。

(十一)结核分枝杆菌融合蛋白

谢琳等[47]分析了重组表达结核分枝杆菌融合蛋白 TB10.4-Hsp16.3 对诊断结核病的价值。方法是重组 PCR 扩增 TB10.4-Hsp16.3 融合基因,克隆至 pMD18-T 载体,测序鉴定后,亚克隆至原核表达载体 pET28a(+),PCR 和双酶切鉴定阳性重组子,将重组 DNA 转化 E.coli BL21,筛选阳性菌株,经 IPTG 诱导表达融合蛋白 TB10.4-Hsp16.3,超声裂解菌体,对包涵体进行变性溶解和复性,金属螯合层析纯化,Western blot 分析其免疫学活性,ELISA 评价其诊断结核病的价值。结果为成功获得约 750bp 的融合基因 TB10.4-Hsp16.3,构建了融合蛋白的重组表达质粒 pETTB10.4-Hsp16.3,表达、纯化获得分子量约 29kD 的融合蛋白,能被结核病患者血清特异识别;其 ELISA 诊断结核病的灵敏度为 89.3%,特异度为 90.7%,阳性预测值为 90.9%,阴性预测值为 89.1%,诊断效率达 90.0%。

(十二)缓激肽

Qian 等[48]使用纳米吸附质谱(MS)来分析来自 13 位 HIV 阳性成人的连续血液样本,其中微生物学确认的活动性结核患者接受一线抗结核化疗。在多个时间点(治疗前、治疗期间和治疗后)评价缓激肽 BK(m/z 1060.5)及其代谢物 desArg(9)- 缓激肽 DABK(m/z 904.5)血清肽的 MS 信号,以评价 BK 和 DABK 水平如何与疾病状态相对应。提示在早期抗结核治疗(诱导期)期间,血清 BK 水平从治疗前基线水平下降,并且在延长治疗(巩固期)和治疗完成后趋于保持低于基线水平。BK 水平与诱导期痰培养转化一致,表明反映良好治疗反应的结核分枝杆菌负荷减少。血清 DABK 水平在诱导期期间倾向于增加,并且在巩固和治疗后时间点减少,这可以指示从活动性疾病向慢性炎症转变为无疾病状态。在一个患者中治疗完成后升高的 BK 和 DABK 水平可能与随后的复发性结核病相关。表明成人结核患者循环 BK 和 DABK 水平的变化可以用作肺和肺外结核病患者抗结核治疗早期和晚期的宿主反应的潜在替代标志物。进一步利用这些宿主反应作为生物标志物结合其他临床和微生物工具,可以提高治疗效率和促进主机定向治疗的发展。

(十三)中性粒细胞表面 CD64 分子

CD64 分子是识别免疫球蛋白、对 IgG 单体具有高亲和力的 IgG Fc 片段受体 I,存在于中性粒细胞表面。CD64 的表达水平受细胞因子的调控,当机体感染或内毒素入侵时,$CD4^+$ 细胞大量释放 INF-γ 和中性粒细胞集落刺激因子,激活中性粒细胞,其表面 CD64 表达迅速升高,可用于鉴别结核病。陈雷等[49]研究了 51 例肺结核患者、48 例非结核肺细菌感染者和

48 例健康体检人群,以 ESAT-6 和 CFP-10 刺激受试者外周血,用流式细胞术测定中性粒细胞表面 CD64 表达情况,计算 CD64 刺激指数值的 AUC 为 0.981,标准误 0.010,95% 置信区间 0.962~1.000。以 2.09 为诊断临界值,51 例肺结核组中阳性 47 例,敏感度为 92.1%(47/51),鉴别诊断非结核细菌感染的特异度为 91.7%(44/48)。同时行 IGRA 检测,比较发现,其检测结果与 IGRA 方法有较高的一致性。此研究为诊断结核病提供了一个新的标志物。

新型生物标志物如 IP-10、IL-10 等细胞因子、CA125、CA19-9 等抗原检测及蛋白质组学、代谢组学等新方法不断被研究用于结核病的免疫诊断。我们有理由相信,不远的将来,更多的新型生物标志物、更多的新方法学将投入应用,从而使结核病的诊断水平得到大大提高。

(陈雪融　陈禹　张占军　白浩　唐神结)

参考文献

1. 宋韬,李莉娟,付洪义 . T-SPOT. TB 检测结核专业人员结核潜伏感染与结核菌素皮肤试验的对比研究 . 河北医科大学学报,2016,37(7):772-775.
2. 张长桂,周兴军,姚晓燕,等 . γ- 干扰素释放试验和 PPD 试验在处置学校结核病暴发疫情中的应用分析 . 中国学校卫生,2016,37(2):311-313.
3. 叶绥艳,刘晓莺,樊海燕 . T-SPOT. TB 联合降钙素原检测在结核感染临床诊断中的应用分析 . 中国医学前沿杂志电子版,2016,8(8):119-122.
4. 黄安芳,罗妍,赵毅,等 . 风湿病患者合并潜伏性结核感染的分析 . 中华内科杂志,2016,55(4):307-310.
5. 李同心,何瑛,周刚,等 . 全血 γ- 干扰素释放试验在结核病辅助诊断中的价值 . 中国防痨杂志,2016,38(8):623-629.
6. 吴妍,李琦,张宗德 . γ- 干扰素释放试验对老年肺结核的辅助诊断价值 . 中国防痨杂志,2016,38(2):122-128.
7. 宋巍,朱可玉,孙艳华,等 . 结核感染 T 细胞斑点试验在结核性疾病中的诊断价值分析 . 中华医院感染学杂志,2016,26(9):1934-1935.
8. 邹琳琳,黎友伦 . γ- 干扰素释放试验在免疫受损合并肺结核患者中的应用 . 中国免疫学杂志,2016,32(6):878-881.
9. 贾文青,刘莹 . T-SPOT. TB 对免疫低下合并结核性胸膜炎患者的诊断价值 . 实用医学杂志,2016,32(18):3023-3026.
10. 王东萍,程红燕,王华,等 . 胸腔积液和外周血结核感染 T 淋巴细胞酶联免疫斑点试验在结核性胸膜炎诊断中的价值 . 中华传染病杂志,2016,34(7):415-418.
11. 陈敏,陈捷,宋大伟 . 三种检测技术联用在结核性胸膜炎诊断中的应用价值 . 中国防痨杂志,2016,38(8):634-638.
12. 付洪义,章志华,刘宁,等 . 胸腔积液 γ- 干扰素释放试验对老年结核性胸膜炎的诊断价值 . 中国防痨杂志,2016,38(8):630-633.
13. 徐蕙,李玥,钱家鸣,等 . γ- 干扰素释放分析在亚洲地区肠结核与克罗恩病鉴别诊断中准确性评价的 Meta 分析 . 中华内科杂志,2016,55(7):535-540.
14. 蒋自,吴文辉,许凤娇,等 . 结核感染 T 细胞检测诊断结核性脑膜炎的效果分析 . 中华医院感染学杂志,2016,26(15):3376-3377.

15. 陆建红,吴奕征,杨勇,等. 结核 T 细胞酶联免疫斑点试验诊断结核性脑膜炎的应用价值. 中国卫生检验杂志,2016(6):816-818.

16. 项蔷薇,李海燕,林立,等. TB-IGRA 在不同年龄儿童结核病诊断的敏感性和特异性分析. 浙江临床医学,2016(2):274-275.

17. 王慧,傅满姣. T-SPOT. TB 在儿童肺结核与儿童肺炎鉴别诊断中的应用价值. 中国医师杂志,2016,18(6):941-942.

18. 华裕忠,程绍云,姜国红,等. 结核菌感染 T 细胞干扰素释放检测在脊柱结核快速诊断中的应用. 中华医学杂志,2016,96(27):2179-2181.

19. 韦薇,王庆. 结核分枝杆菌感染 T 细胞斑点试验对淋巴结结核的诊断价值. 安徽医学,2016,37(5):547-549.

20. Jia H,Pan L,Du B,et al. Diagnostic performance of interferon-γ release assay for lymph node tuberculosis. Diagn Microbiol Infect Dis,2016,85(1):56-60.

21. Jiang B,Ding H,Zhou L,et al. Evaluation of interferon-gamma release assay(T-SPOT. TB(TM))for diagnosis of tuberculosis infection in rheumatic disease patients. Int J Rheum Dis,2016,19(1):38-42.

22. 周建芳,陈嘉臻,杨珊明,等. 结核IFN-γ释放试验在抗结核治疗前后的变化. 2016全国慢性病诊疗论坛,2016.

23. 李美杰,邹月丽,何俊瑛. 激光扫描共聚焦显微镜技术检测脑脊液单核细胞早期分泌抗原靶-6 在结核性脑膜炎早期诊断中的应用. 中国现代神经疾病杂志,2016,16(8):516-521.

24. 孙静,王伟,杨江华. 不同类型结核病患者糖链抗原 125 和糖链抗原 19-9 表达及意义. 中华实用诊断与治疗杂志,2016,30(6):606-608.

25. 夏远志,王雪枝,刘海灿,等. 结核分枝杆菌抗原 Rv2654c、Rv1985c 和 Rv3868 的克隆表达及血清诊断学初步评价. 疾病监测,2016,31(4):272-277.

26. 林楠,余琴,刘英杰,等. Ag85A、Ag85B、16kDa 和 38kDa 用于结核病血清学诊断的评价. 中国卫生检验杂志,2016(18):2585-2586.

27. 王东方,白雪娟,刘银萍,等. 结核分枝杆菌潜伏感染相关蛋白 Rv2004c 的抗原表位预测. 生物医学工程学杂志,2016(2):325-331.

28. 孙睿峰,项智灏,陈福增,等. 2 种结核分枝杆菌抗原对潜伏感染人群鉴别诊断潜力分析. 检验医学,2016,31(8):656-661.

29. 张仁卿,邓长国. 结核蛋白芯片检测对结核病的诊断价值. 四川医学,2016,37(10):1140-1143.

30. Bai XJ,Liang Y,Yang YR,et al. Potential novel markers to discriminate between active and latent tuberculosis infection in Chinese individuals. Comp Immunol Microbiol Infect Dis,2016,44:8-13.

31. 刘婷,向延根,范任华,等. ESAT-6、IL-10、TNF-α 和 IFN-γ 在结核性脑膜炎辅助诊断中的意义. 中国卫生检验杂志,2016(10):1420-1422.

32. 刘倩倩,张冰琰,郑建,等. 结核性与肿瘤性胸腔积液中多种细胞因子的表达及其对鉴别诊断的作用. 中华传染病杂志,2016,34(8):485-489.

33. Lai HC,Horng YT,Yeh PF,et al. The assessment of host and bacterial proteins in sputum from active pulmonary tuberculosis. J Microbiol,2016,54(11):761-767.

34. Chen KY,Feng PH,Chang CC,et al. Novel biomarker analysis of pleural effusion enhances differentiation of tuberculous from malignant pleural effusion. Int J Gen Med,2016,11(9):183-189.

35. Chen T, Li Z, Yu L, et al. Profiling the human immune response to Mycobacterium tuberculosis by human cytokine array. Tuberculosis (Edinb), 2016, 97: 108-117.

36. 罗粿，徐园红，朱玛，等．结核分枝杆菌蛋白抗原诊断试剂的临床价值研究．检验医学与临床，2016，13(14)：1917-1918.

37. 赵琰枫，余琴，杨锡琴，等．肺结核患者血浆血小板源生长因子水平及其与载菌量的相关性．中国卫生检验杂志，2016，26(19)：2737-2739..

38. 问寒利，李海聪，李根，等．结核分枝杆菌肝素结合血凝黏附素的原核表达及其在结核病血清学诊断中的应用．中国生物制品学杂志，2016，29(5)：497-502.

39. 周颖，李翠萍，何晓，等．涂阴肺结核病人血清蛋白组学研究及 SHBG 蛋白验证．中华疾病控制杂志，2016，20(6)：559-563.

40. 孙会姗，潘丽萍，贾红彦，等．结核分枝杆菌潜伏感染特异性蛋白标志物的血浆蛋白质组学研究．中华结核和呼吸杂志，2016，39(7)：157-161.

41. 吴雪琼，吴长有．结核病免疫学．北京：人民卫生出版社，2016.

42. 李奇凤，余亮，辛涛，等．IP-10 在儿童结核病中的表达．热带医学杂志，2016(8)：968-970.

43. Liang Y, Wang Y, Li H, et al. Evaluation of a whole-blood chemiluminescent immunoassay of IFN-γ, IP-10, and MCP-1 for diagnosis of active pulmonary tuberculosis and tuberculous pleurisy patients. APMIS, 2016, 124(10): 856-864.

44. 叶迎宾，邵俊国，黄秀香，等．半胱氨酸蛋白酶抑制剂 C 在结核性胸腔积液的表达及诊断价值．标记免疫分析与临床，2016，23(1)：57-59.

45. 孙小璐，张天华，张星元，等．血清降钙素原在肺结核疾病诊断与治疗中的意义．国际呼吸杂志，2016，36(14)：1053-1055.

46. 武海洲，雷树红，陈嫚，等．血小板相关参数在肺结核诊断中的应用研究．标记免疫分析与临床，2016，23(6)：607-609.

47. 谢琳，任琪琪，郭婧玮，等．结核分枝杆菌重组融合蛋白 TB10. 4-Hsp16. 3 诊断结核病．湖南师范大学学报(医学版)，2016，13(2)：12-15.

48. Qian X, Nguyen DT, Li Y, et al. Predictive value of serum bradykinin and desArg(9)-bradykinin levels for chemotherapeutic responses in active tuberculosis patients: A retrospective case series. Tuberculosis (Edinb), 2016, 101: S109-S118.

49. 陈雷，房丽娜，张志国，等．结核病患者 γ- 干扰素释放试验中性粒细胞表面 CD64 的表达研究．中华检验医学杂志，2016，39(6)：460-462.

第四章　结核病分子生物学诊断

摘要：在结核病分子生物学诊断方面，2016年我国大多数研究以应用性基础研究为主，主要集中在诊断技术的临床应用评价。目前病原菌的分子生物学诊断技术仍以DNA检测技术为主，包括：Xpert MTB/RIF线性探针技术、恒温扩增技术、荧光实时定量PCR技术、基因芯片技术、全基因组测序、高分辨熔解曲线等均获得了推广与应用。国内宿主水平的分子生物学诊断研究以microRNA最受关注，多项研究发现了很多miRNA在结核分枝杆菌与宿主相互作用中特异表达并且发挥相关调节作用，可能成为结核病的诊断依据。

关键词：分子生物学；诊断；结核分枝杆菌；MTB；Xpert MTB/RIF；线性探针；恒温扩增技术；荧光实时定量PCR技术；micro-RNA；基因芯片技术；全基因组测序；蛋白标志物

随着多种分子生物学技术在结核病诊断领域的广泛应用，现在可以对结核分枝杆菌进行更及时的检测和鉴定，对准确监控传染源、评估结核病患病人群的病原体分布均有重要意义。提高国内定点医疗机构分子生物学诊断能力已纳入即将出台的结核病防治"十三五"规划要求。目前在结核病分子生物学诊断方法中，病原菌的分子生物学诊断在结核病诊断中占据重要地位，病原菌的分子生物学诊断主要包括DNA、RNA和相关蛋白标志物的检测。现就2016年国内开展的结核分子生物学诊断总结如下。

一、病原菌的分子生物学诊断

（一）结核分枝杆菌DNA检测

1. Xpert MTB/RIF技术　2016年国内研究者对Xpert MTB/RIF技术在临床应用评价做出进一步的探索，主要体现在结核分枝杆菌的检测和利福平耐药性的判定两个方面。

有多项研究等分别以比例法药物敏感试验或液体药敏实验结果为金标准对Xpert MTB/RIF技术结果进行评价，研究说明Xpert MTB/RIF技术能够快速、准确地在痰标本或纤支镜灌洗液中检测结核分枝杆菌及其利福平耐药性，且敏感度高，对诊断肺结核有很好的应用价值，并可在基层开展[1-5]。联合MGIT培养可进一步提高敏感性和特异性[6]，并有助于鉴别NTM肺病[7]。

在肺外结核方面，国内学者应用Xpert MTB/RIF技术诊断开展了多项研究，提高了肺外结核的诊断率。Yuan等[8]研究表明与药敏试验（drug-susceptibility testing，DST）相比，Xpert MTB/RIF技术的敏感度和特异度分别为80%和100%。陈子芳等[9]研究发现使用Xpert MTB/RIF技术检测包括淋巴结结核的淋巴结穿刺物、脊柱结核的病灶穿刺物、结核性胸膜炎的胸腔积液的阳性率均优于涂片法。但在肾结核患者尿沉渣和结核性脑膜炎脑脊液标本中相对培养无优势。张爱梅等[10]研究发现Xpert MTB/RIF技术在穿刺液、脓液、粪便及尿液标本中诊断敏感度、特异度均高，但在浆膜腔积液及脑脊液无优势。而张瑞雪等[11]研究认为Xpert MTB/RIF技术诊断结核性脑膜炎的敏感度为91.3%，可作为首选方法用于结核性脑膜炎的早期诊断。应用Xpert MTB/RIF技术检测关节积液标本，唐恺等[12]研究证明

Xpert MTB/RIF 技术诊断关节结核的敏感度为 69.0%，特异度为 90.0%。另有研究提示联合 T-SPOT.TB 检测可提高关节结核诊断的准确度[13]。Xpert MTB/RIF 技术检测盆腔积液中结核分枝杆菌的敏感性 73.33%（22/30），特异性为 100.0%[14]。综上所述，研究表明 Xpert MTB/RIF 技术可以用作肺外结核诊断的快速初始检测，联合影像学可提高诊断肺外结核的诊断效率和准确性，但在浆膜腔积液和结核性脑膜炎的诊断价值研究结论并不一致，有待进一步探讨。

2. 恒温扩增检测技术　环介导等温扩增技术（loop-mediated isothermal amplification，LAMP）是一种独特的 DNA 恒温扩增方式，通过仪器可肉眼观测结果，具有最低的实验室基础设施和生物安全要求，但目前在我国内应用少。丁卫忠等[15]分别采用直接涂片法、固体培养法、液体培养法及 LAMP 法检测痰标本。结果在 483 例结核病患者痰标本中，以传统检测方法（涂片 + 培养）为标准进行比较，LAMP 检测的敏感度为 84.67%，特异度为 87.08%，阳性预测值为 89.58%，阴性预测值为 81.25%，一致性为 85.71%。在干酪样痰标本中，LAMP 和传统检测方法的阳性检出率分别为 77.96% 和 77.42%，均高于痰的阳性率 38.46% 和 42.66%。欧喜超等[16]以初诊肺结核可疑症状者作为研究对象，研究发现 LAMP 检测敏感度高于痰涂片镜检，但低于固体培养。以固体培养试验结果为标准，LAMP 检测结核分枝杆菌的敏感度和特异度分别为 90.24% 和 96.86%，涂阴患者中检测敏感度和特异度分别为 82.52% 和 97.06%。研究表明 LAMP 对结核分枝杆菌的检出具有良好的敏感度、特异度和一致性。而且 LAMP 检测操作简单，在我国县（区）级结核病防治机构具有一定的应用前景。

宋世森等[17]分析了恒温扩增荧光检测法检测痰标本结核分枝杆菌复合群核酸的应用前景。方法：选取 2015 年 5~8 月在四川省三台县疾病预防控制中心门诊就诊的疑似肺结核患者作为研究对象，共计 90 例。收集研究对象晨痰和随访 2 个月月末的晨痰标本，共计 180 份。分别使用恒温扩增荧光检测法、直接痰涂片镜检法、Xpert MTB/RIF 检测法对患者的痰标本进行检测，对检测结果进行比较。同时，对恒温扩增荧光检测法、Xpert MTB/RIF 检测耗时及检测成本进行比较。结果：90 例患者中，共获得 82 例患者的检测结果。痰涂片法、Xpert MTB/RIF 检测法和恒温扩增荧光检测法检测阳性率分别为 30.5%（25/82），41.5%（34/82），41.5%（34/82）。恒温扩增荧光法与痰涂片法差异有统计学意义（χ^2=32.09，P<0.05）。对恒温扩增荧光检测法与 Xpert MTB/RIF 检测法进行一致性分析，实际一致率为 P_o=97.56%，理论一致率 P_e=0.51，Kappa 值为 0.95，具有最强一致性。82 例患者痰标本使用恒温扩增荧光检测法，总耗时 362 分钟，检测成本为 14 100 元；使用 Xpert MTB/RIF 检测，总耗时 2123 分钟，检测成本 31 160 元。结论：恒温扩增荧光检测法阳性检出率与 Xpert MTB/RIF 相当，同痰涂片检测法相比能提高结核病患者检出率，且恒温扩增荧光法检测速度快、成本低，具有良好的应用推广前景。

3. 荧光定量聚合酶链式反应技术　荧光定量聚合酶链式反应技术（fluorescence quantitative polymerase chain reaction，FQ-PCR）可对标本中起始 DNA 模板进行定量，提高检测敏感度，同时省去了电泳步骤，减少污染机会，特异性更好。

杨睿[18]利用此技术检测 200 例涂阴肺结核患者痰标本，阳性检出率为 60.5%，远远高于涂片法和培养法（分别为 21.5% 和 34.0%）。王霖等[19]利用 FQ-PCR 检测 1000 例肺结核患者的痰标本的阳性检出率为 27.6%，与培养的符合率为 91.3%。

除了对痰标本具有较高的阳性检出率之外，此项技术对其他类型的标本检测仍然具有较好的灵敏度。何红彦等[20]对60例结核性脑膜炎患者的脑脊液标本行检测的阳性检出率为48.3%。张瑞[21]研究对疑似肺外结核患者关节穿刺液、胸腹腔穿刺液、浅表淋巴穿刺液、尿液和脑脊液中结核的FQ-PCR检测阳性率分别为41.18%、37.50%、50.00%、46.15%和35.8%。李元等[22]、穆晶[23]等研究证明FQ-PCR在骨关节结核石蜡包埋标本检测的敏感度明显高于抗酸染色法。

Abbott RealTime MTB assay是一种新的实时定量PCR方法,Wang等[24]对270名疑似结核病患者的痰标本进行检测,结果显示此项技术的敏感度为100.00%,特异度为84.4%,与Gene Xpert MTB/RIF技术的阳性检出率没有差异。

4. 分子线性探针测定法　分子线性探针测定法即耐药结核分枝杆菌基因分型技术已得到了WHO的推荐。可以快速、准确诊断结核病,又可检测出常见耐药基因。

国内学者从循证医学角度评价了MTBDR plus的诊断价值。Bai等[25]作者检索PubMed、EMBASE和Cochrane Library数据库,收集40项符合条件的研究进行meta分析。研究发现合并敏感度分别为:异烟肼0.91(95%CI:0.86~0.94),利福平0.96(95%CI:0.95~0.97),耐多药0.91(95%CI:0.86~0.94)。合并特异性分别为:异烟肼0.99(95%CI:0.98~0.99),利福平0.98(95%CI:0.97~0.99),耐多药0.99(95%CI:0.99~1.00),ROC曲线下面积从0.99至1.00。李永文等[26]系统分析评价中国MTBDR plus检测结核分枝杆菌对异烟肼和利福平耐药性的诊断效果,发现:该技术检测异烟肼耐药性的总灵敏度83%(95%CI:0.81~0.85),特异度97%(95%CI:0.97~0.98);检测利福平耐药的总灵敏度为0.94(95%CI:0.93~0.96),特异度为0.98(95%CI:0.97~0.98);检测耐多药的总灵敏度为0.82(95%CI:0.79~0.84),特异度为0.99(95%CI:0.98~0.99)。

李强等[27]纳入涂阴疑似肺结核患者1973例,以MGIT 960培养法为标准,结果MTBDRplus V2和MGIT 960培养的检出率相仿。MTBDRplus V2检测的敏感度和特异度分别为86.74%和93.84%。以MGIT 960药敏试验为标准,MTBDRplus V2检测利福平和异烟肼耐药性的敏感度分别为94.34%和77.38%,特异度为96.62%和98.02%。还有多项类似的研究结果均显示为良好的敏感度和特异度[28-31]。

5. 基因芯片技术　基因芯片技术的基本原理是通过微阵列技术将多种DNA探针有序地高密度地排列在玻璃片或纤维膜等载体上,然后与标记的样品杂交,通过检测每个探针分子的杂交信号强度进而获取样品分子的数量和序列信息。具有快速、准确、高通量、自动化程度高等优点。

舒丽红等[32]检索The Cochrane Library、SCI、PubMed、EMbase、WanFang Data、CNKI数据库,检索时限均为建库至2015年5月。按照标准共纳入15篇文献,分析3967株经传统药敏试验鉴定结核分枝杆菌菌株,其中耐异烟肼菌株1147株、敏感菌株2820株。基因芯片技术检测耐异烟肼结核分枝杆菌的SEN_(并发)为0.82(95%CI 0.79~0.84)、SPE_(并发)为0.97(95%CI 0.97~0.98)、+LR为21.81(95%CI 12.12~39.25)、-LR为0.19(95%CI0.15~0.24)、DOR_(并发)为136.55(95%CI70.66~263.89),AUC为0.94。通过循证学方法证实基因芯片技术检测耐异烟肼结核分枝杆菌有较好的诊断价值。

Xue等[33]用生物芯片检测技术对276例临床标本,检测结果显示对利福平耐药性检测的符合率是97.46%(敏感性95.40%,特异性95.40%),对异烟肼耐药性检测的符合率是96.19%(敏感性93.59%,特异性93.59%)。基因芯片法和DST相比对利福平和异烟肼耐药性检测具有较好的一致性，但基因芯片更具快速、准确的特点，在多项类似研究也得到证实[34,35]。

随着非结核分枝杆菌引起的感染报道日益增多，如何区别结核和非结核分枝杆菌成为摆在人们面前的一个难题。基因芯片可用于定性检测临床常见分枝杆菌的17个种或群，包括：结核分枝杆菌复合群、胞内分枝杆菌、鸟分枝杆菌、戈登分枝杆菌、堪萨斯分枝杆菌、偶然分枝杆菌等。吴国兰等[36]用基因芯片法对分枝杆菌菌种鉴定结果显示120例标本中结核分枝杆菌阳性39例，非结核分枝杆菌2例（1例鸟分枝杆菌，1例海分枝杆菌），分枝杆菌检出率34.2%，结核分枝杆菌检出率32.5%，非结核分枝杆菌检出率1.67%。然而，基因芯片技术仍然存在一定的局限性，其报告的野生型和突变型仅限于其试剂盒检测的位点和型别，当检测结果为野生型时并不能排除被检测者带有结核分枝杆菌的其他基因突变位点。

6. 高分辨率熔解曲线　高分辨率熔解曲线（high resolution melting，HRM）是基于在real-time PCR中DNA解链时产生的荧光曲线的分析，可检测核酸序列中的突变。

胡春梅等[37]将HRM与传统药敏试验进行对比，发现利福平和异烟肼的表型和基因型检测具有较高的一致性，分别为99%和97%，不一致的菌株都是表型检测法为耐药，而基因型检测为敏感，测序未检测到突变。乙胺丁醇和链霉素的表型和基因型检测一致性较低，分别为60%和75%。应用荧光定量PCR探针熔解曲线法，能快速筛查结核分枝杆菌对一线抗结核药物的耐药情况。

Meltpro TB技术是基于多色熔解曲线分析技术的检测方法。Pang等[38]采用2057例痰涂片阳性的肺结核患者痰标本进行Meltpro TB实验，以MIGT960药敏试验结果作为参考标准。研究发现Meltpro TB实验检测出耐利福平结核杆菌的敏感度为94.2%，检测出耐异烟肼结核杆菌的敏感度为84.9%。对耐氧氟沙星结核杆菌的敏感度为83.3%，检测出耐阿米卡星的结核杆菌敏感度为75%，检测出耐卡那霉素结核杆菌敏感度为63.5%。然而，该实验在检测耐卡那霉素结核杆菌敏感度检测方面，在国内两个不同地区其敏感度存在显著的差异，在广东为53.2%，而在山东为81.5%（P=0.015□）。研究证实了Meltpro TB在检测出耐多药结核病以及超级耐多药结核病方面的良好性能，具有精度高、测试时间短、单价低的特点，可作为一种检测耐多药结核病和超级耐多药结核病的优良替代检测方法。

张俊仙等[39]采用此技术分析22种分枝杆菌标准株、11种非分枝杆菌标准株和32株临床分离株，结果显示32株临床分离株中，4株为结核分枝杆菌，7株为胞内分枝杆菌，6株为龟分枝杆菌脓肿，4株为瘰疬分枝杆菌，4株为偶然分枝杆菌，3株为堪萨斯分枝杆菌，2株为戈登分枝杆菌；另有2株分离株经DNA测序证实与戈登分枝杆菌标准株序列不同，与报道的戈登分枝杆菌分离株一致，此检测结果与DNA测序完全一致。研究证明该方法可有效鉴别结核和非结核分枝杆菌。

7. PCR技术　这里的PCR技术是指除Xpert MTB/RIF、LAMP-TB、线性探针和高分辨率熔解曲线技术之外的其他基于PCR技术基础之上的结核分枝杆菌基因组检测技术。目前应用于结核病临床检测及科研的PCR技术主要有以下几类：

（1）交叉引物扩增技术：交叉引物扩增技术（crossing priming amplification，CPA）是一种将PCR技术的高敏感度、反向斑点杂交技术的高特异度和膜芯片技术的高通量3种优势有效结合起来的快速基因诊断手段。

朱岩昆等[40]比较CPA检测和痰涂片镜检、痰培养、GeneXpert MTB/RIF检测方法的检测效能。以培养结果为标准。A 组(673 例)CPA 检测的敏感度、特异度分别为 85.71%、98.9%。B 组(916 例),CPA 检测敏感度、特异度、一致率分别为 87.50%、96.89%,CPA 与 GeneXpert 检测的一致率为 98.25%。作者认为 CPA 临床检测痰标本中的结核分枝杆菌有较高的敏感度和特异度,且与 GeneXpert 具有相同的检测能力,适于基层实验室对肺结核患者的诊断。

(2) PCR- 反向点杂交技术:为了评价 PCR- 反向点杂交技术在检测结核分枝杆菌耐药突变基因中的应用价值。彭亦平等[41]采用 PCR- 反向点杂交技术对 1071 例肺结核患者痰标本进行异烟肼(H)、利福平(R)、链霉素(S)及乙胺丁醇(E)耐药基因检测。PCR- 反向点杂交检出 596 例结核杆菌阳性(55.65%),其中 218 例(36.58%)检出 H、R、S、E 耐药基因突变,分布于所测 13 个位点。此外,根据药物突变位点检出例次占该药物基因突变总检出例次的构成比,发现 H、R、S、E 最常见突变位点分别位于 KatG 的 315M(82.53%,137/166)、rpoB 的 S531L(69.50%,98/141)、rpsl 的 43M(78.65%,70/89)以及 embB 的 306M2(55.13%,43/78)和 306M1(39.74%,31/78)。以比例法药敏试验检测结果为金标准,PCR- 反向点杂交法对 H、R、S、E 的耐药检测经 Kappa 检验具有较好一致性(Kappa 值分别为 0.77、0.73、0.66、0.49),其中反向点杂交法的敏感度分别为 88.89%(40/45)、79.66%(47/59)、67.57%(25/37)、63.16%(12/19);特异度分别为 91.07%(102/112)、91.84%(90/98)、95.00%(114/120)、91.30%(126/138)。作者认为 PCR- 反向点杂交技术可用于结核杆菌耐药基因检测,对早期临床用药具有指导作用,但限于检测基因的不足,使得诊断敏感度不够高,因而后续还需纳入更多突变基因来开展相关的试验研究。

(3) PCR 线性杂交酶显色法:PCR 线性杂交酶显色法建立的快速检测方法可在 12 小时内对 RFP 和 INH 耐药基因突变的作出判断,辛宝林等[42]使用该方法对 64 株临床分离株进行检测,检测发现 RFP 耐药株 24 株,单 INH 耐药 24 株,耐多药菌株 22 株,敏感菌株 18 株。此方法的灵敏度为 100.0%,特异度 90.0%,准确度 97.7%。

(4) 微滴数字 PCR 技术:宋能等[43]采用微滴数字 PCR 技术(ddPCR)检测全血中结核分枝杆菌特异性 CFP10 基因的拷贝数含量研究发现:对于重组质粒的检测灵敏度,ddPCR 技术明显优于定量 PCR 技术。对样本的检测显示定量技术检测结核病患者与健康人的全血中 CFP10 含量之间无统计学意义;但是 ddPCR 技术检测两者全血中 CFP10 含量差异有显著统计学意义($P<0.0001$)。

(5) 多重 PCR 技术:为了建立一种可快速检测手部常见 NTM 感染的具有特异、敏感度高的多重 PCR 技术,刘珑玲等[44]以海、鸟、堪萨斯、偶发分枝杆菌的特异靶序列构建多重 PCR 方法,并鉴定 26 份临床标本。结果发现检测 26 例临床标本,仅有 3 份未检出。

8. 全基因组测序　自从 20 世纪 70 年代 Sanger 发明了第一代测序技术以来,测序技术得到了极快的发展,但因其目前价格高、操作复杂等原因尚未能常规应用于临床,目前国内主要用于以下几个方面。

(1) 分子流行病学研究:武洁等[45]通过全基因组测序(Whole-genome Sequencing,WGS)分析发现包括 7 和 2 的两个结核分枝杆菌基因簇。有 2 个病例的簇与 7 个病例的簇相比具有超过 15 个单核苷酸多态性,并表明传播途径是独立的。基于 SNP 差异的传递链显示每个簇中的传播方向和耐药突变的积累的过程。

江琦等[46]对 2009—2012 年上海市一起经 VNTR 分型鉴定的耐多药结核病传播案例中 8 例簇病例进行 WGS 检测,结果提示该 8 例患者是由于结核分枝杆菌近期传播导致感染并发病。本研究结果明确显示该簇耐多药结核病是由于异烟肼、链霉素耐药株的传播导致,该耐药菌株在不同个体内积累产生不同的利福平耐药突变等其他突变并继续传播,从而导致耐多药结核病的暴发。

(2)通过测序可以获得结核分枝杆菌的全基因组序列信息并进行菌种鉴定:基因分型研究证实了肺结核患者可以同时感染 2 株或 2 株以上的结核分枝杆菌。Gan 等[47]使用 WGS 数据来检测结核分枝杆菌混合感染。研究人员从公共数据库收集 782 株结核分枝杆菌的 WGS 数据,将单个菌株测序的短序列映射到祖先结核分枝杆菌参考基因组,比较出现异质性称为单核苷酸变异(SNV)。构建了基于 652 个 MTB 菌株的 68 639 个 SNV 基因数据库。单个菌株 SNV 映射到基因组数据库出现多个进化路径则确定混合感染。通过模拟,该方法检测混合感染特异性非常高。当两个混合菌株的基因组距离小至 16SNV,小菌株的测序深度可低至 1× 覆盖率。应用该方法对所有 782 个样本检测到 47 个混合感染,其中 45 个是由当地流行株引起的。研究结果说明该方法 WGS 鉴定 MTB 混合感染具有极高的敏感度和分辨度。

宋炜等[48]对 AIDS 临床标本中培养出的 140 株分枝杆菌菌株用 16SrDNA 测序的方法进行菌种鉴定,结果在 114 份标本中 50 份为结核分枝杆菌,63 份标本鉴定为非结核分枝杆菌。

(3)获得结核分枝杆菌的耐药突变信息:梁亚萍等[49]对 124 例耐多药结核分枝杆菌以及 50 株敏感株的耐药相关基因进行序列测定,结果显示 inhA 基因突变率为 14.5%;katG 基因突变率为 70.2%;oxyR-ahpC 间隔区突变率为 15.3%;inhA、katG 两种基因同时突变率 75.0%,三种基因同时突变率为 89.5%;rpoB 基因突变的检出率高达 95.2%。王前等[50]对 158 株耐多药菌株进行利奈唑胺耐药性检测,同时对相关耐药基因 23S rRNA、rplC 和 rpiD 进行测序,分析其突变特征。在 17 株利奈唑胺耐药菌株中,共发现 5 株在 235rRNA 或(和)rpZC 基因发生突变,同时首次鉴定到 rplc 基因 Hisl55asp 突变可能与低水平利奈唑胺耐药相关。

另外,孙荣等[51]对 39 株结核分枝杆菌临床分离株(乙胺丁醇和链霉素均耐药菌株 19 株,均敏感菌株 20 株)的 rpsl、rrs 和 embB 基因片段进行测序,张玲等[52]对 gyrA、gyrB、rrs、tlya、eis 和 ethA 基因位点进行测序以检测基因多态性。这些研究结果与药敏试验均有着很好的一致性。

(4)可帮助进行基因组的比对,耐药基因突变分析、临床结果研究论证等:杨海波等[53]分析 90 例结核患者和 110 例健康自愿者中检测 TLR4 基因 Asp299Gly 位点和 Thr399Ile 位点的突变频率,结果发现在结核组、结核性胸膜炎组和对照组中均未发现 TLR4 基因 Asp299Gly 位点和 Thr399Ile 位点的突变。

9. 其他技术　崔小莹等[54]设计一种新型的压电 DNA 石英传感器用于检测结核分枝杆菌。方法将巯基修饰寡核苷酸探针以自组装方式固定于压电石英晶振的金电极表面,取适量培养基上的标准菌株或痰样,加 DNAzol 提取,离心得到 DNA 沉淀,加 Btg I 限制性内切酶切出其 IS6110 片段。根据杂交前后晶体振荡频率的变化判断是否存在结核分枝杆菌。该压电 DNA 石英传感器优点在于无需 PCR 扩增,扩大了该技术的适用范围。最佳修饰探针浓度为 1.5μmol/L,热处理后加入封闭寡核苷酸有效避免 DNA 复性,放大响应信号。与 PCR 扩增结果对比,临床阳性样品与传感器探针杂交后能引起频率明显下降,阴性样品没有明显的频率响应,两者结果一致。该传感器能有效区分结核分枝杆菌与其他临床常见病原微生物,具有良好的专属性。

(二)结核分枝杆菌RNA检测

目前以结核分枝杆菌RNA为检测目标的主要是RNA恒温扩增实时检测法(simultaneous amplification and testing for Mycobacterium tuberculosis,SAT-TB)。秦志华等[55]对223例疑似涂阴肺结核患者的支气管肺泡灌洗液进行SAT-TB检测。结果显示:SAT-TB检测的阳性率为32.70%,对涂阴肺结核诊断的敏感度为86.05%,特异度为98.15%。与MGIT960培养法阳性率比较差异无统计学意义。申明莉等[56]在100例MIGIT960培养检测为阳性患者中,TB-SAT阳性例数为98例;100例MIGIT960培养检测为阴性患者中,TB-SAT阳性例数为13例。侯艳杰等[57]收集1036例临床诊断为继发性肺结核患者的晨痰样本,研究发现使用痰抗酸杆菌显微镜检查、液体培养及SAT法3种技术进行检测的阳性检出率分别为55.02%,47.30%和50.39%,SAT法阳性检出率较涂片、液体培养分别高7.72%、4.63%。结果表明SAT法较痰涂片和液体培养的阳性检出率高,与痰涂片和液体培养比较具有较高一致性。葛燕萍等[58]应用SAT-TB法检测活动性肺结核患者321例[结核组,包括确诊肺结核(275例)及临床诊断肺结核(46例)]及肺部其他疾病患者49例(对照组)的痰标本,研究表明SAT-TB法敏感度显著高于涂片镜检法($P<0.01$);但低于BACTEC960培养法($P<0.01$),3种检测方法特异度分别为100.00%、100.00%、95.92%。275例确诊肺结核患者的敏感度为84.36%,阳性预测值为100.00%,阴性预测值为53.26%。Yan等[59]纳入3608例疑似肺结核患者,其中2457例经微生物学、病理学或诊断性抗结核治疗有效而确诊为肺结核。应用SAT-TB检测的敏感度为75.8%,特异度100%,准确度达80.2%。敏感度高于痰涂片(23.8%),但明显低于结核培养(89.0%)。各项提示SAT-TB检测阳性均提示活动性肺结核,尤其对于涂阴活动性肺结核有临床诊断价值。

二、宿主水平的分子生物学诊断

国内宿主水平的分子生物学诊断研究以microRNA最受关注。多项研究发现了很多miRNA在结核杆菌与宿主相互作用中特异表达并且发挥相关调节作用,可能成为结核病的诊断依据。

Guo等[60]发现miRNA-20a抑制自体吞噬进程,有利于结核分枝杆菌在巨噬细胞中的存活(通过靶向Atg7和ATG16L1以及促进BCG在巨噬细胞的生存率而抑制自噬过程),这可能使我们更好地了解结核分枝杆菌感染的发病机制。Wang等[61]建立了基于5种标志物(CD44、kng1、mir-4433b-5p、mir-424-5p和miR-199b-5p)的耐多药结核诊断模型,并在实验基础上提供了一种新的耐多药结核和药物敏感结核的发病机制。Xin等[62]研究采用芯片方法识别出119个miRNA,通过实时定量PCR的验证筛选出10个最可能与结核有关的miRNA。证实肺结核患者与潜伏性结核感染者、非结核感染者两组对照人群相比,肺结核患者的hsa-let-7b-5p和hsa-miR-30b-5p水平显著上调($P<0.01$),且还预测胱天蛋白酶-3(caspase-3)是这两个miRNA的一个共同靶基因。Hsa-let-7b和hsa-miR-30b通过调节参与TLR-NF-kB介导的信号通路的靶基因。蔡青山等[63]发现活动性肺结核患者血浆miR-29a、miR-21-5p和miR-155-5p表达水平显著高于健康体检者和潜伏结核感染患者($P<0.05$);潜伏组血浆miR-155-5p表达水平显著高于对照组($P<0.05$);miR-29a、miR-21-5p、miR-155-5p诊断活动性肺

结核的 ROC 曲线图下面积分别为 0.732、0.846 和 0.914，敏感度和特异度分别为 80.0% 和 69.2%、73.3% 和 82.9%、86.7% 和 90.0%。有报道唾液和血清中 miR-144 在治疗前后发生明显变化（$P<0.05$），治疗后的水平显著降低[64]。颜保松等[65]提出 miR-101、miR-223 和 miR-424 这 3 种 miRNA 的组合对肺结核具有良好的诊断效能，诊断特异性为 81.63%，灵敏性为 90.91%。活动期结核组 miR-29a 显著高于潜伏期结核组和对照组（$P<0.01$）。Zhou 等[66]研究确定了循环血 miRNA 在儿童结核病的 miRNA 表达谱，并提出 miRNA 的组合表达与任何单个 miRNA 相比更具有诊断价值。

其他一些特定的生物标志物作为结核诊断及预后的标志物具有良好应用前景，其具体的生物学作用尚待进一步研究。杨绍俊等[67]采用实时荧光定量 PCR 检测 TLR2、BIC、miR-155、SOCS1 及相关细胞因子等基因表达情况。发现活动型结核组中 miR-155/SOCS1 比值显著低于正常组（$P<0.05$）及潜伏型结核组（$P<0.001$），而潜伏型结核组中 miR-155/SOCS1 比值显著高于正常组（$P<0.001$）。作者发现人外周血单核细胞 TLR2、miR-155 及 SOCS1 的差异表达及 miR-155/SOCS1 比值对潜伏性肺结核及活动性肺结核的鉴别诊断具有重要的参考价值。Sun 等[68]对 28 个活动性结核病患儿的血浆样本进行检测，有 17 种代谢产物存在差异性表达，CART 分析发现有 3 个标记物（L- 缬氨酸、丙酮酸和甜菜碱）的误差最小。这 3 种代谢物的灵敏度、特异性和曲线下面积分别为 85.7%、94.6% 和 0.984，其敏感度为 82.4%，特异度为 83.9%。李杨[69]选择进展期和好转期结核性脑膜炎患者的脑脊液，发现进展期和好转期结核性脑膜炎患者的脑脊液总蛋白双向电泳图谱共产生差异点 68 个，蛋白质的相对分子质量为（10~100）$\times 10^3$，鉴定出和结核性脑膜炎相关的蛋白包括超氧化物歧化酶、视黄醇结合蛋白和 38×10^3 糖脂蛋白。孙会姗等[70]检测 15 例结核潜伏感染者和 15 名健康对照者血浆蛋白质谱，共发现 23 个差异表达蛋白质，结核潜伏感染者中 15 个表达下调，8 个表达上调。生物信息学分析发现 α1 蛋白酶抑制剂、C3 和 C4A 在结核潜伏感染组与健康组表达具有差异性。周颖等[71]检测涂阴肺结核患者血清差异表达蛋白，并验证关键蛋白 FCN3。以正常人血清为对照，涂阴肺结核患者血清中呈显著性差异表达的蛋白有 26 种；蛋白相互作用发现 FC3 等 9 种蛋白处于相互作用网络关键节点；涂阴肺结核组血清 FCN3 蛋白表达水平显著低于正常对照组和涂阳肺结核组，与蛋白组学结果一致。屈艳琳等[72]采用实时荧光定量 PCR 检测结核特异性抗原刺激的外周血中 TNF-α、IFN-γ、IL-2、IL-10、IFI35、CXCL10 及 Foxp3 的 mRNA 表达水平。发现潜伏感染组与健康组相比 7 种细胞因子的 mRNA 表达水平有差异（$P<0.01$），相应细胞因子检测的敏感度、特异度分别为 95.1%、82.5%，92.5%、88.7%，91.9%、90.1%，88.2%、51.5%，74.2%、61.2%，81.8%、73.4% 和 80.4%、51.3%；潜伏感染组和活动性结核组比较除 IFI35 因子外，其余 6 种细胞因子的 mRNA 表达水平有差异（$P<0.05$），相应细胞因子检测的特异度、敏感度分别为 90.6%、80%，88.6%、92.7%，91.9%、86.2%，57.6%、60%，50%、58%，76%、72.2% 和 66.7%、67.1%；健康对照组和活动性结核组相比较，7 种细胞因子的 mRNA 表达水平差异均有统计学意义（$P<0.01$），相应细胞因子检测的敏感度、特异度分别为 92.3%、90%，88.6%、86.7%，94.4%、86.7%，89.7%、65.8%，82.4%、63.3%，88.2%、70% 和 92.9%、72.1%。结核病密切接触者潜伏感染率为 48.97%，健康组潜伏感染率为 36%。作者发现结核病患者血清 TNF-α、IFN-γ、IL-2mRNA 水平升高，以潜伏感染者升高更显著，作者认为可作为诊断结核分枝杆菌潜伏感染的生物标志物。

（孙炳奇　陈国玺　孙照刚　韩利军　李欢　张占军　唐神结）

参考文献

1. 何贵清,李涛,施伎蝉,等. 利福平耐药结核分枝杆菌实时荧光定量核酸扩增检测技术在214例诊断肺结核患者中的临床应用评价. 中华传染病杂志,2016,34(6):349-353.
2. 刘建侠. Xpert MTB/RIF 技术在基层定点医院肺结核病诊断中的应用价值. 中国实验诊断学,2016,20(06):928-930.
3. 周洪经,郭明日,冯爽,等. Xpert MTB/RIF 在快速诊断肺结核及利福平耐药中的临床应用. 国际检验医学杂志,2016,37(18):2568-2570.
4. 徐礼锋,祝进,朱晟梅,等. Xpert MTB/RIF 检测结核分枝杆菌和利福平耐药性的应用研究. 中华临床感染病杂志,2016(1):66-68.
5. 高春景,朱述阳. 支气管肺泡灌洗液行 Xpert MTB/RIF 检测对涂阴肺结核的诊断价值. 临床肺科杂志,2016,21(12).
6. 徐礼锋,余旭良,张峰,等. 液体 MGIT 培养联合 XpertMTB/RIF 快速检测结核分枝杆菌及其耐药性的研究. 中华检验医学杂志,2016,39(4):272-276.
7. 谭英征,李远,龙云铸,等. Xpert MTB/RIF 检测在肺结核和非结核分歧杆菌肺病中的鉴别诊断价值. 实用临床医药杂志,2016,20(07):203-204.
8. Yuan M, Lyu Y, Chen S T, et al. Evaluation of Xpert MTB/RIF for the Diagnosis of Extrapulmonary Tuberculosis in China. Biomed Environ Sci, 2016, 29(8):599-602.
9. 陈子芳,劳海黎,李秀华,等. 全自动医用 PCR 分析系统在肺外结核诊断及利福平耐药检测中的应用价值. 中华结核和呼吸杂志,2016,39(7):529-533.
10. 张爱梅,李锋,刘旭晖,等. 结核分枝杆菌/利福平耐药实时荧光定量核酸扩增检测在肺外结核中的诊断价值. 中华传染病杂志,2016,34(3):174-179.
11. 张瑞雪,龙铟,冯国栋,等. Xpert MTB/RIF 对结核性脑膜炎诊断的临床评价. 中华检验医学杂志,2016,39(6):442-447.
12. 唐恺,董伟杰,兰汀隆,等. 应用 XpertMTB/RIF 技术快速诊断膝关节结核. 中国防痨杂志,2016,38(4):300-304.
13. 刘荣梅,高孟秋,吴晓光,等. 利福平耐药实时荧光定量核酸扩增检测技术与γ-干扰素释放试验在关节结核辅助诊断中的价值. 中国医刊,2016,51(6):70-72.
14. 柳晓金,赵辉,马建军,等. Xpert MTB/RIF 系统在盆腔结核诊断中的应用价值分析. 标记免疫分析与临床,2016,23(2):147-149.
15. 丁卫忠,陈巍,石莲,等. 环介导等温扩增法对痰标本中结核分枝杆菌检测效果的评估. 中国防痨杂志,2016(10):818-822.
16. 欧喜超,夏辉,李强,等. 快速核酸提取环介导等温扩增检测技术在肺结核诊断中的应用评价. 中国防痨杂志,2016,38(5):393-397.
17. 宋世森. 恒温扩增荧光检测法检测痰标本结核分枝杆菌复合群核酸的应用分析. 结核病与肺部健康杂志,2016,5(1):42-46.
18. 杨睿. 3种不同支气管肺泡灌洗液结核杆菌检测方法在涂阴肺结核诊断中的对比分析. 中国现代药物应用,2016(6):35-36.
19. 王霖,王辉,李才信,等. 荧光定量 PCR 技术在肺结核诊断中的应用研究. 中国卫生标准管理,2016,7

(11):169-171.

20. 何红彦,殷智晔,李敬,等. 结核性脑膜炎患者中几种病原诊断检测技术的应用. 中国感染与化疗杂志,2016,16(3):336-339.
21. 张瑞. 实时荧光定量 PCR 在疑似肺外结核诊断中的应用价值. 国际检验医学杂志,2016(2):239-241.
22. 李元,雷国华,秦世炳. 荧光定量 PCR 技术在诊断骨关节结核患者中的价值. 中国防痨杂志,2016,38(3):185-188.
23. 穆晶,赵丹,刘子臣,等. 荧光定量 PCR 技术在骨关节结核石蜡包埋标本检测中的应用价值. 中国防痨杂志,2016,38(4):199-203.
24. Wang S,Ou X,Li Q,et al. The Abbott RealTime MTB assay and the Cepheid GeneXpert Assay show comparable performance for detection of Mycobacterium tuberculosis in sputum specimens. Int J Infect Dis,2016,45:78-80.
25. Bai Y,Wang Y,Shao C,et al. GenoType MTBDRplus Assay for Rapid Detection of Multidrug Resistance in Mycobacterium tuberculosis:A Meta-Analysis. PLoS One,2016,11(3):e150321.
26. 李永文,李新旭,邓云峰,等. 中国开展 Genotype(R)MTBDRplus 检测结核分枝杆菌对异烟肼和利福平耐药性的 Meta 分析. 中华传染病杂志,2016,34(8):494-500.
27. 李强,包训迪,刘元,等. MTBDRplus V2 用于诊断涂阴疑似肺结核患者的效果评价. 中国防痨杂志,2016,38(7):544-548.
28. 王华,包训迪,刘双,等. 线性探针技术快速检测肺结核耐药性临床研究. 临床肺科杂志,2016,21(5):856-857.
29. 江渊,张阳奕,李静,等. 线性探针检测技术对痰标本中耐药结核分枝杆菌快速检测的应用评价. 上海预防医学,2016,28(3):148-152.
30. 杨健,庄贵华,王西娣,等. 线性探针技术在耐多药结核病诊断中的应用评价. 检验医学与临床,2016,13(10):1336-1338.
31. 姚超,林文红,刘盛盛,等. 线性探针技术诊断耐多药肺结核的临床应用评价. 临床肺科杂志,2016,21(8):1500-1501.
32. 舒丽红,丁显平. 基因芯片方法检测耐异烟肼结核分枝杆菌准确性的 Meta 分析. 检验医学与临床,2016,13(15):2121-2125.
33. Xue W,Peng J,Yu X,et al. A color reaction based biochip detection assay for RIF and INH resistance of clinical mycobacterial specimens. J Microbiol Biotechnol,2016;26(1):180-189.
34. 吴玉姣,朱珊梅,徐军英,等. 基因芯片与罗氏绝对浓度法对结核分枝杆菌耐药检测的效果比较. 检验医学与临床,2016,13(10):1325-1327.
35. 王金富,戴洁,曾方林,等. 基因芯片快速检测结核分歧杆菌耐药性的效能分析. 实用临床医药杂志,2016,20(19):81-82.
36. 吴国兰,陈晓红,翁丽珍,等. 基因芯片技术在鉴定分枝杆菌属及早期诊断耐药结核中的价值分析. 中国医刊,2016,51(5):44-47.
37. 胡春梅,郭晶,严虹,等. 荧光定量 PCR 探针熔解曲线法在结核分枝杆菌耐药基因检测中的应用. 中国防痨杂志,2016,38(1):38-41.
38. Pang Y,Dong H,Tan Y,et al. Rapid diagnosis of MDR and XDR tuberculosis with the MeltPro TB assay in China. Sci Rep,2016,6:25330.
39. 张俊仙,王杰,孙伟民,等. 应用荧光定量 PCR- 探针熔解曲线法快速鉴定分枝杆菌菌种方法的建立及初步评价．中国医刊,2016,51(4).

40. 朱岩昆,王宇,靳晓伟,等．交叉引物核酸恒温扩增技术在基层实验室诊断肺结核的应用价值．中国防痨杂志,2016,38(10):813-817.

41. 彭亦平,宗佩兰,辛荼香,等．应用PCR-反向点杂交技术快速检测结核分枝杆菌耐药突变基因．中国防痨杂志,2016,38(8):619-622.

42. 辛宝林,于秀坤．利福平和异烟肼耐药基因突变快速检测方法在结核病中的应用．中国实用医药,2016,11(9):164-165.

43. 宋能,谭杨,罗凤玲,等．微滴数字PCR定量检测全血样品中结核分枝杆菌特异CFP10基因．中国生化药物杂志,2016(2):10-15.

44. 刘珑玲,陈世玖,龙航,等．快速检测手部非结核分枝杆菌感染的多重聚合酶链反应的方法建立．中华医学杂志,2016,96(14):1116-1119.

45. 武洁,唐利红,杨崇广,等．全基因组测序技术在结核病流行病学调查中的应用．中华流行病学杂志,2016,37(12):1644-1646.

46. 江琦,武洁,刘艳,等．利用全基因组测序解析耐多药结核病传播路径．上海预防医学,2016,28(3):153-156.

47. Gan M,Liu Q,Yang C,et al. Deep Whole-Genome Sequencing to Detect Mixed Infection of Mycobacterium tuberculosis. PLoS One,2016,11(7):e159029.

48. 宋炜,刘莉,卢洪洲．艾滋病合并分枝杆菌感染患者分枝杆菌菌种鉴定．浙江大学学报(医学版),2016,45(3):243-248.

49. 梁亚萍,赵丽丽,高漫．124例耐多药结核分枝杆菌基因突变特征分析．临床肺科杂志,2016,21(04):592-594.

50. 王前,宋媛媛,王玉峰,等．158株耐多药结核分枝杆菌对利奈唑胺耐药及相关基因突变情况研究．中国防痨杂志,2016,38(9):712-717.

51. 孙荣,欧维正,王燕,等．贵阳市结核分枝杆菌链霉素和乙胺丁醇耐药相关基因突变的检测与分析．中国人兽共患病学报,2016,32(8):760-764.

52. 张玲,孙月,陈勇,等．获得性免疫缺陷综合征合并结核病患者对结核分枝杆菌二线药物耐药特征分析．中华实验和临床感染病杂志电子版,2016,10(2):166-172.

53. 杨海波,甘丽英,谢恺庆．TLR4基因Asp299Gly位点和Thr399Ile位点多态性与肺结核及结核性胸膜炎遗传易感性的研究．广西医科大学学报,2016,33(2):217-220.

54. 崔小莹,徐超,陈文,等．新型压电DNA石英传感器快速检测结核分枝杆菌．中国卫生检验杂志,2016(9):1223-1225.

55. 秦志华,施军卫,邱青,等．RNA恒温扩增实时荧光检测技术对涂阴肺结核患者支气管肺泡灌洗液检测的价值．中国防痨杂志,2016(10):884-887.

56. 申明莉,王玉华．SAT技术用于快速检测肺结核的临床意义．中国继续医学教育,2016,8(9):18-20.

57. 侯艳杰,房宏霞,蔚鸣,等．实时荧光核酸恒温扩增检测技术在继发性肺结核患者中的应用价值．中国防痨杂志,2016,38(9):732-735.

58. 葛燕萍,张青．痰标本RNA恒温扩增技术对活动性肺结核的临床诊断价值．中国防痨杂志,2016,38(9):742-746.

59. Yan L,Tang S,Yang Y,et al. A Large Cohort Study on the Clinical Value of Simultaneous Amplification and

Testing for the Diagnosis of Pulmonary Tuberculosis. Medicine(Baltimore),2016,95(4):e2597.

60. Guo L,Zhao J,Qu Y,et al. microRNA-20a Inhibits Autophagic Process by Targeting ATG7 and ATG16L1 and Favors Mycobacterial Survival in Macrophage Cells. Front Cell Infect Microbiol,2016,6(128):134.

61. Wang C,Liu C M,Wei L L,et al. A Group of Novel Serum Diagnostic Biomarkers for Multidrug-Resistant Tuberculosis by iTRAQ-2D LC-MS/MS and Solexa Sequencing. Int J Biol Sci,2016,12(2):246-256.

62. Xin H,Yang Y,Liu J,et al. Association between tuberculosis and circulating microRNA hsa-let-7b and hsa-miR-30b:A pilot study in a Chinese population. . Tuberculosis,2016,99:63-69.

63. 蔡青山,陈园园,夏强,等. 肺结核患者外周血 miRNA 分子表达及临床意义研究. 中华全科医学,2016,14(4):546-548.

64. Yan L,Shuai G,Li X G,et al. Sputum and serum microRNA-144 levels in patients with tuberculosis before and after treatment. International Journal of Infectious Diseases,2015,43:68-73.

65. 颜保松,王静,罗杰,等. miR-101、miR-223 和 miR-424 在肺结核诊断中的价值. 重庆医学,2016,45(14):1902-1905.

66. Zhou M,Yu G,Yang X,et al. Circulating microRNAs as biomarkers for the early diagnosis of childhood tuberculosis infection. Mol Med Rep,2016,13(6):4620-4626.

67. 杨绍俊,李发科,邓少丽,等. TLR2、miR-155 及 SOCS1 基因检测在肺结核诊断中的意义. 免疫学杂志,2016(11):972-976.

68. Sun L,Li J Q,Ren N,et al. Utility of Novel Plasma Metabolic Markers in the Diagnosis of Pediatric Tuberculosis:A Classification and Regression Tree Analysis Approach. J Proteome Res,2016,15(9):3118-3125.

69. 李杨. 基于结核性脑膜炎患者脑脊液的蛋白质组学研究. 中国医药指南,2016,14(3):125-126.

70. 孙会姗,潘丽萍,贾红彦,等. 结核分枝杆菌潜伏感染特异性蛋白标志物的血浆蛋白质组学研究. 中华结核和呼吸杂志,2016,39(7):519-523.

71. 周颖,李翠萍,何晓,等. 利用定量蛋白组学方法发现涂阴肺结核患者血清差异表达蛋白并验证 FCN3. 广西医科大学学报,2016,33(2):236-240.

72. 屈艳琳,谢松松,左维泽,等. 实时荧光定量 PCR 对结核病潜伏感染快速诊断的研究. 中国病原生物学杂志,2016(4):294-300.

第五章　结核病介入学诊断

摘要:介入诊断是诊断结核病的重要手段。目前支气管镜检查、经皮肺穿刺活检术以及胸(腹)腔镜技术在结核病诊断中的广泛应用,更好地满足了对疑难病例获取病理标本的临床需要,已成为结核病诊断中十分重要的手段。研究发现,支气管镜 BALF 行 Xpert MTB/RIF 检测在涂阴肺结核中的敏感度、特异度均较高,且检测快速并能判断是否利福平耐药,对涂阴肺结核的快速诊断及治疗具有较大的应用价值。电磁导航支气管镜(ENB)的临床应用使得肺外周小结节的定位诊断出现了新的突破,解决了外侧 1/3 肺野且小于 2cm 病灶定位的问题,提高了肺外周小结节诊断阳性率,值得进行临床推广。支气管针吸活检术(TBNA)对于诊断结核性肺门纵隔淋巴结炎(TBLA)具有重要价值。对虚拟导航联合支气管超声、支气管超声下经引导鞘管肺活检术联合虚拟导航支气管镜、C 型臂引导下气管镜检查、经皮肺穿刺活检术以及胸(腹)腔镜技术等在结核病诊断中的作用都进行了研究,并获得了较好的诊断效果。

关键词:结核病;支气管镜;经皮肺穿刺活检术;胸(腹)腔镜技术;电磁导航支气管镜;支气管针吸活检术;虚拟导航联合支气管超声;支气管超声下经引导鞘管肺活检术;C 型臂引导下气管镜检查

介入诊断为结核病的诊断提供了更多获取标本的机会,是诊断结核病的重要手段。支气管镜检查、经皮肺穿刺活检术以及胸(腹)腔镜技术依然是获取病理材料的重要手段,电磁导航支气管镜等新的技术也开始应用于结核病的诊断。

一、常规支气管镜

(一) 常规支气管镜获取标本进行相关检测可实现疾病的早期诊断

陈红梅等[1]报道了对接受诊断性抗结核治疗的菌阴肺结核患者,临床症状部分好转,仍不能排除肺部肿瘤者进行纤支镜检查行病理活检、刷检、支气管肺泡灌洗液(BALF)找癌细胞、BALF 涂片、BALF 结核菌培养、BALF 的 TB-DNA 等检查,结果多例患者病理为典型结核和肺癌并存;并且多例刷检证实肺癌,认为纤维支气管镜检查操作简单,镜下多种联合检测可提高菌阴肺结核合并肺癌的早期诊断率,避免漏诊及误诊。

高春景等[2]报道了对所有观察的患者行支气管镜检查进行刷检及收集 BALF,进行涂片镜检找抗酸杆菌、结核分枝杆菌培养及 Xpert MTB/RIF 检测,分别以 BALF 的罗氏培养结果及临床诊断标准作为肺结核诊断的阳性标准,计算 XpertMTB/RIF 诊断涂阴肺结核的敏感度、特异度、阳性预测值及阴性预测值。结果以 BALF 培养阳性结果作为判断肺结核的阳性标准,BALF 行 Xpert MTB/RIF 检测对诊断涂阴肺结核的敏感度、特异度、阳性预测值、阴性预测值分别为 100%、97.4%、97.8%、100%。以临床诊断标准为诊断肺结核的阳性标准,BALF 行 Xpert MTB/RIF 检测对诊断涂阴肺结核的敏感度、特异度、阳性预测值、阴性预测值分别为 81.9%、97.4%、98.3%、74.0%。以 DST 结果为金标准,Xpert MTB/RIF 检测利福平耐药的敏感度、特异度分别为 75.0%、96.0%。认为以 BALF 行 Xpert MTB/RIF 检测在涂阴肺结核中的敏感度、特异度均较高，且检测快速并能判断是否利福平耐药，对涂阴肺结核的快速诊断及治疗具有较大的应用价值。

（二）支气管镜对支气管结核的诊断

金发光[3]综述了支气管结核介入的诊治方案，认为支气管介入诊断技术是支气管结核最可靠和最准确的方法。支气管镜检查可直视气管、支气管内病灶情况，可确定支气管结核的有无，支气管结核的类型、部位、范围、严重程度，还可判断是否合并支气管狭窄以及狭窄的原因。目前大多数学者建议：对所有肺结核或可疑肺结核患者均应常规进行支气管镜检查，全部病例均在可疑部位活检、刷检并镜下吸痰或灌洗留取标本，进行组织学、细胞学和细菌学（结核杆菌）检查。

有报道活动性肺结核中大约有 54.3% 合并支气管结核，支气管镜检查在气管支气管结核诊断和治疗中具有重要的临床价值。孙瑞琳等[4]研究了 212 例经电子支气管镜检查确诊为气管、支气管结核患者，其中痰菌阳性患者 151 例（71.2%），合并肺结核者 195 例，合并其他肺外结核者 17 例，具有结核中毒症状者 182 例，支气管镜下溃疡坏死型最多（29.7%）。由于气管支气管结核临床表现不特异，临床误诊率高，本组 212 例患者中，误诊率高达 25.9%，误诊时间最长为 8 个月，临床危害大。支气管镜检查在气管支气管结核诊断中具有重要的临床价值。因此，作者建议，凡临床诊断肺结核，尤其是痰菌阳性，久治不愈者，合并肺不张者，不明原因长期干咳，肺部听诊有局限性哮鸣音者；临床上怀疑支气管结核的患者，尤其是伴有刺激性干咳，影像学检查无明显结核病灶而痰菌阳性者，对原因不明的肺不张、阻塞型肺炎，对于病程较长的咳嗽，不明原因的呼吸困难；在诊断时均应积极行电子支气管镜检查，以早期诊断气管支气管结核。

二、支气管镜检测新技术

（一）电磁导航支气管镜

电磁导航支气管镜（ENB）的临床应用对肺外周小结节的定位诊断出现了新的突破，解决了外侧 1/3 肺野且小于 2cm 的病灶定位的问题。吴宝妹等[5]报道了上海市肺科医院对 83 例患者的导航操作经验。术中导航成功后结合外周超声确认位置，并在 X 线透视下进行标本获取，送病理学检测。结果共 87 处病灶，阳性诊断率为 86.00%。导航时间为（23.06 ± 15.68）分钟，曝光时间为（1.89 ± 1.53）分钟，手术时间为（75.27 ± 37.08）分钟；无并发症发生。较既往文献报道的单纯外周超声系统曝光时间[（4.08 ± 3.27）分钟]缩短，差异有统计学意义（t=7.32，P<0.05）。认为熟练使用导航联合外用超声技术是避免操作并发症的关键步骤。利用 ENB 技术诊断肺外周小结节具有较高的阳性率，值得进行临床推广。

（二）经支气管镜针吸活检术

仅有肺门纵隔淋巴结肿大而无肺实质受累时，痰结核菌涂片和培养阳性率均极低，尽管通过纵隔镜检查（mediastinogram，CM）或电视胸腔镜检查（video assisted thoracic surgery，VATS）可明确肿大淋巴结性质，但此两项检查创伤大，技术要求高，费用高昂。经支气管镜针吸活检术（TBNA）是应用一种特制的穿刺针，通过支气管镜活检孔对气管、支气管腔外病变获取细胞或组织标本进行细胞病理学、组织学、细菌学诊断的一种新技术，是一项特异性很高、临床价值极大的微创技术。作为一种简单、安全、可靠和可重复的方法，该技术目前正在国内大中型医院快速推广。李科宇等[6]对44例患者进行分析，其中TBNA诊断为结核性肺门纵隔淋巴结炎（TBLA）者42例（95.4%），2例通过其他方法确诊，仅根据细胞病理学结果有32例（72.7%）诊断为结核，其中1例（2.2%）痰涂片阳性，而结核菌培养显示22例（50.0%）培养阳性，经细胞病理学评价不能确诊的12例患者中10例结核培养阳性。细胞病理学检查联合结核分枝杆菌培养诊断率从72.7%提高到95.4%。所以认为，TBNA是一种诊断TBLA安全高效的一线方法。细胞病理学检查联合结核分枝杆菌培养提高了TBNA的阳性率。

对于支气管周围的肺内肿块、肺门/纵隔病变，经皮肺穿刺风险大，而胸腔镜等检查创伤大，费用高，经支气管镜针吸活检术具有很大的优势，常规TBNA（cTBNA）技术具有操作简单，实用，安全，无须添置专用设备，花费低等优势，在各级医院可广泛应用。阳韬等[7]报道了对102例患者的检测结果，结果成功穿刺取得组织或细胞学标本，病理学或微生物学诊断明确的患者为83例，成功率为81.4%（83/102）。病理拟诊为结核性病变的患者4例，并得到细菌学或临床支持。不良反应较轻，有少量出血及血压波动等，未见明显的严重并发症。虽然经气管内超声引导下支气管镜针吸活检术（EBUS-TBNA）能显示管腔外周围组织结构，有着更高的准确性和安全性，但cTBNA有着更加简单、易学、设备简单、费用低以及可以穿刺支气管周围结节性病变等优势，仍具有EBUS-TNBA不可替代的地位。

（三）虚拟导航联合支气管超声

陈众博等[8]报道了虚拟支气管镜导航（VBN）联合支气管超声经引导鞘管肺活检术（EBUS-GS-TBLB）在肺外周结节（PPL）诊断中的价值。184例患者随机分为导航-超声组和超声组，结果两组诊断敏感度差异无统计学意义（χ^2=0.175，P=0.747），但两组检查时间差异有统计学意义（t=6.522，P<0.01）。虚拟支气管镜导航能引导操作者更快更准确地到达目标病灶所在支气管从而缩短检查时间、减少患者的痛苦且无须使用X线定位，因此将VBN技术联合EBUS-GS-TBLB应用于诊断PPL是高效而又安全的。

（四）支气管超声下经引导鞘管肺活检术联合虚拟导航支气管镜

支气管超声下经引导鞘管肺活检术联合虚拟导航支气管镜可以克服普通可曲支气管镜盲检确诊率低、X线引导下经支气管活检不安全、经皮肺穿刺易发生气胸等并发症等的缺点，且操作并发症发生率低，其总的发生率大约为1.3%，包括气胸和肺部感染，更能准确地探及病灶，且可以进行多次的活检及刷检。刘伟等[9]总结了进行的23例患者，通过支气管超声下经引导鞘管肺活检术联合虚拟导航支气管镜检测，总的阳性率82.6%。认为EBUS-GS-TBLB联合VBN对肺周围病变的诊断具有较高阳性率，值得临床推广。

（五）C型臂引导下气管镜检查

C型臂引导下气管镜检查是一种放射定位技术，C型臂可明显克服普通透视灵活性的不足，做到实时监测，精确定位，操作简单，为病灶的精确定位提供了良好的工具，文献报道效果良好。王勃等[10]报道了对51例影像学和临床症状都不典型的肺结核患者（影像学表现为单发结节型和肺段或肺叶斑片状阴影型）经C型臂引导实行经支气管镜肺活检（TBLB），同时做纤支镜刷片（BB）及支气管肺泡灌洗（BAL），对所取的标本进行病理、细菌学和分子生物学检查，以确定C型臂引导下气管镜检查对不典型肺结核的诊断价值。结果在C型臂引导下检查部位准确率达到100%，TBLB、BB和BAL的诊断阳性率分别为56.80%、45.10%和39.22%，总确诊率为76.5%（39/51），未见严重不良反应及放射损害的发生。作者认为C

型臂引导下气管镜检查可以确保气管镜检查部位的准确性，对不典型肺结核具有较高的诊断价值。

三、经皮肺穿刺活检术

（一）CT 引导下经皮肺穿刺活检

CT 引导下经皮肺穿刺活检作为一种微创、快速的诊断方法，可获得肺部病变的细胞学诊断，在肺部疾病诊断中体现出一定优势，其敏感性、特异性高，创伤小，并发症少，是诊断肺部疾病的有效手段。黄海等[11]评估了对 172 例肺周围结节行 CT 引导下经皮肺穿刺活检的诊断价值，172 例病例，CT 引导下经皮肺穿刺活检诊断为肺癌 105 例（腺癌 61 例、鳞癌 32 例、小细胞癌 7 例、未分化型肺癌 5 例）、炎性假瘤 32 例、结核球 22 例、肺脓肿 7 例、真菌球 2 例、机化性肺炎 2 例、正常肺组织 2 例。其中 26 例诊断为肺癌的患者经手术切除（腺癌 17 例、鳞癌 9 例）与穿刺病理结果相符。穿刺后并发气胸 8 例（4.65%），咯血 28 例（16.27%），其中大咯血 2 例（1.16%）。作者认为 CT 引导下经皮肺穿刺活检术在肺周围结节的诊断中阳性率高，相对安全，具有较高临床诊断及应用价值。

（二）^{18}F- 氟代脱氧葡萄糖正电子发射计算机断层显像辅助 CT 引导经皮肺穿刺活检

^{18}F- 氟代脱氧葡萄糖正电子发射计算机断层显像有形态学与代谢功能状态学图像结合互补的优点，以 PET/CT 图像中代谢活跃的病变作为活检靶区，可提高穿刺准确率。董文等[12]回顾性分析 CT 引导经皮肺组织穿刺活检 170 例临床怀疑为肺部肿瘤患者的临床资料，分析 PET/CT 在穿刺术前常规检查的必要性及其对穿刺准确率的影响。结果：①病理结果及并发症：170 例患者穿刺成功率 100%。PET/CT 组 72 例，恶性肿瘤 60 例，结核 6 例，隐球菌 1 例，5 例未做出特异性诊断，诊断率为 93.06%；其中 8 例经常规 CT 检查术后首次穿刺失败、再次活检后均病理确诊；并发症 10 例（13.89%），气胸 7 例，咯血 3 例。常规 CT 组 98 例，恶性肿瘤 72 例，结核 7 例，隐球菌 3 例，16 例未做出特异性诊断，诊断率为 83.67%；并发症 13 例（13.27%），气胸 8 例，咯血 5 例。两组穿刺诊断率及并发症发生率均无统计学意义（χ^2 值分别为 3.37 和 0.01，均 P>0.05）。②将两组根据穿刺靶位病变大小分层分析并进行率的比较，发现两组在各层中数据分布差异无统计学意义（均 P>0.05）；但穿刺靶位病变 >5cm，PET/CT 组诊断率明显高于常规 CT 组（χ^2=4.34，P<0.05），且病灶越大，准确率有下降趋势。③病变 CT 影像表现特点与准确率的关系：两组 CT 影像学特征构成比无明显差异。单一影像表现时两组的准确率差异无统计学意义（P>0.05），但表现为两种或两种以上影像改变，PET/CT 组准确率高于常规 CT 组（χ^2=4.51，P<0.05）。④ PET/CT 扫描检查情况与穿刺病理未能确诊的关系：PET/CT 扫描显示病灶代谢均匀 35 例，分别为单发结节 14 例、多发结节 3 例，单发肿块 7 例、肿块伴肺不张 5 例、肿块伴阻塞性肺炎 6 例，其中 2 例肿块与不张肺组织及 4 例肿块与阻塞性肺炎组织在 PET/CT 图像上难以区分。伴有空洞或多种影像改变者，代谢多不均匀分布。作者认为，结合影像学特征及两组穿刺靶位病变大小进行分层分析提示严格掌握临床适应证，PET/CT 检查有助于提高穿刺的准确率。

四、胸（腹）腔镜技术

引起胸腔积液的原因很多，部分胸腔积液患者常规检查不能确诊，而采用胸腔镜可以直接窥视病灶，窥视范围广，易操作，可以多部位多点活检，明显提高诊断准确率达到

92%~100%。张永庆等[13]回顾性分析121例不明原因胸腔积液患者的胸腔镜检查资料,探讨尖端可弯曲内科胸腔镜检查术对未明原因的胸腔积液患者的诊断价值。结果结核性54例(44.6%),肿瘤46例(38.0%),非特异性炎症17例(14.0%),感染性3例(2.5%),不明原因1例(0.8%)。术后胸膜活检部位少量出血2例,引流管引出血性胸水,予以静脉止血治疗后出血停止;轻度疼痛118例,无其他严重并发症。作者认为内科胸腔镜操作简单、安全,并发症少,胸腔镜对于原因不明的胸腔积液患者是适用的诊断方法。

庄亚琴等[14]对136例不明原因胸腔积液患者接受内科胸腔镜检查,最终46例患者胸膜活检病理诊断为结核性胸膜炎。其主要镜下表现为胸膜上分布大小不等的结节(28.3%);胸膜肥厚、纤维粘连或形成包裹腔(56.5%);胸膜充血水肿、胸膜表面粟粒样结节(10.9%)。46例结核性胸膜炎患者胸水ADA分布情况:<40U/L(19.6%)、40~45U/L(4.3%)、45~60U/L(39.1%)、≥60U/L(37.0%)。ADA≥45U/L胸腔积液患者45例,病理分类为:35例结核,1例腺癌,3例急性炎症,6例慢性炎症。行内科胸腔镜检查均无严重并发症发生。结论认为内科胸腔镜操作简单、安全,可提高结核性胸膜炎的诊断准确性,减少漏诊及误诊。

姜廷枢等[15]对24例老年(60~80岁)包裹性胸腔积液患者进行胸腔镜检查,结果成功进入胸膜腔并取得病理22例(91.7%),病理确诊17例(70.8%),2例(8.3%)患者未能进入胸膜腔,检查失败。确诊患者按病因分为:恶性肿瘤6例(25%)、结核病6例(25%)、化脓性炎症5例(20.8%)、非特异性5例(20.8%)。术后主要并发症为局部皮下气肿及轻微局部疼痛,未发生严重并发症。作者认为内科胸腔镜检查对于老年包裹性胸腔积液患者诊断具有简单易行、微创安全高效、并发症发生率低、诊断效能高的特点。

艾尼瓦尔·艾力等[16]报道了腹腔镜探查活检术对腹腔结核的诊断与鉴别诊断价值,结果38例手术均顺利完成,无手术并发症。平均手术时间为(45±15)分钟,平均出血10ml。活检组织经病理、免疫组织化学检查,最后确诊37例,确诊率高达97.4%,其中结核性腹膜炎34例,转移性腺癌2例,淋巴瘤1例。作者认为腹腔镜检查可以更好地进行鉴别诊断,从而达到确诊的目的,减少腹腔结核的误诊率,腹腔镜探查术对诊断与鉴别诊断腹腔结核是一种安全、高效、确诊率高的诊断方法。

(沙巍　丁卫民　唐神结)

参考文献

1. 陈红梅,傅满姣.纤维支气管镜对早期诊断菌阴肺结核合并肺癌的临床意义.临床肺科杂志,2016,21(9):1661-1663.
2. 高春景,朱述阳.支气管肺泡灌洗液行Xpert MTB/RIF检测对涂阴肺结核的诊断价值.临床肺科杂志,2016,21(12):2192-2196.
3. 金发光.支气管结核介入的诊治方案.中华肺部疾病杂志(电子版),2016,(1):1-4.
4. 孙瑞琳,金发光,谢永宏,等.支气管镜在气管支气管结核诊断中的临床价值.中华肺部疾病杂志(电子版),2016,(1):10-12.
5. 吴宝姝,李玉梅,侯黎莉,等.电磁导航支气管镜在肺外周结节诊断中的意义.中华诊断学电子杂志,2016,4(3):203-205.
6. 李科宇,潘频华,汤渝玲,等.经支气管镜针吸活检术在肺门纵隔淋巴结核诊断中的作用.中国内镜杂志,

2016,22(11):95-99.

7. 阳韬,王剑,严玉兰,等.经支气管镜针吸活检术在支气管周围及肺门/纵膈病变诊断中的应用.中华肺部疾病杂志(电子版),2016,9(5):539-541.
8. 陈众博,金燕平,虞亦鸣,等.虚拟导航联合支气管超声在肺外周结节诊断中的价值.中华结核和呼吸杂志,2016,39(7):509-513.
9. 刘伟,刘健,刘玉杰,等.支气管超声下经引导鞘管肺活检术联合虚拟导航支气管镜在肺外周结节诊断中的初步应用.中国内镜杂志,2016,22(6):90-93.
10. 王勃,毛晓辉,王玲,等.C型臂引导下气管镜检查对不典型肺结核的诊断价值.陕西医学杂志,2016,45(5):556-557.
11. 黄海,郑臻,陈依林,等.CT引导下经皮肺穿刺活检对肺周围结节的诊断价值.内科急危重症杂志,2016,22(5):348-349.
12. 董文,黄奕江,李冀,等.18F-氟代脱氧葡萄糖正电子发射计算机断层显像辅助CT引导经皮穿刺活检的临床应用.中华结核和呼吸杂志,2016,39(5):402-403.
13. 张永庆,苗毅,尚立群,等.可弯曲电子胸腔镜在不明原因胸水患者诊断中的应用价值(附121例).现代肿瘤医学,2016,24(20):3217-3218.
14. 庄亚琴,高习文,颜志军,等.内科胸腔镜在结核性胸膜炎临床诊断中的应用.中国临床医学,2016,23(4):499-501.
15. 姜廷枢,李航,毛琦善,等.内科胸腔镜在老年包裹性胸腔积液诊断中的应用价值.中国老年学杂志,2016,36(21):5378-5380.
16. 艾尼瓦尔·艾力,李健,阿不都合力里,等.腹腔镜探查诊断与鉴别诊断腹腔结核的临床分析(附38例报告).中国防痨杂志,2016,38(6):510-512.

第六章　结核病病理学诊断

摘要：病理学诊断是确诊结核病的重要途径，可以有效避免结核病与其他疾病的误诊。目前在国内结核病的病理学诊断主要依靠传统病理学，但在诊断结核病中并非"金标准"，还需要依靠分子病理等新技术手段才能作明确诊断。分子病理检测技术，如 Abbott RealTime MTB assay、荧光定量 PCR 技术等用于病理样本诊断，不仅可以显著提高检测阳性率，还可以帮助确诊结核病。同时，一些新分子标志物的研究为结核病病理学诊断提供了新的思路。

关键词：结核病；病理诊断；分子病理；Abbott RealTime MTB assay；荧光定量 PCR 技术；分子标志物

病理学在疑难性疾病的鉴别诊断中非常重要，往往起到一锤定音的作用。结核病在临床上需要与多种疾病进行鉴别诊断。2016 年国内传统的病理学诊断在疑难性结核病诊断中依然发挥着重要作用，尤其与微创活检技术联合后用武之地更为广阔。分子病理检测新技术为结核病病理学诊断注入了新的活力，不仅提高了诊断准确性，在真正意义上实现了结核病病理学确诊。

一、结核病与其他疑难性疾病的鉴别诊断

国内结核病病理学诊断目前依然以传统病理学手段为主，在结核病与其他疾病的鉴别诊断中起到重要作用，可以有效防止漏诊和误诊。骨与关节结核是肺外结核病中较为常见的。提高对骨与关节结核的认识和重视，对一些诊断不明、临床表现与骨与关节结核病易混淆的其他疾病的诊断至关重要。陈永林等[1]报道了 6 例曾被误诊为骨髓瘤（2 例）或转移癌（4 例）的非典型多发性骨关节结核患者。这 6 例骨关节结核病患者最终通过 CT 引导穿刺活检后行病理检查，诊断为结核性肉芽肿，并且抗酸染色阳性。6 例患者口服抗结核病药物治疗 18 个月，病情均好转，随访 28~74 个月未见复发。分析误诊主要原因为：①肺部未见结核病灶，②影像学特征不典型，③缺乏典型临床症状，④无结核病史。可见病理学诊断仍然是非典型多发性骨关节结核确诊的重要手段，可以尽快得到明确的疾病原因，进行对症治疗，以免延误病情并过治疗。而另一方面，临床上与脊柱结核临床及影像学表现相似的疾病有时也会误诊为脊柱结核，这时病理学诊断是防止误诊的重要手段。陈其义等[2]报道了 25 例误诊为脊柱结核的其他疾病病例。这 25 例误诊病例经病理学诊断确诊为非特异感染 17 例，骨质疏松性椎体压缩性骨折 3 例，恶性淋巴瘤 2 例，强直性脊椎炎 2 例，骨髓瘤 1 例。对于不典型的疑似肺结核病病例，如果条件允许，最好在下定论之前做病理诊断以防误诊。黄晓磊等[3]报道了一例肺朗格汉斯细胞组织细胞增多症的患者，女性，23 岁，体检发现胸片异常，疑为肺结核，行胸部 CT 示双肺散在粟粒影、结节样及条索状影，以双上肺为著，增强无强化，右肺门及纵隔未见淋巴结肿大，考虑"亚急性粟粒性肺结核可能性大"。患者近 1 个月胸闷不适，活动后明显。痰菌、GeneXpert 均阴性。结核科医师均认为结核病诊断不足，但不能排除，建议取病理活检明确诊断。最终在电视辅助胸腔镜手术取病理活检，确诊为肺朗格汉

斯细胞组织细胞增生症。

随着介入技术的发展，关节镜及胸腔镜在胸膜腔及关节腔结核病与其他疾病的鉴别诊断中发挥重要作用。黄迅悟等[4]认为关节结核起病比较隐匿，痰菌阴性率高，关节镜却可在直视下观察病变，选取典型病变组织进行活检病理检查，对活检组织进行抗酸染色和聚合酶链反应提高病原学阳性率。关节镜下应选择病理改变特异性强、含菌量多的病理组织活检。内科胸腔镜检查为一项微创、操作相对简单、诊断率高的临床技术。姜廷枢等[5]入组24例老年包裹性胸腔积液患者，通过应用内科胸腔镜技术取得病理，最终病理确诊17例（70.8%）：恶性肿瘤6例（25%），结核病6例（25%），化脓性炎症5例（20.8%），非特异性5例（20.8%）。支气管内超声引导细针穿刺活检术作为创伤较小的外科技术，在气管内恶性或良性病变中得到应用，但在胸腔内的非特异性淋巴结炎性病变中的应用还未见报道。Yang等[6]的报道中入组104例患者，通过超声引导细针穿刺活检术，94例通过病理和临床随访确诊为非特异性淋巴结炎。38例有炎性细胞浸润或非干酪样坏死；13例为肉芽肿病变；41例为淋巴组织，没有明显病变；2例组织太少，不能诊断。所有的病例均经过抗酸染色排除结核病。结论超声引导细针穿刺活检术在胸腔非特异性淋巴结肿大病变鉴别诊断中可以提供组织病理诊断的组织，为一种安全有效的有创方式。

二、分子病理诊断新技术

2016年，国内结核病的分子病理诊断技术得到了更广泛应用，大大提高了结核病病理组织学诊断的敏感性和特异性，弥补了传统抗酸染色的不足。Fu等[7]报道了利用Abbott RealTime MTB assay自动检测系统专门检测石蜡包埋组织标本中的结核分枝杆菌DNA。其诊断敏感性和特异性分别为63.3%及97.2%。在抗酸阳性组织和抗酸阴性组织标本中的阳性率分别为89.3%和21.7%。在大的手术切除标本和小的活检标本中的阳性率分别为86.2%和41.9%。穆晶等[8]研究入组形态符合结核的93例骨结核病石蜡包埋标本，12例骨肿瘤石蜡包埋标本，所有标本以荧光定量PCR（FQ-PCR）技术检测结核分枝杆菌DNA，抗酸染色查找抗酸杆菌。结果93例骨关节结核标本中FQ-PCR技术检测阳性77例，敏感性82.8%；抗酸染色查到抗酸杆菌64例，敏感性68.8%，FQ-PCR技术检测敏感性明显高于抗酸染色法（P=0.021），说明FQ-PCR技术较传统抗酸染色法显著提高了结核分枝杆菌阳性检出率，并在骨关节结核石蜡包埋标本中具有良好的应用价值。Wang等[9]的研究纳入125例炎性肉芽肿病变病例，均经过石蜡包埋处理。所有标本都经特殊染色（抗酸染色和金胺O染色）和荧光定量PCR检测。结果125例标本中，荧光定量PCR检测出75例分枝杆菌阳性标本（74例结核分枝杆菌，1例非结核分枝杆菌），阳性标本的平均循环阈值为29~32（30.5）。然而，应用EDTA的荧光定量PCR检测出88例抗酸杆菌阳性（83例结核分枝杆菌，5例非结核分枝杆菌），阳性标本的平均循环阈值为27~30（28.0）。两组之间有统计学意义（P<0.05；P<0.01）。结果提示应用EDTA提取DNA，可以提高荧光定量PCR检测出结核分枝杆菌及非结核分枝杆菌的阳性率。痰菌阴性的肺结核比较常见及难诊断。Jiang等[10]研究纳入220例患者，所有患者通过细针穿刺获得组织标本，经过石蜡包埋，抗酸染色和TB-PCR检测抗酸杆菌。抗酸染色阴性而TB-PCR阳性的标本，进行非结核分枝杆菌检测。石蜡包埋组织的TB-PCR检测准确率[91.2%（165/181）]高于组织抗酸染色[71.8%（130/181）]，P<0.001。其中2例抗酸染色阳性而TB-PCR阴性，最终诊断为非结核分枝杆菌。Wei等[11]

报道 90 例标本 Xpert 阳性，而痰阴及培养阴性，其中 81 例标本为骨关节结核患者。依据病理检查结果，81 例骨关节标本中 77 例为脓液，提示为结核。结果认为 Xpert 诊断骨关节结核结果是可靠的。

三、结核病病理学诊断新标志物研究

病理学确诊结核病需要找到病原学依据。虽然分子病理检测可以大幅度提高结核分枝杆菌复合群的检出阳性率，但还是有一部分结核病组织标本中无法找到病原学证据。因此，除直接病原学证据外还需要一些新的辅助手段帮助提高结核病病理学诊断敏感性。

肠结核和克罗恩病都属于肉芽肿性疾病，是病理鉴别诊断的难点。蓝亚珊等[12]探索了肠镜活检标本中胶原纤维沉积量、转化生长因子 -β(TGF-β)以及波形蛋白(vimentin)在两组疾病之间是否存在差异。结果分析后发现总胶原纤维量、Ⅰ型胶原纤维量以及Ⅲ型胶原纤维量在肠结核组显著高于克罗恩病组($P<0.05$)。ROC 曲线分析结果显示，这三种指标的敏感性分别为 80.0%、86.7%、73.3%，特异性分别为 78.9%、52.6%、73.7%。而 TGF-β 和 Vimentin 对于诊断没有帮助。在找不到病原学证据的情况下，从临床标本检测细胞因子等免疫学指标可能有助于对不同疾病进行鉴别诊断。Xiong 等[13]研究纳入了 151 例结核病患者，其中 68 例肺结核，43 例气管结核，40 例胸膜结核，107 例非结核病患者。通过液相阵列的多重免疫分析发现 TNF-α、IL-6、IP-10、IFN-γ 和 MIP-1β 等细胞因子在结核病患者血浆中明显升高。TNF-α 在三类结核病患者中均升高，并且可以作为一个比较适合的以上三种结核病诊断的细胞因子标记物。Wang 等[14]通过检测血清中的 IP-10 蛋白来快速诊断菌阴的肺结核和肺外结核。他们的研究纳入 466 例患者，其中 247 例结核病患者，147 例非结核病肺病患者，65 例健康对照。结果结核病患者血清中 IP-10 明显高于非结核病肺病患者和健康对照组($P<0.001$)，并且 IP-10 的敏感性、特异性和诊断效率分别为 75.3%、84.9% 和 79.7%。结论为 IP-10 可以作为一个诊断结核病的生物学标记物。Gao 等[15]研究 IL-31 在结核性胸腔积液和恶性胸腔积液的鉴别诊断中的意义。其研究入组 91 例患者，其中结核性胸腔积液患者 50 例，恶性胸腔积液患者 41 例，其他肺炎性胸水、肺结核和健康人群作为对照。研究结果发现 IL-31 是最主要的细胞因子($P<0.0001$)，其诊断结核性胸腔积液的敏感性和特异性分别为 86% 和 100%，并且在结核性胸腔积液的患者血浆中 IL-31 也比恶性胸腔积液患者高($P=0.0002$)，其诊断结核性胸腔积液的敏感性和特异性分别为 92.9% 和 85.7%。同时检测胸腔积液和血浆中 IL-31 的水平可以将结核性胸腔积液检测的敏感性和特异性提高到 94.0% 和 95.1%。因此，检测胸腔积液和血浆中的 IL-31 水平可以比较准确地诊断结核性胸腔积液，可以作为一个比较理想的生物学标记物。

传统结核病理学诊断依旧在结核病的诊断中发挥重要作用，分子病理技术的迅猛发展及逐渐的广泛应用，将在结核病的病理学诊断中占有重要地位。

(车南颖　张占军　赵丹　唐神结)

参考文献

1. 陈永林，杨兰生，王勇平，等．六例非典型多发性骨关节结核误诊的临床分析．中国防痨杂志，2016，38(8)：645-648.

2. 陈其义,杨增敏,孔晓海．其他脊柱疾病误诊为脊柱结核 25 例临床分析．临床误诊误治,2016,29(11):37-40.
3. 黄晓磊,宋晓东,于浩,等．肺朗格汉斯细胞组织细胞增多症与肺结核的鉴别诊断．中国防痨杂志,2016,38(10):881-884.
4. 黄迅悟,吴霄．关节镜技术在关节结核诊疗中的价值．中国防痨杂志,2016,38(4):250-253.
5. 姜廷枢,李航,毛琦善,等．内科胸腔镜在老年包裹性胸腔积液诊断中的应用价值．中国老年学杂志,2016,36(21):5378-5380.
6. Yang H, Wang S, Teng J, et al. Utility of endobronchial ultrasound-guided transbronchial needle aspiration in diagnosing non-specific inflammatory intrathorcacic lymphadenitis. Clin Respir J, 2016. doi:10. 1111/crj. 12580. [Epub ahead of print]
7. Fu YC, Liao IC, Chen HM, et al. Detection of Mycobacterium tuberculosis Complex in Paraffin-Embedded Tissues by the New Automated Abbott RealTime MTB Assay. Ann Clin Lab Sci, 2016, 46(4):412-417.
8. 穆晶,赵丹,刘子臣,等．荧光定量 PCR 技术在骨关节结核石蜡包埋标本检测中的应用价值．中国防痨杂志,2016,38(4):277-281.
9. Wang X, Xie F, Zheng Q, et al. Fluorescent quantitative PCR detection of Mycobacterium tuberculosis in tissue sections from granulomatous lesions retrieved using EDTA. J Clin Pathol, 2016. pii:jclinpath-2016-203738. [Epub ahead of print]
10. Jiang F, Huang W, Wang Y, et al. Nucleic Acid Amplification Testing and Sequencing Combined with Acid-Fast Staining in Needle Biopsy Lung Tissues for the Diagnosis of Smear-Negative Pulmonary Tuberculosis. PLoS One, 2016, 11(12):e0167342.
11. Wei G, Mu J, Wang G, et al. The reliability analysis of Xpert-positive result for smear-negative and culture-negative specimen collected from bone and joint tuberculosis suspects. J Thorac Dis, 2016, 8(6):1205-1209.
12. 蓝亚珊,毛华,黄丽韫,等．肠结核与克罗恩病肠黏膜中胶原纤维及相关蛋白的表达差异．中华实验外科杂志,2016,33(6):1653-1655.
13. Xiong W, Dong H, Wang J, et al. Analysis of Plasma Cytokine and Chemokine Profiles in Patients with and without Tuberculosis by Liquid Array-Based Multiplexed Immunoassays. PLoS One, 2016, 11(2):e0148885.
14. Wang Y, Yang Y, Li H, et al. Evaluation of a Whole Blood Chemiluminescent Immunoassay of Interferon-gamma Inducible Protein 10(IP-10) for Diagnosis of Tuberculosis Patients. Clin Lab, 2016, 62(1):165-172.
15. Gao Y, Ou Q, Wu J, et al. Potential diagnostic value of serum/pleural fluid IL-31 levels for tuberculous pleural effusion. Sci Rep, 2016, 6:20607.

第七章　抗结核新药与新方案

摘要:2016年12月我国FDA批准了抗结核新药贝达喹啉有条件地在国内上市,为耐药结核病的治疗增添了活力。环丝氨酸、利奈唑胺、氯法齐明、复方磺胺甲噁唑等药物的临床疗效也被进行了研究。同时,国内专家在初、复治及耐药结核、结核性脑膜炎、结核性胸膜炎等治疗方面,都对不少新方案进行了探索,主要是药物的替换和重新组合,目的在于希望获得更好的疗效、更短的疗程及更小的副作用。中医药方面,如百令胶囊、结核丸、芪甲利肺胶囊、茜草素、复方芩部丹方、逐饮活血方剂等对结核病有一定的辅助治疗作用。

关键词:贝达喹啉;环丝氨酸;利奈唑胺;氯法齐明;复方磺胺甲噁唑;新方案;中医药

临床对抗结核新药的需求非常迫切,但新药开发很缓慢,不仅需要有效、安全,还需要克服结核分枝杆菌的耐药性,研究周期长,科学家们转向测试已上市药物的抗结核活性,发现一些用于抗细菌、抗寄生虫、抗肿瘤、治疗不孕不育等药物具有抗结核功效,将这些"老药"新用,尝试研究它们独立或加入方案中对结核病的治疗作用。另外,中医药是我国传统医学的瑰宝,中医药联合化疗治疗结核和难治性结核历史久远,这方面的文献报道不少,给耐药结核的辅助治疗带来新的希望。本文中将"老药新用"药物归类到"新药"中。现将国内治疗结核病的"新药"及"新方案"研究汇总如下。

一、已上市的新药贝达喹啉

贝达喹啉是40多年以来第一种以新机制上市的抗结核药物,也是首个被美国食品和药品监督管理局(FDA)批准上市的治疗耐多药结核病的药物。贝达喹啉作用机制新颖,通过靶向作用于结核分枝杆菌中腺苷三磷酸(adenosine triphosphate,ATP)合成酶,阻止结核分枝杆菌利用ATP产生能量,进而发挥抗结核作用。2016年11月份,我国FDA批准将富马酸贝达喹啉片作为联合治疗的一部分,用于成人(≥18岁)耐多药结核病(MDR-TB)的治疗,这将为我国的MDR-TB患者带来福音。拟于2017年在全国多家结核病医院展开Ⅲ期药物临床试验,进一步验证贝达喹啉对MDR-TB患者的治疗作用和安全性,并为评价利益与风险关系提供依据,最终为药物注册申请获得批准提供充分依据。

二、"老药"新用

(一) 环丝氨酸

环丝氨酸(cycloserine,Cs)曾经是20世纪50年代的主要抗结核药物,后因更高活性抗结核药物的出现以及该药突出的精神神经方面的副作用而被淘汰。随着耐药结核病特别是广泛耐药结核病(extensively drug-resistant tuberculosis,XDR-TB)的增多,临床几乎陷入了"无药可用"的地步,环丝氨酸因近20年来应用少,对MDR-TB有着较高的敏感性,故又被启用,与其他抗结核药物联合用于耐药结核尤其是MDR-TB和XDR-TB的治疗。作为二线口服抗结核药物,WHO已把环丝氨酸列为治疗耐药结核病的第3组药物,Cs治疗MDR-TB在全球范围逐步展开，但由于我国近50年未生产及应用Cs，其应用后的不良反应报道仅限于50年前有限的患者，使得我国在使用Cs治疗MDR-TB方面上较谨慎，目前尚无大规模使用的报道。

辛朝雄等[1]采用含环丝氨酸联合胸腺肽方案治疗MDR-TB，对照组采用中国全球基金耐多药肺结核病防治项目的标准化治疗方案，即6VZthKP/18VZthP（V左氧氟沙星；Z吡嗪酰胺；th丙硫异烟胺；K卡那霉素；P对氨基水杨酸），观察组在此基础上全疗程加用Cs胶囊（体质量<50kg者0.5g/d，体质量≥50kg者0.75g/d，分2~3次口服），在注射期加用胸腺肽肠溶片，即6VZthKP+Cs+胸腺肽/18VZthP+Cs。结果显示：治疗6、12和24个月末时，观察组的痰菌阴转率分别为70.00%、76.67%、86.67%，显著高于对照组的36.67%、43.33%、53.33%，两组比较差异均有统计学意义（$P<0.01$）；治疗12个月末，观察组的病灶吸收有效率和空洞闭合有效率分别为76.67%和75.00%，均高于对照组的46.67%和40.74%，差异有统计学意义（$P<0.05$）；治疗24个月末，观察组的病灶吸收有效率和空洞闭合有效率分别为86.67%和78.57%，明显高于对照组的53.33%和40.74%，两组比较差异有统计学意义（$P<0.01$）；观察组的治疗成功率为93.33%，显著高于对照组的63.33%，差异有统计学意义（$P<0.01$）。作者认为：在MDR-TB抗结核治疗中，含Cs联合胸腺肽方案能够加快痰菌阴转，促进病灶吸收及空洞闭合，增强机体的细胞免疫功能，提高治疗成功率，且无严重不良反应发生，具有较好的临床应用前景。观察组不良反应发生率为10.00%，与对照组的差异无统计学意义，且不良反应的程度相对较轻，经对症处理后均可缓解，说明本方案安全性良好，患者依从性高，含Cs联合胸腺肽方案治疗MDR-TB，能够增强机体的细胞免疫功能，加快痰菌阴转，促进病灶吸收及空洞闭合，提高治疗成功率，且无严重不良反应发生。但同时作者也指出，Cs在中枢神经和精神系统方面的不良反应一直是限制其临床应用的主要原因，治疗中对不良反应的监测和及时处理是保证耐药结核病患者完成全程治疗的重要环节。

马丙乾[2]对33例MDR-TB患者使用含Cs的标准耐多药化疗方案治疗MDR-TB引起的不良反应进行观察，得出结果：33例耐多药患者使用含Cs（同时使用氟喹诺酮类药物和丙硫异烟胺）化疗方案治疗后，先后有7例在3~12个月出现不良反应，不良反应发生率为21.2%（7/33）。不良反应表现为：4例精神症状，2例神经系统症状，1例心血管系统症状。处理方式及结果：4例患者Cs用量由750mg/d减量至500mg/d，不良反应减轻并消失而继续以500mg/d用量服用；3例患者因出现严重精神症状，停用Cs改为其他药物，相同的不良反应未再出现，停药率为9.09%（3/33）。Cs发生不良反应患者的性别情况：男性15.38%（4/26），女性42.85%（3/7）。Cs发生不良反应患者的年龄情况：60岁及以上患者20.00%（2/11），60岁以下25.00%（5/22）。Cs发生不良反应的时间：多在使用3个月后出现，最长为12个月，中位数是5个月，这与相关报道的“服药2周内”不一致，有待进一步观察。作者还发现，本研究结果明显低于我国20世纪60年代的报道，其原因可能与现在的药品质量、患者体质、不良反应评估量表、药物不良反应计入标准，以及积极采取降低药物不良反应的措施等不同有关。但笔者认为，在评估Cs不良反应方面，单纯评价Cs的不良反应是非常困难的，因为抗结核治疗需联合用药；药物间反应、增扩效应及个体化差异等都会造成Cs不良反应的评估困难；使用Cs的不良反应与血药浓度相关性研究，可以排除很多因素的影响而指导临床治疗，将是今后值得深入探索的课题。

刘凡平等[3]分析中国全球基金耐多药结核病项目标准化治疗方案（含Cs）治疗效果和

转归情况。作者收集了 2012 年 9 月至 2014 年 10 月收治的耐多药肺结核患者 79 例，采用标准的耐多药肺结核治疗方案 6ZKm(Am、Cm)Lfx(Mfx)Cs(Pas、E)Pto/18ZLfx(Mfx)Cs(Pas、E)Pto。结果纳入治疗的 79 例患者，完成治疗 15 例，其中治愈 31 例，完成治疗 19 例，治疗失败 20 例，不良反应严重停药 7 例，丢失 1 例，治疗期间死亡 1 例。此外，79 例接受治疗的耐多药肺结核患者，6 个月末胸片吸收率 79.7%。痰阴转率 70.9%。症状缓解率 88.6%。不良反应发生率 83.5%，其中以胃肠道反应最为多见，其次是肝肾功能异常和神经系统症状。耐多药肺结核初治患者治愈率，明显高于复治患者的治愈率。治疗 6 个月后痰涂片阴性的患者治愈率明显高于治疗 6 个月后痰涂片阳性的治愈率。作者认为本方案在耐多药肺结核的治疗中是有效的方案之一，取得了满意的疗效。但在临床治疗过程中，患者药物不良反应比较大，适时对症治疗提高患者的依从性是治疗的关键。

（二）利奈唑胺

利奈唑胺是 2000 年被美国 FDA 批准上市的第一个唑烷酮类药，该药主要通过与结核分枝杆菌核糖体 40S 亚基结合，抑制 70S 起始物形成，从而在早期对细菌蛋白质的合成起抑制作用。该药最早用于治疗耐万古霉素病原菌所致感染，近几年研究发现利奈唑胺有较好的抗结核分枝杆菌功效，且与其他抗菌药物无交叉耐药，对耐药菌株亦有较高的抗菌活性，主要应用于治疗 MDR-TB 或 XDR-TB 患者。研究表明，采用利奈唑胺治疗 MDR-TB 可使患者临床症状迅速缓解或消失，促进结核病灶吸收，加速空洞闭合，加速痰菌转阴；已被 WHO 列为治疗耐药结核病的第 5 组药物；其不良反应主要表现为骨髓抑制和末梢神经炎，是临床应用受限的一个重要原因。其具体用量和疗程尚不统一，一般推荐初始计量为 600mg/ 次，2 次 / 日，用药 4 周后减为 600mg/ 次，1 次 / 日，6 个月后可改为 600mg/ 次，隔日一次，甚至停止用药。不过目前关于利奈唑胺治疗 MDR-TB 疗效的研究多为小样本观察，缺乏足够的大样本随机对照研究资料，故对利奈唑胺治疗 MDR-TB 的综合评价受到限制，最佳治疗方案、疗程、不同剂量的有效性、安全性及耐受性等仍不能确定，需要开展更多的随机对照研究。

孙小璐等[4]在对照组使用标准化耐药性肺结核化疗方案的基础上，观察实验组联用利奈唑胺进行治疗耐药肺结核方案的疗效，完成疗程后，实验组患者的病灶吸收缩小时间、空洞闭合时间、临床症状改善时间、抗酸染色涂片阴性时间、痰结核分枝杆菌培养阴性时间均显著低于对照组，其间的差异具有统计学意义（$P<0.05$），实验组患者的痰定量 PCR 阴性病例显著低于对照组，其间的差异具有统计学意义（$P<0.05$），同时不额外增加不良反应，具有安全性和有效性。

李志江[5]采用含利奈唑胺联合方案治疗 MDR-TB 患者临床效果的研究，研究中发现：在治疗 12 个月疗程结束时，含利奈唑胺联合方案的痰菌阴转率（93.75%）明显高于不含利奈唑胺的联合方案（66.67%），$P<0.05$，具有统计学意义；含利奈唑胺联合方案的胸部 CT 显示病灶吸收率（91.67%）明显高于不含利奈唑胺的联合方案（68.75%），$P<0.05$，具有统计学意义；两种方案的不良反应发生率差异无统计学意义。该研究表明利奈唑胺联合其他抗结核药物，可以提高 MDR-TB 的疗效，在用药安全性方面也值得认可。

王爱民等[6]观察了利奈唑胺联合常规化疗治疗 XDR-TB 的疗效，治疗组在对照组基础上，初始静脉滴注利奈唑胺注射液，600mg/ 次，2 次 / 天；治疗 1~2 个月后，根据患者耐受度和不良反应情况改为 600mg，1 次 / 天，或者口服利奈唑胺片，600mg/ 次，1 次 / 日。治疗后，对照组和治疗组的总有效率分别为 45.00%、85.19%，两组比较差异有统计学意义（$P<0.05$）。

治疗组空洞缩小时间、空洞闭合时间、痰涂片转阴时间、痰培养转阴时间和痰定量 PCR 阴转时间均短于对照组，两组比较差异有统计学意义（$P<0.05$））。随访 6、12、18 个月后，两组 SF-36 量表评分均上升，同组治疗前后比较差异有统计学意义（$P<0.05$）；且治疗组 SF-36 量表评分的升高程度明显优于对照组，两组比较差异具有统计学意义（$P<0.05$）。对照组和治疗组的复发率分别为 35.00%、7.41%，转归率分别为 30.00%、59.26%，两组比较差异有统计学意义（$P<0.05$）。作者认为，利奈唑胺联合常规化疗治疗 XDR-TB 具有较好的临床疗效，可改善临床症状，缩短痰菌阴转时间，改善生活质量，具有一定的临床推广应用价值。

（三）氯法齐明

氯法齐明最初用作为一种较为有效的抗麻风病用药，目前已被证明具有抗结核分支杆菌作用且对耐多药和广泛耐药结核分支杆菌菌株的最小抑菌浓度（minimum inhibitory concentration，MIC）均显示出体外抑菌活性，也已被 WHO 列为第 5 组治疗耐药肺结核用药。氯法齐明已被报道耐药发生率低于其他抗结核药物，可能与仍未大规模应用于临床抗结核治疗有关。

高远[7]采用氯法齐明联合加替沙星治疗 MDR-TB，对照组采用 WHO 推荐治疗耐多药肺结核方案，观察组全程接受含氯法齐明联合加替沙星治疗耐多药肺结核方案，加替沙星口服 400mg/ 次，1 次 / 天；氯法齐明治疗方式为口服：一次 50~100mg，1 次 / 天。完成疗程后观察组和对照组痰菌阴转率 90% 及 70%（$P<0.05$），病灶吸收率 90% 及 82.5%（$P<0.05$），空洞闭合率 33% 及 19%（$P<0.05$）。作者得出结论：加替沙星联合氯法齐明治疗 MDR-TB 临床效果显著。但研究同时发现观察组均出现皮肤红染，为氯法齐明主要临床不良反应，考虑因氯法齐明高脂溶性导致药物沉积于脂肪细胞及单核细胞内引起。如患者可接受可逆性皮肤红染不良反应可应用于 MDR-TB 治疗。

郑燕[8]进行了氯法齐明治疗 MDR-TB 的临床观察，观察中发现：含有氯法齐明（Cfz）的观察组（6Z-Am-Lfx-Pto+Cfz/18Z-Lfx-Pto+Cfz）和对照组（6Z-Am-Lfx-Pto/18Z-Lfx-Pto）比较，在治疗 6 个月末时痰菌阴转率分别为 57.8%、30.3%，两组比较差异有统计学意义；在治疗 6 个月末时肺部 CT 改变有效率分别为 78.8%、51.5%，两组比较差异有统计学意义（$P<0.05$）。证明含有氯法齐明的方案治疗 MDR-TB 近期疗效显著，值得推广应用。

氯法齐明在耐药结核患者中应用越来越广泛，其疗效也越来越得到临床医生的认可，需要积累更多的经验来了解剂量与效果关系、不良反应发生情况、发生时间及处理措施等，以期扩大氯法齐明在治疗耐药结核病中的应用并发挥更大更好的作用。

（四）复方磺胺甲噁唑

复方磺胺甲噁唑（SMZ.Co）属于磺胺类抗菌药，是磺胺甲噁唑（sulfamethoxazole，SMZ）与甲氧苄啶（trimethoprim，TMP）按 5∶1 联合的复方制剂。近年来，国内外开展了 SMZ.Co 治疗结核病的临床研究，显示 SMZ.Co 在治疗 MDR-TB 和 XDR-TB 方面具有一定的效果，SMZ 单用或与 TMP 联用对耐多药和广泛耐药的结核菌有效，并且在体外研究显示可以阻止结核菌产生耐药性，有学者提出应重新评估 SMZ.Co 对耐药结核菌的抗菌作用。

文强等[9]开展了 SMZ.Co 联合抗结核药物对结核杆菌体外抑菌作用的研究，结果显示：① TMP 与 SMZ 混合比为 1∶19 时，MDR 株的 MIC 与敏感株和非 MDR 株相接近；② SMZ MIC≤30μg/ml 时，对 5 株 MDR 株、8 株非 MDR 株、14 株敏感株均有抑制作用，说明 SMZ 对结核杆菌的体外抑菌活性较好，且与是否为 MDR 株无关，MIC≤30μg/ml 是 SMZ 较为适宜的体外抑菌浓度；③ TMP 的 MIC 均较高，当 TMP>30μg/ml 时，才表现出对 6 株 MDR 株、9 株非 MDR 株、9 株敏感株有抑制作用，表明 TMP 对结核杆菌的体外抑菌活性较低；④无论是标准菌株 H37Rv 还是 29 株结核杆菌临床菌株，SMZ 仅与利福布汀联合时表现为明显协同作用及相加作用，联合其他抗结核药物则多表现为无关作用。

刘红艳等[10]采用 SMZ.Co（每次 2 片，每天 3~4 次）+ 常规雾化（0.2g 异烟肼加入 20ml 生理盐水）+ 常规化疗药物（HRZE）作为治疗组治疗支气管结核 45 例，对其疗效进行观察，并设对照组 45 例，方案为常规雾化 + 常规化疗药物。结果显示：①临床症状方面如咳嗽、咳痰、胸闷、胸痛的缓解，在治疗 1、3、6 个月时，治疗组明显高于对照组，差异均有统计学意义；②痰涂片阴转率，治疗组治疗 1、2、3 个月时（35.5%、75.5%、100%）高于对照组（33.3%、51.1%、70%），差异有统计学意义（$P<0.01$）；③支气管镜下病变，治疗组 6 个月内明显好转或恢复，好转率为 100%，与对照组（70%）比较，差异有统计学意义（$P<0.01$）。提示 SMZ.Co 口服 + 标准抗结核治疗 + 雾化治疗支气管结核，疗效肯定，安全性高，值得临床借鉴。总体说来，关于 SMZ.Co 治疗结核的临床研究国内报道较少，纳入研究的病例数也较小，且抗菌活性研究多数为体外实验，研究结论可能存在争议，有必要进行深入研究，进一步证实 SMZ.Co 对结核菌的抗菌活性，希望能为 MDR-TB 和 XDR-TB 的治疗提供更多的选择。

三、新方案

无论是初治、复治或确诊耐药结核病，都需要采取化疗为主导的治疗方法，但选择药物确立治疗方案时除了根据患者病情外，还必须综合考虑患者身体的基本情况如年龄、性别、肝肾功能、体重、营养状况、合并症、是否受孕等，以及患者的社会状况，如经济收入、居住地、文化程度等，这些都会对治疗方案的选择起到一定的帮助作用，从而制定出一个遵守化疗原则为前提的既有效又尽可能少副作用的个体化方案，提高患者长期用药的依从性，保证方案的全疗程执行，最终达到治疗的目的。于是，不断有尝试新的化疗方案以满足不同特殊患者需求、提高疗效、缩短疗程、减轻毒副反应以及较少费用等为目的的临床研究，值得了解和关注。

（一）利福喷丁替代利福平

蔡灵芝等[11]使用利福喷丁和利福平在初治肺结核患者中进行比较，发现利福喷丁组患者的总有效率（92.50%）与利福平组（57.50%）相比明显升高，差异有统计学意义（$P<0.05$）。利福喷丁组患者显著吸收率（65.00%）明显高于利福平组患者（37.50%），差异有统计学意义（$P<0.05$）。利福喷丁组患者治疗后 1、3 个月细菌痰液检测阳性率（47.50%、7.50%）与利福平组阳性率（75.00%、32.50%）相比明显较低，差异有统计学意义（$P<0.05$）。结论：肺结核患者给予利福喷丁治疗的效果显著，较大程度改善了肺结核患者的临床症状，有利于患者结合病灶的吸收，具有较好的临床效果，降低了痰液细菌检查过程中结果的阳性率，避免治疗后出现的不良反应，确保患者在接受治疗过程中的安全性、依从性较高，提高了患者对治疗效果的满意程度。

李利娟等[12]使用利福喷丁联合左氧氟沙星治疗老年初治涂阳肺结核患者，对照组患者予以利福喷丁及吡嗪酰胺治疗，观察组予以利福喷丁及左氧氟沙星治疗，9 月的疗程结束后，观察组治疗有效率为 96.49%（55/57），空洞闭合率为 66.67%（38/57），均明显高于对照组的 84.21%（48/57）和 47.37%（27/57），差异均有统计学意义（$P<0.05$）；观察组患者 5 个月转阴率

为 91.23%(52/57),9 个月转阴率为 98.25%(56/57),均明显高于对照组的 64.91%(37/57)和 87.72%(50/57),而观察组的复发率仅为 1.75%(1/57),明显低于对照组的 12.28%(7/57),差异均有统计学意义($P<0.05$);观察组的不良反应总发生率为 5.26%(3/57),明显低于对照组的 17.54%(10/57),差异有统计学意义($P<0.05$)。作者认为利福喷丁与左氧氟沙星联合治疗老年初治涂阳肺结核患者疗效较好,安全性较高,值得临床上推广应用。

杨军等[13]比较 2HLEV/4HL 与标准方案 2HRZE/4HR 治疗老年初治肺结核的疗效及安全性,发现 2 种结核化疗方案疗效无差异,但 2HLEV/4HL 的不良反应发生率低,对老年初治肺结核患者是更安全的化疗方案。

(二)氟喹诺酮类药物

左氧氟沙星及莫西沙星在初治结核、复治结核、耐药结核及肺外结核患者中均得到广泛的尝试及使用。

1. 左氧氟沙星　杨亦德等[14]探讨了含左氧氟沙星化疗方案治疗复治涂阳肺结核的临床效果。方法选取浙江省台州市立医院 2012 年 9 月至 2015 年 1 月肺结核门诊诊断复治涂阳肺结核患者,入组 116 例,随机分成两组,每组 58 例,共脱落 19 例,完成疗程 97 例,实验组 49 例,对照组 48 例;实验组(含左氧氟沙星化疗方案):3HRZELfx/5HRLfx,对照组(标准化疗方案):2HRZESm/6HRE。结果提示实验组总有效率为 97.96%,对照组总有效率为 83.33%,两组临床疗效比较,差异有统计学意义($P<0.05$),显示实验组临床疗效优于对照组。痰菌阴转率:实验组痰菌阴转率为 97.96%,对照组痰菌阴转率为 81.25%。两组痰菌阴转率比较,差异有统计学意义($P<0.05$),显示痰菌转阴率实验组要好于对照组。胸部 CT 疗效:实验组总有效率为 95.92%,对照组总有效率为 81.25%,两组胸部 CT 疗效比较,差异有统计学意义($P<0.05$),显示实验组胸部 CT 疗效优于对照组。实验组不良反应 5 例,对照组不良反应 15 例,两组不良反应比较,差异有统计学意义($P<0.05$),显示实验组治疗能明显减少患者的不良反应。作者认为含左氧氟沙星化疗方案的治疗下,复治涂阳肺结核患者在临床疗效、胸部 CT 疗效、痰菌阴转率均优于标准化疗方案,而不良反应发生率低于标准化疗方案。王莉等[15]探讨了不同疗程左氧氟沙星联合四联抗结核药治疗结核性胸膜炎的疗效及不良反应,发现短疗程与长疗程左氧氟沙星治疗结核性胸膜炎的效果无显著性差异,但短疗程的不良反应发生率较低,值得临床推广应用。

杨伟荣等[16]观察含链霉素或左氧氟沙星方案治疗复治肺结核患者的临床疗效。将 2012 年 12 月至 2014 年 12 月于该院感染科接受治疗的 106 例复治涂阳肺结核患者纳入研究,按照随机数表法分为观察组 52 例和对照组 54 例。所有患者均给予利福平、异烟肼、乙胺丁醇和吡嗪酰胺常规治疗,在此基础上观察组患者加用左氧氟沙星治疗,对照组患者加用链霉素治疗,完成 9 个月的治疗疗程后,观察组患者的痰菌转阴率、病灶吸收率和空洞闭合率分别为 88.5%(46/52)、84.6%(44/52)和 73.1%(38/52),均明显高于对照组的 72.2%(39/54)、66.7%(36/54)和 53.7%(29/54),差异均有统计学意义($P<0.05$);观察组患者治疗过程中不良反应发生率为 26.9%(14/52),对照组为 24.1%(13/54),差异无统计学意义($P<0.05$)。结论含左氧氟沙星的治疗方案对复制肺结核患者具有明显疗效,安全性较高,值得临床推广应用。张春晓等[17]探讨了左氧氟沙星与卷曲霉素联合治疗 MDR-TB 的疗效及其对患者免疫功能、肝功能的影响,选择 2014 年 7 月至 2015 年 1 月医院收治 MDR-TB 患者 103 例为研究对象,将患者随机分为观察组 53 例和对照组 50 例,观察组给予 3CVLPa/18VLPa 治疗方案,对照

组采用 3SELPaZ/18ELPa 治疗方案,治疗 6 个月时,观察组痰菌转阴 35 例,转阴率 66.04%,显著高于对照组($P<0.05$);治疗 4 周后观察组 $CD4^+$、IgA、IgM、IgG 较治疗前均显著升高,均显著高于对照组($P<0.05$),$CD8^+$ 水平显著降低,显著低于对照组($P<0.05$),对照组治疗前后 $CD4^+$、$CD8^+$、IgA、IgM、IgG 均无显著变化;两组患者治疗 4 周后较治疗前 ALP、ALT、AST 及 STB 水平均显著升高,TP 水平显著降低,组间比较差异均无统计学意义,结论为左氧氟沙星与卷曲霉素联合治疗方案能够有效杀伤耐多药肺结核分枝杆菌,改善患者免疫功能,且不会对患者肝脏功能产生损伤。

刘明等[18]同样观察了左氧氟沙星和卷曲霉素联合化疗方案用于 MDR-TB 的疗效和安全性。方法:84 例 MDR-TB 患者随机分为观察组和对照组(各 42 例)。观察组患者给予注射用硫酸卷曲霉素 0.75g,加入 0.9% 氯化钠注射液 100ml 中,静脉滴注,每日 1 次 + 盐酸左氧氟沙星片 0.4g,口服,每日 1 次 + 丙硫异烟胺片 0.2g,口服,每日 3 次 + 帕司烟肼片 0.3g,口服,每日 3 次 + 吡嗪酰胺片 0.5g,口服,每日 4 次。对照组患者改卷曲霉素为硫酸阿米卡星注射液 0.4g,加入 0.9% 氯化钠注射液 100ml 中,静脉滴注,每日 1 次;改左氧氟沙星为氧氟沙星片 0.3g,口服,每日 2 次 + 其他药物用法用量同观察组。两组疗程均为 12 个月。结果:观察组患者治疗 3、6、9、12、18 个月后的痰阴转率、病灶吸收率、肺部空洞闭合及缩小占比率均显著高于对照组,痰菌转阴时间、症状改善时间均显著短于对照组,差异均有统计学意义($P<0.05$)。治疗前,两组患者 $CD4^+CD25^+/CD4^+$、$CD4^+CD25^+CD127^{lo2}/CD4^+$、IL-17 水平比较,差异均无统计学意义($P<0.05$)。治疗后,两组患者 $CD4^+CD25^+/CD4^+$、$CD4^+CD25^+CDl27^{lo2}/CD4^+$ 均显著低于同组治疗前,且观察组低于对照组,IL-17 水平显著高于同组治疗前,且观察组高于对照组,差异均有统计学意义($P<0.05$)。两组患者不良反应发生率比较差异无统计学意义($P>0.05$)。结论:左氧氟沙星和卷曲霉素联合化疗方案用于耐多药肺结核有较好的疗效和安全性。

李琦等[19]在含左氧氟沙星(Lfx)或含莫西沙星(Mfx)方案治疗 232 例 MDR-TB 的疗效分析中也指出:①无论含有 Lfx 或 Mfx 的化疗方案治疗 MDR-TB 都有较好疗效,治愈率和治疗成功率分别为:45.4%/45.2%、61.1%/59.7%,治疗效果均高于全球 21 个 MDR-TB 高负担国家同期的治疗成功率水平;②含 Lfx 组和含 Mfx 组的病灶吸收率和不良反应率都无明显差异;③痰菌阴转方面:在 6 个月末时二组相接近,在治疗 12、18、24 个月末时含 Lfx 组的痰培养阴转率高于含 Mfx。此研究得出结论:含 Lfx 方案和含 Mfx 方案治疗 MDR-TB 的疗效与治疗成功率均接近。该文同时统计并分析了含 Mfx 组患者的耐药数量、既往阿米卡星使用率、此次治疗乙胺丁醇使用率及症状体征评分均高于含 Lfx 组,所以文中又指出,无论是哪一种方案,治疗成功程度还与患者临床状况和既往相关核心药物使用情况有关。

魏娇[20]采用常规标准化疗方案 HRZE(对照组)与 Lfx+HRZE(观察组)两种方案,治疗各 100 例复治涂阳肺结核患者,疗程 6 个月,评价其疗效。观察发现:①痰菌阴转率观察组 98%,明显高于对照组 81%,$P<0.05$,差异有统计学意义;②胸部 CT 检查显示病灶总吸收率观察组 96%,优于对照组 81%,$P<0.05$,差异有统计学意义;③不良反应发生率观察组 15%,高于对照组 13%,但二者差异无统计学意义。作者认为:含 Lfx 方案较常规化疗方案能有效提高疗效,提高痰菌阴转率,不良反应少,在复治肺结核中值得推广。黄庆红等[21]对左氧氟沙星联合抗结核化疗对复治肺结核治疗价值进行评析,发现 Lfx+HRZE 方案(观察组,3HRZE+Lfx/5HRE+Lfx)明显优于 HRZE 方案(对照组,3HRZE/5HRE),8 个月末痰菌阴转率

和病灶吸收率观察组分别为 90.48%、95.24%，明显高于对照组 70.73%、75.61%（$P<0.05$）；治疗前两个组生活质量评分无差异，治疗后观察组改善更显著，差异有统计学意义（$P<0.05$）。

龚年金[22]使用左氧氟沙星及胸腺肽联合 2HRZE/4HR 方案治疗初治肺结核，纳入了 2013 年 1 月至 2015 年 1 月恩施土家族苗族自治州民族医院收治的初治结核患者 118 例，随机分为观察组与对照组，每组 59 例。对照组患者予以 2HRZE/4HR 方案治疗，观察组患者在对照组基础上予以左氧氟沙星联合胸腺肽治疗；完成 6 个月疗程后，观察组患者肺部病灶吸收效果优于对照组（$P<0.05$）。治疗 2、4、6 个月观察组患者痰菌转阴率高于对照组（$P<0.05$）。治疗前两组患者痰上清液 IL-4、IFN-γ、TNF-α 水平比较，差异无统计学意义（$P<0.05$）；治疗后观察组患者痰上清液 IL-4、TNF-α 水平低于对照组，痰上清液 IFN-γ 水平高于对照组（$P<0.05$）。观察组患者临床疗效优于对照组（$P<0.05$）。两组患者不良反应 / 毒副作用发生率比较，差异无统计学意义（$P<0.05$）。作者得出结论左氧氟沙星及胸腺肽联合 2HRZE/4HR 方案治疗初治结核的临床疗效确切，可促进病灶吸收及痰菌转阴，调节患者免疫功能，且安全性较高。

刘波[23]使用左氧氟沙星联合标准化疗方案治疗初治肺结核。60 例肺结核患者随机分为观察组和对照组各 30 例；对照组给予标准化疗方案治疗，观察组在对照组的基础上联合左氧氟沙星治疗。结果显示观察组治疗 2 个月、6 个月的痰菌阴转率及治疗 6 个月后的病灶明显吸收率分别为 56.67%、93.33% 和 63.33%，均明显高于对照组的 33.33%、70.00% 和 43.33%，差异有统计学意义（$P<0.05$）；用药 2、4、6 个月后两组血清 INF-γ 含量增加、IL-10 含量减少，与治疗前比较差异均有统计学意义（$P<0.05$），且观察组血清 INF-γ 水平在治疗 2、4 个月后和 IL-10 水平在治疗 2 个月后的改善情况均较对照组更明显（$P<0.05$）；两组不良反应发生率比较差异无显著性（$P>0.05$）。作者认为左氧氟沙星联合标准化疗方案治疗肺结核疗效显著，其治疗作用可能与调节外周血中 INF-γ、IL-10 的含量有关。

黄波等[24]也报道了左氧氟沙星联合抗结核化疗方案治疗复治涂阳肺结核。64 例肺结核复治涂阳患者，随机分为观察组与对照组。对照组患者单纯采用抗结核化疗方案治疗，观察组患者在对照组治疗的基础上加用左氧氟沙星。结果两组患者第 2、3、6 个月的阴转率比较差异无统计学意义（$P>0.05$）；第 9 个月时，观察组阴转率高于对照组，差异有统计学意义（$P<0.05$）。治疗后，观察组患者病灶吸收率为 93.75%，显著高于对照组的 75.00%，差异有统计学意义（$P<0.05$）。两组不良反应发生率比较差异无统计学意义（$P>0.05$）。所以作者认为左氧氟沙星联合抗结核化疗方案治疗复治涂阳肺结核的疗效显著，且不良反应少，具有临床推广价值。杨亦德等[11]使用同样的方案设计，也发现含左氧氟沙星化疗方案的治疗下，复治涂阳肺结核患者在临床疗效、胸部 CT 疗效、痰菌阴转率均优于标准化疗方案，而不良反应发生率低于标准化疗方案。

2. 莫西沙星　漆沄等[25]观察含莫西沙星抗结核方案在初治涂阳肺结核患者强化期化疗中的疗效。临床选取 3 年间笔者医院收治的符合纳入及排除标准的涂阳初治肺结核患者 93 例。随机分为观察组和对照组，观察组在强化期给予 HRZE 常规抗结核方案基础上加用莫西沙星，对照组给予 HRZE 常规抗结核方案。结果观察组第 4、6、8 周痰结核菌阴转率明显高于对照组（$P<0.05$）。胸部 CT 显示观察组病灶吸收有效率高于对照组（$P<0.05$）。胸部 CT 显示空洞变化有效率高于对照组，但差异无统计学意义。两组药物不良反应相似，无统计学差异。结论为含莫西沙星抗结核方案在初治涂阳肺结核患者强化期化疗中可缩短痰

菌阴转时间，提高阴转率，提高病灶吸收有效率，不良反应两组类似。廖建斌[26]探讨莫西沙星治疗复治菌阳性肺结核临床效果。方法选取复治菌阳性肺结核患者 80 例，随机分为对照组和观察组（各 40 例），分别在标准抗结核方案基础上加用左氧氟沙星和莫西沙星治疗，比较两组患者疗效。观察组患者临床治愈率、痰菌转阴率、空洞闭合率及肺内病灶吸收率均显著高于对照组（$P<0.05$）；观察组患者治疗后 SF-12 生活质量评价量表评分显著高于对照组（$P<0.05$）；两组患者不良反应发生率比较差异无统计学意义（$P>0.05$）。结论为莫西沙星治疗复治菌阳性肺结核效果优于标准抗结核方案，具有临床应用价值。

王莎等[27]探讨不同剂量莫西沙星联合抗结核综合治疗对结核性脑膜炎预后及患者生活质量的影响，将 90 例结核性脑膜炎患者随机分为 A 组、B 组和 C 组，分别静脉滴注左氧氟沙星 400mg、莫西沙星 400mg、莫西沙星 600mg，均 1 次 / 天，持续 3 个月，同时联合抗结核综合治疗，比较 3 组的治疗效果。结果发现采用莫西沙星 400mg 或 600mg 联合抗结核综合治疗对结核性脑膜炎效果优于左氧氟沙星结合综合治疗，是治疗结核性脑膜炎的有效方法，但不同剂量莫西沙星联合抗结核综合治疗效果无明显差异，选择 400mg 莫西沙星即可达到良好的治疗效果。王海燕[28]对含氟喹诺酮类药物治疗耐多药肺结核的应用价值进行了探讨，84 例 MDR-TB 患者划分为对照组（L_2-Z-Pto-Am+Lfx）和观察组（L_2-Z-Pto-Am+Mfx），对比 Lfx 组和 Mfx 组的疗效及不良反应。研究中发现：① Mfx 组临床治疗有效率 95.24%，高于 Lfx 组 76.19%，$P<0.05$；②两组病灶吸收率分别为 85.71%、78.57%，差异无统计学意义；③两组不良反应发生率无明显差异。可见，含氟喹诺酮类方案治疗耐多药肺结核都能取得良好效果，莫西沙星治疗效果相对优于左氧氟沙星，但二者不良反应发生率及病灶吸收率差异不大。

闵季[29]采用含莫西沙星（治疗组）和含左氧氟沙星（对照组）的化疗方案治疗 MDR-TB 患者各 40 例，发现治疗组痰菌转阴率为 90.0%、空洞闭合率为 61.9%、病灶吸收率为 87.5%，均显著高于对照组的 72.5%、42.1%、67.5%，差异有统计学意义（$P<0.05$）。得出结论：莫西沙星联合其他抗结核药物治疗 MDR-TB，在患者症状改善、病灶吸收、空洞缩小或闭合、加速痰菌转阴等方面疗效显著，若经济允许最好使用。张琳琳等[30]利用棋盘法检测复治新方案核心药物对耐多药和广泛耐多药结核分枝杆菌体外的联合作用，得出结论：莫西沙星联合利福布汀或利福喷丁表现出一定协同作用，与帕司烟肼联合协同效果较差；莫西沙星联合利福喷丁和帕司烟肼的协同作用优于莫西沙星联合利福布汀和帕司烟肼。这个体外实验为我们在联合治疗方案中更加合理高效地选择药物提供新的启示。

（三）复治肺结核新方案的探讨

杜建等[31]评价复治肺结核新方案与复治肺结核标准方案满疗程的疗效及停药后随访 3 年的复发率，探讨如何提高复治肺结核的治疗成功率，减少失败率和降低复发率。方法：本研究采取前瞻性队列研究，分散随机法。国内有 22 家结核病防治（简称“结防”）机构共同参与，选择确诊的菌阳复治肺结核患者，排除 MDR-PTB、XDR-PTB、非结核分枝杆菌肺病、对治疗有影响的并发症和复治个体化组。根据随机号分为 3 个组：第 1 组为采用高剂量的复治新标准方案组（简称“高剂量组”，86 例）；第 2 组为采用长疗程的复治新标准方案组（简称“长疗程组”，83 例）；第 3 组采用复治标准方案（简称“标准方案组”，82 例）。评价上述三组满疗程的治疗成功率、不良反应发生率和停药后随访 3 年的复发率。结果高剂量、长疗程、标准方案组满疗程治疗成功率分别为 84.9%（73/86）、73.5%（61/83）和 62.2%（51/82），3 组差异具有统计学意义（$P=0.004$）；3 组治疗失败率分别为 4.7%（4/86）、16.9%（14/83）和

19.5%（16.82），3 组间差异具有统计学意义（P=0.011）。3 组胸部病变 X 线摄影评价的吸收好转率分别为 87.5%（70/80）、86.3%（69/80）和 74.0%（54/73），3 组间比较差异无统计学意义（P=0.052）；空洞闭合率分别为 28.9%（11/38）、46.5%（20/43）和 27.8%（10/36），3 组间比较差异无统计学意义（P=0.139）；恶化率分别为 1.2%（1/80）、1.2%（1/80）和 6.8%（5/73），3 组间比较差异无统计学意义（P=0.115）。3 年累计复发率占随访例数的 5.6%（10/177），高剂量组与长疗程组和标准方案组复发率分别为 5.6%（4/72）、1.7%（1/59）和 10.9%（5/46），3 组比较差异无统计学意义（P=0.135）。10 例复发患者中有 5 例采用复治标准化疗方案。结论：适当提高剂量和延长强化期（高剂量组）较复治标准化疗方案（标准方案组）可有效提高治愈和治疗成功率，并减少治疗的失败率。

（四）经验性用药

党萍等[32]使用他们的经验性方案（对氨基水杨酸异烟肼、利福喷丁、乙胺丁醇、左氧氟沙星、硫酸阿米卡星）治疗初次复治涂阴肺结核患者 105 例，观察强化期 3 个月后，患者胸部 CT 病变吸收总有效率 94.4%，空洞治疗有效率 90%，肝功能异常发生率 8.6%，电解质紊乱发生率 2.9%。作者认为，经验性用药治疗初次复治涂阴肺结核患者是有效、安全的。

四、中医药

中医称结核病为“痨病”，传统医学认为“痨病”由内外因素共同引起，外因为感染痨虫，内因为正气虚弱、气血不足、阴精耗损。中医药针对结核病产生机制，采取“一则补其虚，复其真元；一则杀其虫，以绝其根本”的治疗措施，发挥中药复方“多成分、多靶点、多系统”的优势，对结核病进行综合性治疗，已有较多研究表明中医药对结核病有辅助治疗价值。

顾树桦等[33]采用百令胶囊辅助治疗肺结核 60 例，研究显示：加用百令胶囊组痰菌阴转率高于单纯化疗组，病灶吸收率也明显高于单纯化疗组，且都具有统计学意义。张军国等[34]用中药结核丸辅助治疗初治涂阳肺结核患者 40 例，与单纯化疗（对照组）治疗初治涂阳肺结核患者 38 例相比较，加用结核丸组（观察组）在临床症状改善、痰菌阴转及病灶吸收等方面明显优于单纯化疗组（P<0.05）；王隽等[35]对复治肺结核患者采用芪甲利肺胶囊辅助治疗，观察其疗效。结果显示：加用芪甲利肺胶囊的化疗组 5 月末时痰涂片阴转率（53.6%）明显高于单纯化疗组（34.0%），P<0.05；治疗 3 个月和 8 个月时病灶显著吸收率观察组为 44.6%、62.5%，对照组为 26.4%、43.4%，观察组明显高于对照组，P<0.05；治疗后观察组 $CD4^+T$ 淋巴细胞较对照组明显升高，差异有统计学及意义。研究显示：芪甲利肺胶囊联合化疗可以促进痰菌阴转、病灶吸收，并能调节免疫功能，起到辅助抗结核作用。

茜草素是从中药材茜草中筛选出的蒽醌类化合物，研究发现该药具有抗多种病原体和护肝作用，特别是抗胞内菌感染。丁汀等[36]入选确诊的 MDR-TB 患者 200 例随机入组茜草素联合治疗组（观察组）和单纯抗结核治疗组（对照组），对照组采用标准抗结核化疗方案治疗，观察组在对照组治疗方案上联合茜草素治疗，两组疗程均为 8 个月。结果观察组临床显效 39 例，有效 51 例，无效 10 例，总有效率为 90%(90/100)；对照组临床显效 22 例，有效 35 例，无效 43 例，总有效率为 57%（57/100），两组比较差异有统计学意义（χ^2=28.262，P<0.01）。热毒郁肺证患者和气滞血瘀证患者中，观察组临床疗效的总有效率均高于对照组（78.78% vs 63.33%，χ^2=7.187，P<0.05；95.74% vs 42.31%，χ^2=73.997，P<0.01），而气血不足证患者中两组临床疗效的总有效率比较差异无统计学意义（95.00% vs 88.89%，χ^2=5.025，P>0.05）。治疗 8 个月后观察组痰菌转阴率(76%)稍高于对照组痰菌转阴率(55%),但两组比较差异无统计学意义(χ^2=2.190,P>0.05)。观察组空洞及病灶吸收率为91%,明显高于对照组(54%),两组比较差异有统计学意义(χ^2=38.294,P<0.01)。观察组不良反应发生率为27%,显著低于对照组(66%,χ^2=30.570,P<0.01)。所以作者认为茜草素联合抗结核化疗药物可提高MDR-TB感染患者的临床疗效,减少化疗药物不良反应。

蒋洪[37]报道了复方芩部丹方治疗气阴亏虚型耐多药肺结核患者的临床疗效。结果治疗3个月后2组咳痰咯血、潮热盗汗、口干咽燥、神疲乏力症状评分均较治疗前明显降低(P均<0.05),且治疗组各项评分均明显低于对照组(P均<0.05);治疗第1、3个月时,治疗组空洞缩小率明显高于对照组(P<0.05);治疗1、2、3个月时治疗组痰菌转阴率均明显高于同期对照组(P均<0.05)。作者认为复方芩部丹方治疗气阴亏虚型耐多药肺结核效果理想,可有效改善患者临床症状,促进空洞缩小,提高近期痰菌转阴率。龚惠莉等[38]使用逐饮活血方剂联合常规抗结核方案(2HREZ/10HR)治疗结核性胸膜炎。作者认为逐饮活血方剂联合西药治疗结核性胸膜炎能够减轻患者炎性反应,抑制血浆纤维蛋白原渗出,缓解胸膜反应,改善肺功能,提高临床疗效。董书梅等[38]采用雾化吸入中药组方辅助治疗耐药结核,进行疗效分析,得出以下结果:雾化吸入中药组方组(治疗组)症状缓解率高于单纯化疗组(对照组);病灶好转率治疗组高于对照组,且差异都具有统计学意义;而组间不良反应发生率差异无统计学意义。在MDR-TB和XDR-TB疫情相当严重的当下,多渠道多途径研究新药,发挥祖国传统医学对结核病的治疗作用,寻找和开发更有效的抗结核中药,将为耐药结核病治疗带来新的希望。

临床对抗结核新药的需求非常迫切,但新药开发很缓慢,不仅需要有效、安全,还需要克服结核分枝杆菌的耐药性,研究周期长,新药应用于临床之前需严格的临床试验验证其治疗作用和安全性,为评价其利益与风险关系提供依据,而新方案的疗效和不良反应的评估,也需要严格的实验设计、规范的实施和专业的统计分析,才能获得可信服的结论。

(姚岚　贝承丽　王璞　朱友生　唐神结)

参考文献

1. 辛朝雄,吴小霞,杨俭,等. 含环丝氨酸联合胸腺肽方案治疗耐多药肺结核的效果. 广东医学,2016,37(17):2646-2651.

2. 马丙乾. 耐多药肺结核患者使用环丝氨酸的不良反应观察及处理. 中国防痨杂志,2016,38(2):156-158.

3. 刘凡平,张晨钰,王云,等. 全球基金标准化疗方案治疗耐多药肺结核临床疗效评价. 河北医药,2016,38(7):1060-1062.

4. 孙小璐,张天华,刘凯. 利奈唑胺治疗耐药性肺结核病的临床疗效及安全性分析. 中国医药导刊,2016,18(8).

5. 李志江. 对耐多药结核病(MDT-TB)患者采用含奈唑胺联合方案治疗的临床效果研究. 航空航天医学杂志,2016,27(7):881-882.

6. 王爱民,王小军,董雪松. 利奈唑胺联合常规化疗治疗广泛耐药肺结核的疗效观察. 现代药物与临床,2016,31(10):1652-1656.

7. 高远. 加替沙星联合氯法齐明治疗耐多药肺结核的临床观察. 中国医药指南,2016,14(26):75-76.

8. 郑燕．氯法齐明治疗耐多药肺结核临床观察．中国实用医药,2016,11(9):161-162.
9. 文强,张红,马云波．磺胺甲噁唑联合抗结核药物对结核杆菌的体外抑菌作用．山东医药,2016,56(40):91-93.
10. 刘红艳,胡萍．复方磺胺甲噁唑联合常规雾化治疗支气管结核的疗效观察,2016,44(7):996-998.
11. 蔡灵芝．利福喷丁与利福平治疗肺结核患者的疗效比较．中华全科医学,2016,14(8):1414-1416.
12. 李利娟,何晶,李骁．利福喷汀联合左氧氟沙星治疗老年初治涂阳肺结核的疗效观察．海南医学,2016,27(16):2632-2634.
13. 杨军,魏敏．2 种化疗方案治疗老年初治肺结核的疗效和安全性研究．传染病信息,2016,29(5).
14. 杨亦德,金茜,毛娟娟,等．含左氧氟沙星化疗方案治疗复治涂阳肺结核的临床效果．中国医药导报,2016,13(3).
15. 王莉,常小红．不同疗程的左氧氟沙星与四联抗结核药合用对结核性胸膜炎的疗效．药物评价研究,2016,39(1):108-111.
16. 杨伟荣,陈伟杰,凌慧琪．含链霉素或左氧氟沙星方案治疗复治肺结核疗效观察．海南医学,2016,27(15):2514-2515.
17. 张春晓,王永亮,崔俊伟,等．左氧氟沙星与卷曲霉素联合治疗耐多药肺结核的疗效观察．中华医院感染学杂志,2016,26(9):1936-1938.
18. 刘明,马英莲,刚永桂,等．左氧氟沙星和卷曲霉素联合化疗方案用于耐多药肺结核的临床观察．中国药房,2016(27):3788-3790.
19. 李琦,姜晓颖,梁建琴,等．含左氧氟沙星或含莫西沙星方案治疗耐多药肺结核的疗效分析．中国防痨杂志,2016,28(6):436-442.
20. 魏娇．探究含左氧氟沙星方案治疗复治肺结核的临床效果．药品评价,2016,13(10):40-42.
21. 黄庆红,尤英霞,闫莎莎．左氧氟沙星联合抗结核化疗对复治涂阳肺结核的治疗价值评析．中国现代药物应用,2016,10(20):142-143.
22. 龚年金．左氧氟沙星及胸腺肽联合 2HRZE/4HR 方案治疗初治肺结核的临床疗效及对痰上清液细胞因子水平的影响．实用心脑肺血管病杂志,2016,24(7):117-120.
23. 刘波．左氧氟沙星联合标准化疗方案治疗肺结核的疗效及对 INF-γ、IL-10 的影响．医学临床研究,2016(1):103-105.
24. 黄波,梁冰,何丽燕,等．左氧氟沙星联合抗结核化疗方案治疗复治涂阳肺结核的效果观察．中国现代药物应用,2016,10(18).
25. 漆沄,苟超伦,李炜,等．莫西沙星在初治肺结核患者化疗中疗效的观察．临床肺科杂志,2016(2):319-322.
26. 廖建斌．莫西沙星治疗复治菌阳性肺结核探讨．临床肺科杂志,2016,21(6):1073-1075.
27. 王莎,贺龙,刘晓燕,等．不同剂量莫西沙星联合抗结核综合治疗对结核性脑膜炎预后及患者生活质量的影响．现代医学,2016(8):1106-1109.
28. 王海燕．氟喹诺酮类药物在结核病治疗中的应用价值探讨．医学理论与实践,2016,29(17):1049-1050.
29. 闵季．莫西沙星联合其他抗结核药治疗耐多药肺结核的临床分析．中国现代药物应用,2016,10(20):98-99.
30. 张琳琳,杨华,肖和平,等．棋盘法检测复治新方案核心药物对耐多药和广泛耐多药结核分枝杆菌体外的联合作用．中华结核和呼吸杂志,2016,39(06):464-468.

31. 杜建,刘宇红,李亮,等.复治肺结核患者采用不同化疗方案的效果评价.中国防痨杂志,2016,38(10):850-857.

32. 党萍,王建梅,侯莉莉,等.经验性用药治疗初次复治涂阴肺结核短期疗效观察.世界中医药,2016(B03):601-601.

33. 顾树桦,严福建.百令胶囊辅助治疗肺结核60例疗效观察.浙江中医杂志,2016,51(9):636. 20-21.

34. 张军国,王丽萍,孙燕.中药结核丸辅助治疗初患涂阳肺结核.吉林中医药,2016,36(8):790-792.

35. 王隽,郭茹,王敬,等.芪甲利肺胶囊治疗复治肺结核患者的疗效观察.中国防痨杂志,2016,38(2):139-143.

36. 丁汀,毛咏旻,徐金田,等.茜草素联合标准抗结核化疗方案治疗耐多药肺结核的临床疗效和安全性.中华临床感染病杂志,2016(3):265-269.

37. 蒋洪.复方芩部丹方治疗气阴亏虚型耐多药肺结核疗效观察.现代中西医结合杂志,2016,25(22):2468-2470.

38. 龚惠莉,张燕玲,吴国强,等.逐饮活血方剂联合西药治疗结核性胸膜炎的临床研究.中国医药导报,2016,13(12):173-176.

39. 董书梅,赵良义,闫宝环,等.雾化吸入中药组方辅助治疗耐药肺结核的疗效分析.世界中西医结合杂志,2016,11(1):60-69.

第八章　结核病的免疫治疗及治疗性疫苗

摘要：国内在治疗性疫苗方面具有一定的进步，国内学者成功构建了质粒载体表达结核分枝杆菌抗原的新型DNA疫苗、BCG加强疫苗、过表达Ag85A抗原的重组BCG疫苗，并行动物实验证实其可诱导特异性免疫反应，具有一定的研究特色及独到的见解。

关键词：免疫治疗；治疗性疫苗；免疫应答；BCG

国内2016年免疫治疗的研究发表较少，但是在治疗性疫苗方面，取得了一定的进展，成功构建了多种新型的结核病疫苗包括DNA疫苗、BCG加强疫苗、重组BCG疫苗，在动物实验中取得有效的免疫效应。

一、免疫治疗

结核病的免疫治疗通过提高宿主抗结核分枝杆菌的免疫保护反应，作为辅助治疗提高化学治疗的疗效、缩短疗程，对结核潜伏感染者能减少转变成活动性结核病的风险。在2015年及2015年之前，国内主要发表以微卡（母牛分枝杆菌菌苗）、IL-2、胸腺五肽等常用的免疫治疗方法辅助治疗结核病的研究。由于缺乏新型的免疫制剂，2016年国内发表的研究较少。李湘武等[1]观察了白细胞介素-2辅助治疗对结核性胸膜炎患者免疫功能影响。方法：将100例结核性胸膜炎患者数字表法随机分为观察组和对照组，每组50例。对照组患者给予标准抗结核治疗，观察组在此基础上给予白细胞介素-2胸腔内注射。比较两组患者抽取胸腔积液的次数（简称“抽液次数”）、抽液总量、胸腔积液消失时间、免疫功能、胸膜厚度和胸膜粘连发生率。以$P<0.05$为差异有统计学意义。结果：观察组患者抽液次数[（4.16±1.34）次]与对照组抽液次数[（4.41±1.42）次]比较差异无统计学意义（t=0.905，$P<0.05$）；观察组患者抽液总量[（2232±343）ml]与对照组抽液总量[（2318±362）ml]比较差异无统计学意义（t=1.219，$P>0.05$），但胸腔积液消失时间观察组[（7.82±2.37）天]明显低于对照组[（12.47±3.16）天]（t=8.324，$P<0.01$）。治疗后观察组患者$CD3^+$水平[（47.50±5.52）%]，$CD4^+$水平[（39.70±4.20）%]，$CD4^+/CD8^+$水平（1.72±0.24），$CD8^+$水平[（22.60±8.61）%]与对照组治疗后$CD3^+$水平[（47.40±5.42）%]，$CD4^+$水平[（22.50±4.31）%]，$CD4^+/CD8^+$水平（0.83±0.14），$CD8^+$水平[（27.91±3.30）%]比较差异均具有统计学意义（t=0.092，t=20.233，t=4.069，t=22.650，P值均<0.05）。观察组患者治疗后的胸膜厚度[（2.32±0.94）mm]和胸膜粘连发生率（18.0%）明显低于对照组[（3.04±1.12）mm]、36.0%（t=3.482，$P<0.01$；χ^2=4.110，$P<0.05$）。作者认为，结核性胸膜炎患者在常规治疗的基础上，在抽取胸腔积液的同时注射白细胞介素-2，可以提高治疗效果。

国内一项研究首先建立自然感染的结核潜伏感染小鼠模型，通过给小鼠静脉接种100CFU结核分枝杆菌H37Rv标准株，使得结核潜伏感染建立于低剂量细菌负荷中，在该动物模型中预先使用林芝抽提物（孢子及孢子脂质体），感染结核分枝杆菌后3周及5周可发现肺及脾内H37Rv的复制受到抑制，提示灵芝抽提物可能对宿主起到抗结核的免疫保护作用,可在一定程度上抑制结核分枝杆菌的复制,因此通过该项研究暗示灵芝抽提物可作为免疫治疗制剂在一定程度上有助于活动性结核病或结核潜伏感染者的治疗[2]。

二、治疗性疫苗

治疗性疫苗接种的对象是结核潜伏感染或活动性结核患者,同样可作为结核病辅助治疗提高患者的疗效。目前的全新的结核病疫苗大部分既能预防结核病的发生,也能作为治疗性疫苗治疗已经感染结核分枝杆菌的人群。

(一)DNA 疫苗

在治疗性疫苗方面,梁艳等[3]使用基础研究技术构建质粒载体 Pvax1 表达结核分枝杆菌 RV1419 抗原的 DNA 疫苗,评价其免疫原性和治疗效果。给健康及结核感染的模型小鼠分别肌内注射生理盐水、质粒载体 Pvax1、M.Vaccae(母牛分枝杆菌)、Pvax1-ag 85a(rv3804c)DNA 或者 Pvax1-rv 1419 DNA 疫苗,间隔两周一次,共肌内注射 3 次。结果发现,免疫接种后 3 周,与注射生理盐水和载体组比较,接种 pVAX1-rv1419 DNA 疫苗组的小鼠呈现了较高的 Rv1419 抗原特异性 $CD4^{+}T$ 细胞分泌的 IFN-γ 水平,提示该疫苗主要激发 Th1 为主的细胞免疫反应,且与生理盐水对照组比较,肺及脾脏内活菌负荷下降 0.41log10,病理损伤也减少,这些结果表明 pVAX1-rv1419 DNA 疫苗可成为结核病的治疗性疫苗的 DNA 候选疫苗之一。该作者又发表了另一项 DNA 疫苗的研究,即 Ag85A/ESAT-6 嵌合 DNA 疫苗,其表达结核特异性抗原 ESAT-6 及 Ag85A,以该基因编码的 Mtb 抗原已在动物模型中被认为能展示抵抗结核的保护性免疫反应,且在早期临床试验中已经展示了一定的效果。在该项研究中,构建了 2 个拷贝的 esat-6 基因插入到 Mtb 的 ag85a 基因中。给 BALB/C 小鼠接种该嵌合疫苗,然后感染 H37Rv 或临床 MDR-TB 耐药菌株,研究发现接种嵌合疫苗的小鼠感染结核分枝杆菌后则最后加速死亡,这些研究发现与之前的研究结果相反,表明 ESAT-6 抗原并不适合治疗性疫苗的研发或者并不适合成为治疗性疫苗的成分之一进行研发[4]。该项研究颠覆了既往数年多项以表达 ESAT-6 或 Ag85A 抗原的疫苗的研究结果,同时也从另一角度暗示了曾经令人瞩目的 MVA85A 抗原临床试验结果失败的可能原因。

但是,国内王森林等[5]仍然使用重组 Mtb ESAT-6 抗原及结核分枝杆菌热休克蛋白 65kD 基因(Hsp-65),并使用粒细胞 - 巨噬细胞集落刺激因子(GM-GSF)作为基因表达的佐剂,分别克隆表达到真核载体 pIRES 的多克隆位点 A 和 B 中,构建了 pIHsp65-Esat6GM 的共表达质粒,并转染到 HepG-2 细胞中表达和检测,该实验室成功构建并表达了 pIHsp65-Esat6GM 质粒,并将进一步进行新型的结核病 DNA 疫苗的动物实验。未来的实验结果正在期待中。

类似地,饶桂荣等[6]使用 PCR 技术扩增结核分枝杆菌 H37Rv 抗原单基因 Ag85a、Ag85b 以及融合基因 Ag85a-Esat6 和 Ag85b-Esat6 融合基因,其 5′ 端均含人粒细胞 - 巨噬细胞集落刺激因子(GM-CSF)信号肽,成功克隆、转染、表达后在小鼠实验中进行细胞及体液免疫反应的检测,发现几种重组表达抗原的免疫保护实验比较,Ag85a-Esat-6/PVAX1 质粒 DNA 疫苗的效果较好,建议将该种融合基因表达构建的 DNA 疫苗作为未来抗结核的治疗性候选疫苗。

(二)BCG 加强疫苗

BCG 疫苗是目前唯一广泛使用的结核病疫苗,其免疫保护效应尚不理想,国内一项研究使用结合DNA及蛋白质为基础、表达结核分枝杆菌复合群Rv0577抗原的Rv0577 DNA疫苗，先给予BALB/c小鼠接种BCG疫苗，再给予强化Rv0577 DNA疫苗可观察到BCG增强的免疫原性及CD4⁺T细胞介导的Th1免疫反应和CD8⁺T细胞介导的细胞毒反应，与蛋白质为基础的疫苗比较，DNA基础疫苗可诱导更持久的Th1免疫反应，并可测得高水平的抗体反应及细胞增殖反应，还能测得脾细胞培养下的细胞因子分泌水平。因此，该项研究首次研制了以蛋白质、质粒DNA为基础的强化的、以抗原Rv0577为基础的DNA疫苗，研究结果证实其具有免疫原性，可有效强化BCG的免疫保护效应，为未来设计有效结核疫苗提供了新颖的研究背景[7]。

另一项国内的研究同样设计了DNA疫苗作为BCG的强化疫苗，能够补充诱导BCG原本不充足的抗结核免疫记忆效应。基于此，该项研究设计了嵌合DNA疫苗HG856A，构建编码结核分枝杆菌免疫显性抗原Ag85A加两个拷贝ESAT-6的嵌合HG856A DNA疫苗，在既往被结核分枝杆菌感染的小鼠中可观察到小鼠的体液免疫活性及治疗效果。在这项研究中，作者进一步评价了抗原特异性T细胞免疫反应，结果显示重复给予HG856A接种疫苗可诱导适度的免疫保护反应、增强BCG接种诱发的免疫保护效应及多功能$CD4^+$Th1细胞免疫反应，尤其能显著提高结核分枝杆菌抗原诱导的特异性IL-2/$CD4^+$T细胞反应，这些数据能证明该嵌合DNA疫苗可作为BCG强化疫苗成为抗结核的候选疫苗之一[8]。

（三）重组BCG疫苗

BCG是当今唯一用于抗结核的疫苗，然而BCG在抗结核的成功率差异较大。国内Xu等[9]构建了过表达Ag85A抗原的重组BCG疫苗（rBCG：Ag85A），结果显示Ag85A抗原被成功表达在该重组BCG疫苗中，在C57BL/6小鼠感染后4小时可在引流淋巴结中观察到Ag85A抗原肽-MHC复合物分子，该疫苗能在小鼠体内诱导较强的抗原特异性IFN-γ反应及较高的抗体滴定度，该动物实验显示重组rBCG：Ag85A疫苗可诱导较强的免疫保护反应，可作为抗结核的候选疫苗之一。卢锦标等[10]进行了重组结核疫苗AEC/BC02的动物实验，观察该重组疫苗是否能引起超敏反应。AEC/BC02是由抗原Ag85b、ESAT-6-CFP10和复合佐剂BC02构成，实验共18只豚鼠，先皮下注射MTB菌，40天后豚鼠分成三组，分别再注射生理盐水、AEC/BC02疫苗、H37Ra，免疫3周后解剖豚鼠观察肺部、脾脏、肝脏的病理变化，同时行脏器的菌落计数及观察局部的炎症反应，结果显示AEC/BC02疫苗组豚鼠的脾脏活菌计数与H37Ra组差异无统计学意义，但是低于生理盐水组，H37Ra组的肺部炎症反应面积较大，高于AEC/BC02疫苗及生理盐水组的豚鼠，提示豚鼠在感染结核分枝杆菌后接种H37Ra灭活的菌体后可发生较严重的Koch反应，但是给予重组AEC/BC02疫苗后诱发Koch现象的风险较低。

（四）BCG疫苗研究

BCG为减毒牛分枝杆菌，虽然是目前唯一使用的疫苗，但其有效性具有高度的差异性，在免疫缺陷的人体中可引发播散性BCG病，BCG具有许多基因背景不同的亚种，这些基因背景的差异将可能影响BCG的有效性。国内Zhang等[11]比较了13株BCG菌株的毒力及有效性差异，该实验在联合免疫缺陷的SCID及BALB/c小鼠中进行，研究发现DU2 Ⅳ组（BCG-phipps，BCG-Frappier，BCG-Pasteur，BCG-Tice）显示了高水平的毒力，BCG DU2 Ⅱ组（BCG-Sweden，BCG-Birkhaug）是毒力最弱的菌株，BCG菌株毒力不同可能是菌株特异性基因组DNA的复制及缺失造成的，BCG毒力越强对抗结核分枝杆菌入侵的免疫保护效力则越强，这一研究发现对现有 BCG 疫苗的应用策略及未来结核新疫苗的研发具有十分重要的提示。

(范琳　张立群　李亮　唐神结)

参考文献

1. 李湘武．白细胞介素 -2 辅助治疗对结核性胸膜炎患者免疫功能影响的临床观察．结核病与肺部健康杂志,2016,5(2):144-147.
2. Zhan L,Tang J,Lin S,et al. Prophylactic Use of Ganoderma lucidum Extract May Inhibit Mycobacterium tuberculosis Replication in a New Mouse Model of Spontaneous Latent Tuberculosis Infection. Front Microbiol, 2016,6:1490.
3. Liang Y,Zhang X,Xiao L,et al. Immunogenicity and therapeutic effects of pVAX1-rv1419 DNA from Mycobacterium tuberculosis. Curr Gene Ther. 2016 Nov 2.[Epub ahead of print]
4. Liang Y,Bai X,Zhang J,et al. Ag85A/ESAT-6 chimeric DNA vaccine induces and adverse response in tuberculosis-infected mice. Mol Med Rep,2016,14(2):1146-1152.
5. 王森林,张梦媛,王学坤,等．结核分枝杆菌 Hsp65-Esat6 与 hGM-CSF 联合 DNA 疫苗的构建与体外研究．暨南大学学报(自然科学与医学版),2016,37(1):29-35.
6. 饶桂荣,张换敬,石燕飞等．抗结核分枝杆菌 DNA 疫苗的构建及免疫原性研究．中国免疫学杂志,2016,32:682-691.
7. Gu D,Chen W,Mi Y,et al. The Mycobacterium bovis BCG prime-Rv0577 DNA boost vaccination induces a durable Th1 immune response in mice. Acta Biochim Biophys Sin(Shanghai),2016,48(4):385-390.
8. Ji P,Hu ZD,Kang H,et al. Boosting BCG-primed mice with chimeric DNA vaccine HG856A induces potent multifunctional T cell responses and enhanced protection against Mycobacterium tuberculosis. Immunol Res, 2016,64(1):64-72.
9. Xu ZZ,Chen X,Hu T,et al. Evaluation of Immunogenicity and Protective Efficacy Elicited by Mycobacterium bovis BCG Overexpressing Ag85A Protein against Mycobacterium tuberculosis Aerosol Infection. Front Cell Infect Microbiol,2016,6:3.
10. 卢锦标,陈保文,邓海青,等．结核分枝杆菌感染豚鼠接种重组结核疫苗 AEC/BC02 疫苗后的超敏反应分析．中华结核和呼吸杂志,2016,39(7):524-528.
11. Zhang L,Ru HW,Chen FZ,et al. Variable virulence and efficacy of BCG vaccine strains in mice and correlation with genome polymorphisms. Mol Ther,2016,24(2):398-405.

第九章　结核病的介入治疗

摘要:2016年度,国内介入治疗取得了不少的进展,包括气管支气管结核、肺结核及胸膜结核的介入治疗。气管支气管结核介入治疗仍是介入治疗重点,气道反复回缩型再狭窄即气道结核反复回缩型的治疗仍是众多学者努力研究的方向,硅酮支架在国内使用的经验及相关报道逐渐增多。支气管镜注入抗结核药物治疗支气管结核,可明显提高痰菌阴转率、病灶吸收率及临床疗效。初治肺结核合并支气管结核使用“布地奈德 + 异烟肼”局部雾化吸入治疗疗效好,使用方便,安全性好,患者易接受。支气管镜氩等离子体凝切术联合 CO_2 冷冻术治疗结核性大气道狭窄效果明显,安全性好,有利于改善患者肺功能水平,提高患者生存质量。

关键词:结核,气管支气管;结核,肺;结核,胸膜;支气管镜;胸腔镜;介入治疗

介入呼吸病学是一门关于呼吸系统疾病的侵入性诊断和治疗的医学科学和技术。随着基础医学、医学工程学等现代科学技术的发展,介入性诊治范围和相关技术在呼吸病学的应用价值日益提高。目前,介入呼吸病学已进入一个稳定健康、快速发展的阶段,在许多领域取得卓越的成就[1]。针对气管支气管结核、肺结核及结核性胸膜炎等结核病,2016年度呼吸内镜介入治疗报道如下。

一、气管支气管结核的介入治疗

针对气管/支气管结核治疗,在全身抗结核化学治疗基础上,气管支气管结核临床不同类型不同介入治疗措施发挥不同作用,国内外学者继续进行经支气管镜介入治疗方法的探索。

(一) 气道内抗结核药物局部应用

气道内抗结核药物局部应用包括局部雾化吸入及经支气管镜局部给予,但局部药物应用必须在全身抗结核基础上且必须同全身抗结核化学治疗方案相一致。

张新宝等[2]选择72例支气管结核患者,对照组患者常规口服“3HRZE/9HRE”,观察组在全身化学治疗的同时,支气管注入“异烟肼0.2g+阿米卡星0.2g治疗”,比较两组在1、2、3个月,痰抗酸杆菌阴转率、病灶吸收率及临床疗效。结果显示,治疗1个月后,观察组痰抗酸杆菌阴转率显著高于对照组,病灶吸收率与对照组比较差异无统计学意义;治疗2、3个月后,观察组抗酸杆菌阴转率、病灶吸收率、总有效率明显高于对照组。结论支气管镜注入“INH+AMK”治疗支气管结核,可明显提高痰菌阴转率、病灶吸收率及临床疗效。

为观察布地奈德混悬液联合异烟肼辅助治疗初治肺结核合并支气管结核的临床疗效及安全性,为临床治疗支气管结核提供一种更加有效的用药方式,孙纪英等[3]将96例初治肺结核合并支气管结核患者随机分为“布地奈德 + 异烟肼”组及“单用异烟肼”组,均给予HREZ抗结核治疗,观察2组患者咳嗽、咳痰症状,痰菌阴转,局部病灶吸收,肺部病灶吸收情况。结果发现,使用“布地奈德 + 异烟肼”雾化吸入治疗的试验组患者咳嗽、咳痰症状

1个月末有效率为79.2%，3个月末为95.8%，而"单用异烟肼"的对照组同期有效率分别为43.8%、83.3%，两组比较差异均有统计学意义；试验组与对照组在痰菌阴转方面的差异在治疗1、2、3个月末均无统计学意义；两组患者在纤支镜下局部病灶好转情况比较，在治疗1、3个月末差异均有统计学意义；在胸部DR显示肺部病灶吸收情况上，两组1、3个月末差异有统计学意义。结论，初治肺结核合并支气管结核使用"布地奈德＋异烟肼"局部雾化吸入治疗时，患者咳嗽、咳痰、纤支镜下局部病灶好转情况及胸部DR显示肺部病灶吸收均优于单用异烟肼的对照组，且使用方便，安全性好，患者易接受，是一种可临床推荐使用的用药方式。

（二）冷冻术

由于冷冻治疗并发症较少见，尤其是相比较于热消融疗法治疗后不留瘢痕，所以其在气管支气管结核介入治疗中的作用越来越受到重视。

为探讨电子支气管镜下冷冻治疗支气管结核的疗效及安全性，刘荣奎[4]选取2013年4月至2015年1月接受治疗的支气管结核患者101例，随机分为对照组50例、观察组51例，对照组实施常规抗结核化疗，观察组在对照组基础上行电子支气管镜下冷冻治疗，观察比较两组临床疗效、气促评分、气道管径评分、一秒用力呼气容积（FEV_1）评分及不良反应发生情况。结果：治疗后观察组气促评分低于对照组，气道管径评分、FEV_1评分均高于对照组，差异具有统计学意义（$P<0.05$）；观察组总有效率（98.04%）高于对照组（70.00%），差异具有统计学意义（$P<0.05$）；不良反应发生率组间比较，差异无统计学意义（$P>0.05$）。结论：电子支气管镜下冷冻治疗应用于支气管结核患者，临床疗效显著，安全性高。

于丹[5]选取2013年8月至2014年8月收治的支气管结核患者92例，随机分为研究组与对照组。每组46例，对照组采用常规治疗，研究组采用支气管镜介入冷冻治疗。观察两组的冷冻效果、临床疗效和不良反应等。结果：研究组患者经过一段时间的治疗后，总有效率为97.8%，对照组的总有效率为87.0%，两组对比差异具有统计学意义。经过半年的治疗后，对照组的痰菌转阴率为69.6%，研究组的痰菌转阴率为89.1%，两组对比差异具有统计学意义（$P<0.05$）。治疗过程中均无严重不良反应。结论：对于支气管结核病来说，采用支气管镜介入冷冻治疗的方法疗效更佳，能够有效地改善临床症状，且较为安全，值得在临床中推广。

钱卫生等[6]选择2014年1月至2015年10月收治于第四军医大学唐都医院呼吸内科并已确诊为支气管结核的患者共105例，随机分为对照组48例和治疗组57例。对照组给予常规全身化疗；治疗组在全身抗结核治疗基础上给予患者局部冷冻治疗。观察两组患者1个月后治疗总有效率、气促评分及并发症情况。结果：经过1个月的治疗，冷冻治疗组总有效率（91.23%）明显好于对照组（71.91%）。治疗前对照组和治疗组患者气促评分相近（1.54 ± 1.01 vs 1.46 ± 1.02，$P>0.05$）；治疗后，两组患者气促症状均较前明显改善，对照组和冷冻治疗组（1.02 ± 0.57 vs 0.91 ± 0.41，$P<0.05$）结果具有统计学意义。结论：电子支气管镜下冷冻治疗支气管结核效果明显，安全、可靠，并发症少，预后好。

赵磊等[7]选取2013—2015年于石家庄市第五医院确诊为支气管结核患者50例为研究对象，探讨常规抗结核药物联合经支气管镜冷冻治疗支气管结核的临床疗效，分析治疗前后患者免疫功能的变化。患者常规给予"2HRZE（S）/10HRE"抗结核方案治疗，支气管镜下清理支气管分泌物，在病变部位给予冷冻探头冷冻病灶，冷冻时间约60秒/次，自行解融1分钟，每个病灶反复 3~5 次，1 周后复查支气管镜，清理冷冻坏死组织，根据患者耐受情况及病变严重程度，可多次进行冷冻治疗。记录治疗期间不良反应发生情况。治疗 2 个月后评价临床疗效，并于治疗前及治疗 2 个月后检测血清 T 淋巴细胞亚群和免疫球蛋白水平。结果显示，患者接受冷冻治疗 3~11 次，平均(4.0 ± 2.5)次；治疗 2 个月后，显效 41 例(82.0%)，有效 8 例(16.0%)，无效 1 例(2.0%)，总有效率为 98.0%(49/50)；5 例患者出现咳嗽，3 例患者出现轻微出血，未出现其他严重不良反应及并发症；治疗后 $CD3^+T$ 细胞比例、$CD4^+T$ 细胞比例、$CD4^+T$ 细胞及 $CD8^+T$ 细胞比值高于治疗前，$CD8^+T$ 细胞比例低于治疗前($P<0.05$)；治疗前后免疫球蛋白 IgA、IgG、IgM 水平比较，差异均无统计学意义($P>0.05$)。结论：常规抗结核药物联合经支气管镜冷冻治疗支气管结核可取得良好效果，可改善患者 T 淋巴细胞亚群紊乱。

（三）**热消融术**

热消融术介入治疗结核性等良性气道病变方面的价值是临床争议较多话题之一，既往文献报道认为仅适用于气道较大肉芽肿，若使用热消融术需联合冷冻术修复损伤的黏膜下层。

1. 氩等离子凝固术　为观察支气管镜氩等离子体凝切术(APC)联合 CO_2 冷冻术治疗结核性大气道狭窄的临床效果及其对气道、动脉血气、肺功能的影响，徐春燕等[8]选取 2014 年 6 月至 2015 年 6 月上海同济医院呼吸科收治的结核性大气道狭窄患者 144 例为研究对象，随机分为观察组和对照组各 72 例。2 组患者均给予常规雾化吸入、抗结核类药物、局部注药等治疗，对照组采用支气管镜 APC 治疗，观察组在对照组基础上联合应用 CO_2 冷冻治疗，每周治疗 1 次。2 组患者疗程均 6 个月。观察 2 组患者治疗前后气道内径、气促等级、KPS 评分、$PaCO_2$、PaO_2、SpO_2 及 FEV_1/FVC 的变化情况，并记录 2 组患者不良反应。结果：治疗后观察组总有效率为 91.7%，显著高于对照组的 75.0%($P<0.05$)；与治疗前比较，治疗后 2 组患者气道内径、KPS 评分、PaO_2、SpO_2 及 FEV_1/FVC 明显提高，气促等级、$PaCO_2$ 均显著降低($P<0.05$)，其中观察组改善程度优于对照组($P<0.05$)；2 组患者出现活动性出血、发热、氧饱和度降低、轻度咳嗽等不良症状，经对症处理后恢复正常，均未发生血流动力学异常及其他严重不良反应。结论：支气管镜 APC 联合 CO_2 冷冻术治疗结核性大气道狭窄效果明显，安全性好，有利于改善患者肺功能水平，提高患者生存质量，值得推广应用。

刘伟等[9]选择 2013 年 1 月至 2015 年 10 月进行气管镜下治疗的肉芽增殖型支气管结核患者 328 例，进行冷冻及氩气序贯治疗观察。所有患者均给予全身抗结核治疗，其中 157 例单纯进行冷冻治疗，171 例行冷冻及氩气序贯治疗。通过评估局部治疗 4 次后对患者的症状、影像学改变及气管镜下表现等指标进行疗效分析。结果显示，冷冻及氩气序贯治疗肉芽增殖型支气管结核的总有效率(98.83%)明显高于单纯冷冻治疗(88.54%)，且出血风险明显降低。结论：冷冻及氩气序贯治疗肉芽增殖型支气管结核临床疗效确切，并发症少，值得临床推广。

2. 钬激光　为评价经支气管镜应用钬激光技术治疗支气管结石的疗效，郭国华等[10]选择 2008 年 1 月至 2015 年 12 月应用钬激光技术治疗支气管结石病患者 12 例，其中男 7 例，女 5 例；年龄 35~64 岁，中位年龄 49 岁；12 例均因咳嗽、气促、咯血和咯石等症状就诊；支气管结石发病部位：左主气管侧 6 例，右中间支气管 4 例，主支气管 2 例；胸部 CT 检查 12 例，均表现为支气管腔内的高密度影,并阻塞管腔,可伴有远端支气管狭窄、扩张、阻塞性肺炎或肺门纵隔淋巴结钙化;经电子支气管镜检查12例,肉芽包裹样病灶9例,结石样病灶3例;12例患者均在右美托米定复合舒芬太尼镇静下经电子支气管钬激光技术治疗。结果发现,全组手术顺利,手术时间45~90分钟,平均60分钟,术中患者心率稳定,血氧饱和度无下降,血压平稳,血流动力学稳定,患者未诉不适,无明显心肺衰竭等并发症发生,术中无大出血、气胸等并发症;术后全组病例呼吸系统症状均改善,平均术后住院(2.5±1.4)天;12例随访1~24个月,平均6个月,无结石复发及严重呼吸道感染。结论:用右美托米定复合舒芬太尼镇静下经电子支气管镜用钬激光技术治疗气管结石安全、可行,治疗效果明显,为临床治疗气管结石提供了一种新的治疗手段。

(四)气道支架置入术

气道支架置入是治疗气道狭窄最有效的方法之一,其对恶性病变的作用已非常明确,对良性病变的效果也是肯定的,但存在着一定的并发症,如何发挥其作用,减少或避免并发症的发生,是临床呼吸内镜介入工作者所关注的重点,气道内支架置入术在气管支气管结核等良性疾病气道狭窄中的应用一直都为学者们所关注,也是历年争议最多的话题。

1. 支架置入

(1)硅酮支架:硅酮支架是指由硅酮橡胶材料制造的气道支架,主要用于治疗中心气道狭窄,也可以用于治疗气管食管瘘。DUMON硅酮支架(法国NovaTech公司)于2014年3月在中国上市,目前是国内唯一可用于气道的硅酮支架,尚缺乏硅酮支架在国内使用的经验及相关报道。

程渊等[11]通过对2014年3月至2016年3月共22例患者进行硅酮支架置入术,初步总结了DUMON硅酮支架在国内应用的疗效及安全性。①病例选择:22例患者,其中男15例,女7例,年龄50~81岁,中位年龄59岁。所有患者均为出现明显症状后就诊。中心气道狭窄20例:临床症状均为呼吸困难。其中良性气道狭窄13例,均为难治性中心气道狭窄,病因为气管支气管结核2例,气管插管或气管切开后11例;恶性肿瘤引起气道狭窄6例;病因不明1例。支气管瘘2例:临床表现为呛咳及反复肺部感染,病因为食管癌。②术前评估:术前行胸部增强CT检查并进行气道重建,根据气道重建结果计算所需硅酮支架种类、直径及长度;预测支架直径=(气管正常部分横径+前后径)/2;术前询问患者的口腔和颈部手术史,并检查下颌和颈部活动度,评估能否耐受硬质气管镜检查;麻醉医师评估患者是否可耐受全身麻醉。③治疗过程:所有手术操作均在手术室完成,采用全身麻醉,使用Karl Storz硬质气管镜,使用手动喷射通气系统(Manujet Ⅲ,德国VMB公司)控制通气。根据病变的具体情况,给予电切/电凝、Nd:YAG/Ho:YAG激光、冷冻、球囊扩张等方法处理病变后,充分扩大管腔后再置入支架。④围术期并发症:22例手术过程均顺利,支架放置一次性成功18例,3例第一次放置位置不佳,取出后再次放置成功,1例患者更换更小直径支架后再次放置成功,手术期未出现危及生命的并发症。⑤临床疗效:20例中心气道狭窄患者经内镜下治疗及置入硅酮支架后呼吸困难明显改善。2例支气管瘘患者可逐步经口进食,肺部感染好转,并拔除胃管。⑥随访情况:术后要求患者长期雾化生理盐水。术后1个月复查支气管镜,之后每3~6个月复查,评估支架相关并发症。8例患者死亡:6例死于恶性肿瘤进展,1例死于心脏疾病,1例死于肝硬化。9例硅酮支架上缘或下缘肉芽增生;首次发现肉芽增生时间为1~9个月,中位时间4个月,内镜检查发现支架上缘或下缘轻度肉芽增生5例,重度肉芽增生4例,其中6例内镜下治疗处理肉芽。2例出现支架移位,均发生在术后1个月内,均调整支架位置。其中1例患者出现反复支架移位,最后取出支架。1例出现声音嘶哑,取出支架后好转。13例存在不同程度的咳痰困难。2例在12个月时更换硅酮支架。3例在预期时间成功取出硅酮支架并随访至今,2例未再出现狭窄(分别在置入后6和12个月取出),1例取出支架(置入后9个月)后1个月出现再狭窄,需再次内镜下治疗。讨论:硅酮支架进入中国时间较晚,目前缺乏硅酮支架在国内使用的长期安全性报道。本研究结果表明,DUMON硅酮支架有非常好的疗效及安全性,所有患者置入支架后症状明显缓解,围术期无严重并发症。本研究中难治性良性中心气道狭窄判断标准:经支气管镜治疗后反复出现肉芽增生或纤维瘢痕形成导致管腔狭窄,内镜下介入治疗≥3次,且经反复治疗3个月后仍未稳定。轻度肉芽增生判断标准:肉芽组织占管径直径<50%且无明显呼吸困难;重度肉芽增生判断标准:肉芽组织占管径直径>50%或伴有明显呼吸困难。①支架并发症:DUMON硅酮支架引起最常见相关并发症为咳痰困难(59%)、肉芽增生(41%)、支架移位(9%)、声音嘶哑(5%)。支架移位:可能引起致死性的后果。Y型支架不容易移位,移位均发生在直筒及沙漏型支架,支架偏小或病变位置较高均可能导致支架易移位。2例发生移位的患者其中1例为良性声门下狭窄,均发生在术后1个月内。出现支架移位必须分析原因,并立即行硬质气管镜调整支架位置或取出支架。肉芽增生:主要出现于支架上下缘,下缘为著。虽然国外报道6.3%~20.8%患者出现支架相关肉芽增生,但本研究结果(41%)远高于这些报道。重度肉芽增生必须尽快行内镜下治疗,并以冷冻治疗为主,热治疗(激光、APC、电烧灼)除加重肉芽增生外,还可能引燃支架。因此,尽量选择长度合适的支架,避免裁剪,若必须现场裁剪,建议使用专门器械打磨裁剪边缘。声音嘶哑:术后早期声音嘶哑可能与硬质气管镜操作相关,一般不需要特殊治疗。但1例声门下狭窄患者术后1个月出现声音嘶哑,考虑与支架位置高,患者咳嗽或低头时支架移动易刺激声带,取出支架后患者症状好转。②随访支气管镜检查:是否需要定期行支气管镜检查并没有共识,但一旦患者新出现呼吸道症状(咳嗽、呼吸困难等),应尽快行支气管镜检查是否存在支架相关并发症;肿瘤患者如果同时接受放化疗或靶向治疗,肿瘤缩小可能引起支架移位,建议定期复查并评估支架是否可以取出。为了避免相关并发症,建议刚开展硅酮支架置入的医院常规定期复查支气管镜。③非预期取出支架:2例均为良性声门下的狭窄,狭窄处距离声门<2cm。良性声门下狭窄患者的治疗,目前是一个较大的难题,文献报道选择同样为硅酮材质的Montgomery T管是一种不错的办法。这类患者我们不推荐使用硅酮支架。④预期取出支架时机:良性中心气道狭窄:本组2例患者成功取出支架且狭窄无复发(分别在术后6个月和12个月),1例取出后再狭窄(留置12个月取出)。硅酮支架取出的时机没有明确共识,过早取出支架可能引起再狭窄,而放置时间过长可能会加重支架相关并发症。文献报道的使用硅酮支架治疗良性气道狭窄,最后治疗成功取出支架且狭窄无复发的患者为22%~40%,支架平均留置时间为7~32个月,术后6个月即可评估是否可以取出支架,12个月以上取出再狭窄率低于12个月以内取出(分别为4%和35%),建议留置12个月以上。支气管瘘:支架是否能取出取决于瘘口是否愈合,2例全部为恶性肿瘤引起,患者均死于恶性肿瘤进展,未取出支架。恶性肿瘤引起中心气道狭窄:若患者肿瘤得到控制可考虑取出,但肿瘤未控制取出支架很可能出现再次狭窄。若支架因病情需要长期保留,建议每12个月更换支架。总之,DUMON硅酮支架对于良恶性疾病引起的中心气道狭窄、支气管瘘中均有较好的疗效及安全性。需要由专业的团队(至少包括影

像科、麻醉科、呼吸科）对患者术前的情况进行评估，熟悉呼吸介入操作的呼吸科医生实施，并需要严密的术后随访，最大限度降低支架相关并发症。

为探讨 Y 形硅酮气道支架置入治疗气管下段、气管隆突、双主支气和气管食管瘘等复合病变的可行性和疗效，宋美君等[12]根据气道复合病变的特殊解剖结构，设计并裁剪气道 Y 型硅酮支架，在全麻硬质支气管镜引导下，对 7 例气道复合病变患者置入 Y 形硅酮支架 7 枚。结果显示：Y 形硅酮支架均一次性置入成功，7 例患者置入内支架后症状均缓解，呼吸困难分级由Ⅲ~Ⅳ级改善为 0~Ⅱ级，脉搏血氧饱和度（SpO_2）由高流量吸氧时的 77.0%~90.0%[平均为（84.1 ± 4.5）%]提高至自然呼吸时的 90.0%~99.0%[平均为（94.1 ± 2.9）%]，与术前比较差异有统计学意义（P=0.000），主要并发症为咳嗽、异物感、胸痛、肉芽形成和痰液潴留。结论：气道 Y 形硅酮支架置入能有效解除气道复合病变，技术可行，操作相对简单、安全，近期疗效可靠，值得进一步推广应用。

为探讨 Y 形 Dumon 气管支架在复杂性气道病变治疗中的安全性和疗效，沈世茉等[13]回顾性分析 7 例 Y 形 Dumon 气管支架患者的临床及影像学资料，根据气管病变的位置、大小及相关气管直径，个体化设计 Y 形 Dumon 气管支架，在硬质气管镜下行病变处 7 例支架置入。结果发现，所有 Y 形 Dumon 支架均一次性置入成功，7 例患者隆突上端最狭窄处在置入支架前内径为（8.03 ± 5.45）mm，置入支架后同一位置内径为（13.08 ± 3.41）mm，明显增大（P<0.05）。术前呼吸困难分级、氧饱和度分别为Ⅲ~Ⅳ级、（93.86 ± 1.07）%，术后分别为Ⅰ~Ⅱ级、（98.14 ± 1.07）%，均显著改善（P<0.05）。7 例患者均无手术相关性死亡及并发症。结论：Y 形 Dumon 支架治疗复杂性气道病变，手术安全性高，术后疗效好，患者耐受情况好，可作为复杂性气道治疗的新选择，值得进一步推广应用。

（2）金属支架：是指由镍钛合金材料制造的气道支架，因其对气道黏膜的刺激作用，肉芽肿增生再狭窄发生率极高。

为探讨结核性气道狭窄支架置入后再狭窄的相关影响因素，郑玉琼等[14]应用回顾性分析法分析 111 例结核性气道狭窄患者，采用 99 枚国产镍钛记忆合金支架和 19 枚进口 Ultraflex 支架置入，观察镜下评分及不同病变类型发生再狭窄情况。结果发现，43 例支架置入后出现气道再狭窄，溃疡坏死型和肉芽增殖型发生率分别为 84.6% 和 60%，瘢痕狭窄型、管壁软化型再狭窄发生率分别为 19.7%、0（P<0.05）。镜下评分 0 分、1 分、2 分、3 分、4 分、5 分的患者置入支架后，发生再狭窄率分别为 0、4.8%、21.1%、27.3%、48.3%、84%（P<0.05）。结论：溃疡坏死型、肉芽增殖型气道狭窄，以及气道黏膜镜下评分高者置入支架后再狭窄发生率高。

2. 支架置入术并发症　支架置入后可引起刺激性咳嗽、气道局部异物感、出血、感染、再狭窄、支气管管壁瘘、支架移位、支架疲劳、支架断裂及支架取不出等并发症。

柳广南[15]综述了支架置入并发症及其处理。①肉芽组织的形成：气管支架内或近、远端肉芽组织的形成是最常见、最难处理的并发症，多见于良性气管狭窄者置入金属支架后，其发生率可超过 50%，且多见于置入上段气管支架的近端。气管插管后狭窄者置入硅酮支架 7 个月后，肉芽组织形成发生率为 38%。因此，对于气管支架置入后预防肉芽组织形成的最好办法就是良性气管狭窄者尽量不要置入金属支架，如果因病情需要置入，最好选择硅酮支架或覆膜金属支架临时使用，待患者病情好转，气管、支气管管腔稳定再将支架移除。移除的方法有在全麻下应用硬质气管镜将金属支架移除，亦有用纤维支气管镜将支架取出，取出前须通过热消融的方法将支架内肉芽切除，用活检钳对每个网眼、网丝拉动确定其与气管黏膜已分离，然后再用活检钳将其移除。对那些还需保留一段时间气管支架的肉芽组织的处理，可应用冷冻治疗，亦可使用雾化吸入表面激素。②支气管感染：支架置入后的气管多因支架损伤气管黏膜、分泌物潴留和气管上皮细胞纤毛清除障碍而导致气管或下呼吸道感染，细菌定植率明显高于其术前，且以铜绿假单胞菌、金黄色葡萄球菌、链球菌、流感嗜血杆菌和克雷伯杆菌为主，此外 26% 的患者还培养出厌氧菌，57% 的患者支架内发现酵母菌。对于气管置入支架后的患者可用生理盐水和注射用水雾化预防肉芽组织形成，出现感染时则可以通过静脉和雾化吸入抗生素的方法进行治疗。③支架移位：支架移位多见于设计时支架尺寸过小，有时是因为肿瘤经放、化疗后缩小造成，还有一种情况是放在颈段的气管支架，即使是按照规定设计，有时亦会出现支架移位的情况，尤其是不锈钢支架不带倒钩时，但支架移位还是多见于置入硅酮支架。因此，气管支架的大小一定要按照规定进行支架设计，镍钛金属支架一般要求超过气管大小的 10%，放置在气管的不锈钢丝支架一定要设计带钩的，只有这样才不会出现支架移位的情况。④支架断裂：气管金属支架断裂多见于长期置放支架的患者，为金属疲劳所致，可对断裂支架通过纤维气管镜或硬质气管镜予以移除。如果支架移除后气管能保持稳定，亦无须再置入支架，但对气管肿瘤患者仍须置放新的支架以防肿瘤长大后阻塞气管。⑤气道燃烧：气道燃烧多见于介入操作时患者的吸氧浓度高于 50% 所致，因此，操作人员进行热消融治疗前，一定要牢记将患者吸氧浓度调至安全水平。此外，热消融处理硅酮支架上的息肉时也可导致气管内燃烧，术者在术前应做好预防工作。⑥气道 - 血管瘘和气道 - 食管瘘：良恶性气管疾病置入镍钛金属支架的患者出现气道血管瘘，且以咯血作为主要症状，可以发生在从支架置入到取出前的任何时刻，最好的防治方法就是当患者病情好转后及时取出支架。气道 - 食管瘘需外科手术进行修补处理。⑦大咯血：置入气管支架后的大咯血少见，一般都是因为气管肿瘤侵犯血管或肿瘤缺血坏死所导致，亦有报道是由于置入的气管支架导致气管血管瘘引起咯血的情况。咯血可通过外科手术或选择性肺动脉栓塞进行处理。

3. 支架取出术　气道结核为良性气道狭窄，支架置入多为临时的，通常需要取出。

为探讨全身麻醉下经硬质气管镜取出气道金属支架的方法及其相关并发症的处理措施。王连庆等[16]回顾性分析首都医科大学附属北京天坛医院呼吸科 2008 年 1 月至 2015 年 1 月收治的来自全国各地的 20 例气道金属支架并发症患者经硬质气管镜取支架的临床资料。对气道金属支架并发症的原因、种类、取出方法及难易程度评估，以及气道金属支架取出时的相关并发症等进行分析及经验总结。结果显示，20 例患者需取出气道金属支架的原因为移位 3 例、移位合并瘢痕再狭窄 5 例、断裂 4 例、断裂合并移位 1 例、断裂合并瘢痕再狭窄 4 例、塌陷 1 例、瘢痕再狭窄 2 例；20 个气道金属支架取出 19 个，其中包括 9 个覆膜金属支架，中位放置时间为（7.4 ± 6.9）个月（5 天至 24 个月），完整取出 6 个、破碎取出 3 个；裸金属支架 11 个，中位放置时间为（10.2 ± 7.0）个月（20 天至 24 个月），完整取出 3 个、破碎取出 7 个、1 个未能取出；支架取出后并发症主要包括气道出血 11 例，气道塌陷 6 例（即刻再置入支架 5 例，气管插管 1 例），黏膜撕裂导致气管食管瘘 1 例，气道内失火 1 例，支架未能取出导致气道阻塞窒息死亡 1 例。结论：气道金属支架的取出是一项风险极大的手术操作，首先应充分评估支架取出的指征，分析取出的利弊；在取气道金属支架之前，应根据金属支架的种类、放置位置、放置时间及瘢痕肉芽组织包埋程度等充分评估支架取出的难易程度，尽可能将包埋的支架充分剥离于气道壁,然后再取出,以减少出血、气道撕裂及气道阻塞窒息等并发症,同时要备好新支架以防支架取出后气道塌陷。此外还应注意,气道金属支架的取出操作应由技术熟练、经验丰富的呼吸介入团队实施才能保证手术的成功和患者的安全。

(五)多种手段综合介入治疗术

在全身抗结核化学治疗基础上,针对各类型气管支气管结核,球囊扩张术、热消融术、冷冻消融术、支架置入术等经支气管镜介入治疗术联合应用仍是目前临床上多采用的介入手段。

1. 非手术及非支架治疗术　针对气管支气管结核患者会出现不同程度的气道狭窄,既往应用的手术及支架治疗方法各有利弊,并不适合所有患者。邱小建等[17]采用非支架支气管镜下介入治疗方法(球囊扩张+冷冻+针形电刀+局部用药)治疗结核后气道狭窄,共纳入了从2012年1月至2014年4月就诊于首都医科大学附属北京天坛医院呼吸科24例结核后气道狭窄的患者,其中膜状环形狭窄3例,复杂型狭窄21例。在经过球囊扩张、冷冻和(或)高频电刀治疗后,应用自制的导管在狭窄部位局部使用丝裂霉素或紫杉醇。主要评价指标为治疗的疗效、气道狭窄改善率、呼吸困难指数,并且观察了合并症的发生情况。结果发现,24例患者中,16例治愈,6例有效,0例无效,2例失败,治愈率为66.7%,有效率为91.7%。不同类型的良性瘢痕性气道狭窄,其治疗疗效差异无统计学意义(P=0.267),并且未见到严重并发症的发生。结论:对于结核后气道狭窄,非支架支气管镜下介入治疗方法可以取得很好的疗效,并且安全,在临床上值得推广。

2. 综合介入治疗术　李王平等[18]回顾性分析了2013年4月至2015年10月在其呼吸内镜中心进行诊治的315例瘢痕狭窄型支气管结核患者的临床资料,分析其形成因素、病变特点、治疗方法以及预后。结果显示,315例患者共进行镜下治疗923例次,涉及的介入治疗方法包括氩气刀、电刀、冷冻、高压球囊扩张等;61.0%患者进行2次及以上治疗,行5次以上治疗的患者病变多为混合型狭窄;多部位狭窄例数占总例数的49.8%,位置以左主支气管最多,段及段以下支气管以左上叶固有支最多;瘢痕狭窄形成后介入治疗方法以球囊扩张为主,扩张比例最高的为左肺下叶;狭窄形成因素主要为结核本身造成的支气管破坏,而非介入干预;早期介入治疗干预患者总体预后良好。结论:瘢痕狭窄型支气管结核为支气管结核常见的类型,常发生于其他类型支气管结核治疗修复过程中,高压球囊扩张为主要的治疗方法,早期治疗有利于患者的长期预后。

肖祖克等[19]回顾性分析支气管镜下不同介入措施治疗气道疾病患者225例。结果发现,支气管结核的治疗中冷冻组总有效率为100.0%,氩气刀组总有效率为91.7%,冷冻组总有效率明显高于氩气刀组(P<0.05);在气道腔内恶性肿瘤的治疗中冷冻组总缓解率为39.1%,氩气刀组总缓解率为63.0%,支气管支架组总缓解率为80.4%,支气管支架组总缓解率明显高于冷冻组、氩气刀组(P<0.05);在良性气道狭窄的治疗中冷冻组总有效率为76.9%,氩气刀组总有效率为69.2%,球囊扩张气管成形术组总有效率为100%,球囊扩张气管成形术组总有效率明显高于冷冻组、氩气刀组(P<0.05)。结论:冷冻治疗对支气管结核的疗效略优于氩气刀治疗;在气道腔内恶性肿瘤的治疗中支气管支架置入缓解症状最快,且支气管支架置入的疗效优于冷冻、氩气刀的治疗;在良性气道狭窄的治疗中球囊扩张气管成形术的疗效优于冷冻、氩气刀的治疗。

常秀军等[20]回顾性分析了1990年1月至2014年10月胸外科收治126例支气管结

核并支气管狭窄患者的治疗，共采用手术治疗 91 例、经支气管镜（局部注入抗结核药物、球囊、冷冻、支架置入等）治疗 45 例。结果发现，采用支气管镜治疗的 45 例患者中，15 例经过局部冷冻及抗结核药物治疗支气管狭窄明显好转或不张肺叶复张；1 例行支架置入术患者（1/8）在术后 9 个月出现再狭窄、9 例（9/22）患者行球囊扩张术后出现再狭窄，均行手术治疗，其余患者治疗效果良好（其中气管狭窄 7 例中 5 例行支架置入术，2 例行气管节段切除，随访 2~5 年未出现明显再狭窄）。手术治疗仍是治疗经支气管镜介入治疗仍不能取得良好效果狭窄的主要治疗方式，手术适应证：①管腔狭窄到原有直径 2/3 以上或完全闭塞，远端肺组织产生阻塞性炎症，支气管扩张、肺不张实变及肺毁损。②标本实验室检测确定结核分枝杆菌耐多药，但是病变较局限。患者在正规抗结核药物治疗 3~6 个月痰菌仍阳性、合并有咯血等严重并发症，也可考虑行手术治疗。③气管狭窄合并严重呼吸困难，并有可能窒息者。④支架置入或球囊扩张后再狭窄者。

（六）气道回缩型再狭窄

良性气道狭窄介入治疗后再狭窄（气管支气管结核反复回缩型）是临床突出难题，国内外学者从基础实验到临床应用针对此临床难题曾进行了相关探索研究，如局部应用紫杉醇、布地奈德吸入、高剂量近距离放射治疗、硅酮支架置入、药物涂层支架等等。

为了解复方倍他米松对气道瘢痕组织增生的影响。陈云峰等[21]采用前瞻性自身对照研究，2013 年 5 月至 2015 年 6 月共选例 6 例患者进行检测良性气道狭窄经常规介入治疗（CI）及 CI 联合局部注射复方倍他米松（LBI）治疗前和 7 天后局部组织中转化生长因子（TGF）-β_1 和胶原蛋白平均吸光度值的变化情况。结果显示，CI 前后 TGF-β_1 平均吸光度值分别为 92 ± 38 和 164 ± 47（t=-7.984，P=0.000），LBI 前后 TGF-β_1 平均吸光度值分别为 128 ± 45 和 78 ± 40（t=10.055，P=0.000）；CI 前后胶原蛋白分别为 919 324 ± 59 520 和 1 502 524 ± 76 673（t=-8.105，P=0.000），联合 LBI 前后胶原蛋白分别为 107 024 ± 54 880 和 1 140 384 ± 50 772（t=-0.621，P=0.54）。将联合 LBI 前后变化趋势与 CI 前后变化趋势对比，TGF-β_1（F=712.139，P=0.000）和胶原蛋白（F=261.256，P=0.000）差异均有统计学意义。结论 CI 治疗可以刺激局部 TGF-β_1 表达增加及胶原的合成及沉积，而 LBI 有助于减少 TGF-β_1 的生成，减轻介入治疗后胶原蛋白的合成及沉积。

封萌等[22]共选择 32 例良性气道瘢痕狭窄患者，将其分为紫杉醇组、丝裂霉素组和对照组，其中紫杉醇组 8 例，丝裂霉素组 12 例，对照组 12 例，紫杉醇组和丝裂霉素组采用气管镜下介入治疗，包括球囊扩张术、电刀切除和冷冻等，并在气道狭窄部位局部注射紫杉醇或丝裂霉素，对照组仅采用常规气管镜下介入治疗，随访时间为 6 个月，测量治疗前后气道狭窄部位的横截面积和气道直径，治疗前后呼吸困难指数，观察气道狭窄部位局部应用紫杉醇、丝裂霉素的疗效及安全性。结果显示，治疗前后气道狭窄部位横截面积及直径比较结果表明紫杉醇组和丝裂霉素组的疗效较对照组疗效好，3 组患者治疗前后气道横截面积及直径差异有统计学意义（P<0.05），紫杉醇组与丝裂霉素组疗效相比差异无统计学意义（P>0.05），3 组患者治疗前后呼吸困难指数的改善差异有统计学意义（P<0.05），紫杉醇组、丝裂霉素组 6 个月内再次行介入治疗次数有一定减少，但差异无统计学意义（P>0.05）；紫杉醇组、丝裂霉素组患者在观察期内均未出现与药物相关的并发症。结论：气道狭窄部位局部应用紫杉醇可抑制瘢痕性气道狭窄，且较常规介入治疗法明显延长良性瘢痕增生性气道狭窄再狭窄的时间，疗效及安全性均较好。

为考核气管镜介入联合局部丝裂霉素C与气管镜介入治疗气管切开术后气道狭窄的疗效,龚正等[23]共选择38例气管切开术后气道狭窄患者随机分为两组,观察组和对照组各19例,观察组采用气管镜介入联合局部丝裂霉素C,对照组采用气管镜介入治疗术,观察两组咳嗽、呼吸困难症状、治疗次数、住院时间和治疗费用。结果发现,观察组患者咳嗽症状积分、VAS评分较对照组低($P<0.05$),两组患者呼吸困难程度差异无统计学意义($P>0.05$),观察组在治疗次数、住院时间和治疗费用低于对照组($P<0.05$)。结论:气管镜介入联合局部丝裂霉素C治疗气管切开术后气道狭窄的疗效优于气管镜介入。

周子青等[24]收集27例良性中央气道狭窄患者的临床资料,选取球囊扩张联合曲安奈德局部喷洒的12例作为喷洒组,另选择单纯使用球囊扩张治疗的15例作为对照组,比较2组近期及远期疗效的差异。结果显示,喷洒组和对照组患者狭窄部位的管径均比治疗前增加(P均<0.01);狭窄分级中位数均从治疗前5级降到治疗后的3级,改良呼吸困难指数(mMRC)评分均比治疗前改善(P均<0.01)。完成首次治疗后,2组间狭窄部位管径和mMRC评分比较差异均无统计学意义(P均>0.05);治疗后3个月内,2组发生再狭窄需再次介入治疗时间间隔及再治疗率比较差异亦无统计学意义(P均>0.05)。在初次治疗后第3~12个月,喷洒组12例患者中有7例患者气道情况稳定,未出现再狭窄,总治疗间隔长于对照组($P<0.01$)。对照组15例患者均出现再狭窄并需接受多次治疗。喷洒组再狭窄治疗次数少于对照组,再治疗率也低于对照组(P均<0.01)。结论:曲安奈德局部喷洒联合球囊扩张治疗良性气道狭窄具有良好的远期疗效,局部喷洒曲安奈德可作为良性气道狭窄的常规治疗和预防治疗后再狭窄的方法之一。

马学铭等[25]探讨了新型利福平缓释置入支架材料的制备,对气道内利福平缓释支架的制备提供帮助。其方法使用乳化溶媒挥发法制备利福平-聚乳酸羟基乙酸共聚物载药微球并将其与带负电荷硫酸钙/β-磷酸三钙复合骨水泥结合制备成一种新型的复合抗结核支架材料。分别观察微球以及复合支架材料的体外缓释性能,通过在成年雄性SD大鼠的肌袋模型中置入复合抗结核支架材料来观察不同时间点的局部药物浓度以及血药浓度,通过血生化指标以及肝脏病理组织切片评价复合抗结核支架材料的体内安全性。结果显示,利福平/聚乳酸羟基乙酸共聚物载药微球的包封率和载药率分别为(56.05±5.33)%和(29.80±2.88)%。在第28天微球和复合支架材料的体外累积释放率分别为(94.19±5.40)%和(82.23±6.28)%;局部置入抗结核复合支架材料后药物缓释效果令人满意,在术后第28天局部药物浓度仍可达到(16.18±0.35)μg/g;血浆生化指标提示局部置入抗结核复合支架材料后会出现一过性肝损伤,肝脏病理切片的结果显示在第28天肝损伤基本得到完全修复。结论:利福平-聚乳酸羟基乙酸共聚物载药微球-带负电荷硫酸钙/β-磷酸三钙复合骨水泥作为一种新型的抗结核局部置入物,具有良好的缓释效果以及生物相容性,能弥补传统抗结核疗法局部药物浓度过低的不足。

(七)介入治疗相关大出血专家共识

近年来,随着我国呼吸内镜诊疗技术的快速发展和普及,各种诊疗新技术不断涌现,已成为呼吸系统疾病诊治中的一项重要的诊疗方法。随着接受呼吸内镜诊疗人数的日益增多以及各种治疗技术的广泛开展,临床工作中支气管镜诊疗操作相关大出血的发生率亦随之增高,并成为支气管镜诊疗操作所致死亡的最主要原因。当前由于各医疗机构诊疗设施、操作水平及临床经验的差异,对这一问题的认识程度和救治能力均存在着较大差异。

与此同时，国际上有关支气管镜诊疗操作相关大出血的预防及救治尚缺乏规范化的救治方案和指南可供借鉴。为此，中华医学会呼吸病学分会介入呼吸病学学组、中国支气管病及介入肺脏病学会组织国内相关领域的专家对我国支气管镜操作相关大出血的发生情况及临床救治现状进行了初步调查，在充分借鉴国内外相关研究成果和专家诊治经验的基础上，最终形成了我国支气管镜诊疗操作相关大出血的预防和救治专家共识[26]。本共识的制定旨在提高临床从事支气管镜诊疗操作的医、技、护相关人员对这一问题的认识，增强对支气管镜诊疗操作相关并发症的预见和防范意识，规范支气管镜诊疗操作相关大出血的救治流程。

1. 支气管镜诊疗操作相关大出血概述

（1）支气管镜诊疗操作相关大出血的定义：由支气管镜诊断或治疗性操作所引起的下呼吸道单次出血量≥100ml 的急性大量出血，即称为“支气管镜诊疗操作相关大出血”，是支气管镜诊疗操作最严重的并发症。其发生突然，并可迅速造成患者气道阻塞，引发血氧饱和度迅速下降，严重者可致患者窒息或失血性休克死亡。

（2）支气管镜诊疗操作相关大出血的病因及流行病学概况：我国 33 家大型综合性医院呼吸内镜中心的回顾性调查（2001—2013 年）结果显示，498 053 例次接受可弯曲支气管镜诊疗的患者中，发生支气管镜诊疗操作相关大出血 194 例次，其发生率为 39.0/10 万；其中死亡 21 例，死亡率为 4.2/10 万，而针对这一并发症的病死率则高达 10.8%（21/194）。194 例患者原发病的病因依次为恶性肿瘤（38.14%，74/194）、结核病（17.52%，34/194）、慢性炎症（11.85%，23/194）、肉芽肿性疾病（8.76%，17/194）、曲霉病（3.09%，6/194）、良性肿瘤（2.57%，5/194）、血管畸形（2.06%，4/194）、间质性肺炎（2.06%，4/194）、气管内血栓形成（1.54%，3/194）以及其他无明确病因者（12.37%，24/194）。导致大出血的诊疗操作依次为常规组织活检 46.39%（90/194）、经支气管肺活检（TBLB）9.79%（19/194）、支气管镜下热烧灼 9.79%（19/194）、支气管肺灌洗 9.79%（19/194）、支气管黏膜刷检 7.73%（15/194）、支气管镜下冷冻 3.60%（7/194）、镜体触碰 3.09%（6/194）、支架置入或取出术 2.57%（5/194）、球囊扩张 1.54%（3/194）；血栓清理 1.54%（3/194）以及其他 4.12%（8/194）。21 例死亡患者的原发病依次为肿瘤 9 例（42.85%）、慢性炎症 2 例（9.52%）、肉芽肿性疾病 2 例（9.52%）、气道淀粉样变 1 例（4.76%）、曲霉病 1 例（4.76%）、血管畸形 1 例（4.76%）以及无明确病因者 5 例（23.88%）。而导致死亡的各种镜下诊疗操作依次为常规组织活检 12 例（57.14%）、支气管镜下热烧灼 4 例（19.04%）、球囊扩张 2 例（9.52%）、黏膜刷检 1 例（4.76%）、腔内冷冻 1 例（4.76%）及镜体触碰 1 例（4.76%）。由此可见，支气管镜下的常规活检、经支气管肺活检以及支气管镜下的热烧灼治疗是导致大出血最常见的操作。

2. 术前风险评估　对于所有拟接受支气管镜诊疗操作的患者，均应在术前对其发生大出血的潜在风险进行评估，包括详细询问患者的病史，全面的体格检查，心、肺功能测定，必要的实验室和胸部影像学检查。对于拟行支气管活检或穿刺针吸活检的患者，应在术前检测血小板计数、凝血酶原时间和部分凝血活酶时间。若患者一直在口服抗凝剂，则应在检查前至少停药 5 天，或用小剂量维生素 K 拮抗；若患者一直口服氯吡格雷，则至少在检查前 7 天停药；单用小剂量阿司匹林者可不停药。对于有出血危险的患者（如患有血液系统疾病、尿毒症、肝功能不全等），即使仅行普通支气管镜检查，也应在术前检测血小板计数和凝血酶原时间（PT）。对于拟行镜下介入性治疗操作的患者，均建议术前行增强胸部 CT 检查，以明确病变的部位、性质、范围及其与周边毗邻器官(如血管等)的关系。

3. 预防和救治所需相关器械和药品的准备　由于支气管镜诊疗操作相关大出血发生突然,在极短时间内即可引起气道阻塞、失血性休克等,危及患者的生命,因此支气管镜室必须配备相关的药品和器械,并由专人负责,定期检查及更新,以确保抢救时的需要。

(1) 需配置的器械:①供氧及吸引装置;②血氧饱和度和心电监护仪;③开口器、喉镜、牙垫;④不同型号的气管导管、引导钢丝;⑤可进行腔内压迫止血的球囊以及相应的导引钢丝;⑥可进行心肺复苏和患者搬运的检查床;⑦除颤器及人工呼吸器。

(2) 需配制的药品:①局部用药:肾上腺素:配成1∶10 000肾上腺素生理盐水溶液(2mg肾上腺素溶于20ml生理盐水);去甲肾上腺素:配成1∶10 000去甲肾上腺素生理盐水溶液(2mg去甲肾上腺素溶于20ml生理盐水);凝血酶:配成50~200U/ml凝血酶稀释液(200μg凝血酶20ml生理盐水)。冰生理盐水溶液(4℃)。②静脉用药:垂体后叶素:用时配成6~12U+5%葡萄糖溶液10~20ml缓慢静脉注射或10~20U+5%葡萄糖溶液250ml静脉滴注;蛇毒血凝酶:用时配成1~2kU,静脉推注、肌内注射、皮下注射均可,也可局部应用;环甲氨酸:500~1000mg,静脉推注、肌内注射、皮下注射均可,也可局部应用;酚妥拉明:0.17~0.40mg/min,静脉滴注。其他抢救辅助药品。

4. 术中监护　在支气管镜诊疗操作过程中,所有受检者均应进行呼吸、心率、血压及血氧饱和度的监测。通过鼻、口或人工气道给予吸氧,并使其血氧饱和度能够维持在90%以上。对于合并心、肺功能不全的患者以及在持续给氧情况下仍不能纠正的低氧血症患者,即使行常规支气管镜检查,也应在术中进行心电监护。预计术中出血风险较大的患者,如病情需要必须紧急行支气管镜诊治,则建议在术前建立人工气道,以利于发生出血时气道积血的及时清除及人工通气,可选用的方法包括气管插管、喉罩、硬质支气管镜等。

5. 支气管镜诊疗操作时的注意事项

(1) 病灶区域的血供及其与周围血管之间关系的判断:操作者术前可通过胸部增强CT对病灶的血供、病灶区域内及病灶周围的血管分布情况进行初步的判断,从而了解即将实施的诊疗操作可能导致出血的危险程度。此外,术者在操作过程中还应通过镜下观察判断病灶的血供状况。通常血供丰富的病灶其色泽多呈暗红色,质地多松脆,部分病灶可有搏动感,遇到此类病灶时,有条件的单位可先采用支气管腔内超声(EBUS)、窄谱、荧光支气管镜等技术对病灶进行扫描,以进一步了解病灶区域的血供及其血管的分布。

(2) 对血供丰富病灶的活检:对血供丰富的病灶实施活检时,可采用细胞穿刺针对病灶先行针吸活检,若穿刺部位出血明显时,应避免进行常规活检或更换其他部位再取活检。

(3) 恶性气道阻塞的腔内介入治疗:恶性气道阻塞腔内介入治疗的目的主要是重新恢复气道的开放,目前可供选择的方法有多种,常用的有电刀、激光及冷冻等。在采用上述方法对病灶实施切除时,常会出现不同程度的出血,若出血量较多时,可考虑改用气道内金属支架置入的方法将阻塞的部位撑开,以避免进一步切除病灶时造成大出血的发生。

(4) 支气管腔内高压球囊扩张治疗:支气管腔内高压球囊扩张治疗是一种相对比较安全的腔内介入治疗方法,但有时也会造成狭窄段及其周围气道的撕裂,损伤严重时可造成致命性大出血。为了避免这一情况的发生,应注意以下几个原则:①球囊直径和长度的选择:一般所选球囊的直径不宜超过拟行扩张段气道的正常直径,球囊置入的长度不宜超过所选球囊的长度,也不宜过长,以避免球囊远端加压后对远端气道的损伤;②对球囊加压扩张时,初始压力一般不宜超过 3 个大气压，待确认初次扩张后无明显出血，方可逐步增加扩张的压力；③由于恶性气道病变的组织质地多较松脆，故一般不宜行腔内高压球囊扩张，以避免肿瘤组织挫伤后的大出血；④为了避免扩张后大出血导致窒息的发生，建议术者在每次扩张完毕后，先观察扩张区域是否有明显出血，待确认无明显出血后再将球囊撤出。若发现有较多出血时，可随即将球囊再度充水进而对创面实施压迫止血（一般可持续 5~10 分钟），以防止大出血进而导致窒息的发生。若持续压迫后将球囊放气，创面仍有较多出血时，可再度将球囊充水压迫止血，并可适当延长压迫止血的时间（一般可持续 20~30 分钟），同时应考虑做好外科手术干预的准备。

6. 发生支气管镜诊疗操作相关大出血后的急救

一旦发生支气管镜诊疗操作相关大出血，除操作者外，支气管镜室的相关辅助人员均应迅速赶到现场协助展开对患者的救治。通常急救可按以下流程展开。

（1）迅速提高吸入氧浓度，尽可能保证重要脏器的氧供。

（2）保持气道的开放：对于未建立人工气道的患者，应在保持气道开放的同时，迅速建立人工气道。最迅速且简单的方法是在支气管镜引导下进行气管插管。所选气管导管最好是 7.5 号的加长气管导管，必要时可辅以人工通气，以保证组织的供氧。

（3）调整患者体位至患侧卧位：患者一旦发生大出血后，气道内的积血常会溢入健侧气道和肺内，严重影响肺的通换气功能。患者取患侧卧位后，可有效防止患侧肺内的积血溢入健侧肺，同时亦可使已经残留于健侧肺内的积血通过咳嗽排出体外，这对于改善患者的通换气效率，有效提升血氧饱和度有极其重要的意义。需要特别强调的是，尽管大多数人都知道这一基本常识，但在实际抢救过程中，由于场面的混乱，这一简单的措施往往成为制约抢救成功的重要环节。

（4）紧急止血治疗：①局部止血：包括局部止血药物灌注和机械性压迫止血。局部止血药物灌注：对镜下可见的出血区域用冰生理盐水及 1∶20 000 的肾上腺素生理盐水局部灌注，与此同时，还可采用 200U 的凝血酶溶液对出血区域进行灌注。对于支气管镜操作相关大出血来说，尽管局部止血药物的灌注疗效有限，但这一方法可在一定程度上减缓出血势头，为其他止血方法的应用提供可能。出血部位的机械性压迫止血：常采用支气管镜插入部末端填塞止血叶段支气管。凡士林纱条或浸有止血药物的棉球局部填塞压迫止血的方法主要适用于在硬质支气管镜下的操作。而对于可弯曲支气管镜而言，最有效的机械性压迫止血方法是采用腔内球囊压迫止血，球囊的压力不宜过高，一般为 1~2 个大气压。需要特别说明的是，对于可视病损区域来说是机械性压迫止血，而对非可视的远端气道出血而言，该方法实际上是气道的填塞止血。紧急情况下，该方法是一种快速且有效的止血方法。②全身药物止血：垂体后叶素：对于支气管镜操作相关大出血来说，出血大多来自于体循环的支气管动脉，仅有极少数情况下出血来自于肺动脉。因此，垂体后叶素往往是最有效的止血药物，一般静脉注射后 3~5 分钟即可起效。用法：垂体后叶素 6~12U 用 5% 的葡萄糖注射液 20ml 稀释后缓慢静脉注射，约 15 分钟注射完毕，之后以垂体后叶素 12~18U 加入 5% 葡萄糖溶液 250~500ml 稀释后缓慢静脉滴注维持。合并有冠心病、未控制的高血压、肺心病、心力衰竭及孕妇等慎用。促凝剂：蛇毒血凝酶具有止血和凝血的双重作用，能缩短出血时间，减少出血量，静脉和局部均可使用。静脉用药方法：1~2kU 静脉注射，5~10 分钟起效，必要时可重复注射。其他促凝药物包括抗纤溶药物（环甲氨酸）、增加毛细血管抵抗力和血小板功能的药物(酚磺乙胺等),因起效较慢且止血效果相对较弱,故对于支气管镜诊疗操作相关大出血的救治作用甚微,一般仅与其他药物配合使用。其他药物:酚妥拉明是短效的非选择性α-受体阻滞剂,可直接舒张血管平滑肌,降低体循环及肺循环的压力,可用于垂体后叶素无效或有禁忌者。用法:10~20mg加入5%葡萄糖溶液500ml中,缓慢静脉滴注。

(5)支气管动脉栓塞术(bronchial arteryembolization,BAE):对于支气管循环系统来源的大出血,BAE是最有效的非手术治疗方法,其即刻止血率高达73%~98%。对于支气管镜诊疗操作相关大出血,在以下情况中可以选择BAE治疗:其他治疗方法无效或无法实施的大出血,可施行紧急BAE止血;反复间断咯血;对于需要外科手术治疗的大出血患者,在情况允许的条件下,可先行BAE暂时止血,为手术争取宝贵的准备时间,从而变急诊手术为择期手术,以降低手术风险。需要强调的是,BAE的主要作用在于止血,而不是根治疾病。血管栓塞后再通,或者因原发疾病进展而引起新发血管破裂等均可导致BAE术后再出血。这种情况下,建议采取积极的外科手术干预。此外,非支气管动脉来源的出血采用BAE治疗往往无效。

(6)外科手术治疗:对于支气管镜操作而引起的相关大出血,绝大多数情况下均存在有大小不等的支气管动脉分支损伤,只有极少数情况下是因为各种镜下的诊疗操作损伤了肺动脉。如前所述,对于支气管动脉损伤所引起的大出血,BAE是一种有效且微创的治疗方法,但即使在实施BAE后仍有部分患者会发生再度的出血,对于这一部分患者,如若没有手术禁忌,应考虑行病损部位的外科手术切除。既往的经验证明,外科手术的干预可显著降低此类患者的死亡率。而对于肺动脉系统损伤所致的大出血患者,外科手术往往是唯一能够降低死亡的治疗方法。

二、肺结核的介入治疗

耐药结核病,尤其是耐多药结核病(MDR-TB)、广泛耐药结核病(XDR-TB)的出现,已成为严重的社会公共卫生问题。针对耐药结核病,目前临床多寄希望于新药研发、介入治疗、免疫治疗、中医中药、外科手术等综合治疗。近年来,相比耐多药结核病的迅猛增加,而新的有效的抗结核药物研发力度不足、面世速度缓慢,耐药结核病的治疗已成为全球性的难题。在众多的开发研究的过程中,在全身化学药物治疗的基础上配合局部经气道介入治疗不失为一种可能的有效的辅助介入治疗方法之一。

为观察3VHZALP/9VHZL化疗方案联合经纤维支气管镜介入治疗耐多药肺结核并支气管结核的临床疗效,高云[27]选取2013年8月至2014年8月河北大学附属医院收治的耐多药肺结核并支气管结核患者68例,按照治疗方案分为试验组36例和对照组32例。两组患者均给予3VHZALP/9VHZL化疗方案治疗,在此基础上试验组患者给予经纤维支气管镜介入治疗,均连续治疗1个月。记录两组患者治疗后1、3、6个月痰菌转阴率,治疗后空洞闭合效果、浸润病灶吸收效果及临床症状改善情况,同时观察治疗期间不良反应发生情况。结果显示,试验组患者治疗后1、3、6个月痰菌转阴率均高于对照组($P<0.05$);治疗后试验组患者空洞闭合效果和浸润病灶吸收效果优于对照组($P<0.05$);治疗后试验组患者发热、咳嗽、咳痰、胸痛及呼吸困难等临床症状改善率均高于对照组($P<0.05$);两组患者不良反应均轻微,且经对症治疗或短暂停药后症状消失不影响继续治疗。结论:3VHZALP/9VHZL化疗方案联合经纤维支气管镜介入治疗耐多药肺结核并支气管结核的临床疗效确切,能有效改善患

者临床症状,提高患者痰菌转阴率、空洞闭合及浸润病灶吸收效果,且安全性高。

蒋智钦[28]随机选取2012年5月至2014年5月就诊的90例空洞型肺结核患者作为研究对象,并依据治疗方式的不同将其随机分为对照组以及观察组,每组各45例;对照组患者单纯进行化疗治疗,观察组患者则在对照组的治疗基础上经由支气管镜进行灌洗注药治疗。比较两组患者的治疗效果。结果发现,观察组患者前2个月的痰菌转阴率明显高于对照组,两组数据的对比结果均显示差异具有统计学意义($P<0.05$);两组患者对比3个月、4个月以及6个月痰菌转阴率未发现明显差异($P>0.05$);观察组3个月后以及6个月后的胸片显示病灶空洞闭合率明显高于对照组,两组数据的对比结果显示差异具有统计学意义($P<0.05$)。结论:在常规治疗的基础上经支气管镜进行灌洗注药治疗可有效治疗初治空洞型肺结核,其可有效促进空洞闭合,并避免发展为复治,故具有临床推广应用价值。

分析经支气管镜药物灌注治疗耐多药空洞型肺结核患者的临床疗效。方法:黄华等[29]选择180例耐多药空洞型肺结核患者按照不同治疗方式分为对照组(85例)和研究组(95例),对照组采用单纯化疗方案治疗,研究组采用经纤维支气管镜药物灌注治疗,比较两组痰菌转阴、胸部CT变化情况及不良事件。结果显示,研究组痰菌转阴率为62.11%高于对照组的40.00%($P<0.05$);胸部CT空洞闭合或缩小率为60.00%高于对照组的41.18%($P<0.05$)。结论:经支气管镜药物灌注治疗耐多药空洞型肺结核的临床疗效较好,且具一定使用安全性,值得临床推广。

为探究免疫联合介入治疗耐多药空洞性肺结核的临床疗效,任淑君[30]选择2010年3月至2014年3月诊为耐多药空洞性肺结核的64例患者作为研究对象,将其随机分为观察组与对照组各32例。对照组给予单纯全身化疗,观察组在个体化抗结核方案治疗的基础上给予免疫联合介入治疗,对比两组治疗效果。结果显示,观察组空洞闭合有效率为87.5%、痰菌阴转率为84.4%,对照组空洞闭合有效率为40.6%、痰菌阴转率为43.8%,两组对比差异具有统计学意义($P<0.05$)。结论:免疫联合介入治疗耐多药空洞性肺结核临床疗效显著,具有较高的安全性。

才绍军[31]选择2014年2月至2015年2月142位被确诊为肺结核的患者,以数字法随机分成观察组和对照组,每组71例,两组患者均采取常规止咳平喘,观察组患者使用左氧氟沙星结合阿米卡星联合治疗,对照组则仅使用左氧氟沙星进行治疗,两组患者在治疗过程中给药途径均使用纤维支气管镜介入进行治疗,在经过6个月的短程治疗后比较两组的总有效率和在用药之后出现的不良反应。结果显示:通过6个月的短程治疗后发现观察组的总有效率为97.18%,对照组为71.83%,两组比较差异有统计学意义($P<0.05$);在用药治疗后患者均出现不同程度的不良反应,观察组不良反应发生率为11.27%,对照组为36.62%,两组比较差异有统计学意义($P<0.05$)。结论:使用左氧氟沙星结合阿米卡星经纤维支气管镜介入治疗肺结核的临床效果良好,患者对于治疗效果满意,值得在临床上广泛推广。

三、胸膜病变的介入治疗

结核性胸膜炎,尤其是结核性包裹性胸膜炎及结核性脓胸的治疗仍是临床医务工作者所面临的难题,胸腔镜进入临床,为结核性胸膜炎治疗开辟了新的途径。

万云焱等[32]对内科胸腔镜在疾病治疗中的价值进行了综述。①胸腔积液胸膜闭锁术:胸膜固定术是目前治疗恶性胸水和顽固性良性胸腔积液常用的有效手段。内科胸腔镜术可以抽出胸腔积液后，在胸腔内喷洒消毒粘连剂，行胸膜固定术，控制胸腔积液的产生，促进肺充分复张，从而改善患者症状，提高患者生活质量。根据胸腔内给药的目的和药理作用主要可分5大类，即硬化剂、抗癌药物、生物免疫调节剂、纤维蛋白类制剂及医用粘胶剂。其中胸腔镜下滑石粉喷洒法是治疗胸腔积液安全有效的方法。de Campos等的一项15年的回顾性分析研究中，经胸腔镜下滑石粉喷洒治疗393例恶性胸腔积液患者成功率为93.4%，对108例良性胸腔积液患者的成功率达97%。②脓胸的治疗：以往对脓胸的治疗主要是反复胸穿排脓胸腔冲洗、闭式引流、抗菌药物及营养支持等保守治疗，疗效差，疗程长，对肺功能影响大，急性脓胸更易迁延不愈形成慢性脓胸。内科胸腔镜可以引流脓液并清除脓苔，松解粘连带，分离脓腔包裹，剥离纤维板，将引流管放置最恰当位置，彻底地冲洗胸腔，使肺完全复张，治愈率高。内科胸腔镜术创伤轻微、安全，即使中毒症状严重且身体较为衰弱的患者，在应用有效抗菌药物3~5天后也可进行。Brutsche等的研究中，127例脓胸患者经一次内科胸腔镜治疗成功率为91%，4例患者经胸腔引流管引流或再次胸腔镜治疗后痊愈，总体治愈率达94%。③自发性气胸的治疗：气胸患者行内科胸腔镜检查，可以对胸膜解剖有无异常做出评价，观察到肺大疱的存在，对不同类型肺大疱可选择电灼、热凝固、封扎套扎、闭锁或切除等治疗方法，以减少气胸的复发，也可对引起脏层胸膜撕裂影响裂口愈合的粘连进行松解，或行滑石粉胸膜固定术，气胸治疗成功率80%~95%。对气胸复张及治疗的效果做出预测，指导选择进一步的治疗方法。总之，内科胸腔镜花费低、创伤小、并发症少、操作简单，可在内镜室局部麻醉、患者自主呼吸且神志清楚的状态下进行，对胸膜肺疾病的诊断和治疗具有重要的价值。随着微创技术和微创设备的进步，内科胸腔镜技术不断得到发展，作为一项安全、有效的微创技术，在以人为本的现代医疗理念中更具特色，是现代医学发展的趋势，内科胸腔镜成为呼吸内科医生必须掌握且相当实用的操作技术，在临床诊疗过程中具有广阔的发展前景。

舒敬奎等[33]通过内科胸腔镜对结核性胸腔积液胸膜粘连严重程度进行分级，探讨影响胸膜粘连程度的相关因素。方法：选取99例局麻下内科胸腔镜确诊的结核性胸腔积液患者，在内科胸腔镜下将患者胸膜粘连严重程度分为6级，以胸膜粘连程度作为因变量，以患者相关因素及一般情况作为自变量，包括患者胸水pH值、总蛋白、乳酸脱氢酶（LDH）、腺苷脱氨酶（ADA）、葡萄糖（Glu）、单核细胞百分比及患者年龄、患病时间与外周血白细胞计数（WBC）、C-反应蛋白（CRP）、纯蛋白衍生物（PPD）试验，采用有序多分类logistic回归分析法研究胸膜粘连程度的影响因素。结果发现，99例患者中胸膜粘连程度分级分别为0级12例（12.12%），1级33例（33.34%），2级21例（21.21%），3级21例（21.21%），4级12例（12.12%），5级0例（0.00%）；患者胸膜粘连程度与胸水pH值和患者患病时间两个因素有相关性（$P<0.05$）。结论：对内科胸腔镜下结核性胸腔积液胸膜粘连程度可以进行分级判断，胸水中pH值对胸膜粘连程度是保护因素，而患者患病时间是胸膜粘连程度增加的危险因素，故胸水pH值和患者患病时间有助于胸膜粘连程度的预测。

韩元利等[34]自2013年6月至2015年6月共105例，将患者分为治疗组58例和对照组47例，2组均根据结核菌药敏试验选择结核药物口服或输液，对照组处理胸腔积液的方式是医师利用X线定位，凭借临床经验用手触感选择进针点与角度抽吸积液，一般不再注入药物；对照组利用白及抗痨凝胶在X线下显影，明确胸腔积液程度，抽吸积液彻底，抽吸结束前给予白及抗痨凝胶胸膜腔内注入治疗，每次注入量为抽液量的1/2。结果发现，治疗2个月结核性胸腔积液介入治疗组显效率100%，常规组62%；2组结果比较差异有统计学意义（$P<0.05$）。中药白及具有收敛、消肿生肌、杀灭结核杆菌作用，白及抗痨凝胶在局部治疗结核性不愈合时有缓释作用，与介入技术相结合，明确胸膜积液严重程度，抽吸积液彻底，抽吸结束前给予白及抗痨凝胶胸膜腔内注入治疗，随着患者体位的变化，药物可以直接接触到胸膜腔的脏壁层，有效地杀死和抑制耐药结核杆菌的生长，减轻痛苦，缩短治疗时间，达到治疗目的。结论：白及抗痨凝胶用于肺内外结核的治疗，取得良好的临床效果，不良反应小，疗效确切，值得推广。

为探讨电视胸腔镜（VATS）胸膜纤维板剥脱术治疗结核性脓胸的疗效，并初步探讨其手术适应证，王钧等[35]自2010年12月至2015年12月筛选60例确诊为结核性脓胸患者，进行了VATS胸膜纤维板剥脱术，在胸腔镜下吸净脓液，分离粘连，清除脓腔内壁上的结核肉芽组织和干酪坏死物，剥除增厚的壁、脏层胸膜纤维板，术后充分引流，同时全身抗结核治疗。结果显示，该组患者手术均顺利，全部一次手术治愈，无围术期死亡，无术中、术后并发症；随访2个月~5年，肺复张良好，无复发。结论：VATS胸膜纤维板剥脱术治疗结核性脓胸安全、有效、微创；笔者认为影像学表现胸膜增厚在1.0 cm以内、无明显钙化和肺内无严重病变等为其手术适应证。

（丁卫民　沙巍　蔡青山　谭守勇　唐神结）

参考文献

1. 高潘，郭述良，李一诗．2015年介入呼吸病学年度回顾．中华结核和呼吸杂志，2016，36（5）：391-392.
2. 张新宝，张妍蓓．经支气管镜注入联合全身化疗治疗支气管结核的临床疗效．重庆医学，2016，45（24）：3346-3350.
3. 孙纪英，李曦，邓长国．布地奈德联合异烟肼雾化吸入辅助治疗初治肺结核合并支气管结核临床观察．四川医学，2016，37（1）：44-47.
4. 刘荣奎．电子支气管镜下冷冻治疗支气管结核的疗效及安全性分析．中国医疗器械信息，22（6）：63-64.
5. 于丹．支气管镜介入冷冻治疗支气管结核临床研究．中国现代医生，54（8）：82-84.
6. 钱卫生，薄丽艳，陈敏，等．支气管镜下冷冻治疗支气管结核的疗效分析．中华肺部疾病杂志（电子版），2016，9（1）：13-16.
7. 赵磊，狄岩，王瑜玲，等．常规抗结核药物联合经支气管镜冷冻治疗支气管结核的临床疗效及其对免疫功能的影响研究．中国全科医学，2016，19（29）：3554-3557.
8. 徐春燕，邱忠民，吕寒静，等．支气管镜APC联合CO_2冷冻术治疗结核性大气道狭窄的效果及其对气道、动脉血气、肺功能的影响．疑难病杂志，2016，15（4）：358-361.
9. 刘伟，谢永宏，顾兴，等．电子支气管镜下冷冻及氩气序贯治疗肉芽增殖型支气管结核的临床疗效分析．中华肺部疾病杂志（电子版），2016，9（1）：17-20.
10. 郭国华，肖建宏，彭锦芸，等．经支气管镜钬激光技术治疗支气管结石的疗效分析．中国内镜杂志，2016，22（6）：86-89.
11. 程渊，张红，李楠，等．DUMON硅酮支架在中心气道疾病中的应用及其对预后的影响．中华结核和呼吸杂志，2016，39（12）：985-987.
12. 宋美君，吴宏成，姜静波，等．Y型硅酮气道支架置入治疗复合气道病变．中国内镜杂志，2016，22（8）：

41-45.
13. 沈世茉,周莹艳,吴宏成. Y 型 Dumon 气管支架治疗复杂性气道病变的临床应用. 中国内镜杂志,2016,22(9):61-65.
14. 郑玉琼,袁李强,陈朝凤,等. 结核性气道狭窄支架置入后再狭窄的相关因素研究. 医学信息,29(9):92-93.
15. 柳广南. 大气道支架植入及并发症的处理. 临床内科杂志,2016,33(7):446-448.
16. 王连庆,张杰,王娟,等. 经硬质气管镜气道金属支架取出方法及相关并发症处理措施. 中华结核和呼吸杂志,2016,39(2):98-104.
17. 邱小建,张杰,王娟,等. 结核后气道狭窄的非支架支气管镜下介入治疗方法. 国际呼吸杂志,2016,36(17):1281-1288.
18. 李王平,潘蕾,傅恩清,等. 315 例瘢痕狭窄型支气管结核的临床分析. 中华肺部疾病杂志(电子版),2016,9(1):5-9.
19. 肖祖克,胡云华,吴西雅,等. 支气管镜下不同方法治疗气道疾病的疗效比较. 实用临床医学,2016,17(3):1-5.
20. 常秀军,王子彤,段勇,等. 支气管内膜结核 126 例的临床分析. 中国防痨杂志,2016,38(2):154-156.
21. 陈云峰,许丹凤,曾奕明,等. 局部注射复方倍他米松对良性中央气道狭窄胶原蛋白沉积的影响. 中华结核和呼吸杂志,2016,39(8):616-620.
22. 封萌,杨增荣,焦克岗,等. 支气管镜介入治疗联合局部应用紫杉醇治疗良性气道瘢痕狭窄的临床研究,中国内镜杂志,2016,22(1):19-23.
23. 龚正,张彩云,王艳华,等. 气管镜介入联合局部丝裂霉素 C 治疗气管切开术后气道狭窄的临床研究. 中国内镜杂志,2016,22(4):6-9.
24. 周子青,苏柱泉,唐纯丽,等. 局部喷洒曲安奈德联合球囊扩张治疗良性中央气道狭窄疗效研究. 新医学,2016,47(11):742-746.
25. 马学铭,林振,张嘉伟,等. 新型利福平缓释植入支架材料的制备及体内缓释分析. 南方医科大学学报,2016,36(3):309-315.
26. 中华医学会呼吸病学分会. 支气管镜诊疗操作相关大出血的预防和救治专家共识. 中华结核和呼吸杂志,2016,39(8):588-591.
27. 高云. 3VHZALP/9VHZL 化疗方案联合经纤维支气管镜介入治疗耐多药肺结核并支气管结核的临床疗效. 实用心脑肺血管病杂志,2016,24(2):79-81.
28. 蒋智钦. 经支气管镜灌洗注药治疗初治空洞型肺结核的疗效研究. 中国医药指南,2016,14(13):43-44.
29. 黄华,尹怡平,周婷,等. 经支气管镜药物灌注治疗耐多药空洞型肺结核患者的临床疗效分析. 中国现代药物应用,2016,10(13):181-182.
30. 任淑君. 免疫联合介入治疗耐多药空洞性肺结核临床疗效观察. 中国卫生标准管理,6(3):63-64.
31. 才绍军. 左氧氟沙星结合丁胺卡那霉素经纤维支气管镜介入治疗肺结核的临床效果观察. 国际医药卫生导报,2016,22(13):1965-1967.
32. 万云焱,林殿杰. 内科胸腔镜的临床应用. 现代使用医学,2016,28(1):1-3.
33. 舒敬奎,刘凌,张剑青,等. 内科胸腔镜下结核性胸腔积液胸膜粘连程度分级及影响因素分析. 中国内镜杂志,2016,22(5):1-5.

34. 韩元利，马济庶，李继翰．白及抗痨凝胶介入治疗结核性胸腔积液的临床研究．山西医药杂志，2016，45（5）：559-560.

35. 王钧、崔超，张军．结核性脓胸电视胸腔镜胸膜纤维板剥脱术适应证初探．中国内镜杂志，2016，22（7）：98-101.

第十章　结核病的外科治疗

摘要：外科治疗不是结核病的常规治疗手段，手术目的是使痰菌转阴，症状减轻或消除，改善患者术后生活质量，及有效预防并发症。一般需要病变相对稳定局限后才实施手术干预。常见的适用于外科处理的情况包括：局限性耐多药结核、大咯血、结核瘤、结核性空洞、结核性脓胸及支气管胸膜瘘等。在适宜手术的人群中，结核外科治疗的安全性已经初步得到证实。对于外科干预的效果报道差异较大，全球范围内缺少高质量临床证据。

关键词：结核病；外科；手术；耐药；大咯血

由于诊断延迟、药物短缺、管理不足等原因，我国重症结核患者比例较高，其中有外科干预适应证的患者数量也很多，根据国内文献报道，约 2%~5% 患者需要接受外科治疗。近 1 年来，结核病的外科治疗取得了较大进展，先简要总结如下。

一、肺结核及胸膜结核的外科治疗

（一）手术适应证及手术方式的选择

单纯非耐药肺结核和胸膜结核一般不需要外科干预。2016 年世界卫生组织发布的耐药结核病诊治指南中支持在耐药肺结核中谨慎地使用外科干预以帮助减轻细菌负担，减轻症状。国内发表的文献中缺少大样本研究报道外科干预耐药结核疗效的研究结果，小样本量观察性研究表明外科治疗对于耐多药结核病有积极意义，国内学术会议报道中也有越来越多的耐药结核病外科治疗研究结果发表。

李洪伟等[1]选取 2010 年 1 月至 2016 年 1 月 MDR-TB 患者行手术治疗 63 例，其中男 27 例，女 36 例；年龄 16~71 岁，平均（33.1 ± 2.5）岁。结核病程 12~42 个月，平均 27 个月。左侧 43 例，右侧 20 例，双侧均有病变者 7 例；慢性纤维空洞型肺结核 45 例；合并真菌感染 10 例。5 例患侧肺内有大疱形成，其中 7 例术前曾有自发性气胸，合并咯血病史 30 例，耐药情况：63 例患者术前均使用 1 年以上抗结核药物 3~11 种，平均 7.5 种，其中使用 3~4 种 14 例，5~6 种 34 例，7 种以上 15 例。作者认为 MDR-TB 的手术指征为：①在正规治疗过程中痰菌持续阳性或反复阳性且病灶局限；②存在结核空洞、毁损肺等可引起结核病复发病灶的痰菌阴性患者；③肺结核引起支气管胸膜瘘、脓胸、大咯血或合并恶性肿瘤等并发症。④多数 MDR-TB 的病变为双侧，但如果对侧肺为结节样或纤维条索样病灶，则一般不影响患侧肺的手术效果。对有手术适应证的 MDR-TB 患者的手术时机非常重要，作者认为，①术前至少连续观察 3 个月，X 线胸片和胸部 CT 显示要切除的病变无改变者。② MDR-TB 患者有效抗结核治疗不少于 6 个月；③依从性好；④无明显结核中毒症状；⑤术后保证有两种以上敏感的抗结核药物可用。但对患者个体而言，还要依据患者的药敏结果、化疗疗效、患者体质及经济情况决定手术方案。

肺结核的传统手术方法是肺叶切除术和胸廓改形术，最近几年微创外科手术用于肺结核外科治疗的报道不断增加。

龙建军等[2]研究了胸腔镜辅助小切口手术在结核性局限性包裹性脓胸并发感染患者中的临床治疗效果。24 例结核性局限性包裹性脓胸并发感染患者资料进行分析，采用随机对照方法将患者分为对照组和试验组，每组各 12 例。对照组采用传统开胸手术治疗，试验组采用胸腔镜辅助小切口手术治疗，比较两组疗效，最终试验组患者手术时间、术中出血量、术后引流时间均显著少于对照组，差异有统计学意义（$P<0.05$）；试验组术中引流总量（术后吗啡总量、术后住院时间显著少于对照组，差异有统计学意义（$P<0.05$）；试验组患者治疗后用力肺活量、第一秒用力肺活量及肺总量显著高于对照组，差异有统计学意义（$P<0.05$）。结论认为对结核性局限性包裹性脓胸感染患者采用胸腔镜辅助小切口手术治疗效果理想，能够提高临床疗效，且手术创伤较小，治愈率高 .

姜友定等[3]发表的研究探讨胸腔镜手术（video-assisted thoracotomy surgery，VATS）及胸腔镜辅助小切口手术（video-assisted minithoracotomy surgery，VAMTS）治疗结核性肺病的可行性和临床疗效，研究回顾性分析了利用 VATS 及 VAMTS 治疗的 183 例结核性肺病患者的临床资料，结果中楔形切除术对肺结核病灶准确切除率达 100%，痰菌阴转率为 84.15%，结核复发或播散为 4.37%，24（13.1%）例患者出现术后并发症，主要种类包括顽固性残腔、呼吸道感染、胸腔出血、伤口感染、持续性肺漏气、支气管胸膜瘘、胸腔感染、呼吸衰竭、气胸复发，术后随访（26.3 ± 7.32）个月，死亡 3 例患者，死亡率 1.6%，其余患者均治愈，未见中远期并发症，临床治愈率为 98.4%。结论认为 VATS 及 VAMTS 治疗结核性肺病安全可行，疗效满意。

（二）肺结核术后并发症

肺结核术后仍有一定的并发症，并发症发生率报道不一，与术者的熟练程度和经验有很大关系。敏感性肺结核和耐药性肺结核术后并发症发生率没有可对比性。张静等[4]进行了回顾性系统分析，回顾分析 1992 年 10 月至 2014 年 10 月在该院内科住院和门诊接诊的 17 例经胸外科手术后治疗失败耐药肺结核患者，其中诊断多耐药肺结核（PDR-PTB）患者 1 例，耐多药肺结核（MDR-PTB）患者 9 例和广泛耐药肺结核（XDR-PTB）患者 7 例。胸外科进行病灶部位的肺叶切除 15 例和一侧全肺（患肺）手术切除 2 例。分别分析手术前和手术后耐药肺结核治疗是否规范与手术后治疗失败原因及转归。结果术前 17 例和术后 16 例均使用了 2~3 种“可能敏感”的抗结核药物，术后另一例虽然选择了 4 种敏感药，但疗程仅 2 个月；其中有 4 例 MDR-PTB 患者术后抗结核药物治疗失败后，更换至少 4 种敏感药物的有效方案治疗后治愈；8 例术后反复应用不足 4 种敏感药的方案进行治疗而未治愈（其中 PDR-PTB 1 例并发糖尿病，反复治疗后转为 XDR-PTB；其他有 MDR-PTB 3 例，XDR-PTB 4 例）；5 例（其中 MDR-PTB 2 例，XDR-PTB 3 例）术前和术后反复应用一线和二线抗结核药物，每次均不能组成有效的治疗方案，持续菌阳，治疗失败，并发肺部感染和呼吸衰竭而死亡。他们认为手术失败是指手术后在手术切除部位邻近的同侧肺组织 6 个月内又出现新的活动性结核病灶和（或）于术端的支气管出现结核性支气管的残端瘘或切口胸壁瘘，患者痰检结果均为涂阳培阳，菌种鉴定仍为结核分枝杆菌复合群。同时他们还认为耐药结核病行外科手术治疗只有达到至少 4 个基本条件：①要确保有效的（至少 4 种）敏感药物；②有活动性支气管结核时应该治疗至病灶稳定；③非切除的肺叶病灶必须稳定；④术前进行有效的抗结核药物治疗时间要达到 6 个月左右，术后抗结核药物治疗时间至少达 12 个月为宜，手术才相对安全和有效。

但是肺结核术后出现新的病灶是否属于手术并发症值得商榷，而且术前的抗结核时间应和影像学结合，对患者的病情进行综合正确评估，才是手术成功的保证。

（三）支气管结核

支气管结核又称支气管内膜结核（EBTB），是指发生在气管、支气管黏膜和黏膜下层的结核病，活动性肺结核中大约10%~40%伴有EBTB。在我国，支气管结核仍然在良性气道狭窄的诸多病因中占据首位，多发生于肺结核后的4~6个月。气道狭窄传统上以手术治疗为主，将患者狭窄段气管、支气管切除后行端端吻合，手术治疗虽然可以快速有效解决气道狭窄，但同时具有创伤大、并发症多、费用高等缺点，部分患者不易接受。近年来随着介入技术的发展，给支气管结核的治疗带来了新的方向。陈善婷等[5]总结目前常见的介入技术包括微波治疗、球囊扩张成形术、冷冻疗法、高频电治疗、激光治疗、支架植入术等，不同的患者可能适用不同的介入治疗方式，但针对病情复杂的患者，联合多种方式治疗才可达到理想的治疗效果。

（四）结核性脓胸

结核性脓胸可由脊椎结核的椎旁脓肿所致，同时也可因肺结核空洞或者胸膜干酪样病灶破裂感染胸膜所致，是胸外科难治性疾病之一。目前针对结核性脓胸的治疗手段主要有胸廓改形术和胸膜剥脱术。阿不都亥力力·依马木等[6]选取2012年1月至2014年12月收治慢性结核性脓胸患者80例作为研究对象，所有患者体征、病史、胸部CT显示结果相结合均确诊为慢性结核性脓胸，随机分为两组。对照组给予胸廓成形术治疗，观察组给予改良式胸膜剥脱术治疗，比较两组临床疗效。对照组给予胸廓成形术治疗，自上而下分期切除足够长度的肋骨，每次3~4条，前端向上3根肋骨包含部分软骨，后端包含胸椎横突，向下多保留前端肋骨，具体切除肋骨数量由患者病情决定。手术间隔时间2~3周/期，在手术过程中需要注意防止损伤壁层胸膜。观察组给予改良式胸膜剥脱术治疗，具体方法：首先进入脓腔，吸净腔内浓汁、渗液，经生理盐水冲洗后，再次吸净，采用刮勺刮脓腔内壁，并用75%酒精纱布擦拭，之后采用生理盐水冲洗脓腔2次；充分剥离脏层胸膜纤维板，并修补肺脏剥破处，不能剥除处行“井”字切开；将壁层胸膜纤维板钙化灶搔刮干净，剩余纤维板刮至白色，此白色纤维板会伴有血液渗出，之后冲洗胸腔3次，并试吹患侧肺脏，至肺膨胀能充满胸腔，若不能完成此操作，则继续分离粘连肺脏，至能够充满胸腔。作者得出结论，慢性结核性脓胸采用胸膜纤维板剥脱术治疗临床效果显著。

但对比传统的大切口手术治疗结核性脓胸，也有许多人在积极探索微创治疗结核性脓胸的方法及可行性，力争减轻患者痛苦。向绍华[7]通过选取2012年8月至2015年8月结核性脓胸患者39例为研究对象，穿刺抽液明确诊断为结核性脓胸，采用微创胸膜纤维板剥脱术，钝性分离壁层胸膜和胸内筋膜，清除脓液，进一步扩大剥离范围，分块切除增厚的壁层纤维板，直至脓腔纤维板全部剥脱。对于脏层纤维板和脏层胸膜粘连比较紧密的部位，可将纤维板网络状切开。逐层关胸，关胸前使用5%碳酸氢钠冲洗胸腔，置胸腔引流管一根。若胸腔引流量<50ml时，夹管24小时，若未发现胸片积气和积液，可拔出引流管。通过比对术前、术后患者的临床症状及影像学表现、并发症的发生率等，得出结论：微创切口胸膜纤维板剥脱术能够通过胸腔镜提供清晰的手术操作视野，可以彻底地清除脓腔，肺复张得到显著的提高，对肺损伤较小，保留了肺组织功能。同时，作者还认为，结核性脓胸在发病后6周~3个月是治疗最佳时间，能够有效地减少手术创伤，利于肺功能的恢复。

二、肺外结核的外科治疗

（一）脊柱结核

脊柱及骨关节结核是我国结核外科治疗的重要领域，约占结核病总数的1%~3%。在抗结核干预的基础上对神经功能障碍、畸形、脊柱不稳定、严重的疼痛以及药物治疗失败的患者进行手术干预可以在一定程度上改善预后。未经抗结核干预之前进行手术治疗可能会导致严重的不良后果。根据Shi等[8]对967例脊柱结核病例进行的回顾性病例分析，经过抗结核以及必要的手术干预后76.7%的患者可以得到临床治愈，所有患者中只有3.41%为多椎体累及，14.37%有合并肺结核，大约5%的患者检出耐药，耐药病例中约一半为耐多药患者。由于作者没有说明接受耐药检测的患者比例，因此不能推断脊柱结核的总耐药率。

1. 脊柱结核的微创治疗　脊柱结核因脓肿、肉芽等易侵入周边正常组织，造成粘连，导致手术时分离困难，暴露不清，所以很难在腔镜下手术。但也有关于脊柱结核微创治疗的报告。Yang等[9]评估了微创椎管减压与局部化疗联合治疗胸腰椎结核患者和脓肿压迫的椎管的患者的有效性。回顾性分析2005年12月至2014年6月入院的31例患有胸腰椎结核和脊髓硬膜外脓肿患者的临床数据。所有患者接受初步保守治疗，但效果不理想，然后进行微创椎管减压，病灶清除和后路层间入路引流。术后给予短疗程（1~2个月）局部化疗。患者定期随访。神经功能状态按照ASIA评分系统进行评估。使用Cobb角评估脊柱后凸畸形。患者平均随访37个月（12~96个月）。在随访终点，所有患者的ASIA评分均得到改善，Cobb角轻度增加，但是脊柱稳定效果令人满意。肝肾功能、红细胞沉降率（ESR）和C反应蛋白（CRP）水平均恢复正常。出现一例并发症，该患者术后恶化，但一年后经过二次手术达到令人满意的恢复效果（从C级到E级）。研究结果表明：微创椎管减压与局部化疗联合是胸腰椎结核患者和脓肿压迫椎管的一种有效治疗方法。

郭卫东等[10]选取80例脊柱结核患者。其中男性45例，女性35例，年龄17~78岁，平均（48±17）岁。术前ESR为（60±20）mm/h，CRP平均为（4.2±2.7）mol/L。术后病理检查均证实脊柱结核诊断。术前行磁共振成像检查，椎体受累情况为：累及1个椎体者6例，累及2个椎体者46例，累及3个椎体者28例，椎间盘受累情况为：累及1个椎间盘者为54例，累及2个椎间盘者为25例，累及3个椎间盘者为1例。所有患者均有结核病症状：低热、盗汗、乏力、倦怠、食欲差、消瘦、贫血、腰背僵、局部叩痛、拾物试验阳性。手术方法：A组采用脊柱结核微创手术（MISS）治疗，即CT引导下经皮病灶清除、病灶置管、脓肿置管、抗结核药物灌注冲洗引流，持续局部化疗。要求患者取俯卧位，在CT下寻找并确认发生病变的椎体，改用薄层扫描，仔细分析病变椎体与椎弓根的关系。在颈椎为经血管鞘和内脏鞘之间入路。在胸椎行肋骨上后外侧或肋椎关节入路。在腰椎行后外侧入路，经Kambin三角进入椎间隙，在通过病灶的CT扫描片上确定进针点和入路方向。常规消毒、铺单，于进针点处切一约6mm切口，用20号硬膜外穿刺针进行穿次，置入导丝，拔出穿刺针，将扩张管在导丝的引导下置入病变部位，在扩张管引导下置入工作套管，拔出导丝及工作套管，CT扫描确定穿刺无误后，用髓核钳清除套管内的死骨、肉芽。清除椎体后方的坏死组织。最大限度地进行硬膜囊减压，选择12~16号双腔引流管置入到原发病灶或脓肿内，以1号丝线将引流管固定于皮肤。术后立即行病灶区冲洗，用500ml0.5%氯化钠注射液加0.3g异烟肼注射液，每日2000ml左右，待冲洗液清亮后拔出冲洗双腔管的外管，留置内管进行局部化疗，局部化疗药物为异烟肼 0.1g,每日 1~2 次。局部化疗时间为没有分泌物后拔除双腔管内管。B 组开放手术组采用传统开放手术病灶清除术,在术前经营养支持及抗结核药物三联或四联治疗 2~3 周后,结核中毒症状减轻,体温正常,ESR<60mm/h,血红蛋白 >10g/L,即可行手术治疗。手术方式采取单纯病灶清除;病灶清除 + 植骨融合内固定术。根据脊柱结核的不同部位选择手术入路清除病灶,术后伤口不放置引流条,常规化疗 12~24 个月。最后,作者认为,虽然在治愈率方面无统计学差异,但微创手术具有创伤小、风险小、花费少、疗效好等优点,可以在合适的患者中进行使用。

2. 脊柱结核的入路　脊柱结核手术的入路选择非常关键,它可以直接影响手术疗效。从文献看,更多的骨科医生更愿意选择后路手术,认为后路的风险较小,无论是胸腰椎还是颈胸椎结核,后路同样可以达到病灶清除、椎管减压、畸形矫正的目的。Liu 等[11]研究比较了两种不同方法治疗上胸部(T1-4)脊柱结核伴有神经功能缺陷的老年患者的临床结果。他们回顾性分析 18 例经一期后路椎弓根减压、清创、植骨融合和内固定的患者(A 组)和 16 例接受一期或二期前路清创,植骨和后路内固定的患者(B 组)。对这些患者的临床和影像学结果进行分析和比较。患者平均随访(40.9 ± 4.0)个月(36~48 月)。结果表明,平均手术时间、失血量、住院时间和手术并发症发生率,A 组小于 B 组。A、B 两组的平均融合时间分别为(8.1 ± 1.5)个月和(7.8 ± 2.9)个月($P>0.05$)。Cobb 角经手术后明显矫正,但均未恢复正常。所有患者术后均有明显神经功能改善。研究表明,一期后路经椎弓根清创、减压、植骨融合和内固定这一治疗方法可能比前后路联合的手术方法更好。这种技术术后并发症少,并且可以提高老年患者的生活质量。Cui 等[12]评估前路和后路内固定联合不同的清创术和植骨融合治疗多节段连续胸椎结核的临床疗效。回顾性评价从 2002 年 1 月至 2012 年 12 月 81 例接受了前路或后路内固定联合不同方法的清创、减压和植骨融合的多节段连续胸椎结核病患者。所有患者被分为两组:经前路内固定组和经后路内固定组。前路内固定组中,有 39 例经历了经胸清创术。在后路内固定组中,有 34 名患者接受了后路内固定联合经肋横突减压和植骨融合术,另有 8 名患者接受了一期或二期前后路联合手术即经前路清创、植骨联合后路内固定术。使用改进的 Konstam 方法从脊柱侧位片计算脊柱后凸角度。记录他们的结核症状和体征,融合水平,骨移植的融合时间,平均后凸角,平均矫正度,平均矫正损失和临床并发症。平均随访期为 37 个月(17~72 个月)。研究结果表明:后路内固定在后凸畸形的矫正并维持过程中比前路内固定更有效。然而,在接受一期后路内固定手术的患者中,术后窦道形成发生率更高。

但是也有作者选择前路手术清除病灶。Zhang 等[13]研究评估了一期前路病灶清除、植骨融合联合经髂血管下方双侧前路内固定治疗腰骶段结核的临床效果。他们回顾性分析了 2004 年 1 月至 2013 年 6 月共 22 例腰骶部脊柱结核患者,所有患者均施行了一期前路病灶清除、植骨融合联合经髂血管下方双侧前路内固定术。该研究评估了患者手术前后的视觉模拟量表(VAS)、ESR、神经功能、脊柱后凸角度、融合率和计算机断层造影结果(CTA)。所有患者随访时间平均 46.59 个月。没有脊柱结核病例复发。随访终点与术前术后 VAS 评分和 ESR 平均水平相比显著降低($P<0.001$),平均后凸角显著增加($P<0.001$)。所有患者的平均骨融合时间为术后 5 个月。没有观察到术后血管并发症。研究结果表明,前路病灶清除、植骨融合联合经髂血管下方双侧前路内固定是腰骶段结核的有效且安全的治疗方法。

它依尔江·举来提等[14]发表了一项病例分析,观察一期经后路环脊髓周围病灶清除植骨融合椎弓根钉固定治疗不同发病节段的胸腰椎结核性后凸畸形并截瘫的疗效。包括胸腰椎结核性后凸畸形并截瘫的患者30例，男21例，女9例。所有病例均选择一期经后路环脊髓周围结核病灶清除钛网支撑植骨融合并椎弓根钉固定术。术后正规服用抗结核药物6~12个月，随访观察植骨融合时间，后凸畸形矫正度和截瘫恢复情况，ESR、CRP变化情况。结果所有病例得到随访，植骨融合时间为8个月，融合率100%。后凸畸形由术前的(77±12)°矫正为术后的(9.7±1.6)°，平均纠正57°(P<0.05)。随访时矫正度丢失<1°。ESR由术前的(64±44)mm/h下降为术后的(15±7)mm/h(P<0.05)；CRP由术前的(72±40)mg/L下降为术后的(13±5)mg/L(P<0.05)。所有患者神经功能都完全恢复，最长的8个月时间内Frankel神经功能达到E级。脊柱结核均治愈，无严重手术并发症。结论认为根据胸腰椎结核性后凸畸形和截瘫严重程度，选择一期经后路手术治疗方式能获得有效的根治，可行彻底的病灶清除、植骨融合并畸形矫正后内固定获得脊柱前后方的稳定性，能完全恢复脊髓神经功能，改善患者的生活质量。

Shi等[15]发表了一项包括106例患者的临床试验，将患者分为传统经纵隔前路手术以及改良经纵隔旁前路手术，评估书中出血量、并发症、术后恢复情况、脊柱畸形程度等指标，经比较，改善经纵隔旁前路手术与传统手术预后相似，但术中出血量及肺部并发症的发生率有明显下降。

曾岩等[16]发表研究探讨了胸腰椎角状后凸后路矫形内固定失败的发生原因及治疗方法。研究对2005年6月至2011年12月北京大学第三医院骨科手术治疗后出现内固定失败的8例胸腰椎角状后凸患者进行回顾性研究。手术方式包括后路闭合截骨矫形(PSO)、后路前方撑开-后方闭合截骨矫形(AOPC)、后路后凸节段切除-双轴旋转矫形(VCR)。对内固定失败的原因进行分析，并进行翻修手术治疗。结论认为胸腰椎角状后凸后路矫形内固定失败相对迟发，可由多种原因造成，积极的翻修手术对内固定失败具有良好效果。

钟沃权等[17]探讨了后路全脊椎切除矫形手术治疗陈旧结核性脊柱后凸畸形的疗效及手术并发症的预防措施。研究包括采取后路全脊椎切除矫形固定手术治疗结核性脊柱后凸畸形患者56例，其中后凸顶椎位于胸段35例，胸腰段21例；53例患者存在相邻椎体的融合畸形；24例存在下肢神经功能损害；7例患者存在腰背部疼痛；15例患者同时存在下肢神经功能损害和腰背痛；10例无任何不适；56例患者均采用全脊椎切除+双轴旋转矫形手术治疗。结果表明患者术前平均后凸角度为87.7°，术后平均为29.3°，矫正率为68.5%，术后平均随访25.3个月，平均后凸角度为30.9°，矫正率为66.6%，矫形丢失率为2.63%。以后凸顶点部分、畸形Cobb角度及发现畸形至手术的时间与有无并发症之间的logistic回归分析，3个变量均未能构成出现并发症的危险因素。患者神经功能无加重，1例患者由FrankelA级恢复至D级，3例患者由Frankel C级恢复至D级，14例患者由Frankel D级恢复至E级，治疗效果较好。术中及术后并发症包括硬膜损伤4例，神经根损伤5例，术后一过性神经功能障碍4例，内固定松动1例，钛棒断裂3例。上述并发症分别经过术中修补硬膜、严密缝合切口，术后激素、脱水和神经营养药物治疗，二次手术翻修并重建稳定及融合等处理措施，均获得较好随访结果。并发症组(共17例)与无并发症组(共39例)患者的后凸矫正率及Oswestry功能障碍指数(Oswestry dysfunctionindex，ODI)评分改善率无统计学差异。结论认为结核性脊柱角状后凸畸形严重，全脊椎切除矫形手术治疗效果较好，手术治疗的并发症风险较高，需要围术期严密监测和预防；通过积极正确处理，多数并发症恢复良好。

吴晓明[18]对单纯病灶清除术在脊柱结核治疗中的作用进行了观察性研究，探讨了椎体前外侧入路病灶清除术在脊柱结核治疗中的应用价值，结果认为改良的脊柱结核前外侧入路单纯病灶清除术具有手术时间短＋出血少、实施简便，并且术后并发症少、脊柱稳定性和活动度受影响较少的优点，治疗费用显著降低，在脊柱结核病的治疗中仍具有不可替代的作用。

姚林明[19]对88例成人胸椎结核外科治疗进行了分析，结果认为成人下胸椎结核的术式选择应根据患者一般状况、病变部位及范围而定。经胸腔入路创伤相对较小，手术时间短，出血量少，如无严重脊柱畸形、胸腔粘连、肺部疾病导致肺功能差，而难以耐受开胸手术的患者，可以优先选择经胸腔入路病灶清除，植骨融合内固定术。

3. 颈椎结核　颈椎结核在脊柱结核发病中较少见，国际上关于颈椎结核的报道较少。Xing等[20]评估了前路颈部咽后壁病灶清除术联合枕-颈融合术治疗上颈椎结核的效果。仅仅前路手术不能提供坚强的固定，而后路手术又不能完全清除病变。因此，前后路联合治疗上颈椎结核是可取的。研究者回顾性分析了11例于该医院施行上颈椎结核手术的患者资料。所有11例患者均接受前路颈部咽后壁病灶清除术，然后，根据患者椎弓根破坏和畸形的不同程度，应用不同的枕-颈融合方法（通过椎弓根螺钉或层状螺钉固定）。手术后，抗结核药物继续应用18个月。在随访期间，对手术后患者的神经功能、临床症状、融合度、畸形角度和并发症都进行了评估和记录。11例患者的手术都很成功；9例患者实现了解剖复位，11例患者全部骨性融合，所有病例在术后18个月达到临床治愈。日本骨科协会评分由术前的8.4±1.3增加至随访终点的15.0±1.3（$P<0.05$）。枕颈视觉模拟评分从术前的6.7±0.6降至随访终点的0.6±0.6（$P<0.05$）。随访期间未发现严重并发症。研究表示：前路颈部咽后壁病灶清除术联合后路枕-颈融合术已经被证明是上颈椎结核的一种有效治疗方法，其在清除病变、稳定性重建和解剖学复位等方面扮演着重要角色。

4. 非结构性自体骨移植　Liu等[21]研究比较了一期后路清创术、非结构性自体骨移植内固定相对于前路清创术、支撑植骨联合后路内固定治疗腰椎结核的临床效果。此回顾性研究表明：一期后路清创术、非结构性自体骨移植内固定手术相对于前路清创术、支撑植骨联合后路内固定手术治疗腰椎结核：手术时间更短，失血量和围术期输血量更少，住院时间更短，住院费用更低。另有类似研究[11]同样支持此研究结论。

5. 儿童脊柱结核伴驼背　Wang等[22]研究一期后路病灶清除术、自体植骨术、后路内固定术和融合术治疗胸腰椎结核伴驼背的儿童的有效性和可行性。从2010年10月至2013年9月，21名胸腰椎结核伴驼背的儿童接受了一级后路减压、自体植骨以及后路内固定和融合。男13例，女8例，年龄7~13岁（平均年龄9.9岁）。平均随访为34个月（26~48个月）。在手术前后评估患者的ESR、神经状态、疼痛度和后凸角。脊柱结核完全治愈，移植骨在21例患者中全部融合，无复发依据。所有患者3个月内ESR正常。ASIA神经功能等级都得到改善。所有患者疼痛均缓解。术前脊柱后凸角的平均值为29.7°（12°~42°），术后降至5.5°（2°~10°）。在随访终点时没有明显的矫正损失。该研究结果显示一期后路病灶清除术、自体植骨术、后路内固定术和融合术是儿童胸腰椎脊柱结核的一种有效治疗方法。它的特点是手术创伤小、神经系统恢复良好、后凸畸形矫正良好并且可以预防脊柱后凸畸形进展。

6. 脊柱结核是否需要根治性病灶清除？　是否需要根治性病灶清除术治疗胸腰椎结核

仍然未达成共识。Qian 等[23]进行了前瞻性随机研究，比较了根治性病灶清除手术与未施行病灶清除手术治疗胸椎和腰椎结核的结果。该研究中 74 例神经功能为 D 级和 E 级的胸腰椎结核病患者于 2009 年 1 月至 2014 年 10 月接受同一化疗方案治疗。所有患者通过抽签划分为 A 组和 B 组。A 组患者实行根治性病灶清除、骨移植和内固定术。B 组患者只行后路内固定术不行病灶清除术。之后评估手术时间、失血量、VAS 评分、ESR、后凸角、Frankel 分级、融合率、并发症。术后第一周，B 组手术时间、失血量、VAS 评分较 A 组效果更好，术后第 3 个月和第 6 个月 ESR 值 B 组较 A 组低，两组之间以上指标均有明显差异性（$P<0.05$）。然而，在随访终点并没有观察到两组之间后视角（$P=0.088$）和融合率（$P=0.164$）之间的差异。在随访终点，两组中所有病例的神经功能表现正常。A 组中术后出现 2 例肺部感染、4 例伤口感染，B 组中未观察到严重的并发症。该研究结果提示：无病灶清除后路内固定术因为手术创伤轻微、并发症少，并且可以自发性融合，是入选病例可选的治疗方法。但是单纯内固定手术因未进行病灶清除，术后病灶进一步活动、加重等问题依然存在，因此该项术式不作为脊柱结核常规、首选的治疗方式。

7. 术后感染　刘军等[24]对 110 例脊柱结核手术患者术后感染进行分析，从 9 例术后感染患者中共分离出病原菌 15 株，其中结核分枝杆菌 6 株占 40.0%，金黄色葡萄球菌 3 株占 20.0%，经单因素分析，病灶范围广（≥2 个椎体）、营养不良、未规范治疗、未严格制动、未严格把握手术适应证，是脊柱结核术后感染的危险因素（$P<0.05$）；经多因素 logistic 回归分析，病灶范围≥2 个椎体、营养状况不良、未规范化疗、未严格制动及未严格把握手术适应证，是脊柱结核术后感染的独立危险因素。结论表明加强围术期管理有助于降低脊柱结核术后感染风险性。

总而言之，目前脊柱结核外科治疗共识是清除病灶、脊髓减压、矫正后凸畸形，植骨融合恢复脊柱高度，钛钢板内固定重建脊柱稳定性。目前主流的手术方式主要有单纯后路、单纯前路、后前路等，关于各个手术方式的优缺点还需要更多高质量研究说明。

（二）其他肺外结核的手术治疗

1. 关节结核　周胜虎等[25]发表了观察一期病灶清除、二期全髋关节置换术（THA）治疗晚期活动性髋关节结核疗效的临床研究。病例包括采用一期彻底清创、二期 THA 治疗晚期髋关节结核 17 例（排除髋关节外其他部位存在活动性感染者），男 12 例，女 5 例；年龄 20~63 岁，平均 34.6 岁；Babhulkar 分期Ⅲ期 3 例、Ⅳ期 14 例。清创前抗结核治疗 2~4 周，行彻底清创术后继续强化抗结核治疗 3~6 个月，之后再行生物固定型 THA，术后抗结核治疗 12~18 个月。对手术前后髋关节活动度、髋关节功能评分（Harris 评分）等指标采用配对 t 检验进行统计分析。结果术后平均随访 34 个月（8~48 个月）。髋关节屈伸活动度术前为 $(35\pm9)°$，末次随访为 $(103\pm11)°$（$t=12.32$，$P<0.05$）；Harris 评分术前为 (36 ± 6) 分，末次随访为 (86 ± 9) 分（$t=9.64$，$P<0.05$）。17 例患者中 16 例术后切口一期愈合，未发现结核复发、感染、脱位、假体周围骨折、松动等并发症；1 例发生术后感染，经彻底清创、更换髋臼内衬及抗感染治疗后临床治愈。结论：一期病灶清除、二期 THA 和正规抗结核药物治疗，是治疗晚期活动性髋关节结核的安全、有效手段。

黄迅悟等[26]对关节镜技术在关节结核诊疗中的价值进行了临床综述，在目前临床技术条件下，对单纯滑膜结核进行早期全关节结核实施关节镜手术可彻底清除病灶！该方法具有手术创伤小，视野广，能最大限度地保留关节功能等优势。部分关节严重毁损的晚期全关节结核可在关节镜下行关节融合术。随着关节镜手术器械的不断改进及手术技术的提高，关节镜技术在关节结核诊疗中将发挥越来越大的作用。

兰汀隆等[27]对三角形外固定踝关节融合术治疗踝关节结核进行了病例分析报道，对43例患者的临床资料、术前处理、手术方法、术后并发症、术后处理、骨性融合率及手术要点进行了分析评估。手术时间平均105.7分钟，出血56.2ml，术后并发症11.6%，患者均治愈，41例骨性融合患者VAS 0~3分，2例纤维性粘连患者2~4分。结果认为在抗结核支持下，三角形外固定踝关节融合术是治疗踝关节结核的一种安全、可靠的手术方法。王春等[28]对腰丛-坐骨神经阻滞与蛛网膜下腔阻滞用于膝关节结核手术的效果进行了比较，结果认为腰丛-坐骨神经阻滞用于膝关节结核手术，与蛛网膜下腔阻滞相比，对血压、心率影响小，镇痛时间长，不良反应少。

2. 淋巴结核　全身各处都可以发生，以颈部淋巴结结核最为常见，约占78.1%，颈部最常见的受累部位依次为：颈后三角、颌下、颈前三角及颈深上淋巴结。

苏泽礼等[29]回顾性分析了158例卡介苗性淋巴结结核患儿临床资料，研究卡介苗性淋巴结结核的临床特点、诊治方法及预后。患儿包括男123例，女35例；年龄30天至1岁，其中<6个月者136例(86.1%)；卡介苗接种在左侧上臂，淋巴结结核发生在左侧腋下或(并)左侧锁骨上149例，卡介苗接种在右侧上臂，淋巴结结核发生在右侧腋下或右侧锁骨上9例。全组均采用手术治疗；术后给予抗结核药物治疗6个月，即同时服用异烟肼和利福平3个月，后改为单服用异烟肼3个月。本组回访病例按照服抗结核药物情况分三组，对照组：47例，未服用抗结核药物；服药Ⅰ组：38例，同时服用异烟肼和利福平3个月后停药；服药Ⅱ组53例：同时服用异烟肼和利福平3个月改为单服异烟肼3个月后停药。结果中本组回访138例，服药Ⅰ组治愈36(94.7%)例，服药Ⅱ组治愈52(98.1%)例，对照组治愈46(97.9%)例，服药Ⅰ组、服药Ⅱ组及对照组治愈率与服抗结核药物之间差异无统计学意义(P>0.05)。结论认为卡介苗性淋巴结结核主要依据临床特点、病理检查确定诊断，手术是治疗卡介苗性淋巴结结核的最佳方法，其预后与抗结核药物应用可能无关，主要取决于是否完整切除病灶。

王直等[30]对173例颈部淋巴结结核外科治疗效果进行了多因素分析，结果认为术前病灶最大直径>3cm、受累淋巴结范围>2组，及存在耐多药情况与颈部淋巴结结核术后外科治疗效果相关，可作为临床分期的依据。邵琤等[31]通过回顾240例颈淋巴结核病例，总结如下：随着疾病的发展，淋巴结结核发展为四种类型，依次为干酪188人(70.9%)、脓肿50人(18.9%)、窦道21人(7.9%)、溃疡6人(2.3%)。经手术切除病理活检确诊，经皮细针穿刺活检在淋巴结结核中有较高的诊断价值。

3. 脾结核　由于抗生素的滥用、生活行为的紊乱、人口流动性增加以及诊断技术的提高等原因，我国脾结核的报道增多。脾结核多见于20~40岁的中青年，由于临床上缺乏特异性，与常规脾胃疾病容易出现误诊情况。研究表明几乎所有粟粒结核都可累及脾，约5%肺结核患者和40%肠结核患有脾结核。张松旺等[32]通过对该院2006年2月至2014年2月诊治的脾结核患者15例的对照分析得出结论：脾切除术能避免脾内的结核灶向其他脏器播散或脓肿破裂，可取得理想的疗效。当前随着对脾脏是重要免疫器官的认识的提高，保留脾脏的价值得到了广泛重视。脾切除与保留脾脏手术治疗脾结核都有很高的成功率，不过保留脾脏手术能减少术后并发症的发生，有很好的应用价值。

4. 甲状腺结核　较为少见，即使在结核高发地区，也是一种罕见疾病。该疾病缺乏特异性，极易造成误诊，且在治疗上无统一标准。李阳等[33]选取1990—2014年间收治的11例患者的临床资料进行分析。甲状腺结核11例，男3例，女8例；年龄18~52岁，平均年龄32岁。病程3个月~5年，平均15个月。既往有肺结核2例，颈淋巴结结核1例，无结核病史8例。临床表现：多以颈部肿块症状入院，以单侧多见。2例伴有肿块疼痛，1例伴有声音嘶哑等压迫症状，2例伴低热、乏力、盗汗、消瘦、食欲不振等中毒症状，2例伴颈部淋巴结肿大。2例患者入院后行细针穿刺细胞学检查，确诊为甲状腺结核，给予全身抗结核治疗，1例治愈，另1例由于结核灶较大，经2个月正规抗结核治疗后，病灶未减小，症状未减轻，遂给予一侧甲状腺大部切除；余9例患者，入院后均未确诊为甲状腺结核，误诊为甲状腺癌、甲状腺腺瘤及结节性甲状腺肿等疾病，遂给予手术治疗，但术中快速病检均明确为甲状腺结核。结果：10例手术患者术后病理切片均证实甲状腺结核。病理分型：干酪型5例，肉芽肿型4例，弥漫型1例。切口均愈合良好，痊愈出院。术后患者均给予全身抗结核治疗。1例未手术患者，经保守治疗后痊愈。本组11例患者随访1~5年，未见复发。

5. 肾结核　Zhang等[34]发表了一项包括120例无功能肾结核患者的临床病例分析，其中69例患者进行了腹膜后腹腔镜肾切除术，51例患者进行了开腹手术。评价指标包括术中出血量、并发症、住院时间以及术后并发症等指标。最终结果认为腹膜后腹腔镜肾切除术在手术创伤和出血量方面更有优势，腹腔镜手术时间略长，两者在手术并发症方面未见明显差异。

6. 其他肺外结核　刘新等[35]发表研究分析了艾滋病合并肺外结核组织的病理表现及与脓毒症的关系，通过回顾45例病例，结果表明艾滋病合并肺外结核组织病理表现与术前脓毒症发病率有关，其中上皮样肉芽肿能较好地反映艾滋病合并肺外结核术前脓毒症的发病率情况，对于术前脓毒症的诊断也同样具有重要的参考价值，特别是当结核菌涂片或培养结果为阴性时，对及早地进行抗结核性脓毒症治疗以降低脓毒症的死亡率方面具有更加积极的意义。古甫丁[36]等对原发性结核性腰大肌脓肿的外科治疗进行了病例分析报道，收集新疆维吾尔自治区胸科医院的36例原发结核性腰大肌脓肿病例的临床特点、手术治疗的疗效及预后，结果认为原发性结核性腰大肌脓肿临床缺乏特异性表现，切开引流术是安全有效的治疗方式。

总之，目前国内对于结核病的手术外科治疗进行了多方面探索，在某些领域（如骨关节手术）有丰富的临床经验。高证据级别的临床研究以及耐药相关外科治疗可能是未来研究的主要方向。

（宋言峥　刘旭晖　王军　王逸飞　金峰　高文　许绍发　唐神结）

参考文献

1. 李洪伟，江南，王旭，等．耐多药肺结核外科手术方法的探讨与评估．中国初级卫生保健，2016，(12)：89-91.
2. 龙建军，周建林，杨秀华，等．胸腔镜治疗结核性包裹性脓胸患者感染的分析．中华医院感染学杂志，2016，26(06)：1328-1329.
3. 姜友定，陈穗，江涛，等．183例结核性肺病的微创手术治疗．中华肺部疾病杂志（电子版），2016，9(04)：400-404.

4. 张静,岳淑敏,尹韶华,等. 17 例耐药肺结核外科手术后治疗失败的原因分析. 中国防痨杂志,2016,38(7):555-558.

5. 陈善婷,郭述良. 支气管结核性气道狭窄介入治疗研究进展. 职业与健康,2016,(03):419-422.

6. 阿不都亥力力·依马木,庄永胜. 外科手术治疗慢性结核性脓胸的效果评价. 中国社区医师,2016,(22):36-37.

7. 向绍华. 微创胸膜纤维板剥脱术治疗结核性脓胸的疗效研究. 临床医药文献电子杂志,2016,(20):3996-3997.

8. Shi T,Zhang Z,Dai F,et. al. Retrospective Study of 967 Patients With Spinal Tuberculosis. Orthopedics,2016,39(5):e838-843.

9. Yang H,Hou K,Zhang L,et. al. Minimally invasive surgery through the interlaminar approach in the treatment of spinal tuberculosis:A retrospective study of 31 patients. J Clin Neuro Sci,2016,32:9-13.

10. 郭卫东,黄国顺,高峰. 脊柱结核的两种手术方式的疗效对比研究. 中国药物与临床,2016,06:862-864.

11. Liu Z,Wang X,Xu Z,et. al. Two approaches for treating upper thoracic spinal tuberculosis with neurological deficits in the elderly:A retrospective case-control study. Clin Neurol Neurosurg,2016,141:111-116.

12. Cui X,Li LT,Ma YZ. Anterior and Posterior Instrumentation with Different Debridement and Grafting Procedures for Multi-Level Contiguous Thoracic Spinal Tuberculosis. Orthop Surg,2016,8(4):454-461.

13. Ting Zhang,Xijing He,Haopeng Li,et al. Treatment of lumbosacral spinal tuberculosis by one-stage anterior debridement and fusion combined with dual screw-rod anterior instrumentation underneath the iliac vessel. BMC Musculoskelet Disord,2016,17:49.

14. 它依尔江·举来提,瓦热斯江·尼牙孜,王浩. 一期后路病灶清除植骨融合椎弓根钉固定治疗胸腰椎结核性后凸畸形并截瘫的疗效分析. 中华医学杂志,2016,96(37):2993-2997.

15. Shi J,Yue X,Niu N,et al. Application of a modified thoracoabdominal approach that avoids cutting open the costal portion of diaphragm during anterior thoracolumbar spine surgery. Eur Spine J,2016,doi:10. 1007/s00586-016-4917-2.[Epub ahead of print]

16. 曾岩,陈仲强,齐强,等. 胸腰椎角状后凸后路矫形术后内固定失败的临床分析. 中华外科杂志,2016,54(07):518-522.

17. 钟沃权,曾岩,陈仲强,等. 陈旧结核性脊柱后凸的后路全脊椎切除矫形手术效果和并发症. 中华骨科杂志,2016,36(14):921-928.

18. 吴晓明. 单纯病灶清除术在脊柱结核治疗中的应用观察. 结核病与肺部健康杂志,2016,5(3):197-200.

19. 姚林明. 88 例成人胸椎结核外科治疗分析,结核病与肺部健康杂志,2016,5(2):121-123.

20. Xing S,Gao Y,Gao K,et. al. Anterior Cervical Retropharyngeal Debridement Combined With Occipital Cervical Fusion to Upper Cervical Tuberculosis. Spine(Phila Pa 1976),2016,41(2):104-110.

21. Liu JM,Chen XY,Zhou Y,et al. Is nonstructural bone graft useful in surgical treatment of lumbar spinal tuberculosis? Medicine(Baltimore),2016,95(35):e4677.

22. Wang YX,Zhang HQ,Tang MX,et al. One-stage posterior focus debridement,interbody grafts,and posterior instrumentation and fusion in the surgical treatment of thoracolumbar spinal tuberculosis with kyphosis in children:a preliminary report. Childs Nerv Syst,2016,32(8):1495-1502.

23. Qian J,Rijiepu A,Zhu B,et. al. Outcomes of radical debridement versus no debridement for the treatment of thoracic and lumbar spinal tuberculosis. Int Orthop,2016,40(10):2081-2088.

24. 刘军,张陆,高松明,等. 脊柱结核术后感染风险分析与围术期预防研究. 中华医院感染学杂志,2016,26(09):2079-2081.

25. 周胜虎,甄平,沈伟伟,等. 晚期活动性髋关节结核全髋关节置换术的临床研究. 中华关节外科杂志(电子版),2016,10(02):1-6.

26. 黄迅悟,吴霄. 关节镜技术在关节结核诊疗中的价值. 中国防痨杂志,2016,38(4):250-253.

27. 兰汀隆,董伟杰,范俊,等. 三角形外固定踝关节融合术治疗踝关节结核43例临床分析. 中国防痨杂志,2016,38(4):282-286.

28. 王春,刘伟,李凌海,等. 腰丛-坐骨神经阻滞与蛛网膜下腔阻滞用于膝关节结核手术的效果比较. 中国防痨杂志,2016,38(4):287-291.

29. 苏泽礼,单振潮,刘冬,等. 卡介苗性淋巴结结核临床治疗体会. 中华小儿外科杂志,2016,37(08):607-611.

30. 王直,刘锦程,李军孝,等. 173例颈部淋巴结结核外科治疗效果的相关因素分析,中国防痨杂志,2016,38(07):559-563.

31. 邵琤,薛宗锡,游佩涛,等. 240例颈淋巴结结核的回顾性分析. 新疆医学,2016,09:1170-1173.

32. 张松旺. 脾结核外科治疗的方法与效果分析. 中国医药指南,2016.(33):46-47.

33. 李阳,胡元祥,胡季明,等. 甲状腺结核11例临床分析. 临床外科杂志,2016,24(11):888-888.

34. Zhang S,Luo Y,Wang C,et. al. Open surgery versus retroperitoneal laparoscopic nephrectomy for renal tuberculosis:a retrospective study of 120 patients. Peer J,2016,4:e2708.

35. 刘新,刘保池,宋言峥,等. 艾滋病合并肺外结核术后病理表现与脓毒症关系研究. 诊断病理学杂志,2016,23(7):522-525.

36. 古甫丁,艾尔肯·玉山,盛杰,等. 36例原发性结核性腰大肌脓肿外科治疗的临床分析. 中国防痨杂志,2016,38(10):858-861.

第十一章　耐药结核病的治疗

摘要：2016年，耐药结核病治疗方面取得了较大的进展。有作者比较了含左氧氟沙星与含莫西沙星方案治疗耐多药肺结核的疗效接近。在标准化治疗方案基础上加用利奈唑胺，可使病灶吸收、空洞闭合及痰菌阴转率显著提高。对于单耐异烟肼或利福平患者选择含异烟肼与利福平的治疗方案容易转变为耐多药肺结核。外科手术是耐药肺结核患者综合治疗可以选择的重要辅助手段之一。通过棋盘法检测抗结核化学治疗方案体外联合作用效果，可指导临床用药剂量以及为选择合适的抗结核药物组成有效抗结核化学治疗方案提供依据。有研究结果显示复方磺胺甲噁唑与一线抗结核药物异烟肼或利福平联用对耐多药和广泛耐药结核分枝杆菌有效，并且在体外研究显示可以阻止结核分枝杆菌产生耐药性。中药及免疫调节治疗有助于耐多药肺结核患者的临床症状的改善、痰菌转阴、病灶和空洞吸收，有利于提高患者自身免疫力以及缓解耐多药结核病的病情。

关键词：结核病；耐药；药物疗法；手术治疗；中医治疗

耐药结核病因其新药研发相对迟缓、治疗疗程长、药物不良反应多发，故治愈率低，目前已成为严重的公共卫生问题。如何提高耐药肺结核治愈率，是值得我们研究的重要课题。

一、治疗方案

耐多药结核病（MDR-TB）已经成为威胁我国结核病控制成效的重要危险因素，如何提高耐多药肺结核治愈率，是值得我们研究的重要课题。早在20世纪90年代，国内外文献就报道了含氟喹诺酮类药物的化疗方案对提高MDR-TB的治疗疗效发挥着重要作用。因此，国内外指南均将氟喹诺酮类药物作为MDR-TB和广泛耐药结核病（XDR-TB）化疗方案中的主要或核心药物，并建议MDR-TB化疗方案应首选左氧氟沙星，而莫西沙星则主要用于XDR-TB的治疗。有研究表明莫西沙星的最低抑菌浓度低于左氧氟沙星，抗结核分枝杆菌活性高于左氧氟沙星，其体外活性和早期杀菌活性与异烟肼类似。动物实验亦显示莫西沙星具有较强的早期杀菌和灭菌作用。中国防痨协会《耐药结核病化学治疗指南（2015年版）》提出“有条件者可直接选用最高代氟喹诺酮类药物，如莫西沙星。”

张威[1]观察及分析了莫西沙星治疗MDR-TB的疗效。选取96例MDR-TB患者，随机分为研究组和参照组各48例，研究组患者在常规治疗基础上加用莫西沙星治疗，参照组患者在常规治疗基础上加用左氧氟沙星治疗。比较两组的治疗效果。结果显示研究组总有效率为93.75%，参照组总有效率为79.17%，研究组总有效率显著高于参照组，差异有统计学意义（χ^2=4.360，P<0.05）。研究组出现2例（4.17%）头晕头痛、2例（4.17%）胃肠道反应，不良反应发生率为8.33%；参照组出现2例（4.17%）胃肠道反应，3例（6.25%）肝功能损害，1例（2.08%）光敏反应，不良反应发生率为12.50%。两组不良反应发生率比较差异无统计学意义（χ^2=0.447，P>0.05）。结果提示将莫西沙星应用于耐多药肺结核病患者的治疗中可以得到较为理想的效果，且不良反应发生率低，值得临床推广应用。

但也有回顾性研究显示含左氧氟沙星和莫西沙星的化疗方案治疗 MDR-TB 的转归和不良反应发生率接近。为此，李琦等[2]对 232 例以左氧氟沙星（108 例）或莫西沙星（124 例）作为核心药物的化疗方案治疗 MDR-TB 患者的疗效进行分析并探讨相关影响因素，发现在治疗 6 个月末（强化期末），两组患者的痰涂片和痰培养阴转率相接近（$P>0.05$），在治疗 12、18、24 个月末，含左氧氟沙星组患者的痰培养阴转率高于含莫西沙星组（$P<0.05$），巩固期末，含左氧氟沙星组患者的空洞闭合率高于含莫西沙星组，而病变吸收好转率在两组间差异无统计学意义（$P>0.05$），两组不良反应发生率也接近，差异无统计学意义（$P>0.05$），但含莫西沙星组的死亡率高于含左氧氟沙星组，丢失率低于含左氧氟沙星组，差异有统计学意义（$P<0.05$）。多因素 logistic 回归分析（逐步法）显示仅症状、体征评分≤6 分和既往未应用过阿米卡星是影响治疗成功的独立因素。综上所述，莫西沙星与左氧氟沙星的疗效和治疗转归基本接近。为此，应该根据 MDR-TB 患者的耐药情况、临床特征、经济状况等合理选择用药。

范向阳等[3]探讨使用不同剂量左氧氟沙星治疗耐利福平肺结核患者的效果和安全性。选取 2013 年 1 月至 2014 年 1 月期间在广东省湛江市及湛江市下辖地区 6 家结核病防治机构住院及在门诊诊疗的耐利福平肺结核患者 70 例，随机分为观察组（35 例）和对照组（35 例），两组患者均采用 3H-Lfx-Z-E-Km/15H-Lfx-E 的化疗方案，其中观察组给予左氧氟沙星 0.6g/d 进行治疗，对照组给予左氧氟沙星 0.4g/d 进行治疗，评价规范治疗 6 个月末及 8 个月末两组患者痰涂片阴转情况，以及规范治疗 18 个月末通过胸部 X 线摄片评价两组患者治疗效果及药物不良反应的发生情况。结果分现 70 例患者均无因不良反应停药者，规范治疗 8 个月末观察组痰涂片阴转率（91.43%，32/35）明显高于对照组（71.43%，25/35）（$\chi^2=4.63$，$P<0.05$）；规范治疗 18 个月末，观察组总有效率（85.71%，30/35）明显高于对照组（62.86%，22/35）（$\chi^2=4.78$，$P<0.05$），观察组不良反应总发生率（22.86%，8/35）与对照组（22.86%，8/35）比较，差异无统计学意义（$\chi^2=1.00$，$P>0.05$）。数据显示：左氧氟沙星 0.6g/d 治疗耐利福平肺结核患者的效果相对较好，安全性较高，值得在耐利福平肺结核患者中推广应用。

MDR-TB 患者需要长期给予联合多种抗菌药物才能彻底清除结核分枝杆菌。卷曲霉素是一种环多肽抗菌药物，能够干扰结核分枝杆菌肽基 -tRNA 转运作用，抑制蛋白质的合成，在治疗耐多药结核分枝杆菌上具有重要作用。张春晓等[4]选择 2014 年 7 月至 2015 年 1 月新乡医学院第一附属医院收治的 MDR-TB 患者 103 例为研究对象，将患者随机分为观察组（53 例）和对照组（50 例），观察组采用 3C-V-L-Pa/18V-L-Pa 治疗方案，对照组患者采用 3S-E-L-Pa-Z/18E-L-Pa 治疗方案，其中 C 代表卷曲霉素，V 代表左氧氟沙星，S 代表链霉素，L 代表利福喷丁，Pa 代表对氨基水杨酸钠，E 代表乙胺丁醇，治疗 6 个月时，观察组患者痰结核分枝杆菌转阴率显著高于对照组，差异有统计学意义（$P<0.01$）。利奈唑胺属于噁唑烷酮类抗生素，其大部分通过与结核分支杆菌的核糖体 40S 亚基结合，对 70S 起始物的形成给予有效抑制，进而造成初期阶段对细菌蛋白质的合成给予有效抑制。

孙小璐等[5]选择 2013 年 11 月至 2015 年 11 月陕西省结核病防治研究所接收的耐药结核病患者共 60 例，在标准化治疗方案基础加用利奈唑胺，随机分组后进行疗效的评价研究。采取由左氧氟沙星、丙硫异烟胺、对氨基水杨酸钠和卡那霉素 / 卷曲霉素组成的标准二线药化疗方案。根据个体药敏试验的结果，添加乙胺丁醇和 / 或吡嗪酰胺治疗 6 个月后观察病灶吸收情况、症状改善情况和病原学检查结果。实验组在上述治疗的基础之上联合应用利奈唑胺 0.6g，每日两次，治疗 2 个月后复查胸部 CT，实验组病灶均有吸收好转的情况，并且患者的空洞也呈现缩小的状况；治疗 6 个月后，实验组全部患者的空洞闭合，对照组仅 26 例空洞闭合。患者的痰抗酸染色涂片检查及分枝杆菌培养检测结果显示，实验组优于对照组。

高远[6]观察了加替沙星联合氯法齐明治疗耐多药肺结核的临床疗效，采用随机方法将该院 2013 年 2 月至 2014 年 10 月收治的 80 例复治耐多药肺结核患者分为对照组和观察组，每组 40 例，观察组治疗为含氯法齐明联合加替沙星治疗耐多药肺结核方案，对照组采用 WHO 推荐治疗耐多药肺结核方案。结果显示完成疗程后观察组和对照组痰菌阴转率 90% 及 70%（$P<0.05$），病灶吸收率 90% 及 82.5%（$P<0.05$），空洞闭合率 33% 及 19%（$P<0.05$）。结论提示加替沙星联合氯法齐明治疗耐多药肺结核临床效果显著。

宋巍[7]总结性探讨分析不同利福布汀给药方案治疗耐多药结核病的临床疗效。将 120 例耐多药结核病患者随机分为观察组和对照组，各 60 例。对照组的治疗方法为 3BPaVEThAk/6BPaVETh/9BpaVE[继续期治疗月数（9），巩固期治疗月数（6），强化期治疗月数（3），利福布汀（B），帕司烟阱（Pa），左氧氟沙星（V），乙胺丁醇（E），丙硫异烟胺（Th），阿米卡星（Ak）]，观察组的治疗方法为 3B3PaVEThAk/6B3PaVETh/9B3PaVE，观察比较两组治疗效果。结果显示治疗前后两组患者的临床症状积分比较，差异有统计学意义（$P<0.05$），但是治疗后组间比较差异无统计学意义（$P>0.05$）。两组患者痰菌阴转情况比较，差异无统计学意义（$P>0.05$）。结论提示利福布汀不同的给药方案不会对治疗耐多药结核病的疗效产生差异，值得临床推广应用。

准广泛耐药结核病（pre-XDR-TB）是指对任何氟喹诺酮类药物或二线注射剂类药物产生耐药的 MDR-TB 患者。pre-XDR-TB 的概念提出后，国内外对此类患者的诊断、治疗与管理越来越重视。2014 年 WHO 推出《耐药结核病规划管理指南伙伴手册》及我国的《耐药结核病化学治疗指南（2015）》对 pre-XDR-TB 治疗上仍采用 MDR-TB 治疗方案。李哲明等[8]对 126 例 pre-XDR-TB 近期临床疗效进行分析，发现准广泛耐药以氟喹诺酮类耐药为主，6 个月注射期末 MDR-TB 组阴转率为 82% 高于 pre-XDR-TB 组的 55.8%，差异有显著性（$P=0.004$），故制定 pre-XDR-TB 的个体化方案应在 MDR-TB 治疗核心药物基础上，根据患者药物敏感试验结果及既往用药史进行。

耐药性的放大效应是指在已经存在耐药的结核病患者仍然选择耐药药物进行治疗，导致对新药物产生耐药。有临床研究报道在单耐异烟肼或利福平患者治疗中，选择含有异烟肼与利福平的治疗方案，发展为耐多药肺结核的比率高达 84.6%，从而增加耐多药肺结核患者的比率，对患者的疾病控制有不良影响。朱玉[9]选取 2011 年 4 月至 2013 年 11 月 120 例肺结核患者，包括敏感患者 40 例，耐多药组 40 例及单耐异烟肼或利福平的患者 40 例，所有患者行 2HRZS/6HR 治疗，治疗后 7.50% 的敏感组患者发展为耐多药肺结核，52.50% 的耐单药组患者发展为耐多药肺结核，敏感组患者发展为耐多药结核的比率明显低于耐单药组（$P<0.05$）。84.21% 的单耐异烟肼的患者发展为耐多药肺结核，23.81% 的单耐利福平者中发展为耐多药肺结核，单耐异烟肼患者发展为耐多药肺结核的比率相比单耐利福平的患者明显升高（$P>0.05$）。由此可以看出，对于单耐异烟肼或利福平患者选择含异烟肼与利福平的治疗方案容易转变为耐多药肺结核。

二、手术治疗

外科手术是耐药肺结核患者综合治疗可以选择的重要辅助手段之一。术前和术后有效的抗结核药物治疗方案、最佳的手术时机和足够的疗程是确保外科手术治疗成功的关键。没有至少4种有效的药物（即敏感药物）进行术前和术后治疗，或者手术时机选择过早，药物还没有起效，或者手术时机选择过晚，所剩敏感药物不足4种，则外科手术治疗的风险将会明显提高。张静等[10]总结和分析了17例耐药肺结核患者术后失败原因，包括多耐药肺结核（PDR-PTB）患者1例，耐多药肺结核（MDR-PTB）患者9例和广泛耐药肺结核（XDR-PTB）患者7例，发现有4例患者术后抗结核药物治疗方案中不足4种敏感药物（方案不合理），故均失败，以后更改治疗方案，至少有4种有效药物组成的治疗方案（方案合理），疗程至少1年，最终均得到治愈。8例患者术前和术后化疗方案不规范，每次组成的抗结核药物治疗新方案中均不足4种敏感药，一般为2~3种“可能敏感药”，这2~3种“可能敏感药物”中都是曾经反复使用过的药物，致手术治疗后抗结核药物治疗失败。4例患者术前曾反复内科治疗无效，致敏感药所剩无几，不足以组成一组有效的至少4种敏感药的合理方案；遂转外科手术，术后仍给予既往已用过的无效的药物，致手术后抗结核治疗失败，病情不断进展最终死亡。另有1例术后并发大咯血及肺部感染和支气管残端瘘，导致治疗失败而死亡。本次研究的结果提示耐药结核病行外科手术治疗不应作为常规的治疗措施，但可以作为综合治疗可选的措施之一。有关耐药肺结核的手术时机、适应证和禁忌证的专家观点较多，一直存有争议，尚未达到业内共识，特别是患者手术的最佳时机，术前和术后要用多少敏感药，以及多长疗程才能保证手术治疗的成功尚无明确定论，但在患者心肺功能良好等具备外科手术条件的前提下，术前在治疗耐药肺结核患者时要达到至少4个基本条件：①要确保具备有效的（至少4种）敏感药物；②有活动性支气管结核时应该治疗至病灶稳定；③不切除的肺叶病灶必须稳定；④术前进行有效的抗结核药物治疗时间要达到6个月左右，术后抗结核药物治疗时间至少达12个月为宜。

陈广龙等[11]分析和研究了对于MDR-PTB患者应用化疗同手术联合治疗的治疗效果。选取当地某医院2013年10月至2015年1月被诊断为MDR-PTB并进行治疗的患者100例，按照患者意愿将其分为应用化疗同手术联合治疗的治疗组50例、单独应用化疗治疗的对照组50例。对两组患者的疗效进行统计分析。结果显示治疗组对其痰液进行培养，治疗半年后39例转阴78%（39/50），治疗1年后43例转阴86%（43/50）。对照组对其痰液进行培养，治疗半年后31例转阴62%（31/50），治疗1年后35例转阴70%（35/50）。两组进行对比，其差异具有统计学意义（$P<0.05$）。治疗组患者好转率100%（50/50），对照组患者好转率94%（47/50），两组对比差异有统计学意义（$P<0.05$）。结论提示对于MDR-PTB患者应用化疗同时联合手术治疗，其疗效显著，值得在临床上大力推广和应用。

三、介入治疗

单纯化疗治疗MDR-PTB的效果不佳，其主要原因可能是因为病灶内局部血药浓度不足，因此介入及手术治疗可辅助提高耐多药治疗的疗效。江万航等[12]对MDR-PTB患者进行纤维支气管镜介入治疗，分析其临床效果。将100例耐多药肺结核患者随机分为观察组和对照组，各50例。对照组患者采用耐多药方案6Z-Am-Lfx-PAS-Pto/18Z-Lfx-PAS-Pto治疗，观察组在对照组治疗基础上联合纤维支气管镜介入治疗。对比两组患者的临床治疗效果。结果显示治疗6个月后,观察组痰菌转阴率明显优于对照组($P<0.05$);观察组病灶显效率、空洞闭合率分别为90.00%、88.00%,均优于对照组的74.00%、70.00%,差异均具有统计学意义($P<0.05$)。结论提示纤维支气管镜介入治疗耐多药肺结核,临床效果显著,不良反应较少。

四、疗效影响因素

肺结核是一种需要规律、全程治疗的慢性传染性疾病,患者的依从性直接影响预后与转归,良好的用药依从性是有效控制结核病和减少肺结核复发的关键。张廷梅等[13]收集2010年2月至2014年7月接受二线抗结核药物治疗的76例MDR-TB患者,追踪随访18个月,判断MDR-TB患者对抗结核治疗的依从性,比较各治疗时段患者对抗结核治疗的依从性变化,发现影响依从性的主要原因是:对疾病重视不足及药物不良反应,因此提高患者对医生及治疗方案的信任度,加强沟通,及时处理不良反应,并作好全程督导均是保证治疗完成的重要环节。有研究发现治疗分类(初治、复治)、用药史(无用药史、仅使用一线药物、使用一线及二线药物)、耐药种类(仅耐一线药物、既耐一线又耐二线药物)与治愈率相关。

马丙乾[14]对濮阳市第五人民医院耐多药门诊2009年7月1日至2013年3月31日被纳入全球基金MDR-TB项目治疗的70例MDR-PTB患者进行分析,其中初治患者22例,复治患者48例,入组患者均使用项目推荐的标准化治疗方案6Z-Km(Am,Cm)-Lfx(Mfx)-Cs(PAS)-Pto/18Z-Lfx(Mfx)-Cs(PAS)-Pto。结果发现,初治患者治愈率72.7%,复治患者治愈率45.8%,差异有统计学意义($P=0.036$),既往无用药史的患者治愈率最高(72.7%),其次是仅使用一线药物(55.2%),治愈率最低的是使用过一线和二线药物(31.6%),三者比较差异有统计学意义($P=0.031$)。耐一线药物的患者治愈率为69.0%,耐一线及二线药物的患者治愈率为27.3%,差异有统计学意义($P=0.043$)。全程未更换药物患者、中途替换药物患者的治愈率分别是53.2%和56.5%,差异无统计学意义($P=0.793$),3个月末痰培养阴性和阳性患者的治愈率分别是75.0%和11.8%,差异有统计学意义($P=0.000$),6个月末痰培养阴性和阳性者的治愈率分别是80.0%和10.5%,差异有统计学意义($P=0.000$),但3个月末痰培养阴性患者的治愈率与6个月末痰培养阴性者的治愈率比较,差异无统计学意义($P=0.564$)。本研究显示,治愈率与治疗分类(初治、复治)、用药史(无用药史、仅使用一线药物、使用一线及二线药物)、耐药种类(仅耐一线药物、既耐一线又耐二线药物)相关。治疗3、6个月末痰培养阴性者的治愈率明显高于培养阳性者的治愈率,差异有统计学意义,因此,对3个月末痰培养阳性者应进行二线药物的药敏试验,以便为患者尽快调整化疗方案争取时间。

杨成凤等[15]对于湖北省MDR-PTB和XDR-PTB患者治疗效果及转归分析中也发现,初、复治患者6个月及12个月末痰涂片阴转率、6个月及12个月末痰培养阴转率,差异均有统计学意义($P<0.05$)。初、复治耐多药患者治疗成功率的差异也具有统计学意义($P<0.05$)。耐多药患者治疗成功率最低的是复治失败患者。MDR-TB患者和XDR-TB患者的治疗成功率、死亡率、丢失率、失败率的差异也均具有统计学意义($P<0.05$)。对于耐药肺外结核患者,早发现、早治疗是取得治疗成功的关键。段慧萍等[16]对细菌学确诊的175例肺外结核患者一线抗结核药物的耐药情况进行了回顾性分析,发现耐药率达26.3%,比较高,建议不仅对于复治患者,对初治患者也应尽可能进行结核分枝杆菌培养和药敏试验,以指导个体化抗结

核药物化疗方案的制定。在20%以上患者存在耐药的背景下，虽然手术过程相对满意，但是没有恰当的抗结核药物治疗方案进行术后巩固治疗，常致手术失败或病情复发。有效的抗结核药物治疗是肺外结核手术成功的保障，只有根据药敏试验结果制定合理的化疗方案，才能提高手术治疗的成功率。

朱磷扬等[17]调查连云港市耐利福平结核患者主要危险因素及经济负担，选取近3年来该市所有耐利福平结核病患者119例（利福平耐药组），并相应选取利福平敏感结核患者237例（利福平敏感组），采用自行设计的耐药结核患者危险因素及疾病负担调查表，进行回顾性问卷调查。结果显示，利福平耐药组平均年龄[（46.95 ± 16.58）岁]低于利福平敏感组[（51.88 ± 18.65）岁]（$P<0.05$）；单因素分析结果显示，是否有过结核病相似症状、做过胸片及痰标本检查、过去是否患有结核病、有无督导服药、首次和最近1次治疗医疗机构类型、最近1次治疗结果、抗结核治疗用药时间、涂阳患者最终结果等因素，两组间差异均有统计学意义（P值均<0.05）。多因素分析结果显示年龄越大、最近1次治疗效果好、抗结核病治疗时间长、初治者，耐药发生率较低（P值均<0.05）。利福平耐药组门诊、住院等各项花费和因病休工休学天数均高于利福平敏感组（P值均<0.05）。从而得出结论：应制定行之有效的防控对策，减少耐药结核的发生，减轻患者疾病负担。

一项基于人群的病例对照研究揭示了中国耐多药患病率及危险因素，Huai等[18]统计分析了2013年03月至2013年12月中国5个城市的耐多药患者的患病率，并分别分析了新患者和复治肺结核患者发展为耐多药的比例及危险因素。结果显示3.9%的新发肺结核患者与25.3%的复治肺结核患者会转变成耐多药结核，其中0.1%新发肺结核患者与1.4%的复治肺结核患者又会转变为广泛耐药结核病。多因素分析显示登记的移民（OR=6.08；95%CI：1.75~21.09），感染肺野超过3个（OR=2.18；95%CI：1.20~2.94），在治疗最初的8个月内（OR=2.15；95%CI：1.09~4.28）、之前有3次以上的抗结核治疗史（OR=3.10；95%CI：1.48~6.48）、治疗失败或是从最后一次治疗后病情恶化（OR=3.82；95%CI：1.86~7.85）是发展为耐多药的危险因素。单因素分析显示新发肺结核患者中在同一地区居住小于30年是耐多药的危险因素（P=0.034）。研究提示并存有上述的危险因素的复治结核患者中应受到重点关注。

王前等[19]分析了我国耐多药结核分枝杆菌菌株对利奈唑胺的耐药率，探究结核分枝杆菌对利奈唑胺耐药相关基因的突变特征。作者于2013年10月采用直接抽选法，从401株来自于2007年全国结核病耐药性基线调查的耐多药结核分枝杆菌菌株中随机抽取158株，分为耐多药组（107/158，67.7%）、前广泛耐药组（41/158，26.0%）和广泛耐药组（10/158，6.3%）；采用微孔板稀释法检测其对利奈唑胺的最低抑菌浓度（MIC），以结核分枝杆菌标准株H37Rv（ATCC 27249）作为对照，当MIC高于临界浓度时，判定为结核分枝杆菌对利奈唑胺耐药。同时对利奈唑胺耐药的结核分枝杆菌相关基因23SrRNA、rplC和rpiD进行测序，分析其突变特征。结果显示158株耐多药菌株对利奈唑胺的总耐药率为10.8%（17/158）。其中10株广泛耐药菌株中有6株对利奈唑胺耐药（6/10），明显高于耐多药组（5.6%，6/107）和前广泛耐药组（12.2%，5/41），经Fisher确切概率法检验差异均有统计学意义（$P<0.001$；P=0.004）。在17株利奈唑胺耐药菌株中，共发现5株（29.4%）在23SrRNA或（和）rpZC基因发生突变，同时首次鉴定到rplc基因Hisl55Asp突变可能与低水平利奈唑胺耐药（MIC=2μg/ml）相关。结论提示广泛耐多药结核分枝杆菌对利奈唑胺的耐药率明显高于耐多

药和前广泛耐药结核分枝杆菌;23SrRNA 和 rptC 基因突变可能与利奈唑胺耐药性相关。

因耐药结核病患者需要长期化疗(2~3 年),治疗费用更加昂贵,是普通肺结核的 200 倍,可能超过 3 万元人民币,发现治疗管理 1 例耐多药肺结核的总成本需要 5 万元左右。中青年是耐药高发人群,中青年也是最富产出的年龄段,患耐药结核病对个人、家庭乃至社会都是沉重的负担。吕广波[20]对邯郸市 2010 年 1 月至 2014 年 6 月各级结核病防治机构登记的 284 例耐多药和广泛耐多药患者的治疗现状分析发现有 9.15% 的患者拒绝治疗。另外由于患者使用二线药物不但药物种类多,治疗时间长(注射期长达 6 个月,个别患者需要 12 个月),服用剂量大,60.85% 的患者出现不良反应。老年耐多药肺结核患者抵抗力低,对药物的中毒剂量与正常人群不同,易发生肝肾功能受损,发热、红斑等不良反应。梁常燕等[21]收集 2014 年 12 月至 2015 年 12 月广东省肇庆市结核病防治所诊断为多耐药结核的老年患者(年龄 >60 周岁),探讨左氧氟沙星、环丙沙星和莫西沙星的临床治疗疗效及安全性。莫西沙星组 96 例、环丙沙星组 56 例和左氧氟沙星组 45 例。三组患者在治疗 4 周、8 周、12 周时对结核杆菌清除率分别为 59.2%、75%、90.6%,21.4%、55.4%、87.5%,20%、53.3%、77.8%,以莫西沙星清除率最高,差异有统计学意义($P<0.05$)。莫西沙星治疗多耐药肺结核安全性高。吕德良等[22]对 2006 年 10 月至 2013 年 10 月期间,纳入全球基金耐多药结核病项目或深圳市耐多药结核病管治减免项目登记治疗的 165 例 MDR-TB 患者治疗转归进行分析时发现,因药物不良反应而提前中止治疗或转院治疗者占治疗未成功者的 25%。药物不良反应是治疗未成功的主要原因。因此,继续完善药物不良反应应急处理机制,构建不良反应监测预警体系,防范严重药物不良反应的发生,提高用药安全性,是以后的关注重点。

五、药物不良反应

程武等[23]分析了 16 例耐多药肺结核患者服用氯法齐明后的不良反应,16 例患者均出现皮肤色素沉着,4 例患者在用药 4~6 个月后出现胸痛、胃肠不适、抑郁等其他药物不良反应。4 例患者中有 2 例在出现其他不良反应后立即停药,不良反应均能缓解。氯法齐明药物在治疗耐多药结核病中发生其他药物不良反应较迟,以抑郁症状为主,停药后症状能缓解及恢复。荆玮等[24]探讨总结了氯法齐明对治疗耐药结核病的研究进展,氯法齐明对结核病的治疗,尤其是对 MDR-TB 和 XDR-TB 具有较好的疗效,其不良反应主要是皮肤色素沉着,但可逆,相对其他抗结核药物来说不良反应轻微,但如何控制和减轻其不良反应还在研究中。大部分研究的药物剂量为 100mg/d,但不同剂量的治疗效果并没有显著差异。世界卫生组织最新耐药指南中建议,前 2 个月使用 200mg/d,后续使用 100mg/d,耐受性好,但 MDR-TB 患者使用氯法齐明的合适剂量还需要更大样本的临床试验提供证据。目前氯法齐明对儿童的安全性和有效性尚未确立。张红伟等[25]分析了耐多药肺结核患者个体化化疗方案治疗过程中不良反应的发生情况,及其对治疗和转归的影响。回顾性调查 2008 年 3 月至 2013 年 10 月北京市结核病防治机构中所有使用耐多药个体化化疗方案治疗满 2 年的 116 例耐多药肺结核患者,收集患者基本信息、不良反应发生情况,及其对治疗的影响、治疗转归等信息。结果显示个体化耐多药治疗过程中不良反应发生率为 62.1%(72/116)。45 岁以下青年组、45~60 岁中年组和≥60 岁老年组药物不良反应发生率分别为 53.0%(35/66)、70.7%(29/41)和 88.9%(8/9),3 个年龄组的不良反应发生率差异有统计学意义($\chi^2=6.347, P<0.05$)。不良反应发生率居前3位的种类分别为肝功能异常(26.7%,31 例)、单纯尿酸升高(13.8%,16 例)、

骨关节功能异常（12.9%，15 例）。不良反应导致更改化疗方案的患者占 29.2%（21/72），暂停治疗 2 周及以上的患者占 27.8%（20/72），停止治疗的患者占 8.3%（6/72）。发生不良反应的患者中 65.3%（47/72）治疗成功，未发生不良反应的患者中 54.5%（24/44）治疗成功，差异无统计学意义（χ^2=1.325，P=0.25）。研究提示尽管耐多药个体化化疗方案治疗耐多药肺结核患者的不良反应发生率较高，但通过及时发现和正确处置，大部分患者能够继续治疗，未对治疗成功造成影响。

六、中药治疗探索

中医药是中华民族的医学瑰宝，中药可以抑制或杀灭结核分枝杆菌、提高机体免疫力、消除结核病相关症状、减轻化疗的不良反应，在耐多药结核病的治疗中可能发挥重要的作用。近年来中医药在治疗 MDR-TB 方面取得一些进展。蒋洪[26]选取 80 例气阴亏虚型耐多药肺结核患者作为研究对象，在标准化联合治疗方案基础上加用自制中药复方芩部丹方加减治疗，治疗 3 个月后上述中医症状评分均较治疗前明显降低（P 均 <0.05），且治疗组明显低于对照组（P<0.05），治疗第 1 个月及第 3 个月时，治疗组空洞缩小率明显高于对照组，但差异无统计学意义（P=0.027 及 P=0.023），治疗组治疗 1、2、3 个月时痰菌转阴率均明显高于同期对照组（P 均 <0.05）。

丁汀等[273]使用茜草素联合标准抗结核化疗方案治疗耐多药肺结核，评估茜草素治疗 MDR-PTB 感染患者的临床疗效和不良反应，选择 2013 年 6 月至 2015 年 6 月杭州师范大学附属医院确诊的 MDR-PTB 患者 200 例，所有患者随机分为茜草素联合治疗组（观察组）和单纯抗结核治疗组（对照组），各 100 例。对照组采用标准抗结核化疗方案治疗，观察组在对照组治疗方案上联合茜草素治疗，两组疗程均为 8 个月。比较两组患者（包括不同中医证候分型患者的观察组和对照组）的临床疗效、痰培养结核分枝杆菌转阴率、肺部空洞及病灶吸收情况和不良反应。结果显示观察组临床显效 39 例，有效 51 例，无效 10 例，总有效率为 90%（90/100）；对照组临床显效 22 例，有效 35 例，无效 43 例，总有效率为 57%（57/100），两组比较差异有统计学意义（χ^2=28.262，P<0.01）。热毒郁肺证患者和气滞血瘀证患者中，观察组临床疗效的总有效率均高于对照组（78.78% vs 63.33%，χ^2=7.187，P<0.05；95.74%vs42.31%，χ^2=73.997，P<0.01），而气血不足证患者中两组临床疗效的总有效率比较差异无统计学意义（95.00% vs 88.89%，χ^2=5.025，P>0.05）。治疗 8 个月后观察组痰菌转阴率（76%）稍高于对照组痰菌转阴率（55%），但两组比较差异无统计学意义（χ^2=2.190，P>0.05）。观察组空洞及病灶吸收率为 91%，明显高于对照组（54%），两组比较差异有统计学意义（χ^2=38.294，P<0.01）。观察组不良反应发生率为 27%，显著低于对照组（66%，χ^2=30.570，P<0.01）。结果表明，茜草素联合抗结核化疗药物可提高 MDR-TB 感染患者的临床疗效，减少化疗药物不良反应。

姜晓双等[28]使用中西医结合治疗耐多药肺结核，探讨中西医结合治疗耐药性肺结核病的临床疗效。选择住院复治耐药肺结合患者 80 例，随机分为西药化疗组和中西医结合治疗，各 40 例，两组均采用 6Z-Lfx-Am（cm）-PAS-E（Pto）/18Z-Lfx-PAS-E（Pto）化疗方案，中西医结合治疗组 40 例，加服中药汤剂，西药短期化疗组 40 例只给予抗结核药物治疗。结果显示与西药短期化疗组比较，中西医结合治疗组患者临床症状改善明显、痰涂片和痰结核分枝杆菌培养的转阴率、病灶吸收和空洞闭合率升高。结论提示中西医结合治疗有助于耐多药肺结核患者的临床症状的改善、痰菌转阴、病灶和空洞吸收,有利于提高患者自身免疫力和缓解耐多药情况,提倡临床推广应用。

氧气驱动雾化吸入法是利用高速氧气气流,使药液形成雾状,通过吸入的方式使药物沉积于呼吸道和(或)肺部,从而达到治疗的作用。雾化吸入具有起效快、用药量少、局部药物浓度高而全身不良反应少,简单易行,费用低,疗效确切,易为患者所接受等优点,在呼吸系统疾病治疗中,雾化吸入已成为重要的辅助治疗措施。董书梅等[29]进行了雾化吸入中药组方辅助治疗耐药肺结核的研究,雾化吸入 2 次 / 天,连续治疗 8 周。实验结果表明:抗结核中药组方雾化吸入辅助治疗耐多药和多耐药肺结核,在缩短痰菌转阴时间、加速病灶吸收、缓解临床症状、促进耐药结核病的治愈等方面有着积极作用,中草药组方雾化吸入作为肺结核病的辅助疗法有一定的临床实用价值。

陈欢等[30]用全基因组重测序方法研究药物干预后耐异烟肼结核杆菌基因突变情况,探讨肺痨康抗耐异烟肼结核杆菌的分子机制与单核苷酸多态性位点(SNP)的关系。利用全基因组重测序技术对治疗后模型小鼠肺组织中结核杆菌基因组 DNA 进行重测序,初步筛选变化的 SNP 并进行对比分析。结果显示肺痨康干预后的 PE-PGRSl0、PE-PGRS28、frr、PPE54 等基因的 SNP 与其他组存在差异。结论提示肺痨康抗耐异烟肼肺结核的分子机制可能与其通过干预 PE 和 PPE 家族成员,诱导机体产生不同类型和不同程度的免疫反应有关,基因突变所引起的具体生物学变化需要进一步深入探讨。

七、免疫调节治疗

耐药肺结核患者可能存在严重的免疫失衡。因此,如何选择药物,制定合理、高效、低毒的化疗方案,提高耐药肺结核患者的依从性与免疫功能成为治疗的难点。一系列的研究提示微卡菌疫苗在耐多药结核病中辅助治疗中起到了积极作用,但结果存在差异。Weng 等[31]总结分析了微卡菌苗在耐多药结核病中辅助治疗价值和安全性,作者使用计算机检索英文数据库 PubMed 及中文数据库中国知网(CNKI)、维普期刊资源整合服务平台(VIP)等数据库中 2014 年 10 月以前的相关研究,最终 25 篇文献、2281 例耐多药患者纳入统计调查。Meta 分析显示:痰菌阴转率 OR=3.84(95%CI:3.84~4.73),病灶吸收率 OR=4.08(95%CI:3.08~5.45)肺部空洞闭合率 OR=3.42(95%CI:2.68~4.37)。结果显示,微卡菌苗在耐多药结核病中辅助治疗中的起到的积极作用及安全性,但是需要多中心、随机、大样本的临床研究来进一步证实。任红梅[32]使用微卡联用抗结核药治疗耐多药肺结核,将 86 例耐多药肺结核患者随机分成微卡组(微卡 + 抗结核治疗)和对照组(单用抗结核)各 43 例。所有患者的抗结核方案均为 3HL2ZV 联合 5HL2V(H 为异烟肼,L2 为利福喷丁,Z 为吡嗪酰胺,V 为左氧氟沙星),连续治疗不低于 8 个月,在治疗前、治疗后 3 个月、8 个月时分别采取胸部 X 线检查观察空洞变化和痰菌阴转率,同时记录临床症状消失时间。结果显示微卡组治疗 3 个月时空洞闭合率为 16.28%,痰菌阴转率为 55.81%,治疗 8 个月时空洞闭合率为 67.44%,痰菌阴转率为 86.05%,微卡组临床症状消失平均用时(3.5 ± 0.9)个月。对照组治疗 3 个月时,空洞闭合率为 6.98%,痰菌阴转率为 41.86%,治疗 8 个月时空洞闭合率为 32.56%,痰菌阴转率为 60.47%,临床症状消失平均用时(5.3 ± 1.4)个月。两组比较差异具有统计学意($P<0.05$)。结论提示微卡联用抗结核治疗能够促进耐多药肺结核康复,值得推广。

郑燕等[33]观察胸腺肽联合抗结核药物治疗耐多药涂阳肺结核的临床疗效。将 121 例耐多药涂阳肺结核患者随机分为对照组(单纯化疗组)67 例和治疗组(胸腺肽联合化疗组)54 例。对照组采用 6ZEAKCFX/18ZELFX 化疗方法治疗。治疗组在对照组相同抗结核化疗方案基础上联合胸腺肽治疗 3 个月。观察治疗后第 3 个月末、第 6 个月末及第 12 个月末两组患者的临床效果。结果显示 3 个月末,痰菌阴转率治疗组为 81.5%,高于对照组的 58.2%;病灶吸收率治疗组为 85.2%,高于对照组的 61.2%。6 个月末,痰菌阴转率治疗组为 90.7%,高于对照组的 71.6%;病灶吸收率治疗组为 92.6%,高于对照组的 73.1%。12 个月末,痰菌阴转率治疗组为 92.6%,高于对照组的 77.6%;病灶吸收率治疗组为 94.4%,高于对照组的 80.6%。以上差异均有统计学意义($P<0.05$)。结论提示胸腺肽联合抗结核药治疗耐多药涂阳肺结核能明显促进痰菌转阴、病灶吸收、空洞闭合,可以作为耐多药涂阳肺结核的辅助用药之一。

八、治疗新途径

近年来,国内外开展了复方磺胺甲噁唑(SMZ.Co)治疗结核病的临床研究[34],发现 SMZ.Co 与一线抗结核药物 INH 或 RFP 联用对耐多药和广泛耐药结核菌有效,并且在体外研究显示可以阻止结核菌产生耐药。虽然目前关于 SMZ.Co 治疗 MDR-TB 和 XDR-TB 的临床研究报道较少,纳入研究的病例数也较少,且抗菌活性研究多数为体外实验,研究结论可能存在争议。但应考虑到磺胺早已在临床应用,安全性好,价格低廉、使用方便;另一方面,由于目前 MDR-TB 和 XDR-TB 可供选择的药物少,效果差,不良反应大。鉴于已有一些相关研究结果显示,磺胺在治疗 MDR-TB 和 XDR-TB 方面具有一定的效果。因而有必要对其进行深入探讨,尤其应设计前瞻性的随机对照研究,进一步证实 SMZ.Co 对结核菌的抗菌活性,从而为 MDR-TB 和 XDR-TB 的治疗提供更多选择。

通过棋盘法检测抗结核化学治疗方案体外联合作用效果,可以计算出每个菌株在每种浓度的部分抑菌浓度指数(fractional inhibitory concentration index,FICI),从而判断哪种抗结核化学治疗方案的联合抑菌效果较好,以及每种药物分别在何种浓度下的联合抑菌效果最好,为指导临床用药剂量以及选择合适的抗结核药物组成有效抗结核化学治疗方案提供依据。张琳琳等[35]分别对 20 株 MDR-MTB 菌株和 20 株 XDR-MTB 菌株以及标准株 H37Rv 用棋盘法进行体外联合作用研究,计算莫西沙星 - 氨基水杨酸异烟肼(PA)、莫西沙星 -PA- 利福布汀及莫西沙星 -PA- 利福喷丁抗结核方案对各菌株的 FICI,通过 FICI 评估方案中药物之间是否具有协同作用。结果发现,PA- 莫西沙星方案对大部分 DR-MTB 菌株既无协同作用,也无拮抗作用,即无相关作用,仅在某种浓度条件下可能具有一定的协同作用。对于 MDR-MTB 菌株和 XDR-MTB 菌株以及所有的 DR-MTB 菌株,莫西沙星和 PA 组合在联合利福喷丁之后,协同作用效果均有所增强,而在联合利福布汀之后,协同作用效果增强不如莫西沙星和 PA 联合利福喷丁。但本研究 40 株 DR-MTB 的单药 MIC 检测却发现利福布汀的抑菌效果明显强于利福喷丁($P<0.001$)。该项研究结果提示,单药作用显示出较强抑菌效果的药物,与其他药物联合使用时不一定有好的协同抑菌作用,进一步说明了抗结核化学治疗方案体外联合作用评估的重要性。

综上所述,耐药结核病的治疗取得了较大的进展,氟喹诺酮类药物、氯法齐明、利奈唑胺、注射类药物等仍是治疗耐药结核病的主要药物,联合介入及手术治疗、免疫治疗等可提高耐药结核病治疗的效果,中西医结合治疗可能是一条新路子,发挥中西医各自的优势也许能达到更好的效果。

（张青　李佺　郝晓晖　闫丽萍　谭守勇　唐神结）

参考文献

1. 张威.莫西沙星治疗耐多药肺结核病的临床效果观察.中国实用医药,2016,11(29).
2. 李琦,姜晓颖,梁建琴,等.含左氧氟沙星或含莫西沙星方案治疗耐多药肺结核的疗效分析.中国防痨杂志,2016,38(6):436-442.
3. 范向阳,吴池,林武振,等.不同剂量左氧氟沙星治疗耐药利福平肺结核患者的效果和安全性评价.结核病与肺部健康杂志,2016,5(2):118-120.
4. 张春晓,王永亮,崔俊伟,等.左氧氟沙星与卷曲霉素联合治疗耐多药肺结核的疗效观察.中华医院感染学杂志,2016,26(9):1936-1938.
5. 孙小璐,张天华,刘凯.利奈唑胺治疗耐药性肺结核病的临床疗效及安全性分析.中国医药导刊,2016,18(8).
6. 高远.加替沙星联合氯法齐明治疗耐多药肺结核的临床观察.中国医药指南,2016,14(26):75-76.
7. 宋巍.2种不同利福布丁给药方案治疗耐多药结核病临床研究.中国实用医药,2016(6):217-218.
8. 李哲明,谭守勇,邝浩斌,等.早期广泛耐药肺结核近期临床疗效分析.实用医学杂志,2016,32(11):1764-1766.
9. 朱玉.含异烟肼和利福平治疗方案对单耐异烟肼或利福平肺结核患者的治疗效果评价.临床和实验医学杂志,2016(13):1297-1299.
10. 张静,岳淑敏,尹韶华,等.17例耐药肺结核外科手术后治疗失败的原因分析[J].中国防痨杂志,2016,38(7):555-558.
11. 陈广龙,邵蕊.耐多药肺结核应用化疗与手术治疗的疗效与方法研究.中国医药指南,2016,14(10):155.
12. 江万航,杜正新,何敬业,等.纤维支气管镜介入治疗耐多药肺结核临床效果观察.中国实用医药,2016,11(30).
13. 张廷梅,熊敏,陈静.耐多药结核病抗结核治疗依从性与药物不良反应.贵阳医学院学报,2016,41(5):597-599.
14. 马丙乾.70例耐多药肺结核患者治疗转归及疗效分析.中国防痨杂志,2016,38(5):411-414.
15. 杨成风,叶建君,张玉,等.湖北省耐多药与广泛耐药肺结核患者治疗效果及转归分析.中国防痨杂志,2016,38(7):582-587.
16. 段慧萍,柴春维,范梦柏,等.175例肺外结核患者对一线抗结核药物耐药情况分析.中国防痨杂志,2016,38(8):686-689.
17. 朱磷扬,杨皓舒,仲崇桥,等.连云港市耐利福平结核病人主要危险因素及经济负担.江苏预防医学,2016,27(3):268-270.
18. Huai P, Huang X, Cheng J, et al. Proportions and Risk Factors of Developing Multidrug Resistance Among Patients with Tuberculosis in China: A Population-Based Case-Control Study. Microbial Drug Resistance, 2016.
19. 王前,宋媛媛,王玉峰,等.158株耐多药结核分枝杆菌对利奈唑胺耐药及相关基因突变情况研究.中国防痨杂志,2016,38(9):712-717.

20. 吕广波．耐多药肺结核发现及治疗现状分析．现代预防医学，2016，43(5)：945-947.
21. 梁常燕，唐雪玲，伦秀红，等．不同类型喹诺酮类药物治疗老年耐多药结核的临床疗效对比分析．中国医药科学，2016，6(8)：71-73.
22. 吕德良，杨应周，谭卫国，等．深圳市耐多药结核病治疗转归分析．中国热带医学，2016，16(7)：649-652.
23. 程武，谭守勇，李艳．16例耐多药肺结核患者服用氯法齐明后的不良反应分析．结核病与肺部健康杂志，2016，5(3)：247-249.
24. 荆玮，王庆枫，初乃惠．氯法齐明治疗耐药结核病的研究进展．中华结核和呼吸杂志，2016，39(5)：396-399.
25. 张红伟，高志东，贺晓新，等．个体化方案治疗耐多药肺结核患者不良反应分析．中国防痨杂志，2016，38(2)：133-138.
26. 蒋洪．复方芩部丹方治疗气阴亏虚型耐多药肺结核疗效观察．现代中西医结合杂志，2016，25(22)：2468-2470.
27. 丁汀，毛咏旻，徐金田，等．茜草素联合标准抗结核化疗方案治疗耐多药肺结核的临床疗效和安全性．中华临床感染病杂志，2016，9(3)：265-269.
28. 姜晓双，薛达辉．中西医结合治疗耐多药肺结核的临床疗效观察．中国医药指南，2016，14(26)：213-214.
29. 董书梅，赵良义，闫宝环，等．雾化吸入中药组方辅助治疗耐药肺结核的疗效分析．世界中西医结合杂志，2016(1)：60-63.
30. 陈欢，叶品良，张传涛，等．肺痨康抗耐异烟肼肺结核的分子机制与相关SNPs的关系初探．亚太传统医药，2016，12(5)：10-13.
31. Weng H，Huang J Y，Meng X Y，et al. Adjunctive therapy of Mycobacterium vaccae vaccine in the treatment of multidrug-resistant tuberculosis：A systematic review and meta-analysis. Biomedical Reports，2016，4(5).
32. 任红梅．微卡联用抗结核药治疗耐多药肺结核的临床效果观察．中国现代药物应用，2016，10(16)：206-207.
33. 郑燕，段新亚，陈桂仙．胸腺肽联合抗结核药物治疗耐多药涂阳肺结核疗效观察．母婴世界，2016，11(4)：127-128.
34. 曹培明，杨梅，沈明，等．复方磺胺甲噁唑治疗耐多药和广泛耐药结核病的临床研究．重庆医学，2016，45(19)：2703-2705.
35. 张琳琳，杨华，肖和平，等．棋盘法检测复治新方案核心药物对耐多药和广泛耐药结核分枝杆菌体外的联合作用．中华结核和呼吸杂志，2016，39(6)：464-468.

第十二章　特殊人群结核病的治疗

第一节　结核病合并 HIV 感染的治疗

摘要：人类免疫缺陷病毒（HIV）感染是结核分枝杆菌感染并最终导致结核病最重要的危险因素之一，而结核病（TB）是 HIV 感染者常见的机会性感染之一。研究发现，异烟肼预防性治疗（IPT）能有效降低 HIV 感染者潜伏性结核感染（LTBI）的结核发病率，抗逆转录病毒治疗（ART）联合 IPT 的效果更显著。建议对 HIV/TB 患者应当首先进行抗结核治疗，随后尽早地启动抗逆转录病毒治疗，在治疗过程中应注意药物之间相互作用、叠加的药物不良反应以及出现的结核病相关性免疫重建炎症综合征。

关键词：结核病；艾滋病；抗结核治疗；抗病毒治疗

艾滋病即获得性免疫缺陷综合征（AIDS）是由人类免疫缺陷病毒（HIV）引起的一系列免疫缺陷、免疫损害及免疫功能不全综合征。作为全球结核病高负担国家之一，结核分枝杆菌是我国 HIV/AIDS 患者最常见的机会性感染，也是 HIV/AIDS 患者死亡的主要原因。相对于非 HIV 患者，TB/HIV 双重感染患者的治疗更为复杂：HIV 与结核分枝杆菌之间存在相互影响；抗逆转录病毒治疗（antiretroviral therapy，ART）和抗结核治疗之间存在相互影响，药物之间存在相互作用，发生叠加的药物不良反应；TB/HIV 患者在 ART 过程中还可出现结核病相关性免疫重建炎症综合征（tuberculosis-associated immune reconstitutioninflammatory syndrome，TB-IRIS）。这些都对 TB/HIV 患者的治疗提出挑战。

一、HIV 感染与结核病的相互影响

HIV 合并结核分枝杆菌感染并非两个病原体独立感染过程和效应的简单之和，两者会发生协同效应使病情加速恶化。

有研究报道，新确诊 HIV/AIDS 患者中，活动性结核的检出率为 12.6%；其在 HIV/AIDS 患者开始 ART 后，已接受抗结核治疗的 TB/HIV 患者的死亡率仍明显高于单独 HIV 感染者[1]。HIV/AIDS 患者合并结核感染主要在 HIV 确诊后 1 年内随访发现[2]。HIV/AIDS 患者机会性感染多发生于 CD_4^+ T 淋巴细胞（CD_4^+ 细胞）计数水平极低者中，然而不论 CD_4^+ 细胞计数多少均可发生 MTB 感染。HIV/AIDS 患者结核病的发病率与患者 CD_4^+ 细胞计数水平密切相关，CD_4^+ 细胞计数下降，患者的结核病发病率增加，CD_4^+ 细胞计数 <200 个 /μl 更易感染合并活动性结核[1]。

二、HIV 感染者的异烟肼预防性治疗

HIV 感染是目前已知的促使从潜伏性结核感染（latent tuberculosis infection，LTBI）发展成活动性结核病的最危险因素。HIV 阴性合并 LTBI 者一生中发展成为活动性结核病的风险约为 5%~10%，且大部分发生在初次感染后的第一个 5 年内；若同时伴有 HIV 感染，

仅一年中这种概率则高达10%[3]。因此在有效ART的同时有效筛查和治疗LTBI者非常重要。

异烟肼预防性治疗(isoniazid preventive therapy,IPT)能有效降低HIV感染者LTBI的结核发病率,ART联合IPT的效果更显著。IPT的疗程一直在讨论中,赵丁源等[4]报道166例TB/HIV患者IPT的预防效果,采用9H方案(300mg,每天1次),随访5年;结果显示IPT能有效降低TB/HIV患者结核病发病率,药物不良反应发生率为19.28%,其中肝功能损害占发生药物不良反应的75.00%。周峰等[5]研究结果显示,6个月异烟肼(6H)、12H、18H方案(300mg,每天1次)对预防H1V/AIDS患者发生结核病具有很好的效果,不同疗程的预防效果无差异;不良反应发生率为12.00%。刘颖丽等[6]报道了61例TB/HIV患者IPT的效果,采用6H方案(300mg,每天1次);结果显示效果良好,在接受IPT治疗6个月后,$CD4^+$细胞计数均出现了升高趋势,提示在一定程度上患者免疫功能的改善,IPT后随访24个月未出现活动性结核病患者。

推荐为所有无活动性结核病HIV感染者提供IPT(至少6个月)方案为异烟肼300mg,每天1次。

三、TB/HIV患者的抗结核治疗

TB/HIV患者的抗结核治疗与非HIV感染者的治疗原则一致,强调抗结核治疗优先。TB/HIV患者与非HIV感染者结核病一样首选4联一线初治方案(仅适用于非耐药结核病),强化期为2个月异烟肼、利福霉素(利福平或利福布丁)、吡嗪酰胺和乙胺丁醇;巩固期4个月异烟肼和利福霉素,特殊病例需延长疗程[7]。强化期间歇给药应当避免,否则会增加获得性利福平耐药结核病复发的风险,推荐每日给药。有研究报道了147例TB/HIV患者的抗结核治疗转归情况,对患者提供标准化的一线抗结核治疗方案和抗结核治疗期间的随访管理,同时给患者提供ART,结果显示效果良好,抗结核治疗成功率达到90.48%,病死率仅为8.16%,提示抗结核治疗可以提高TB/HIV患者的治疗成功率和降低病死率[8]。

GeneXpert MTB/RIF检测技术可用于结核病的早期诊断及利福平耐药筛查,尤其是HIV感染者,应尽可能进行GeneXpert MTB/RIF检测作为初步筛查。因为这个方法检测HIV人群中的结核病更敏感,能快速检测利福平耐药,从而尽快确立治疗方案,对TB/HIV患者在提高治愈率、减少死亡率、耐药率和控制结核病的传播上都具有深远的意义[9]。

四、TB/HIV患者的抗逆转录病毒治疗

抗病毒药物的作用原理是阻断对HIV复制和功能具有重要作用的酶活性。高效ART至少是3种抗逆转录病毒药物的联合应用,尽管不能治愈HIV感染,但ART可明显降低HIV感染进展的风险,极大程度降低AIDS发病率和病死率,以及减少病毒传播,AIDS已经不再是一种致命性疾病,成为一种可以治疗但尚不能完全治愈的慢性疾病。

对TB/HIV患者的生存ART具有保护作用,有研究结果发现,未进行ART的TB/HIV患者1年生存率仅为38.7%;未进行ART、年龄、非性传播途径感染、首次CD_4^+细胞计数低是TB/HIV患者死亡的危险因素[2]。早期启动ART治疗可以预防HIV感染者机会性感染的发生,降低病死率,促进免疫功能的恢复,进而改善患者生存质量[10,11]。仅接受抗结核治疗的

TB/HIV 患者治疗成功率低、病死率高,陈焯彬等[12]对 117 例 TB/HIV 患者抗结核治疗的转归及危险因素进行分析,结果显示 TB/HIV 患者抗结核治疗期间病死率高(17.9%),未接受 ART、静脉吸毒感染 HIV 及涂阳肺结核是其死亡的危险因素。

何时启动抗病毒治疗:由于 HIV 和结核双重感染,ART 要充分考虑到多药服用患者依从性降低,药物不良反应增加,ART 药物与抗结核病药物相互作用以及免疫重建炎症综合征(immune reconstitutioninflammatory syndrome,IRIS)等因素。虽然同时开始 ART 和抗结核治疗存在风险,绝大多数研究支持继抗结核治疗后尽早(于抗结核治疗启动 8 周之内)开始 ART。推荐所有 TB/HIV 患者进行 ART;对 CD_4^+ 细胞计数 <50 个 /μl 的患者,ART 应在抗结核治疗后 2 周内启动;对 CD_4^+ 细胞计数 >50 个 /μl 的患者,ART 亦应抗结核治疗后 2~4 周启动;已经启动 ART 的新发 TB/HIV 患者应立即抗结核治疗[7]。

与抗结核治疗同时开展的 ART 方案选择十分重要。TB/HIV 患者的一线 ART 方案包含两种核苷类反转录酶抑制剂以及一种非核苷类反转录酶抑制剂。在抗结核治疗中开始进行 ART 时,依法韦仑可作为优先选择的一种非核苷类反转录酶抑制剂。

五、TB/HIV 联合治疗中的药物不良反应

TB/HIV 患者在抗结核和 ART 同时治疗过程中,由于抗结核药物与 ART 药物同时应用,发生叠加的药物不良反应,面临发生不良反应更多的局面,在治疗期间需密切监测药物不良反应。常见的药物不良反应包括胃肠道反应、药物性肝损伤(drugs induced liver injury,DILI)、皮疹等,导致治疗复杂难度加大。李烨等[13]在一项 ART 联合抗结核治疗的药物肝损伤回顾性调查结果显示,TB/HIV 患者仅接受抗结核治疗组 DILI 的发生率(26.09%),明显高于是单纯结核病患者抗结核治疗组(11.72%),差异具有统计学意义;DILI 较多发生在抗结核治疗 4 周内。

六、结核病相关免疫重建炎性综合征

免疫重建炎症综合征(immune reconstitutioninflammatory syndrome,IRIS)通常被认为是 HIV/AIDS 患者对 ART 产生应答而引起的一系列与免疫重建相关的临床症状和体征,是 ART 的主要并发症之一。表现为病情稳定或趋于稳定过程中再次出现发热,淋巴结肿大,肺和肺外结核病变加重等病情恶化,常常伴随先前亚临床或未发现的机会性感染。IRIS 的两种形式:治疗矛盾型 IRIS、暴露型 IRIS,TB-IRIS 均可出现。

TB-IRIS 是 HIV/TB 患者治疗过程中一种较为常见的现象,通常发生在开始 ART 的前 3 个月内,多发于 1 月内,总体发生率为 13.1%~21.4%[14,15]。刘敏等[14]发现治疗前 CD_4^+ 细胞计数 <50 个 /μl、年龄≤60 岁是 TB-IRIS 发生的危险因素。

TB-IRIS 临床表现为病情稳定时或趋于稳定过程中再次出现发热,淋巴结肿大,肺和肺外结核病变加重等病情恶化征象,常常伴随先前亚临床或未发现的机会性感染[14]。TB-IRIS 总体预后良好,对于症状较轻的 IRIS 可使用非甾体类解热镇痛药物进行治疗,无需调整抗病毒和抗结核治疗方案;对于临床表现较严重的 IRIS 患者可使用糖皮质激素类药物;绝大多数情况下,抗结核治疗和 ART 可继续进行。

(王婷萍　王卫华　付亮　邓国防　唐神结)

参考文献

1. 培尔顿·米吉提,张跃新,买买提力·吾布力,等. 2005~2011 年新疆地区新确诊 HIV 感染和艾滋病患者合并活动性结核病的情况及影响因素. 中国防痨杂志,2016,38(2):93-98.
2. 段振华,吴学庆,施雅莹,等. HIV/ 结核分枝杆菌双重感染者的生存时间及影响因素分析. 中华疾病控制杂志,2016,20(2):180-183.
3. 方勇,肖和平. 潜伏性结核感染的诊治进展. 中国防痨杂志,2016,38(2):144-147.
4. 赵丁源,卢星星,周丽平,等. 异烟肼预防性治疗 HIV/TB 双重感染者效果观察. 公共卫生与预防医学,2016,37(2):42-45.
5. 周峰,曾明辉,邹夏芸,等. HIV/AIDS 患者异烟肼预防结核病的研究. 临床医学工程,2016,23(2):1027-1028.
6. 刘颖丽,李锦,刘贤英. IPT 对存在结核分枝杆菌感染的 HIV 感染者 /AIDS 患者的预防效果分析. 中国现代医生,2016,54(17):81-83,86.
7. 张玉林,田亚坤,吴昊,等. 2016 版美国《成人和青少年人类免疫缺陷病毒感染者机会性感染防治指南》结核病部分解读. 中华传染病杂志,2016,34(10):625-628.
8. 杨芳,朱兴莲,王世萍,等. 2006-2013 年西昌市 TB/HIV 双重感染流行特征及抗结核治疗情况分析. 预防医学情报杂志,2016,32(2):142-144.
9. 张丽霞,谢祎,孙昕. GeneXpert MTB/RIF 检测技术在艾滋病合并肺结核双重感染中的诊断价值. 中华检验医学杂志,2016,39(1):53-54.
10. 丁佩佩,何纲,陈晓华,等. 不同 CD4$^+$ 水平 HIV 阳性患者抗病毒治疗的机会性感染分析. 中国热带医学,2016,16(3):252-254.
11. 陈永宏. HAART 治疗对 AIDS 机会性感染的影响研究. 河北医药,2016,38(2):218-220.
12. 陈焯彬,梁浩. 肺结核合并艾滋病患者抗结核治疗的转归及危险因素分析. 中华实用诊断与治疗杂志,2016,30(11):1080-1081.
13. 李烨,何鸿雁,彭颖,等. 川南地区 HIV/AIDS 合并结核感染者在抗结核治疗中肝损伤情况临床分析. 中国临床研究,2016,29(3):321-323,327.
14. 刘敏,谭顺,李奇穗,等. 结核相关性免疫重建炎性综合征发生率、临床特征及危险因素的回顾性分析. 第三军医大学学报,2016(17):1954-1958.
15. 曹婉娴. 艾滋病合并结核病 56 例临床特征分析. 安徽医药,2016,20(5):959-960.

第二节 老年结核病的治疗

摘要:老年结核病诊断困难,抗结核治疗相关不良反应发生率高。老年结核病的治疗方案推荐个体化治疗方案。含吡嗪酰胺组较不含吡嗪酰胺组不良反应发生率高,利福喷丁与左氧氟沙星联合治疗老年初治涂阳肺结核患者疗效较好,安全性较高。强调营养支持及免疫治疗在老年结核病治疗中的重要意义。

关键词:结核病;老年患者;抗结核治疗;营养支持;免疫治疗

老年结核病的临床特征不典型并且容易与老年相关性疾病混淆,这给老年结核病诊断带来了一定的困难。老年结核病患者常合并基础疾病,抗结核治疗相关不良反应发生率高,老年结核病的防治仍然是一个重大挑战。不少新诊断技术和方法为老年结核病提供了及时、快速的诊断[1-5]。

国内老年结核病的治疗尚无统一固定的治疗方案,专门针对老年结核病治疗的研究不多,但多年以来以异烟肼、利福平、吡嗪酰胺、乙胺丁醇为基础的初治抗结核方案仍然是治疗的基石和关键。老年结核病的治疗方案主要是以 WHO 的抗结核治疗方案为基础,依据结核病的轻重、病变范围、是否合并肺外结核(EPTB)、初复治状况、用药史、药物敏感试验,再结合患者的基础病及生理机能选择合适的个体化治疗方案,同时要遵循早期、联合、规律、全程、适量五项原则。杨楠[6]对 79 例住院老年肺结核病治疗方案及不良反应等情况进行了分析,结果显示含吡嗪酰胺组较不含吡嗪酰胺组不良反应发生率高,不良反应以肝功损害为主,老年结核病患者并发症较多,治疗方案以标准方案为主,应推行老年结核病化疗方案的个体化。李利娟等[7]总结了老年初治涂阳肺结核患者的治疗疗效,治疗组给予 9 个月利福喷丁联合左氧氟沙星,对照组给予 9 个月利福喷丁联合吡嗪酰胺方案,结果显示治疗组患者疗程结束后的治疗有效率、空洞闭合率、5 个月痰菌转阴率、9 个月痰菌转阴率均高于对照组,治疗组的不良反应总发生率、复发率则低于对照组。因此认为利福喷丁与左氧氟沙星联合治疗老年初治涂阳肺结核患者疗效较好,安全性较高,值得临床上推广应用。李辉[8]对老年慢性阻塞性肺疾病合并肺结核临床治疗效进行了评估,结果显示在常规治疗基础上应用左氧氟沙星联合利福平治疗老年慢性阻塞性肺疾病合并肺结核有效率为 94.1%,高于对照组的 74.2%。因此左氧氟沙星是治疗老年肺结核安全有效的药物之一。

WHO 在 2013 年结核病患者营养支持指南中建议加强结核病患者的营养支持治疗。韩骏锋等[9]通过检测活动性肺结核患者与健康人群血清维生素 D 的水平,结果显示活动性结核病患者血清中维生素 D 的水平明显低于正常成年人,维生素 D 水平不仅与肺结核的患病存在关联,并且与肺结核病变严重程度存在关联。因此在老年结核病的治疗中补充维生素 D 可能有利于改善治疗结局。侯婧等[10]研究表明老年肺结核患者白蛋白、血红蛋白的减低率均超过 40%,患者淋巴细胞水平与血清白蛋白呈正相关,而淋巴细胞是执行机体免疫功能的主要免疫细胞,故营养不良及淋巴细胞水平的下降直接影响疾病的预后。马亮亮等[11]研究选取 60 岁以上老年糖尿病并发初治涂阳肺结核患者 165 例,均给予采用 3HRZE/9HR 方案治疗,治疗 12 个月末痰菌阴转率达 89.1%。多因素 logistic 回归分析显示,血清白蛋白大于 55g/L,是 12 个月末痰菌阴转的有利因素。章志俊等[12]为探讨耐多药结核病患者并发营养不良与肺部感染的相关性,结果显示营养不良组和营养正常组肺部感染发生率分别为 100.0% 和 88.3%,差异有统计学意义。建议在临床治疗过程中,尤其对 BMI 偏低者,要注意给予营养支持治疗。对于老年结核病患者应当早期进行营养风险评估,可将维生素 D 水平、白蛋白、血红蛋白及淋巴细胞作为评价指标,如发现有减低,应尽早干预,从而提高治疗效果。

患者的免疫状态不仅在结核病的发生发展中起重要作用而且影响老年肺结核的治疗效果。刘会等[13]通过对不同人群 T 细胞亚群的连续测定表明老年肺结核患者 T 细胞免疫功能较中青年患者低,且直接影响患者治疗效果及治愈时间。陈瑞红[14]在研究中应用初治抗结核方案联合胸腺肽 α1 作为研究组,对照组应用初治抗结核方案治疗,结果显示研究组的总有效率(92.4%)明显高于对照组(74%),而不良反应对比无差异,提示免疫调节治疗联合抗结核药物治疗可增强治疗效果。

结核病已经成为了老年人常见病之一，由于其在各方面均存在不典型性特点，对老年人结核病的诊断以及治疗也提出了新的挑战。临床工作中要从老年人结核病的特点出发，采用科学的方式及方法，不断加强结核病的诊治效果，以提高老年结核病的治疗效果，提升老年人的生存质量。

（吴琦　梅早仙　韩骏锋　张占军　唐神结）

参考文献

1. 吴妍，李琦，张宗德．γ- 干扰素释放试验对老年肺结核的辅助诊断价值．中国防痨杂志，2016，38(2)：122-128.
2. 付洪义，章志华，刘宁，等．胸腔积液 γ- 干扰素释放试验对老年结核性胸膜炎的诊断价值．中国防痨杂志，2016，38(8)：630-633.
3. 徐礼锋，余旭良，张峰，等．液体 MGIT 培养联合 Xpert MTB/RIF 快速检测结核分枝杆菌及其耐药性的研究．中华检验医学杂志，2016，39(4)：272-276.
4. 张爱梅，李锋，刘旭晖，等．结核分枝杆菌 / 利福平耐药实时荧光定量核酸扩增检测在肺外结核中的诊断价值．中华传染病杂志，2016，34(3)：174-179.
5. 刘宁，苏明霞，李雯，等．肺泡灌洗液中 T 细胞亚群与腺苷脱氨酶活性检测对肺结核与肺癌的鉴别诊断价值．中国医药，2016，11(10)：1469-1472.
6. 杨楠．79 例住院老年肺结核的临床特征分析．中国医药指南，2016，14(12)：86.
7. 李利娟，何晶，李骁．利福喷汀联合左氧氟沙星治疗老年初治涂阳肺结核的疗效观察．医学临床研究，2016，33(1)：103-105.
8. 李辉．老年慢性阻塞性肺疾病合并肺结核临床治疗效果观察．中国现代药物应用，2016，10(5)：179-180.
9. 韩骏锋，吴琦．血清维生素 D 水平与活动性肺结核患病的相关性．中国防痨杂志，2016，38(4)：312-315.
10. 侯婧，张妍蓓．536 例老年肺结核患者血清白蛋白、血红蛋白等相关指标分析．实用医学杂志，2016，32(1)：134-136.
11. 马亮亮，陈雪林，黑文明，等．老年糖尿病并发初治涂阳肺结核患者痰菌阴转及其危险因素分析．中国防痨杂志，2016，38(8)：649-653.
12. 章志俊，谭守勇，邝浩斌，等．耐多药结核病患者并发营养不良与肺部感染相关性探讨．中国防痨杂志，2016，38(6)：461-464.
13. 刘会，张晓光，黄新莉，等．不同年龄活动性肺结核患者 T 细胞分析及动态变化．河北医科大学学报，2016，37(8)：889-892.
14. 陈瑞红．老年肺结核患者行胸腺肽 α1 联合抗结核药物治疗的临床效果．中国实用医药，2016，11(8)：169-170.

第三节　儿童结核病的治疗

摘要：儿童结核病多为初治病例，推荐每日用药，根据体质量给药，应用 WHO 短程化疗方案，治疗过程中注意不良反应。慢性或耐多药结核病推荐专家指导下的标准化和个体化治疗。化学性预防治疗应优先考虑在聚集性疫情中筛查发现的潜伏感染者、密切接触者筛查中发现的潜伏感染者或新生入学体检筛查发现具有高发病风险的潜伏感染者中使用,建议优先考虑采用6个月的单异烟肼方案,或者3个月每周2次的利福喷丁和异烟肼联用的方案。儿童耐药结核病的治疗原则上不应给一个治疗失败的方案加单一抗结核药物。卡介苗的接种仍是预防结核性脑膜炎、血行播散性肺结核等重症结核病的有力措施。毒力越强的BCG免疫组,能表现出越好的保护效果。

关键词:儿童结核病;诊断;治疗;耐多药结核病;卡介苗

结核病是目前全球最致命的传染病,2014年国际防痨与肺部疾病联合会估算我国当年儿童结核病26万例,但是登记的患儿只有5000~8000例,其原因可能还是由于儿童结核病诊断困难、容易漏诊所造成的[1]。WHO认为儿童结核病可反映某一地区或国家近期结核分枝杆菌感染现状,并可作为远期结核病疫情的预测指标,中国儿童结核病疫情不容乐观。李奇凤等[2]的研究结果提示负性协同刺激分子PD-1/PD-L1可能在小年龄儿童结核病致病机制中起着重要的作用。儿童结核病的主要危险因素[3]:①密切接触史,即在家庭或其他环境中与肺结核患者(尤其是与痰抗酸染色阳性或细菌培养阳性)密切接触者;②年龄<5岁;③HIV感染;④严重营养不良。世界卫生组织和不少国家推荐使用IGRA进行结核感染的血清学检测,用于诊断结核病潜伏感染以及结核病。目前世界卫生组织指南中只推荐传统培养(包括液体培养)以及Xpert MTB/RIF作为儿童结核病的确诊手段,但最近的一项荟萃分析指出XpertMTB/RIF在儿童肺结核病诊断中的灵敏度不高。GenoType和GeneXpert® MTB/RIF联合检测结核性脑膜炎患者脑脊液能够提高诊断灵敏度和特异度[3]。

一、儿童结核病的治疗

儿童结核病的治疗应当遵循3个基本原则[4]:①尽快减少机体负担;②确保有效清除体内结核分枝杆菌;③副作用减至最低。儿童结核病化疗药物的剂量根据体质量计算,体质量<25kg儿童INH和RFP推荐1∶2固定剂量,体质量≥25kg或年龄>10岁的儿童,抗结核药物的剂量可调整为成年人的剂量。由于儿童的药动学与成人不同,10mg/kg的异烟肼H剂量在儿童更为合适。儿童结核病多为初治病例,推荐每日用药,应用WHO短程化疗方案。其中对于新发的结核分枝杆菌涂片阳性的肺结核患儿,强化期HRZE(H:INH;R:RFP;Z:PZA;E:EMB;S:SM)治疗2个月,巩固期HR治疗4个月(2HRZE/4HR);对于新发的结核分枝杆菌涂片阴性肺结核患儿,采用强化期HRZ 2个月,巩固期HR 4个月或强化期HRZ 2个月,巩固期HE 6个月(2HRZ/4HR或2HRZ/6HE);复发病例采用强化期HRZES治疗2个月,HRZE治疗1个月,巩固期HR治疗5个月(2HRZES/1HRZE/5HR)。需注意乙胺丁醇有视神经损害的不良反应,使用EMB亦要充分履行告知家长义务,并注意监测视野和视力。对于结核性脑膜炎和骨关节结核患儿,推荐采用2HRZ/10HR方案。慢性或耐多药结核病推荐专家指导下的标准化和个体化治疗。合并HIV感染的儿童一般推荐强化期4种抗结核药品联合应用,总疗程9个月。如果患儿尚未开始抗病毒治疗,推荐先抗结核治疗2~8周,或根据HIV的临床和免疫阶段考虑先完成抗结核治疗。

二、儿童结核性脑膜炎的治疗

结核性脑膜炎在小儿肺外结核病中是最严重也是最常见的类型,尽管目前开展了足量的化疗，结脑仍有高发病率和病死率的特点，是一种极具威胁的疾病。其病死率为4%~60%，而幸存者20%~30%留有永久性神经系统后遗症[5]。糖皮质激素有抗炎症、抗纤维性变的作用，可使中毒症状及脑膜刺激症状迅速消失、颅高压降低和脑积水减轻，为治疗结脑有效的辅助疗法。目前常用泼尼松或泼尼松龙1.5~2mg/(kg·d)，最大剂量45mg/d；足量糖皮质激素用4~6周后缓慢减量，总疗程8~12周。侧脑室穿刺引流适用于急性脑积水及慢性脑积水急性发作，用其他降颅压措施无效，或疑有脑疝形成时。一般持续引流时间1~3周，引流量每天可达50~200ml。如果引流时间较长者，可两侧脑室交替穿刺引流。侧脑室引流只能起到缓解症状的作用，长期引流易继发感染，对于严重梗阻性脑积水，在抗结核治疗脑脊液基本恢复正常或炎症基本控制的情况下可考虑采用脑室脑池分流术。陈素琼[5]以122例结核性脑膜炎患儿作为研究对象，基于常规治疗，给予患儿脑脊液置换联合鞘内注射治疗，观察疗效。结果提示给予脑脊液置换联合鞘内注射治疗，可取得显著的效果，具有较高的临床价值。

三、预防性治疗

化学性预防治疗应优先考虑在聚集性疫情中筛查发现的潜伏感染者、密切接触者筛查中发现的潜伏感染者或新生入学体检筛查发现具有高发病风险的潜伏感染者中使用。化学性预防治疗方案的选择应综合考虑患者的依从性和治疗成本费用，建议优先考虑采用6个月的单异烟肼方案，或者3个月每周2次的利福喷丁和异烟肼联用的方案[6]。

四、儿童耐药结核病的治疗

我国是全球耐药结核病高负担国家之一，但2007年至2008年全国结核病耐药性基线调查报告未纳入15岁以下的儿童病例，因此我国儿童结核病的耐药现状尚不明确[1]。苏薇等[7]研究提示新基因MTB73可能与儿童耐药结核病的耐药性相关。有研究利用2008—2013年在重庆医科大学附属儿童医院通过结核分枝杆菌分离培养确诊的196小儿肺结核病例，进行了4种一线抗结核药物（异烟肼、利福平、链霉素和乙胺丁醇）耐药的横断面研究，对患者的人口统计学和临床特征与耐药和耐多药结核之间的关联分别进行单因素和多因素logistic回归分析。这项研究的结果表明，重庆儿童结核病患者中耐药率高，提示确定耐多药结核病在重庆的传播途径迫切需要，从而有助于控制耐药和耐多药结核病在中国的流行。这项研究也引发了对耐药和耐多药结核菌菌株发病机制的新的关注以及重点强调控制儿童结核病对控制全球结核病的重要性[8]。

周利君等[4]指出儿童耐药结核病的治疗原则上不应给一个治疗失败的方案加一种抗结核药物。应从小儿接触的成年人药敏试验结果选择抗结核药品，如无药敏感试验结果，则可根据成人传染源对抗结核药的疗效来确定儿童的药品，需直接督导下治疗。强化治疗阶段应当使用4种或更多的敏感药品。一线药品如敏感可以继续使用。二线药品在儿童中使用有限，但没有绝对禁忌证，其应用指南还需要开展更多临床试验。如果分离菌株对喹诺酮类和注射制剂，如卡那霉素、阿米卡星或卷曲霉素敏感，可以考虑使用。其他二线药品如丙硫异烟胺、环丝氨酸和对氨基水杨酸在权衡利弊后也可加用。另外，听力损害在儿童耐多药结核病的治疗过程中发生率较高，应当根据患儿病情及时调整药物。

五、卡介苗在儿童结核病中的预防作用

儿童易患重症肺结核，就目前而言，卡介苗的接种仍是预防结核性脑膜炎、血行播散性肺结核等重症结核病的有力措施。有作者首次对全球广泛使用的13株卡介苗（包括中国株卡介苗）进行了安全性的横向比较，研究人员使用重症联合免疫缺陷小鼠（SCID小鼠）作为动物模型，以卡介苗感染后小鼠存活时间作为主要评价标准，将13株BCG的毒力进行了排序分组，发现毒力越强的BCG免疫组，小鼠肺脏结核分枝杆菌载菌量越低，即表现出越好的保护效果。这种差异与BCG菌株基因组串联重复序列的基因簇变化显著相关[9]。

（吴琦　梅早仙　冀萍　张占军　唐神结）

参考文献

1. 申阿东，焦伟伟．儿童结核病的流行及耐药现状．中华实用儿科临床杂志，2016，31（4）：269-271.
2. 李奇凤，余亮，辛涛，等．PD-1/PD-L1在儿童结核病中的表达研究．中华微生物学和免疫学杂志，2016，36（1）：53-56.
3. 焦伟伟，孙琳，肖婧．国家结核病规划指南-儿童结核病管理（第2版）．中国循证儿科杂志，2016，11（1）：65-74.
4. 周利君，卢水华．儿童结核病的特点与诊治进展．医药导报，2016，35（3）：253-256.
5. 陈素琼．儿童结核性脑膜炎的诊断和治疗．医学信息，2016，29（09）：87-88.
6. 陈伟，成诗明．我国学生结核分枝杆菌潜伏感染和预防治疗现状．中华结核和呼吸杂志，2016，39（01）：21-24.
7. 苏薇，黄延风，郑改焕，等．新基因MTB73与儿童结核病耐药相关性的初步研究．第三军医大学学报，2016，38（18）：2082-2086.
8. Guo Q，Pan Y，Yang Z，et al. Epidemiology and Clinical Characteristics of Pediatric Drug-Resistant Tuberculosis in Chongqing，China. PLoS One，2016，11（3）：e0151303.
9. Zhang L，Ru HW，Chen FZ，et al. Variable Virulence and Efficacy of BCG Vaccine Strains in Mice and Correlation With Genome Polymorphisms. Molecular Therapy，2016，24（2）：398-405.

第四节　肝功能异常与结核病的治疗

摘要：抗结核药物引起药物性肝损伤的高危因素为：高龄、女性、酗酒、肝炎病毒感染或合并其他急慢性肝病、营养不良，其中慢性肝炎病毒感染在我国尤为突出，对合并乙型肝炎病毒感染的结核病患者，积极抗病毒治疗能有效降低药物性肝损伤的发病率，改善患者细胞免疫功能，并有利于患者的临床愈后。近期的研究表明，对于不存在高危因素的患者，预防性保肝治疗可能是不必要的。遗传因素与抗结核药物所致药物性肝损伤的关联是近年来研究的热点，期望在未来能对肝损伤易感人群进行预判。

关键词：结核；肝功能异常；治疗；高危因素；预防性治疗

抗结核药物引起的肝功能损伤是我国药物性肝损伤（drug-induced liver injury，DILI）最

常见的原因之一，一旦出现重度肝损伤，死亡率极高。近1年来，结核病合并肝功能异常的治疗方面取得了一定的进展，现总结如下。

一、抗结核药物所致DILI的高危因素

药物性肝损伤的发生和多种因素相关，其中常见的危险因素是高龄、女性、酗酒、肝炎病毒感染或合并其他急慢性肝病、营养不良。近来的研究亦肯定了这一结论。

为了探讨抗结核药致药物性肝损伤的危险因素，何涛等[1]回顾性研究了2014年1月至2015年2月在遂宁市船山区疾病预防控制中心接受抗结核药物治疗的410例患者，并采用logistic回归分析了抗结核药治疗中可能诱发DILI的危险因素。结果发现：单因素回归分析提示性别、肝病史、饮酒史、营养不良与DILI相关；多因素回归分析显示，女性（OR=2.320，P=0.021）、肝病史（OR=4.332，P=0.006）、饮酒史（OR=4.512，P=0.003）、营养不良（OR=3.202，P=0.015）为抗结核药致DILI的危险因素，危险程度为饮酒史＞肝病史＞营养不良＞女性。由此得出结论：女性、肝病史、饮酒史、营养不良患者使用抗结核药致DILI的风险更高。

为了解维吾尔族肺结核患者化疗中DILI的发生情况，探讨导致DILI可能的危险因素，马晨晨等[2]采用巢式病例对照研究的方法，对新疆南疆某地区1135例维吾尔族患者进行随访及资料收集，对可能诱导DILI的相关因素进行统计分析和推论。结果显示，DILI的总发生率为3.08%。单因素检验提示既往肝病史与DILI发生相关，差异有统计学意义（χ^2=21.273，P<0.001）；多因素非条件logistic回归分析显示治疗前血清转氨酶升高（OR=2.978，95%CI：1.168~7.593）、既往肝炎病史（OR=21.852，95%CI：5.410~88.196）均与DILI的发生呈正相关。由此得出结论：治疗前血清转氨酶升高、既往肝炎病史为DILI的危险因素。

二、抗结核药物所致肝功能异常的发生情况与防治

抗结核药物所致肝功能异常的发生率为3.08%~16.5%不等，此差别可能和种族、社会经济情况、地理位置、研究者对肝功能异常的诊断标准、病毒性肝炎的流行情况有关。抗结核药物所致DILI大多数能在积极治疗1个月内恢复正常，但重度DILI的预后不佳，因此对于有肝脏基础疾病的患者，必须在治疗前评估其肝脏功能，在遴选药物时避免多个肝损伤药物的联合应用，避免重度DILI的发生。

陈诗娴等[3]对江苏省镇江市第三人民医院2006—2012年1967例结核病患者治疗过程中DILI的发生情况进行了回顾性研究。采用两种标准（国际共识会议标准和美国胸科协会标准）判断DILI，并对其相关因素及转归进行分析。结果发现，在两种标准下，抗结核药致肝损伤的发生率分别为16.5%和9.3%，肝损害发生的中位时间为25天和23天。使用HREZ四联治疗方案者DILI发生率显著高于其他方案组，男性发生率高于女性（P<0.05）。DILI发生后，两种标准下分别有69.5%和70.1%的患者改变原有方案；经过调整药物或停药后，89.8%和88.4%的患者肝酶恢复正常。由此得出结论，在两种标准下，住院抗结核治疗过程中分别有16.5%和8.3%的患者发生DILI，且多发生在治疗的前一个月内。覃红娟等[4]探讨了含吡嗪酰胺抗结核方案与肺结核并乙肝患者DILI的相关性。选取了2013年1月至2014年12月广州市胸科医院诊治的初治肺结核并HBV-DNA阳性199例为观察组，103例无合并症初治肺结核为对照组。观察组中抗结核联合抗病毒122例，64例予HREZ

方案(A组),58例予HRE方案(B组);抗结核未联合抗病毒77例,41例予HREZ方案(C组),36例予HRE方案(D组);对照组103例予HREZ方案(E组)。2个月后观察各组肝损伤情况。结果发现:① A组肝损伤发生率为34.38%,高于B组的20.69%(P>0.05);② C组肝损伤发生率显著高于D组(73.17%vs30.56%)(P<0.05);③ B组较D组肝损伤发生率低(20.69%vs30.5%)(P>0.05);④ A组较C组的肝损伤发生率低(34.38%vs73.17%)(P<0.05);⑤ A组较E组肝损伤发生率高(34.38%vs17.48%)(P<0.05);⑥ B组与E组肝损伤发生率相近(20.69%vs17.48%)(P>0.05)。由此得出结论:吡嗪酰胺对肺结核并HBV-DNA阳性患者抗结核治疗的DILI发生率及肝损伤的严重程度有较大影响,联合抗病毒治疗对预防该类患者DILI发生率及减轻肝损伤的严重程度可起一定的作用,但不能最大程度避免DILI的发生。临床上应权衡利弊,必要时更改使用含吡嗪酰胺的治疗方案,以减少DILI发生。

戈启萍等[5]回顾性分析了首都医科大学附属北京胸科医院2010年1月至2014年12月期间收治的55例因抗结核药物所致重度DILI患者的治疗方案、治疗药物、发生时间、严重程度、临床表现及转归等情况。55例患者中,男28例(50.2%),女27例(49.1%),平均年龄(41.4 ± 17.9)岁。导致DILI的药物中,明确丙硫异烟胺所致14例,吡嗪酰胺所致9例,利福平所致4例,对氨基水杨酸1例,利福喷丁2例,利福布汀1例,吡嗪酰胺 + 利福平联合23例,对氨基水杨酸 + 吡嗪酰胺1例。调查对象中,重度DILI发生在应用抗结核药物治疗2周内24例(43.6%),4周内36例(65.5%),8周内48例(87.3%);45例(81.8%)有恶心、食欲下降或腹胀不适。除1例死亡外,其余患者经停药保肝等治疗后,大部分患者的肝功能在2~3周恢复正常;6例开始保肝治疗1周以内恢复正常,17例在1~2周恢复正常;32例2周以上恢复正常,其中3例4周恢复正常,1例8周恢复正常。调查结果提示,对于抗结核治疗方案中含有能够导致DILI药物的结核病患者,应警惕其发生重度DILI,定期监测,尽早发现和治疗。对于DILI导致的亚急性肝衰竭,血浆置换联合血液滤过治疗能显著改善患者临床症状体征、改善肝功能、纠正电解质紊乱、改善肾功能、提高总有效率、降低平均住院时间,为一种安全有效的治疗方法[6]。

为了探讨了慢性乙型肝炎(chronic hepatitis B,CHB)合并肺结核患者与CHB患者的肝组织病理学差异,刘平香等[7]研究了2009年1月至2014年12月住院的CHB合并活动性肺结核初治患者(合并感染组)79例,随机选取同期住院的单纯CHB患者(CHB组)79例。参照Ishak评分系统进行组织学评分,比较两组患者的肝组织炎症活动度分级及纤维化分期。方差齐时两组比较采用t检验,方差不齐时采用Mann-Whitney U检验,两样本率的比较采用χ^2检验。结果发现,两组患者肝功白蛋白和胆碱酯酶(CHE)差异有统计学意义(P<0.05);合并感染组患者肝组织炎症活动度分级≥G2者为59例,占74.7%,CHB组为47例,占59.5%,差异有统计学意义(χ^2=4.128,P=0.042)。合并感染组患者纤维化分期≥S2者为41例,占51.9%,CHB组为35例,占44.3%,差异无统计学意义(χ^2=0.913,P=0.339)。肝组织Ishak评分结果显示,合并感染组碎片状坏死、汇管区炎症积分和总分均高于CHB组,分别为(2.45 ± 1.19)分vs(2.05 ± 1.28)分、(2.70 ± 1.22)分vs(2.32 ± 1.08)分、(13.16 ± 6.51)分vs(11.22 土 5.72)分,差异均有统计学意义(t值分别为2.055、2.068和1.984,P值分别为0.042、0.040和0.049);而合并感染组融合性坏死、灶性(点状)溶解性坏死和纤维化与CHB组比较,差异均无统计学意义,分别为(2.60 ± 1.91)分vs(2.13 ± 1.68)分(Z=1.137,P=0.257)、

(2.35 ± 1.06) 分 vs (2.16 ± 0.86) 分 (Z=-1.148, P=0.251)、(3.03 土 1.63) 分 vs (2.45 ± 1.53) 分 (Z=1.541, P=0.125)。由此得出结论,即 CHB 合并肺结核患者的肝组织损伤程度比 CHB 患者严重。对合并感染的患者,应给予核苷(酸)类似物控制 HBV-DNA 水平,持续用药 8~12 周后再联合应用化学治疗药物,遴选药物时尽力避免异烟肼、利福平和吡嗪酰胺的组合。推荐根据 Child-Pugh 评分法评估其肝功能,根据评估结果推荐治疗方案如下:①评分≤7 分为稳定期,推荐含 2 种肝毒性药物的治疗方案,避免选用吡嗪酰胺;②评分 8~10 分为进展期,推荐仅含 1 种肝毒性药物的治疗方案,利福平优于异烟肼,禁用吡嗪酰胺;③评分≥11 分为极度进展期,仅能选用不含肝毒性药物的治疗方案。可选用链霉素或阿米卡星、氟喹诺酮类和乙胺丁醇等药物,疗程 18~24 个月。

周道远等[8]报道了一例抗结核药物所致的致命性急性肾衰竭一例。该患者往年曾使用利福平,再次服用利福平 1 小时后出现腰痛、高热及少尿,肾脏病理示急性肾小管坏死,利福平所致急性肾衰竭预后良好,绝大多数肾功能完全恢复。此例患者出现严重代谢性酸中毒、迅速死亡,考虑同时存在左氧氟沙星导致横纹肌溶解,加重急性肾衰竭并迅速出现致死性代谢性酸中毒。这提示在临床诊疗过程中,需注意药物的不良反应以及药物之间的相互作用,尤其需谨慎使用氟喹诺酮类药物。

三、抗结核药物所致 DILI 的分子机制

从 DILI 的发病机制可知,药物代谢酶、药物转运体、抗氧化反应和免疫反应在 DILI 发生发展过程中均起着重要作用,体内炎症 - 抗炎反应的失衡方向,决定肝细胞是发生损伤反应还是修复反应,参与这些代谢过程的相关基因的多态性与 DILI 易感性密切相关[9]。我国今年的研究提示 N- 乙酰转移酶(NAT2),细胞色素 P4502E1(CYP2E1),锰超氧化物歧化酶(MnSOD),胆汁盐输出泵(BSEP, polymorphic bile salt export pump BSEP, 由 ABCB11 编码)等基因多态性与 DILI 相关。

安慧茹等[10]通过 PCR-Ds 方法分析了 101 例伴 DILI 的结核病患者(DILI 组)及 107 例无 DILI 的结核病患者(对照组)的 NAT2 及 MnSOD 的基因多态性,结果发现,DILI 组患者中,39.6%(40/101)为 NAT2 慢乙酰化基因型,NAT2 慢乙酰化基因型者发生 DILI 的风险系数(OR)为 4.74(95%CI:2.42~9.28; χ^2=20.62, P<0.05);MnSOD 基因 47 位 C/C 基因型占 9.9%(10/101);较对照组发生 DILI 的 OR 值为 5.77(95%CI:1.23~27.02; χ^2=6.165, P<0.05)。与单纯具 NAT2 慢乙酰化基因型、MnSOD 基因 47 位 C/C 基因型患者相比,同时具有二者基因型的患者 DILI 发生率高(100%, P=0.041)。由此得出结论,NAT2 慢乙酰化基因型及 MnSOD 基因 47 位 C/C 基因型可能是发生 DILI 的分子机制。同时具有二者基因型的患者发 DILI 的几率显著性升高。

Zhang 等[11]应用 1 : 1 匹配的巢式病例 - 对照研究了 CYP2E1 和 CYP2D6 基因在抗结核药物 DILI 中的作用。结果发现,在 114 对病例中,在浆细胞游离 DNA 中,CYP2E1 和 CYP2D6 基因的 CpG 岛甲基化水平与 DILI 发生显著相关,OR 值分别为 2.429 和 3.500(P<0.01)。此外,多变量回归分析调整的 OR 值分别为 4.390(95%CI:1.982~9.724)和 9.193(95%CI:3.624~25.888), P<0.001。这些结果表明,浆细胞游离 DNA 中的 CYP2E1 和 CYP2D6 基因的 CpG 岛异常甲基化升高可能增加中国结核病患者中 DILI 风险。

陈茹等[12]利用"中国结核病防治规划抗结核病药品不良反应研究"的人群资料和样

本,构建 1∶4 巢式病例对照研究,选择与抗结核药物所致 DILI 相关的三相代谢基因以及相关免疫基因,采用 TaqMan 分型技术检测基因单核苷酸多态性,结合 Lasso 回归和多因素条件 logistic 回归筛选了 33 个基因的 75 个 SNP 位点,结果显示,SLCO1B1 rs4149014、HSPA1L rs2227956、STAT3 rs1053023 和 IL-6 rs2066992 基因多态性与抗结核药致 DILI 相关($P<0.05$)。因此,SLCO1B1、HSPA1L、STAT3 和 IL-6 基因可能是抗结核药物所致 DILI 的易感基因。

Chen 等[13]的研究表明,胆汁盐输出泵(BSEP,由 ABCB11 编码)的多态性可能在抗结核药物诱导的 DILI 的发展中发挥重要作用,在 89 名发生 DILI 的结核和 356 例无 DILI 结核病患者的病例对照研究中,通过 TaqMan 单核苷酸多态性基因分型测定法测定 ABCB11 的遗传多态性。结果发现,rs2287616 的多态性及显性与 DILI 的胆汁淤积/混合模式相关(OR=3.84,95%CI:1.16~12.75,P=0.028 和 OR=2.51,95%CI:1.12~5.62,P=0.025), 但 在 Bonferroni 校正后显著性消失,因此需要对更大数量的人群进行研究以证实这些发现。

四、预防性保肝治疗

对预防性保肝治疗的争议不断,比较一致的看法为,对存在 DILI 高危因素的患者,可以给予预防性保肝治疗。对于不存在高危因素的患者,近期的研究结果表明,预防性保肝治疗可能是不必要的,甚至可能加重肝脏损伤。

为了评价预防性保肝治疗对无 DILI 易感因素肺结核病患者的疗效,顾瑾等[14]在 2012 年 11 月至 2013 年 5 月在全国进行了一项前瞻性、多中心、随机开放、对照研究,随机纳入 12 个研究中心的 568 例初治、无 DILI 易感因素肺结核病患者,其中试验组 277 例,对照组 291 例。两组均采用 2HREZ(S)/4HR 方案抗结核治疗,试验组加用水飞蓟宾胶囊(70mg/次,3 次/天)口服,疗程 8 周,观察 8 周内 DILI 发生情况、抗结核治疗方案的中断情况。结果发现,在治疗 2 周、4 周、8 周时,试验组的肝损伤发生率分别为:3.97%(11/277)、1.44%(3/277)、2.17%(6/277);对照组的肝损伤发生率分别为:4.12%(12/291)、4.12%(12/291)、2.41%(7/291),两组患者在各治疗时段的肝损伤发生率均无统计学差异($P>0.05$)。8 周内总体药物性肝损伤发生数试验组为 20 例(7.22%),对照组为 27 例(9.28%);34.30%(95/277)的试验组患者,27.49%(80/291)的对照组患者出现一过性肝功能异常或症状;3.25%(9/277)的试验组患者及 6.19%(18/291)的对照组患者出现肝功能损伤及症状,并中断抗结核治疗,两组差异无统计学意义($P>0.05$)。因此,在无 DILI 易感因素人群中进行预防性保肝治疗的意义不大,但可能会提高患者的依从性,降低抗结核药物的停药率。

秦丽岩等[15]研究了 2010 年 2 月至 2012 年 8 月新疆阿克苏、伊犁地区和乌鲁木齐市天山区接受化疗的初治结核病患者 1746 例,收集患者临床资料并随访至强化期末。结果发现:共 233 例患者肝酶异常,肝酶异常的发生率为 13.34%(95%CI:11.75%~14.93%)。非条件 logistic 回归分析显示,预防性服用保肝药物是肝酶异常的危险因素(OR=1.947,95%CI:1.464~2.589);女性(OR=0.699,95%CI:0.522~0.936)和购买医疗保险(OR=0.551,95%CI:0.413~0.732)是肝酶异常的保护因素;因此提出,预防性服用保肝药物是肝酶异常的危险因素,原因可能是常规抗结核基础上加服保肝药物使肝脏代谢的负担增加。

(顾瑾 张占军 唐神结)

参考文献

1. 何涛,汪峰,唐武．抗结核药致药物性肝损伤危险因素的 Logistic 回归分析．中国药房,2016,27(12):1626-1628.
2. 马晨晨,翟啸虎,秦丽岩,等．维吾尔族肺结核患者肝损害的发生率及相关因素的调查．中华疾病控制杂志,2016,20(1):17-20.
3. 陈诗娴,周玲,陈永忠,等．住院抗结核治疗患者药物性肝炎发生及转归研究．中华流行病学杂志,2016,37(7):930-934.
4. 覃红娟,谭守勇,邝浩斌,等．吡嗪酰胺与抗结核药物肝损伤的相关性．实用医学杂志,2016,32(12):1948-1951.
5. 戈启萍,杠亚东,初乃惠,等．55 例抗结核药物所致重度肝损伤患者的临床分析．中国防痨杂志,2016,38(6):504-506.
6. 侯环荣,尚佳,康谊,等．血浆置换联合血液滤过治疗抗结核药物所致亚急性肝衰竭的效果分析．临床肝胆病杂志,2016,32(2):342-346.
7. 刘平香,程书权,黄成军,等．慢性乙型肝炎(chronic hepatitis B,CHB)合并肺结核患者的肝组织病理学分析．中华传染病杂志,2016,34(2):84-87.
8. 周道远,胡建广,熊轩,等．抗结核药物所致的致命性急性肾衰竭一例．中华医学杂志,2016,96(3):227-228.
9. 李颖佳,申晨,申阿东,等．抗结核药物致肝毒性易感性研究．中国循证儿科杂志,2016,11(4):309-316.
10. 安慧茹,吴雪琼,王仲元．N-乙酰基转移酶 2 及锰超氧化物歧化酶基因多态性与抗结核药物性肝损害的关系研究．中国抗生素杂志,2016,41(1):70-75.
11. Zhang J,Zhu X,Li Y,et al. Correlation of CpG Island Methylation of the Cytochrome P450 2E1/2D6 Genes with Liver Injury Induced by Anti-Tuberculosis Drugs:A Nested Case-Control Study. Int J Environ Res Public Health,2016,13(8). pii:E776. doi:10. 3390/ijerph13080776.
12. 陈茹,王晶,詹思延,等．抗结核治疗队列人群药物性肝损害的易感基因多态性研究．中华流行病学杂志,2016,37(7):925-929.
13. Chen R,Wang J,Tang S,et al. Role of polymorphic bile salt export pump(BSEP,ABCB11)transporters in anti-tuberculosis drug-induced liver injury in a Chinese cohort. Sci Rep,2016,6:27750. doi:10. 1038/srep27750.
14. 顾瑾,唐神结,肖和平,等．水飞蓟宾预防抗结核药物所致肝损伤的多中心随机开放临床研究．中国防痨杂志,2016,38(1):23-31.
15. 秦丽岩,李瑞,向阳,等．新疆结核病患者化疗过程中肝酶异常的影响因素．中国药房,2016,27(2):216-218.

第五节　结核病合并糖尿病的治疗

摘要:肺结核合并糖尿病患者比单纯肺结核患者临床表现更重,治疗效果更差。特别对于复治肺结核合并糖尿病患者选择合理的化疗方案尤其重要。良好的血糖管理及两种疾病早期双向筛查可以提高两病并存的治愈率。

关键词:糖尿病;结核病;治疗

中国既是结核病发病的大国也是糖尿病高发的国家,这两种疾病并存的发病率呈逐年上升趋势,在病情发展上也相互影响、互为因果。现就肺结核合并糖尿病一年来国内研究状况进行综述。

一、结核病合并糖尿病的抗结核治疗

对于复治肺结核合并糖尿病时,面临耐药率高、治疗难度更大,因此选择合适的化疗方案尤为重要。杜建等[1]采用多中心前瞻性队列研究方法,对复治肺结核合并糖尿病患者采用优化方案和规范化方案治疗疗效进行比较。其中复治组采用国家规范化复治方案2HRZES/6HRE;优化组采用优化方案,即在国家规范化复治方案2HRZES/6HRE基础上,根据药敏试验结果替换耐药药物,保证同时有3~4种敏感药物。结果显示,糖尿病优化方案组和糖尿病复治规范化方案组的治疗成功率分别为83.0%和60.0%,差异有统计学意义($P<0.05$);糖尿病优化方案组的失败率低于复治规范化方案组,差异有统计学意义($P<0.05$);非糖尿病优化方案组和非糖尿病复治规范化方案组治疗成功率分别为80.7%和78.7%,差异无统计学的意义($P=0.79$)。多因素分析结果显示,治疗方案、是否有糖尿病、性别和耐药情况是影响疗效的因素,其中优化治疗方案成功率是规范化方案的2.7倍($P=0.025$),耐药者的失败危险是敏感者的2.8倍($P=0.038$)。糖尿病患者治疗成功率是非糖尿病患者的0.4倍($P<0.05$)。作者认为,优化治疗方案的疗效高于规范化复治方案,糖尿病是影响疗效的重要因素之一,复治肺结核合并糖尿病规范化复治方案的疗效低且失败率高。因此临床医师应高度重视对复治肺结核合并糖尿病患者尽早进行耐药筛查,依药敏结果选择合理化的治疗方案,提高治愈率。

二、血糖的控制对结核病治疗的影响

对于肺结核合并糖尿病患者,肺结核的治疗效果很大程度上取决于血糖的控制,积极有效地降糖治疗能改善胰岛功能,延缓病情进展,提高疗效。汪敏等[2]回顾性分析了2型糖尿病合并肺结核患者抗结核治疗同时强化降糖的临床效果。共纳入2型糖尿病合并肺结核患者106例,分为强化降糖组50例、常规降糖组56例。两组在采用HRZE方案(异烟肼、利福平、吡嗪酰胺、乙胺丁醇)控制肺结核的同时,强化降糖组采用强化降糖治疗,常规降糖组采用常规血糖控制方案治疗。两组分别于治疗前和治疗后2个月检测空腹血糖(FBG)、糖化血红蛋白(HbA1c)、空腹胰岛素、c肽、超敏c反应蛋白(hsCRP),测算胰岛素分泌指数(HOMA-β)、胰岛素抵抗指数(HOMA-IR)。治疗后2个月进行疗效评价。结果显示:强化降糖组在治疗2个月后FBG、HbA1c水平较治疗前下降,常规组治疗2个月后HbA1c水平较治疗前下降(P均<0.05)。强化降糖组治疗后2个月FBG、HbA1c水平下降,与常规降糖组相比,P均<0.05。强化降糖组治疗后2个月HOMA-β、HOMA-IR、血清hsCRP水平分别为(51.65 ± 33.52)mg/L、(2.24 ± 1.46)mg/L和(8.63 ± 11.82)mg/L,常规降糖组分别为30.89 ± 48.63、5.49 ± 6.81和(14.54 ± 15.35)mg/L,强化降糖组HOMA-β升高、HOMA-IR下降、血清hsCRP水平降低,与常规降糖组相比,P均<0.05。强化降糖组痰菌阴转比例升高、肺结核病灶吸收及空洞闭合比例升高,与常规降糖组相比,P均<0.05。研究表明,与常规降糖方案相比,2型糖尿病合并肺结核患者抗结核治疗同时强化降糖可更好地控制血糖水平,不仅可提高患者胰岛分泌功能,还能改善胰岛素敏感性,从而改善胰岛功能,减轻炎症水平。提

高痰菌阴转率，改善病灶及空洞吸收情况。

此外，有研究显示，血糖的控制影响结核病的耐药率，耐药及耐药的种类与结核病的最终疗效也密切相关的。刁丽丽[3]对复治肺结核并糖尿病患者耐药率与血糖水平的关系进行了回顾性分析。共纳入复治肺结核病并糖尿病患者210例，其中合并糖尿病组75例，单纯肺结核组135例，比较2组患者的耐药情况；并将合并糖尿病组患者按照血糖水平分为<7.1mmol/L亚组12例、7.1~14.0mmol/L亚组49例和>14.0mmol/L亚组14例，比较各亚组耐药率之间的关系。结果显示：合并糖尿病组患者多耐药率、耐多药率、广泛耐药率及总耐药率均明显高于单纯肺结核，抗结核药物敏感率明显低于单纯肺结核组（$P<0.05$）；血糖7.1~14.0mmol/L亚组患者多耐药率、耐多药率、广泛耐药率及总耐药率均略高于<7.1mmol/L亚组，耐单药率和抗结核药物敏感率均略低于<7.1mmol/L亚组，但2组间差异无统计学意义（$P>0.05$）；>14.0mmol/L亚组患者耐多药率和总耐药率均明显高于<7.1mmol/L亚组，抗结核药物敏感率明显低于<7.1mmol/L亚组（均$P<0.05$），有统计学意义；>14.0mmol/L亚组患者耐多药率明显高于7.1~14.0mmol/L亚组，多耐药率明显低于7.1~14.0mmol/L亚组，差异有显著（均$P<0.05$）。作者认为：复治肺结核患者合并糖尿病后耐药率明显升高，且血糖水平越高耐药率越高。

同时糖尿病的全程管理对结核病合并糖尿病的发病及预后也是密切相关。Lo等[4]评价了台湾地区对糖尿病患者实施绩效支付（p4p）的管理方案。结果显示，糖尿病患者未实施p4p管理的平均每年结核病发病率为259.9/10万（95%CI：230.2~293.4），而实施p4p管理的糖尿病患者发病率为137.5/10万（95%CI：116.4~162.5），非糖尿病患者结核病发病率为74.1/10万（95%CI：59.0~93.0）。作者认为，加强糖尿病管理可以减少结核病患病风险并改善糖尿病合并结核患者预后。

三、结核病合并糖尿病的治疗转归及影响因素

目前大多数研究认为，合并糖尿病对肺结核的治疗有负面影响，糖尿病并发肺结核的患者治疗效果更差，表现为痰培养阴转延迟、更高的肺结核治疗失败率、复发率。王倪等[5]对涂阳肺结核并发糖尿病患者的疗效和治疗转归的影响因素进行了多因素回归分析。共纳入2008—2010年中国8个省（市、自治区）结核病定点医疗机构经治疗的涂阳肺结核患者共1879例，其中并发糖尿病患者183例（9.7%）。结果显示：肺结核患者并发糖尿病是2个月末痰培养阳性率（OR=2.348）、治疗失败（OR=1.423）的危险因素。研究表明，肺结核患者并发糖尿病将影响临床疗效和治疗转归，导致2个月末痰培养阳性率、治疗失败及死亡的风险提高。Wu等[6]在中国上海长宁区进行的一项回顾性研究共纳入2007—2008年间201例新诊断肺结核的患者，收集临床特征和治疗结果并依据结核诊断前的医疗记录判断是否是糖尿病患者。结果显示：肺结核患者中的糖尿病发病率为19.9%（40/201）。糖尿病肺结核患者年龄更高（≥50岁，OR=5.23），更易出现空洞（OR=3.02），更易痰菌阳性（OR=2.90），抗结核治疗疗程更长（OR=2.68）。此外，2个月末痰菌阳性比例更高（OR=2.97），5年复发率更高。作者认为：糖尿病合并结核发病率高，临床表现更严重，治疗结果更差。

究竟哪些因素影响结核病治疗效果。蔺瑞函[7]等回顾性分析了346例糖尿病合并初治肺结核患者的预后及影响患者肺结核治愈的因素。结果显示，346例患者中287例完成一年疗程，其中治愈248例，失败35例，死亡4例，治愈率86.4%。女性治愈率高于男性；

大于 60 岁的男性治愈率为 77.45%；有空洞、咯血的患者治愈率分别为 67.03%、70.34%，低于无空洞、咯血的 95.41%、92.72%；营养状况正常的患者与轻、中、重度营养不良的患者治愈率分别为 97.92%、91.58%、51.61%、30.77%；血糖控制良好、控制一般、控制差的患者治愈率分别是 98.05%、90.10%、21.43%；出院后仍然吸烟、饮酒的治愈率 83.63%、83.87% 分别低于不吸烟、不饮酒的 93.75%、94.85%。作者认为，不同性别、不同年龄段的患者，以及患者不良生活方式（如吸烟、饮酒、熬夜）、治疗依从性等都影响治愈率。王燕攀等[8]回顾性分析了 100 例糖尿病合并初治涂阳肺结核患者痰菌阴转的影响因素。结果显示，糖尿病病程、病灶范围、治疗前空腹血糖值、耐药性、年龄均为糖尿病合并初治涂阳肺结核患者痰菌阴转的独立危险因素。其中糖尿病病程越长（OR=1.165，P=0.006）、病灶范围越大（OR=2.776，P<0.001）、有耐药性（OR=2.012，P<0.001）、年龄越大（OR=3.522，P=0.019），治疗前空腹血糖值越高（OR=1.437，P<0.001）患者痰菌阴转率越低，血清白蛋白的水平越高痰菌阴转率越大（OR=0.889，P=0.005）。作者认为，加强对糖尿病病程较长、年龄较大、存在耐药性的糖尿病合并初治涂阳肺结核患者的监测，做到早发现、早治疗，可提高糖尿病合并初治涂阳肺结核的治疗效果。

四、结核病和糖尿病双向筛查

通过对结核病和糖尿病双向筛查和联合管理可以达到结核病治疗的最优化。在结核病患者中筛查糖尿病是普遍推广的，但我国目前还没有明确的筛查方案。对于最具成本 - 效益的方法仍然需要进一步的研究。Zhao 等[9]在中国东部四县农村实施了以社区为基础的横断面研究，选取 2013 年 4 月至 2014 年 3 月期间新诊断为肺结核的患者均进行了空腹血糖筛查。结果显示：97 例（7.7%，97/1252）患者结核病并存糖尿病，44 例（45.4%，44/97）患者为初次诊断糖尿病。结核合并糖尿病患者年龄明显大于单纯结核病患者［平均年龄：合并糖尿病组（57 ± 13）岁，不合并糖尿病组：（49 ± 19）岁，P<0.001］。结核合并糖尿病的风险在年龄大于 40 岁的人群中明显升高（OR=3.039），在超重人群中 OR=2.595。在结核患者中筛查糖尿病患者所需数量（NNS）为 12.97 例筛查 1 例糖尿病。筛查新发的糖尿病患者 NNS 为 27.4，40 岁以上人群筛查糖尿病的 NNS 更低（20.5），在文盲患者人群中 NNS 为 19.9，有糖尿病家族史中 NNS 为 9.3，在未接种卡介苗患者人群中 NNS 为 11.3，目前吸烟患者中 NNS 为 14.2，在体质指数为 24kg/m^2 的患者中 NNS 为 11.4。作者认为：在中国农村应对结核患者实施常规的糖尿病筛查。通过对高风险人群（如：体重超标的结核患者或者有糖尿病家族史的结核患者）筛查，可获得更好的结核 - 糖尿病筛查效果。

总之，在临床工作中为了达到肺结核合并糖尿病患者最佳的治疗效果，提高这两种疾病的双向筛查、制定合理的治疗方案及联合管理是必要的。

（袁保东　张占军　唐神结）

参考文献

1. 杜建，高微微，马艳，等 . 优化方案和规范化方案对复治肺结核合并糖尿病的疗效 . 中华结核和呼吸杂志，2016，38（12）：886-891.

2. 汪敏，邝浩斌，谭守勇，等 . 2 型糖尿病合并肺结核患者抗结核治疗同时强化降糖临床观察 . 山东医药，

2016,56(31):49-51.

3. 刁丽丽．复治肺结核并糖尿病患者耐药率及与血糖水平的关系．内科急危重症杂志,2016,22(1):33-34.

4. Lo HY,Yang SL,Lin HH,et al. Does enhanced diabetes management reduce the risk and improve the outcome of tuberculosis? Int J Tuberc Lung Dis,2016,20(3):376-382.

5. 王倪,马艳,杜建,等．涂阳肺结核患者并发糖尿病对疗效和治疗转归的影响因素研究．中国防痨杂志,38(1):843-849.

6. Wu Z,Guo J,Huang Y,et al. Diabetes mellitus in patients with pulmonary tuberculosis in an agingpopulation in Shanghai,China:Prevalence,clinical characteristicsand outcomes. J Diabetes Complications,2016,30(2):237-241.

7. 蔺瑞函,王先化,赵善良,等．346 例初治肺结核合并糖尿病患者预后及其影响因素随访研究．临床肺科杂志,2016,21(4):583-591.

8. 王燕攀,赵延吉,万康林,等．糖尿病合并初治涂阳肺结核患者痰菌阴转的影响因素研究．中国防痨杂志,2015,37(12):1236-1239.

9. Zhao Q,Xiao X,Lu W,et al. Screening diabetes in tuberculosis patients in eastern rural China:a community-based cross-sectional study. Int J Tuberc Lung Dis,2016,20(10):1370-1376.

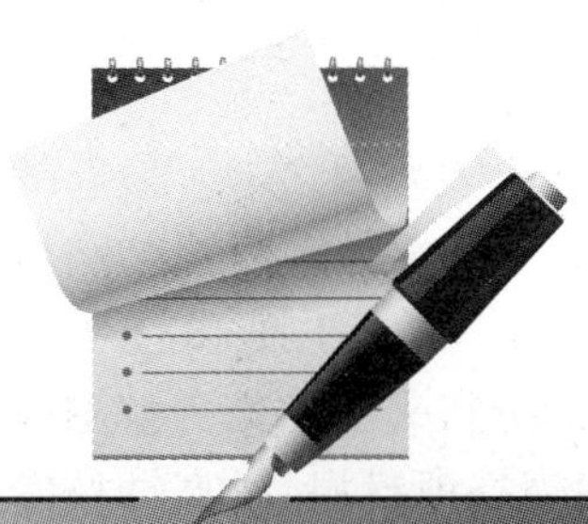

结核病

国际部分

上篇 结核病控制

第一章 结核病的流行

摘要：全球结核病发病率整体呈缓慢下降趋势，结核病仍是全球十大死因之一。最新的系统估算表明全球结核分枝杆菌感染率为23.0%，感染人数约为17亿，成为实现终结结核病流行目标的一大障碍。美国研究表明全美潜伏性感染率约为4.%~4.8%，TST和QFT检测的一致性一般。对撒哈拉以南非洲和东欧和中亚国家监狱人群的分析表明监禁人群HIV和TB的发病率均较高，且有协同作用。英国进行的入境前结核病筛查项目提示，高结核发病国家移民入境前筛查可以降低入境后传播，但入境后结核发病风险仍较高。意大利的多中心研究表明儿童结核病监测仍需加强，同时需研发生产抗结核儿科制剂。美国针对全国住院分娩产妇的研究表明孕产妇的结核病发生率正在上升。虽然这种增加多数是肺外疾病，但也使得产妇呼吸道并发症发病率、死亡率和产后死亡率升高。

关键词：流行病学；感染；空间流行病学；耐多药；TB/HIV；知晓率

近年来，国际上结核病流行病学研究领域的主要关注点包括几类，如欧美国家较关注移民等新入境者的结核病发病和传播以及耐多药肺结核的防治，非洲的研究集中于TB/HIV以及卫生服务可及性等领域。以下将介绍2016年国外结核病流行病学研究领域的一些新进展。

一、结核病流行状况

WHO于2016年发布的结核病全球报告[1]表明，估算2015年全球共有1040万结核病新发病例，平均发病率为142/10万。报告发病数居前三位的国家分别是印度(284万)、印度尼西亚(102万)和中国(91.8万)。2000—2015年，全球结核病的发病呈缓慢下降的趋势，发病率的年递降率为1.4%。与2015年全球结核病报告相比，2000—2015年期间估算结核病发病数被向上校正，印度的结核病负担明显高于之前的估算，朝鲜和菲律宾也有轻微的向上修正。但报告也指出，印度最新的估算应该考虑为过渡期，需待计划于2017年开始的全国患病率调查后做更明确评估。估计2015年全球新发患者中，TB/HIV双重感染患者和MDR患者分别为120万和48万例。全年共有140万人因结核病死亡，全球结核病死亡率为19/10万，此外还有39万HIV阳性患者因结核病死亡。尽管2000—2015年，全球因结核病死亡数下降了22%，但结核病仍是全球十大死因之一。

Horton等[2]对中低收入国家结核病患病和报告发病率的性别差异进行了系统综述和

meta 分析，通过检索共有 53 篇文献中 56 个调查的结果被纳入定量分析。结果表明，随机效应模型加权合并的男女菌阳结核患病率比为 2.21（95%CI：1.92~2.54），涂阳结核患病率比为 2.51（95%CI：2.07~3.04）。在东南亚国家和初筛阶段不需自告症状体征的调查中，男女结核患病率比更高。分析患病率与报告发病率的比值，男性是女性的 1.55 倍（95%CI：1.25~1.91），即更多男性患病后未就诊 / 诊断 / 报告为结核病。结果表明，在中低收入国家，男性结核病患病率显著高于女性，且证据表明男性在寻求 / 获得结核病卫生服务方面较女性更差。全球结核病控制策略和各国的结核病控制项目应将男性视为卫生服务利用较差的高危人群，提高男性结核病诊断和筛查服务的可及性，以便有效降低全球结核病负担，保障性别公平性。

二、潜伏结核感染的调查

Houben 等[3]研究者，采用全球 131 项结核分枝杆菌潜伏性感染调查结果，以及世界卫生组织测算的涂阳结核病患病率等数据，对全球结核感染情况进行了重新估算。结果表明，2014 年全球感染率为 23.0%（95%CI：20.4%~26.4%），感染人数约为 17 亿，其中 80% 集中在位于东南亚、西太平洋、非洲地区的国家。在感染者年龄方面，非洲地区 13% 的感染者为 15 岁以下的儿童，欧洲、美洲超过 50% 的感染者为老年人。平均而言，非洲、东南亚地区的感染者年龄比欧洲、美洲地区低，且低年龄感染者的人数呈上升趋势。全球人群近期感染率为 0.8%（95%CI：0.7%~0.9%），即约 555 万人群将有较高的结核发病风险，其中 10.9% 是异烟肼耐药患者。根据预测，假设 2015 年以后结核菌不再进一步在人群中传播，到 2035 年全球仍有 9 亿人口携带结核菌，若按每年有 0.15% 的潜伏性结核转化成结核病这一几率来看，2035 年来源于目前的潜伏性结核菌感染人群的结核病发病率将达 16.5/10 万，2050 年预计仍有 8.3/10 万的发病率。研究提示目前的结核菌携带者是未来新发结核病患者的蓄水池，只要蓄水池还储满水，人类到 2050 年终结结核病流行的目标就很难实现。

Mancuso 等[4]对美国结核分枝杆菌潜伏性感染流行情况进行了分析，使用 2011—2012 年期间的全国健康和营养调查数据（参加者为 6083 名 6 岁及以上人群），进行了一项有全国代表性的调查，结果表明全美潜伏性感染率为 4.4%[以结核菌素试验（TST）检查为准]，如以 QuantiFERON（R）-TB（QFT）检测结果为准则感染率将上升至 4.8%。与 2000 年相比，美国出生人群的感染率有轻微下降，但外国出生人群感染率基本保持不变。更早的出生队列人群感染率比近年的出生队列人群高。感染高危人群包括国外出生、结核患者密切接触史和特定的民族 / 种族。研究结果表明美国现在仍有约 1240 万潜伏性感染者，其中国外出生人群所占比例有所升高，已达 73%。使用 TST 和 QFT 检测得到的潜伏性感染率和危险因素近似。该研究的数据有助于改进美国结核感染定向检测和治疗工作。

Ghassemieh 等[5]利用上述同样的数据，对 TST 和 QFT 检测结果及其一致性等进行了分析。结果表明，采用不同的检测结果切点值来定义感染，美国出生人群的感染率在 0.6%~28% 之间，TST 和 QFT 检测结果的一致率为 97.0%，KAPPA 值为 0.27（95%CI：0.18~0.36）。外国出生人群的感染率在 9.1%~20.3% 之间，TST 和 QFT 检测结果的一致率为 81.6%，KAPPA 值为 0.38（95%CI：0.33~0.44）。出现 TST 结果阳性而 QFT 结果阴性，在本国出生人群中与年龄、男性、非洲裔、墨西哥裔、既往结核暴露史、既往接受过潜伏性感染治疗有关，但在外国出生人群中仅与高淋巴细胞计数有关。出现 TST 结果阴性而 QFT 结果阳性，在本国出生人群中与年龄较高、既往结核暴露史、既往接受过潜伏性感染治疗有关,在外国出生人群中与年龄较高、男性和既往接受过潜伏性感染治疗有关。研究提示,此研究是在低结核发病率人群中进行的最大样本的TST和QFT检测,结果表明感染率的估计与感染的定义密切相关,TST和QFT的一致性一般,未来研究应重视本文发现的影响检测结果不一致的各项因素。

三、耐药性调查

一例由西非输入引起的早期暴发导致的持续了8年的特定北京型结核分枝杆菌感染促使Pérez-Lago等[6]对马德里2009—2014年间的继发病例开展调查。研究组开发了一种针对特定菌株单核苷酸多态性(SNP)的基于全基因组测序的多重PCR方法。1周内,研究组分析了6年内存储的868例菌株。只有2例来自几内亚科纳克里的移民确定为该特定型菌株,从而排除了偶发感染之外的持续传播的存在,同时对北京型菌株(的流行)提出了部分不同意见。

Zignol等[7]在阿塞拜疆、孟加拉国、白俄罗斯、巴基斯坦和南非等国家的结核病患者中开展了一项吡嗪酰胺和氟喹诺酮类药物的耐药性调查。吡嗪酰胺的耐药采用pncA基因耐药赋予突变基因测序进行评估,氟喹诺酮类药物的敏感性检测使用MGIT系统。4972例患者吡嗪酰胺的耐药性随调查设置的不同变化很大(3.%~42.1%)。在所有调查中,吡嗪酰胺耐药均和利福平耐药有显著性关联。5015例开展了氟喹诺酮类药物敏感性测试(0.5μg/ml)的患者中,氧氟沙星耐药的范围在1.0%~16.6%之间,左氧氟沙星为0.5%~12.4%,莫西沙星为0.9%~14.6%。巴基斯坦被发现氧氟沙星耐药水平较高。以2μg/ml水平在所有国家开展的莫西沙星和加替沙星耐药性测试均呈现低水平。作者认为尽管吡嗪酰胺的耐药性与利福平显著相关,其对16%~63%的利福平耐药患者仍然有效。除了巴基斯坦的氧氟沙星耐药水平较高(可能代表了亚洲一些地区氟喹诺酮类药物的扩散和不规则使用情况)令人担忧,所有国家第4代氟喹诺酮类药物可以忽略的耐药性是一个令人振奋的发现。因此必须确保此类抗生素的合理使用以保持其有效性。

Satta等[8]对以伦敦北部为中心发生的西欧最大的异烟肼耐药结核暴发(1995年以来超过400例)进行了遗传变异评估,以确定暴发菌株是否具有有助于延长暴发的独特生物学特性。研究组通过适应性测定、突变率估计、全基因组测序等测试样本的选择性优势和补偿突变。结果表明这次暴发是由循环密切相关的、耐药谱不同的、成功菌株造成,很少或没有相关的适应性成本或突变率影响因素。作者认为特异性缺失和SNP可能是这些异烟肼耐药结核分枝杆菌菌株特有的特征,并有可能解释暴发持续多年的原因。

Juarez-Eusebio等[9]为了解墨西哥耐多药菌株的分子生物学特性,在其两个耐药结核高流行地区开展了相关研究以确定与利福平、异烟肼和二线药物耐药相关的基因型并鉴定基因多态性。确诊MDR-TB的临床菌株使用MIRU-VNTR 12 loci进行基因分型。rpoB、katG、inhA、rrs、eis、gyrA、gyrB和tlyA被测序以鉴定基因多态性。54份菌株中22份(41%)来自于Baja California州,32份(59%)来自于Veracruz州。结果显示20%(11/54)的菌株katGS315T变异,33%(18/54)的菌株rpoBS315L变异,rrs有3种基因多态(T1239C、ntA1401C和ntA1401G),gyrB没有发现修改而gyrA出现5处(S95T、F60Y、A90V、S91P和P124A),eis 2处(G-10A和A431G),tlyA 1处(在密码子67插入)。只有20%(11/54)的菌株通过测序被确认为 MDR-TB，43%（23/54）菌株的测序基因没有发现任何变异。2 株通过预设的变异设置被重新认定为 XDR 前期，1 株被重新认定为 XDR。18 株被列为单独菌株，其余 36 株分布在 14 个谱系，最常见的是 S（11%）、Haarlem（9%）、Ghana（9%）和 LAM（7%）。在确定的 14 个族群中，7 个为未知基因型，9 个为已知谱系。本研究是墨西哥耐多药肺结核菌株基因分型特点和一线、二线药物相关基因突变的最详细的分析。发现了基因分型和多态性之间的一个重要遗传变异和显著差异。结果显示了在墨西哥实施分子流行病学监测和筛查时关注额外位点的必要性。

四、监狱人群结核病疫情

为了解南部撒哈拉国家监狱人群的 HIV 和 TB 疫情，描述已有服务和实施中的挑战，明确开展系统研究的领域，Telisinghe 等[10]对 2011—2015 年间发表的有关这些国家监狱 HIV 和 TB 情况的相关文献进行了分析，获得了该地区 49 个国家中 24 个国家的数据。结果显示数据质量通常较差且缺乏国家代表性。HIV 感染率在 2.3%~34.9%，结核感染率为 0.4%~16.3%，二者在同一国家羁押人群的感染率一般总是高于普通人群。通过文献分析研究组定义了预防、治疗和关怀服务中的挑战，并随后在赞比亚、南非、马拉维、尼日利亚和贝宁开展了 5 项监狱卫生政策和服务的病例研究。这些挑战包括严重的经济和人力资源缺乏和支离破碎的转诊系统，导致羁押人群在出入狱和转监过程中不能得到连续的服务。这些挑战的背景是（当地）卫生和刑事司法系统薄弱，审前羁押率高，同时（监狱）人满为患。（在这些国家中）存在一些有益的措施，如在南非所有的和赞比亚最大的一些监狱中开展的 HIV 自愿检测和结核病筛查，南非的审前羁押改革，马拉维部分监狱中的卫生服务包括整合的精神卫生服务，卢旺达、津巴布韦、赞比亚和南非利用目标分享将羁押人员通过同伴教育计划列入保健服务。然而，整个撒哈拉以南非洲需要大量的额外投资来发展国家级策略指南，培训人力资源能力，加强监狱卫生系统以确保普及标准化的、符合国际目标和人权义务的 HIV 和 TB 预防、治疗以及关怀服务。

Altice 等[11]对 15 个东欧和中亚国家（EECA）数据进行综述分析，以评价监禁对 HIV、丙肝和结核病流行的影响。研究者通过联合国药品控制办公室联系监狱医疗部门获取数据，对乌克兰的数据采用统计方法对现在或既往监禁对结核病在 2 类人群（一类是药物注射人群；一类是药物注射或监禁人群，以下简称注射 / 监禁人群）中传播的影响进行评价。结果表明，大多数 EECA 国家监狱人群结核病年发病率或患病率高于一般人群。在乌克兰，监禁对结核病的传播有重要影响，控制年龄、注射时间及其他因素后，估算每增加一年监禁时间，注射 / 监禁人群的结核病患病率将升高 13%（95%CI：8%~17%），药物注射人群的结核病患病率将升高 6%（95%CI：3%~10%）。药物注射人群每年新增结核感染中的 3/4 可归因于监禁，注射 / 监禁人群每年新增结核感染中的 6.2% 可归因于监禁。研究提示，监狱里的高危环境，对药物注射人群和注射 / 监禁人群中 HIV 和结核的流行有重要影响。从整体上降低监禁、促进监狱开展阿片受体激动剂疗法项目并提高其可及性、保证释放后继续采用此治疗，将对降低注射药物人群中的 HIV 和结核传播起到最大的作用。

五、特殊人群结核病

Aldridge 等[12]进行了一项以人群为基础的横断面研究，在 2005 年 10 月 1 日至 2013 年

12 月 31 日开始试点,对长期签证的申请人进入英国之前(在 15 个高发病率国家进行)做结核病筛查。采用泊松回归估计粗患病率及建立多元 logistic 回归分析模型确定危险因素。通过筛查 476 455 位签证申请人,细菌学确诊肺结核的粗患病率为 92/10 万。调整年龄和性别后发现,入境前筛查细菌学确诊结核的风险因素包括:自我报告与结核病患者密切接触或家庭接触(OR=11.6),定居和依亲签证的申请者(OR=1.3)。结果表明,报告与结核病患者接触的移民具有较高结核检出率,为了应对这种疾病负担,需要制定一项国家间全面的协作计划,包括入境前筛查项目、原籍国和移民国的卫生服务、国家结核病控制规划和国际公共卫生机构合作。

Galli 等[13]于 2010—2012 年在意大利 27 个儿科医院、儿科病房和公共卫生中心开展了多中心研究。研究对象为 554 例患有活动性结核病、594 例潜伏性结核病和 3086 例未感染但最近暴露于结核病或从高发病率国家收养 / 移民的儿童,共计 4234 名。在活动性结核病儿童中,481 例患有肺结核;接受治疗者占 96.4%(534 例),其中 210 例接受 3 种一线药物治疗,216 例接受 4 种一线药物治疗,87 例接受二线药物。39 名儿童报告结核分枝杆菌耐药。结果表明改善儿童结核病的监测对公共卫生保健工作者和儿科医生很重要。儿童有一定比例患有耐药结核并使用二线药物治疗,这些药物大部分没有获得用于儿童的许可。未来的努力应集中在改善主动监测、诊断工具,研发生产抗结核儿科制剂。

EI-Messidi 等[14]利用 2003—2011 年全美卫生支出和使用项目中全国性的患者样本进行回顾性队列研究,确定住院分娩的妇女有无结核病,估计结核病发病的时间分布及肺结核和肺外结核的发病率,并使用 logistic 多因素回归分析结核病对母亲和新生儿结局的影响。研究期间共有 7 772 999 例次分娩,其中有 2064 例妇女伴结核病,总发病率为 26.6/10 万次分娩。从 2003—2011 年,产妇结核病发病率呈上升趋势,从 1.92/10 万分娩上升到 4.06/10 万分娩,主要是由于肺外结核患者数的增加。结核病在 25~34 岁和西班牙裔的产妇中发生率更高,患结核病的妇女伴 HIV 感染者也较多。另外,结核病患者的分娩住院治疗更容易发生绒毛膜羊膜炎、早产、产后贫血、输血、肺炎、急性呼吸窘迫综合征和机械通气。患结核病产妇死亡率显著增加,婴儿先天畸形发生更多。结果显示美国孕产妇的结核病发生率正在上升。虽然这种增加多数是肺外疾病,但也使得产妇呼吸道并发症发病率、死亡率和产后死亡率升高。

2016 年,国际结核病流行病学研究有若干项新进展,包括多项利用国家级大数据分析的结果,例如美国潜伏性感染率的研究、撒哈拉以南非洲以及东欧和中亚国家监狱人群、英国入境前结核病筛查研究、美国住院分娩产妇研究等,揭示了低疫情发达国家结核病防控的现存薄弱环节,提出了入境前筛查等有效改进措施,并展示了非洲东欧监禁人群结核、HIV 感染流行状态及其严重影响。这些均有助于全球持续关注移民、孕产妇、儿童、监狱人群等,通过改进防治策略措施协助降低整体疫情。

(张慧　夏愔愔　李涛　陈卉)

参考文献

1. World Health Organization. Global tuberculosis report 2016. WHO/HTM/TB/2016. 13. Geneva:World Health Organization,2016.

2. Horton KC, MacPherson P, Houben RM, et al. Sex differences in tuberculosis burden and notifications in low-and middle-income countries: A systematic review and meta-analysis. PLoS Med, 2016, 13(9): e1002119.

3. Houben RM, Dodd PJ. The global burden of latent tuberculosis infection: A re-estimation using mathematical modelling. PLoS Med, 2016, 13(10): e1002152.

4. Mancuso JD, Diffenderfer JM, Ghassemieh BJ, et al. The prevalence of latent tuberculosis infection in the United States. Am J Respir Crit Care Med, 2016, 194(4): 501-509.

5. Ghassemieh BJ, Attia EF, Koelle DM, et al. Latent tuberculosis infection test agreement in the national health and nutrition examination survey. Am J Respir Crit Care Med, 2016, 194(4): 493-500.

6. Pérez-Lago L, Herranz M, Comas I, et al. Ultrafast assessment of the presence of a high-risk Mycobacterium tuberculosis strain in a population. J Clin Microbiol, 2016, 54(3): 779-781.

7. Zignol M, Dean AS, Alikhanova N, et al. Population-based resistance of Mycobacterium tuberculosis isolates to pyrazinamide and fluoroquinolones: results from a multicountry surveillance project. Lancet Infect Dis, 2016, 16(10): 1185-1192.

8. Satta G, Witney AA, Shorten RJ, et al. Genetic variation in Mycobacterium tuberculosis isolates from a London outbreak associated with isoniazid resistance. BMC Med, 2016, 14(1): 117.

9. Juarez-Eusebio DM, Munro-Rojas D, Muñiz-Salazar R, et al. Molecular characterization of multidrug-resistant Mycobacterium tuberculosis isolates from high prevalence tuberculosis states in Mexico. Infect Genet Evol, 2016, pii: S1567-1348(16)30395-1.

10. Telisinghe L, Charalambous S, Topp SM, et al. HIV and tuberculosis in prisons in sub-Saharan Africa. Lancet, 2016, 388(10050): 1215-1227.

11. Altice FL, Azbel L, Stone J, et al. The perfect storm: incarceration and the high-risk environment perpetuating transmission of HIV, hepatitis C virus, and tuberculosis in Eastern Europe and Central Asia. Lancet, 2016, 388(10050): 1228-1248.

12. Aldridge RW, Zenner D, White PJ, et al. Prevalence of and risk factors for active tuberculosis in migrants screened before entry to the UK: a population-based cross-sectional study. Lancet Infect Dis, 2016, 16(8): 962-970.

13. Galli L, Lancella L, Tersigni C, et al. Pediatric Tuberculosis in Italian children: Epidemiological and clinical data from the Italian register of pediatric tuberculosis. Int J Mol Sci, 2016, 17(6). pii: E960.

14. El-Messidi A, Czuzoj-Shulman N, Spence AR, et al. Medical and obstetric outcomes among pregnant women with tuberculosis: a population-based study of 7. 8 million births. Am J Obstet Gynecol, 2016, 215(6): 797.

第二章　结核病预防控制策略、措施和成效

摘要：随着联合国千年发展目标在全球范围的如期实现，结核病防治策略由“遏制结核病策略”转向“终止结核病策略”（End TB Strategy）。2016 年全球迈入 2030 年可持续发展目标时代，全球终止结核病策略新纪元开始。为了实现终止结核病策略的愿景和目标，世界卫生组织在《全球结核病 2016 年度报告》中明确提出监测全球和各国终止结核病策略执行情况的 10 大指标要求，同时作为全球终止结核病策略的重要支柱之一，2016 年世界卫生组织着力在创新研究和验证推广结核病预防、诊断、治疗和控制新手段方面发布并更新了系列指南，包括《分子线性探针技术诊断二线抗结核药物耐药政策指南》、《分子线性探针技术诊断利福平和异烟肼耐药政策指南更新》、《耐药结核病治疗指南（2016 更新版）》、《德拉马尼在儿童和青少年耐多药结核病患者应用临时政策指南》、《肺结核针对性治疗方案（Target Regimen Profiles，TRP）》。

关键词：世界卫生组织（WHO）；利福平耐药 / 耐多药肺结核（RR/MDR-TB）；诊断；治疗；预防

一、全球开启终止结核病策略

2015 年全球结核病报告宣布联合国千年发展目标（MDG）中将结核病发病率降低 50% 的目标在全球、WHO 的全部 6 个区域以及 22 个高负担国家中的 16 个国家得以实现。全球结核病死亡率自 1990 年以来下降了 47%，WHO 的 4 个区域以及 11 个结核病高负担国家如期实现了结核病死亡率下降一半的千年发展目标。同期全球结核病患病率下降 42%，WHO 的 3 个区域以及 9 个结核病高负担国家实现结核病患病率下降一半的目标。目前，MDG 已被全球可持续发展目标（SDG）取代，结核病防治策略由遏制结核病策略（Stop TB Strategy）升级为终止结核病策略（End TB Strategy）。2016 年全球迈入 2030 年可持续发展目标时代，全球终止结核病策略新纪元开始。

（一）全球结核病疫情依然严峻

2016 年 10 月出版的《全球结核病 2016 年度报告》[1]全面分析了当前全球结核病疫情现状，2015 年全球估计新发结核病患者 1040 万例，其中男性 590 万例（56%），女性 350 万例（34%），男女之比为 1.7 : 1；儿童患者 100 万例（10%）；合并艾滋病者 120 万例（11%）。发病人数居前六位国家分别是印度、印度尼西亚、中国、尼日利亚、巴基斯坦、南非，占全球发病总数的 60%，其中中国、印度和印度尼西亚占 2015 年全球发病例数的 45%，我国继 2014 年后发病人数再居全球第三位。

2015 年，全球新发耐多药结核病（MDR-TB）48 万例，新发利福平耐药结核病（RR-TB）10 万例。其中印度（13 万）、中国（7 万）和俄罗斯（6 万）三个国家 MDR/RR-TB 患者数量占全球 58 万总耐药例数的 45%，约有 25 万患者死于 MDR/RR-TB。117 个国家报告了广泛耐药结核病（XDR-TB），MDR-TB 患者中 XDR-TB 比例约 9.5%（95%CI：7.0%~12.1%）

2015 年，全球因结核病死亡 140 万例，其中 40 万合并 HIV 感染。尽管 2000—2015 年间全球结核病死亡人数下降 22%，但 2015 年结核病仍是全球 10 大致死疾病之一。

（二）全球结核病的治疗

2015 年全球结核病治疗覆盖率从 2010 年的 54% 增长到 59%。美洲、欧洲和西太平洋三个 WHO 组织区域达到了更高水平，为 75% 左右。巴西、中国、菲律宾和俄罗斯的治疗覆盖率水平最高，均超过 80%。2014 年登记的 590 万新发或复治结核病患者的治疗成功率为 83%，稍低于 2013 年的 87%；30 个高负担国家中仅有 8 个国家治疗成功率超过 90%，在金砖五国中，中国的治疗成功率为 94%、南非为 78%、印度为 74%、巴西为 71%，俄罗斯为 69%。全球范围内，2015 年 58 万新发 MDR-TB 患者中，仅 12.5 万（20%）纳入治疗，其中印度、中国、俄罗斯、印度尼西亚和尼日利亚 5 个国家治疗覆盖率低，未纳入治疗者约占全球未纳入治疗例数的 60%。MDR-TB 治疗成功率 52%，死亡率 17%，失访率 15%。WHO 在 2016 年提出对所有二线抗结核药物敏感的 MDR/RR-TB 患者（孕妇除外）推荐使用 9~12 个月标准短程化疗方案。在非洲和亚洲至少 23 个国家开展了 MDR/RR-TB 短化治疗方案研究，并获得较高治疗成功率 87%~90%。XDR-TB 治疗成功率仅有 28%，死亡率 27%，治疗失败率 21%，失访率 23%。为了改善 MDR/XDR-TB 治疗效果，截至 2015 年底，全球至少 70 个国家开始使用贝达喹啉，39 个国家引入德拉马尼。

（三）终止结核病策略目标任重而道远

2016 年度报告中 WHO 再次强调了“终止结核病策略（End TB Strategy）”，即到 2035 年结核病发病率要降到 10/10 万以下。为此，2020 年、2025 年以及 2030 年结核病的发病率要在 2015 年基础上分别下降 20%、50% 和 80%。这是一个宏伟但艰难的目标。和 2014 年相比，2015 年全球结核病发病率仅下降 1.5%。如果没有新的、革命性的技术应用于结核病防控，2035 年目标难以实现。为此 WHO 制定了监测全球和各国终止结核病策略执行情况的 10 大指标及推荐所有国家应实现的目标值（表 1）。

表 1 全球和各国终止结核病策略执行情况的监测指标及推荐所有国家应达到的目标值

序号	指标	推荐目标值
1	**结核病治疗覆盖率** 登记治疗的新发、复发患者占同年所有登记患者的比例	≥90%
2	**结核病治疗成功率** 登记患者中治疗成功的比例，该目标同时针对药物敏感患者和耐药患者，两者治疗转归结果需分别报告	≥90%
3	**因结核导致家庭灾难性支出发生比例** 所有治疗的结核病患者中，出现个人及家庭灾难性支出的患者所占比例	0
4	**新发和复发患者中使用 WHO 推荐的快速诊断工具进行结核诊断的比例** 所有新发和复发患者中，使用 WHO 推荐的快速诊断工具发现患者的比例	≥90%
5	**潜伏结核感染者治疗覆盖率** HIV 阳性且纳入 HIV 治疗的患者及 5 岁以下结核病患者家庭接触者中进行 LTBI 治疗的比例（两类人群分开计算）	≥90%

续表

序号	指标	推荐目标值
6	**密切接触者调查覆盖率** 对细菌学确诊的结核病患者的密切接触者进行结核评估的比例	≥90%
7	**结核病患者开展药敏检测率** 有药敏检测结果（至少检测了利福平）的患者占同年登记的初复治结核病患者的比例。药敏检测包括分子生物学检测和传统的表型检测	100%
8	**抗结核新药使用率** 使用了包含2010年后批准的抗结核新药组成的治疗方案的患者占符合使用抗结核新药条件的患者比例	≥90%
9	**结核病患者中HIV检测率** 同年登记的新发、复发结核病患者中开展HIV检测的比例	100%
10	**病死率** 因结核病死亡者占同年结核病发病数的比例	≤5%

二、耐药结核病分子生物学诊断技术政策指南

（一）政策指南出台背景和目的

分子生物学诊断技术对于推广耐药结核病的规划管理和开展耐药监测具有强大优势，包括检出速度快（当天即可获得结果）、实验步骤易于标化、易开展高通量检测、对实验室生物安全要求低。目前Genotype MTBDRsl（来自Hain Lifescience，Nehren，Germany）（简称MTBDRsl）产品显示出分子生物学检测在耐药结核病诊断中发挥的重要作用，MTBDRsl被称作二线线性探针试验（SL-LPA）。

2016年WHO在最新版耐药结核病指南中[2]推荐对于未对氟喹诺酮类药物和二线注射剂产生耐药者使用9~12个月标准短化MDR-TB治疗方案，这无疑要求可靠的、快速的药敏检测方法的问世用以判断适合使用短化方案的耐药患者。同时，对于采用传统MDR-TB治疗方案的患者，SL-LPA检测有助于判断是否可以在方案中增加新药的使用以改善其治疗转归。基于上述应用需求，WHO在2016年进一步推出《分子线性探针技术诊断二线抗结核药物耐药政策指南》[3]。本政策指南的发布旨在：①评估和比较SL-LPA对于痰标本和结核分枝杆菌复合群分离菌株对氟喹诺类药物耐药诊断的准确性；②评估和比较MTBDRsl对于痰标本和结核分枝杆菌复合群分离菌株对二线注射剂耐药诊断的准确性；③指导临床运用该检测技术制定MDR-TB治疗方案。

（二）指南依据的实验证据

该指南基于对全球使用SL-LPA开展的29项研究（26项使用一代产品，3项研究使用二代产品）进行系统综述获得了其敏感性和特异性的证据，其中采用痰标本直接检测法进行氟喹诺酮类药物耐药检测研究9项，纳入患者总数为1771例，总体敏感性为86.2%（95%CI：74.6%~93.0%），特异性为98.6%（95%CI：96.9%~99.4%）；进行二线注射剂耐药检测研究8项，纳入患者总数为1639例，总体敏感性为87.0%（95%CI：38.1%~98.6%），特异性为99.5%（95%CI：93.6%~100.0%）；而采用结核分枝杆菌复合群分离菌株间接检测法进行氟喹诺酮类

药物耐药检测研究 19 项，纳入患者总数为 2233 例，总体敏感性为 85.6%（95%CI：79.2%~90.4%），特异性为 98.5%（95%CI：95.7%~99.5%）；进行二线注射剂耐药检测研究 16 项，纳入患者总数为 1921 例，总体敏感性为 76.5%（95%CI：63.3%~86.0%），特异性为 99.1%（95%CI：97.3%~99.7%）。

（三）**该政策指南的建议**

WHO 在《分子线性探针技术诊断二线药物耐药政策指南》中推荐对已经确诊的 RR-TB 或 MDR-TB 患者，使用线性探针技术取代基于传统培养的表型药敏试验，直接检测氟喹诺酮类药物和二线注射剂的耐药情况。具体解读如下：

1. 对于确诊的 RR-TB 或 MDR-TB 患者，SL-LPA 阳性结果表明对氟喹诺酮类药物或二线注射剂耐药时，可以完全信赖并按此结果制定治疗方案，直接使用痰标本或使用经过培养的结核杆菌复合群分离株获得的诊断结果一致性高。早期获得耐药结果有助于尽早给予患者正确治疗并获得良好转归。

2. SL-LPA 并不能区分氟喹诺酮类药物中具体药物耐药情况，对于氧氟沙星和左氧氟沙星，SL-LPA 检测结果与表型药敏检测获得的结果高度一致，然而对于莫西沙星和加替沙星，由于 gyrA 和 gyrB 存在特殊突变，SL-LPA 检测到的突变与这两药表型耐药的相关性尚不确定，因此如果 MDR-TB 方案中使用莫西沙星或加替沙星，建议依据表型药敏检测结果。

3. SL-LPA 通过检测 rrs 突变来诊断二线注射剂的耐药具有较高特异性，但 eis 启动子区域的突变仅与卡那霉素表型耐药高度相关，而与本组中其他药物相关性不高。

4. 由于 SL-LPA 阳性结果可靠性高且结果报告时间快，WHO 建议 SL-LPA 可作为对氟喹诺酮类药物和二线注射剂耐药检测的首选方法；当 SL-LPA 结果阴性时，传统表型耐药检测则非常必要，尤其对于氟喹诺酮类药物和二线注射剂耐药先验概率高的地区。

5. 对于确诊的 RR 和 MDR-TB 患者，SL-LPA 能够直接检测痰标本，然而涂阴标本较涂阳标本获得的不确定结果比例高。证据显示，对已确诊的耐药患者采用 MTBDRsl 对其涂阴痰标本直接检测约产生 44% 不确定性结果，如果对未确诊的耐药患者采用该方法检测涂阴痰标本，则产生不确定性结果的比例将大大增加。基于 SL-LPA 直接进行痰标本检测的敏感性和特异性，WHO 建议使用该工具对确诊的 RR 和 MDR-TB 患者痰标本进行检测，不用考虑涂阳或涂阴。

6. 培养和表型药敏依旧是监测患者治疗反应并检测治疗过程中其他二线抗结核药物耐药情况不可或缺的手段。

7. SL-LPA 目前指定用于痰标本结核分枝杆菌及其对氟喹诺酮类药物和二线注射剂耐药情况的检测，并未对其他呼吸道标本如支气管肺泡灌洗液和胃液抽吸物或肺外标本如组织、脑脊液或其他体液开展过相关评估。

无疑，《分子线性探针技术诊断二线抗结核药物耐药政策指南》的提出基于氟喹诺类药物和二线注射剂耐药基因检测技术的日益成熟，同时预示着今后将有更多二线药物分子生物学药敏检测技术被应用。可以想象，未来分子生物学药敏试验检测技术可能会取代传统表型药敏试验，成为耐药诊断的金标准。需要补充的是，2016 年 WHO 还发布了《分子线性探针技术诊断利福平和异烟肼耐药政策指南更新》[4]，明确指出对涂阳患者痰标本或其结核分枝杆菌复合群分离株使用线性探针技术取代基于传统培养的表型药敏试验检测其对利福平和异烟肼的耐药情况。

三、耐药结核病治疗指南

2016年,世界卫生组织推出了《耐药结核病治疗指南(2016更新版)》[2]。该指南强调了RR-TB的重要性,并对耐药结核病治疗药物重新分为A、B、C、D四组,其中A、B、C组为核心药物,D组为非核心药物。与以往药物分组比较,这次分组最大变化,是将核心药物和非核心药物重新划分。除了氟喹诺酮类和二线注射剂这两大类外,核心药物增加了乙硫异烟胺(或丙硫异烟胺)、环丝氨酸(或特立齐酮)、利奈唑胺和氯法齐明。吡嗪酰胺、乙胺丁醇和对氨基水杨酸等常用药物则降为非核心药物。克拉霉素则被排除到方案外(表2)。从WHO近年来发布的多个耐药结核病治疗指南看,药物分组和选择药物原则一直在不断变化中,这种变化今后还将继续存在。原因一方面是循证资料不断更新的结果,另一方面也反映出全球对耐药结核病的治疗方案仍在不断探索中。

表2 耐药结核病治疗药物分组

组别	组名	药物名称		缩写
A	氟喹诺酮类	左氧氟沙星		Lfx
		莫西沙星		Mfx
		加替沙星		Gfx
B	二线注射类	阿米卡星		Am
		卷曲霉素		Cm
		卡那霉素		Km
		(链霉素)		(S)
C	其他二线核心药物	乙硫异烟胺/丙硫异烟胺		Eto/Pto
		环丝氨酸/特立齐酮		Cs/Trd
		利奈唑胺		Lzd
		氯法齐明		Cfz
D	非核心药物			
		D1	吡嗪酰胺	Z
			乙胺丁醇	E
			高剂量异烟肼	High-dose H
		D2	贝达喹啉	Bdq
			德拉马尼	Dlm
		D3	对氨基水杨酸	PAS
			亚胺培南西司他丁	Ipm
			美罗培南	Mpm
			阿莫西林-克拉维酸	Amx-Clv
			(氨硫脲)	(T)

该指南也推荐了用于 RR-TB 及 MDR-TB 的个体化治疗方案制定原则,包括:在强化期应用包含至少 5 种有效抗结核药物的方案,包括吡嗪酰胺及 4 个核心二线抗结核药物:A 组 1 个,B 组 1 个,C 组至少 2 个。如果以上的选择仍不能组成有效方案,可以加入 1 种 D2 组药物,再从 D3 组选择其他有效药物,从而组成含 5 种有效抗结核药物的方案。若因耐药(可靠的药敏试验或充分的证据)或药物不良反应不能继续使用吡嗪酰胺,可以从 C 组或 D 组中选择替代药物(首选 D2,次选 D3)。

指南的另一个重大变化,是新提出了耐药结核病短程治疗标准方案概念:对于之前未接受二线药物治疗的 RR-TB 及 MDR-TB 患者,可以采用 9~12 个月(短程)标准化方案替代传统个体化方案(20 个月)。该短程标准化方案分为强化期和巩固期:强化期 4 个月(若无痰抗酸杆菌涂片阴转的证据,延长至 6 个月),药物包括卡那霉素、莫西沙星、丙硫异烟胺、氯法齐明、高剂量异烟肼、吡嗪酰胺和乙胺丁醇;巩固期 5 个月,药物包括莫西沙星、氯法齐明、乙胺丁醇、吡嗪酰胺。而对于既往接受过 1 个月以上二线药物治疗,或对氟喹诺酮类药物和二线注射药物耐药或高度怀疑耐药的患者,则不采用标准化短程方案。这一方案主要是基于孟加拉国耐药结核病治疗新方案研究的基础上提出来的。对于我国这样一个高耐药疫情国家,耐药情况差别很大,是否推广这一方案尚需积累更多循证资料。

新药研发和使用一直是全球关注的焦点。2016 年,WHO 发布了《德拉马尼在儿童和青少年耐多药结核病患者应用临时政策指南》[5]。对于 RR 或 MDR-TB 的儿童或青少年患者,WHO 推荐的长疗程方案中可以使用德拉马尼。儿童(6~11 岁)推荐剂量是 50mg,每天两次,共 6 个月;青少年(12~17 岁)推荐剂量是 100mg,每天两次,共 6 个月。而对于短程(9~12 个月)的 MDR-TB 治疗方案,不建议使用德拉马尼。另外,WHO 也不建议德拉马尼和贝达喹啉这两种新药一起使用,而且贝达喹啉只能在成人使用。由于对 QT 间期的影响,QTc>500ms 的儿童不建议使用德拉马尼。

此外,2016 年 WHO 制定了"肺结核针对性治疗方案(Target Regimen Profiles,TRP)"[6],目的是协助方案制定者掌握不同患者群的重要特征并将这些特征同患者所需及规划所需联系起来。WHO 所推荐的 TRP 基于一系列优化特征包含了患者、服务提供者及政策制定者的需求,制定出疗程短、毒性小、可及性强和价格适宜的治疗方案。TRP 的新颖性在于在药物研发早期就将治疗方案框架构建于头脑中,明确药物的研发目标是检验方案的有效性而非检验单药的效果。鉴于 Xpert MTB/RIF 在全球多数国家应用日益广泛,未来将普遍采用该工具诊断肺结核并检测细菌是否对利福平耐药,基于 Xpert 的应用,WHO 制定了 TRP 针对利福平敏感和利福平耐药的治疗方案。对于尚未使用 Xpert MTB/RIF 地区,需制定第三种 TRP 用于任何一种情形,依托新药组成较强的方案,以治疗所有对不同药物耐药的结核菌。

四、结核病预防

预防结核菌感染并阻止其进展为结核病是降低结核病负担和减少结核所造成死亡的重要环节,对于实现 2030 年和 2035 年终止结核病策略尤为重要。WHO 目前预防结核病的主要策略包括[1]:①治疗潜伏性结核感染者(LTBI),尤其是菌阳肺结核患者家庭密切接触的 5 岁以下儿童以及 HIV 感染者;②通过感染控制预防结核分枝杆菌传播;③对儿童接种卡介苗。对潜伏感染者尤其是菌阳肺结核密切接触的儿童进行预防性治疗是预防结核病的重要手段。

在新疫苗研发方面,2016 年仍没有令人鼓舞的消息。目前仅有 12 个结核病疫苗进入临床期研究,其中唯一进入Ⅲ期的是我国的一个疫苗[7](表 3)。卡介苗目前依然是全球预防结核病的最主要疫苗。在全球 180 个国家中,157 个推荐使用卡介苗预防[1]。目前,WHO 有关卡介苗接种的建议是:在结核病高负担国家,婴儿刚出生就应尽可能使用卡介苗;在结核病低流行地区,卡介苗仅限于高风险组的婴儿和结核菌素皮肤试验阳性的较大龄儿童[1]。

表 3　全球结核病疫苗名称及研究进展

临床试验类型	疫苗名称
Ⅰ	DAR-901,MTBVAC,Ad5 Ag85A,ChAdOx1.85A/MVA85A,MVA85A/MVA85A
Ⅱa	RUTI,H1/H56:IC31,H4:IC31,ID93+GLA-SE
Ⅱb	VPM 1002,M72+AS01E
Ⅲ	*Vaccae*™

五、其他国家结核病防治策略和措施的研究经验

(一)患者发现

Dememew 等[8]对埃塞俄比亚 10 个区在 2011—2015 年新发现结核病患者登记情况及转归情况进行了调查。结果表明登记率为 128.9/10 万,与 Tigray(提格里州)的登记率下降了 14.5% 的速度相比,项目地区每年下降 6.5%。没有实施项目之前的地区在实施项目之后其登记结核病病例数由占国家登记病例数的 13.3% 上升到 26.1%。在项目实施 4 年多的时间里,治愈率由 75% 提高到 88.4%,治疗成功率由 89% 提高到 93%,同时丢失、迁出及死亡率都显著下降。提示与非项目地区相比,项目地区结核病登记率下降较慢,发现登记的患者所占比例显著增加,患者转归较好。

Kakinda 等[9]乌干达开展了一项回顾性研究,评价 2006—2011 年期间在 HIV/AIDS 患者中进行结核病 3 种筛查方法的效果,每种方法 2 年,2006—2007 年应用被动发现的方式(无筛查调查表,患者有结核病相关症状后就诊),2008—2009 年应用嵌入式强化病例发现工具,2010—2011 年应用独立病例发现工具。与 2006 年相比,2008 年在艾滋病患者实施主动筛查后发现的结核病患者比例数由 2006 年的 1.87%(10/535)增加到 2008 年的 14.95%(131/876),2011 年比例为 12.79%(134/1047)。提示在 HIV/AIDS 患者中主动筛查发现结核病患者是被动发现的 8~9 倍,并符合成本效益分析,因此在 HIV/AIDS 患者中开展结核病筛查是可行的。

Aldridge 等[10]于 2005 年 10 月 1 日至 2013 年 12 月 31 日进行了一项以人群为基础的横断面研究,对来自 15 个高发病率国家的长期签证的申请人移民至英国之前做结核病筛查。采用泊松回归估计粗患病率及建立多元 logistic 回归分析模型确定危险因素。共筛查了 476 455 位签证申请人,经细菌学确诊肺结核 439 例,粗患病率为 92/10 万。调整年龄和性别后发现,入境前筛查细菌学确诊结核的风险因素包括:主动报告与结核病患者密切接触

或家庭接触(OR=11.6),定居和依亲签证的申请者(OR=1.3)。结果提示报告与结核病患者接触的移民具有较高结核检出率,为应对这种疾病负担,应制定一项国家之间的全面合作计划,包括入境前筛查项目、原籍国和移民国的卫生服务、国家结核病控制规划和国际公共卫生机构合作。

Aldridge 等[11]还通过强化结核病监测系统追踪移民者结核病的发展结局。研究对象为检查阴性随后移民到英格兰、威尔士和北爱尔兰的人群,在 2006—2012 年之间入境英国前接受结核病筛查的移民共 519 955 名,在 2006—2013 年期间通过加强型结核病监测系统共查找到 1873 例各型结核病确诊患者,据此计算入境前筛查的移民中结核病发病率为 147/10 万人年,其中细菌学确诊的肺结核估算发病率为 49/10 万人年。入境前胸片提示肺结核但细菌学结果阴性的移民,比胸片检查正常移民的结核病发病风险增加。移民后结核病的发病率随着 WHO 估算的原籍国结核病患病率的增加而显著增加。结果表明,对于结核病高发病率国家向低发病率国家移民人群,经过入境前结核病筛查,其造成进一步传播的风险将可以忽略不计,但入境后发生结核病的风险仍较高,因此应设置与入境前筛查密切结合的潜伏性感染筛查和预防性治疗项目。

Meier 等[12]对来到德国的新避难者做了一项 12 个月的前瞻性监测,评估其患活动性肺结核的风险。结果显示在 11 773 位新抵达的避难者中,经 X 线检查疑似活动性肺结核 16 例,菌阳肺结核 9 例,即疑似病例检出率 136/10 万,确诊病例检出率 93/10 万,传染病例检出率 76/10 万。与目前移民主要来自叙利亚、阿富汗、伊拉克、伊朗和黎巴嫩相比,来自厄立特里亚和俄罗斯的寻求庇护者的结核检出率更高。在俄罗斯移民中检查出一例 MDR 患者。提示新抵达的寻求庇护者的结核病患病率高于欧洲本土人群。检出率似乎反映了原籍国的发病率。首次检查时 X 线检查可有助于识别需要进一步检查的传染性结核病人群,从而防止传播。而未来应审视筛查程序并进行必要修改。

2016 年国际上关于结核病登记发现进行了新的研究,如在埃塞俄比亚项目实施地区与非项目地区患者登记发现与转归的研究、评价乌干达在 HIV/AIDS 患者中采用不同发现方法的效果研究、对英国的移民进行结核筛查的研究、对到德国的寻求庇护者进行筛查的研究等,这些均有助于全球持续关注患者发现中不同机构的配合,及高风险重点人群开展主动发现研究和试点,提高患者发现水平。

(二)患者管理

Telisinghe 等[13]报道 2011—2015 年间,撒哈拉以南非洲 24 个国家监狱的数据。HIV 的感染率从 2.3% 到 34.9%,结核感染率从 0.4%~16.3%,在相同国家里,羁押人员双感的感染率比非羁押人员还是要高。研究发现在赞比亚、南非、马拉维、尼日利亚和贝宁 5 个国家对预防、治疗的障碍包括:严重的经济和人力资源不足、不完善的转诊系统,这些都制约了被羁押者释放后或者转狱医疗的连续性。南撒哈拉地区还需要大量的资金来开发国家级的政策指导,建立人力资源库,加强监狱健康系统,确保统一的 TB/HIV 预防、治疗和控制以满足国际目标和人权义务。

2016年7月28日 Blok 等[14]在 *ERJ Express* 上发布了欧洲青少年结核病管理政策与实践,内容包括治疗方案和药物、接触者调查、患者筛查等方面的内容。

Galli 等[15]报道了意大利 27 个医疗机构从 2010 年 1 月 1 日到 2012 年 12 月 31 日间的活动性儿童结核病、潜伏结核感染、密切接触者的多中心研究,共有 4234 个儿童入组,554

例(13.1%)为活动性结核病,594 例(14.0%)为潜伏感染,3086 例(72.9%)未感染。在活动性结核病儿童当中,有 481 例(86.8%)是肺结核。96.4%(534 例)的病例得到了治疗。534 例患者中有 210 例使用了 3 种一线药物治疗,216 例(40.4%)使用了 4 种一线药物治疗。87 例(16.3%)患者使用二线药物治疗活动性结核。报道称发现了39例(7%)耐药结核病菌株。提高儿童结核病的检测对公共卫生医务人员和儿科医生来说都非常重要。研究指出,很大一部分儿童耐药结核是用二线抗结核药物治疗的,其中大多数的药物还是没被临床试验认可的药物。所以即使在结核病低流行国家,也是需要提高活动性监测、诊断工具及儿童抗结核药物的可及性的。

(高静韬　马艳　姜晓颖　康万里　刘宇红)

参考文献

1. WHO. Global tuberculosis report 2016. WHO/HTM/TB/2016. 13. Geneva:World Health Organization,2016.
2. WHO. Treatment guidelines for drug-resistant tuberculosis. 2016 update. WHO/HTM/TB/2016. 04. Geneva: World Health Organization,2016.
3. WHO. The use of molecular line probe assays for the detection of resistance to second-line anti-tuberculosisdrugs. Policy guidance. WHO/HTM/TB/2016. 7. Geneva:World Health Organization,2016.
4. WHO. The use of molecular line probe assay for the detection of resistance to isoniazid and rifampicin:policy update. WHO/HTM/TB/2016. 12. Geneva:World Health Organization,2016.
5. WHO. The use of delamanid in the treatment of multidrug-resistant tuberculosis in children and adolescents: interim policy guidance. WHO/HTM/TB/2016. 14. Geneva:World Health Organization,2016.
6. WHO. Target regimen profiles for TB treatment:candidates:rifampicin-susceptible,rifampicin-resistant and pan-TB treatment regimens. WHO/HTM/TB/2016. 16. Geneva:World Health Organization,2016.
7. Fletcher HA,Schrager L. TB vaccine development and the End TB Strategy:importance and current status. Trans R Soc Trop Med Hyg,2016,110(4):212-218.
8. Dememew ZG,Habte D,Melese M,et. al. Trends in tuberculosis case notification and treatment outcomes after interventions in 10 zones of Ethiopia. Int J Tuberc Lung Dis,2016,20(9):1192-1198.
9. Kakinda M,Matovu JK,Obuku EA. A comparision of the yield of three tuberculosis screening modalities among people living with HIV:a retrospective quasi-experiemental study. BMC Public Health,2016,16(1):1080.
10. Aldridge RW,Zenner D,White PJ,et. al. Prevalence of and risk factors for active tuberculosis in migrants screened before entry to the UK:a population-based cross-sectional study. Lancet Infect Dis,2016,16(8):962-970.
11. Aldridge RW,Zenner D,White PJ,et. al. Tuberculosis in migrants moving from high-incidence to low-incidence countries:a population-based cohort study of 519 955 migrants screened before entry to England,Wales,and Northern Ireland. Lancet,2016,388(10059):2510-2518.
12. Meier V,Artelt T,Cierpiol S,et. al. Tuberculosis in newly arrived asylum seekers:A prospective 12 month surveillance study at Friedland,Germany. Int J Hyg Environ Health,2016,219(8):811-815.
13. Telisinghe L,Charalambous S,Topp SM,etal. HIV and tuberculosis in prisons in sub-Saharan Africa. Lancet,2016,388(10050):1215-1227.

14. Blok N, van den Boom M, Erkens C, et. al. Variation in policy and practice of adolescent tuberculosis management in the WHO European Region. Eur Respir J, 2016, 48(3): 943-946.

15. Galli L, Lancella L, Tersigni C, et. al. Pediatric Tuberculosis in Italian Children: Epidemiological and Clinical Data from the Italian Register of Pediatric Tuberculosis. Int J Mol Sci, 2016, 17(6): 960.

中篇 结核病基础

第一章 结核病分子流行病学

摘要:2016年以来,一些结核病高负担国家利用自身的菌株资源,结合新的分子生物学技术,对结核分枝杆菌全基因组测序以及优势亚型遗传背景及蛋白质组的检测等进行了研究,发现这些分子流行病检测方法可以更好更快地对结核及耐药结核的病原体传播、遗传特征及演变等进行说明,也可以实现对耐药结核病快速检测。同时,对不同分子生物学诊断方法进行了对比研究和探索应用。

关键词:结核病;耐药基因;分子生物学技术;全基因组测序

近年来,随着一些新的分子生物学技术的应用,在结核病分子流行病方面取得了一些进展,现总结如下。

一、结核分枝杆菌分子流行病学

de Keijzer 等[1]通过研究结核分枝杆菌北京基因型菌株在蛋白质表达谱方面的特点,探索该基因型广泛流行的分子机制。该研究分别比较了存在或缺失药物(利福平)的情况下,结核分枝杆菌 H37Rv 和北京基因型菌株蛋白质组学的差异。结果发现,在存在利福平的情况下,两种菌株均表达 DosR 休眠调节类的蛋白,该类蛋白质可以诱导代谢减弱,以及耐药表型的出现。但两种菌株的差异表现为在北京基因型菌株中,这些蛋白在接触利福平前就高表达了。为了阐明积累这些休眠蛋白是否是北京菌株的进化优势,研究者定量检测了 27 个临床菌株(代表 5 种常见的结核分枝杆菌亚型)中的 33 种蛋白质,结果发现北京菌株中积累了大量的休眠蛋白,提示休眠蛋白的积累可能是北京基因型菌株的进化优势,使其在利福平处理时可以保持持留状态而生存。

博茨瓦纳北部的一种新型结核分枝杆菌复合群(MTBC)M.mungi 可以感染野生条纹猫鼬,并引起较高的死亡率,而这种 MTC 病原体并不是主要通过气溶胶或口腔的途径传播。一项由 Alexander 等[2]进行的研究使用了包括组织病理学、间隔区寡核苷酸分型、MIRU-VNTR、qPCR 以及多种分子标志(不同 MTC 间的差异区域 RDs,包括来自 M.bovis BCG、M.microti 以及 M.pinnipedii 的 RD1BCG、RD1mic、RD1seal,基因 Rv1510[RD4]、Rv1970[RD7]、Rv3877/8[RD1]、Rv3120[RD12],插入片段 IS1561,16S RNA 基因,Rv0577[cfp32]基因,还包括新分类的、在 RD1mon 区域的猫鼬特异性缺失片段)在内的一系列方法来证明感染了的猫鼬体内存在 M.mungi DNA，并调查病原菌的入侵和暴露机制。结果发现：M.mungi DNA 可分别在 29% 的鼻平面标本（n=52）、56% 的鼻腔灌洗液和鼻拭子（n=9）、53% 的口拭子（n=19）、22% 的尿液标本（n=23）、33% 的肛腺组织（n=18）以及 39% 的肛腺分泌物（n=44）中检测到；在肛腺和鼻平面使用 qPCR 检测，发现仅存在非常低循环阈值（CT 值），结果表明可以在这些类型的组织中发现高水平的 M.mungi；组织学的数据与以上结果一致，说明这种病原菌在群体内传播是通过其宿主猫鼬的鼻平面或皮肤的破损处侵袭入体内的，之后再通过嗅觉交流的行为，经频繁的肛腺分泌物和尿液接触。在环境中未发现 M.mungi DNA。

一项由 Maertzdorf 等[3]在印度进行的队列研究通过使用实时 PCR 分析的方法，评估了结核患者和健康人大量基因的表达谱。该研究建立了分类模型，并且校验了该模型在研究队列及队列外其他外部独立基因表达数据库中辨别结核患者和健康人标本的能力。结果显示，一项“4 个选择的参考基因”（RPLP0、EEF1A1、UBE2D2 和 B2M）联合检验在两个交叉验证及单独的校验数据库中都有非常高的准确度；在两独立队列的外部验证中，该研究通过使用实时 PCR 来证实“4 个基因”工具的预测能力，发现达到了 88% 的敏感度和约为 75% 的特异度。更重要的是，该基因标签在 HIV 阳性群体中也有很好的分辨能力；并且在结核及其他肺部疾病之间也有很好的分辨能力。结果表明，“4 个基因标签”可以在地方性流行区域作为结核病的现场即时分子诊断工具。

二、结核分枝杆菌耐药菌株的分子流行病学

一项由 Casali 等[4]进行的回顾性观察研究，分析了导致伦敦异烟肼耐药结核病暴发的原因。该研究通过分析不同宿主间菌株基因型的多样性及其随时间的变化，探究该菌株成功流行的遗传因素并评估了全基因组测序（WGS）与目前的分型方法在鉴定传播时的作用。研究共纳入 344 株临床菌株，收集时间跨度达 14 年。该研究通过 WGS 分析弄清了 16 例（4.7%）病例的传播方向，其中 1 例带有耐利福平的罕见 rpoB 突变。研究还发现，11 对间隔长达 48 个月的肺部分离株，相互之间只差 0~4 个 SNP；5 例肺外结核病例中有 2 例的菌株间只相差 1 个 SNP。此外，对一个患者标本里培养出的 27 个群落进行 WGS 分析，结果发现任何两对最大只有 6 个 SNP 的差异。

Smirnova 等[5]在俄罗斯北部的阿尔卡汉格尔斯卡开展了一项回顾性病例对照研究。该研究对 2001 年 1 月 1 日至 2012 年 12 月 31 日纳入并随访至 2015 年 12 月 31 日的儿童 MDR-TB 治疗结果进行分析。结果发现：366 例儿童患者中有 56 例（15%）MDR-TB，其中的 52 例纳入分析。流行病调查确定了 48 例（92%）儿童患者的 MDR-TB 成人源病例，17 例（33%）患儿确诊为 MDR-TB：其中 16 例培养阳性，包括 1 例 XDR-TB，其中 9 例（17%）患儿诊断为严重结核。采用 WHO 推荐的治疗方案，52 例儿童都完成了至少 18 个月的随访，无一例失访；47 例（90%）患者具有成功的治疗结局（包括 16 例治愈，31 例完成治疗）。治疗中位时间为 21.7 个月（17~24）；不良反应的发生率为 48%（25/52 例），其中 8 例具有中度到重度的不良反应，仅有一例因为轻微肾脏毒性中断了治疗。

Meftahi 等[6]评估了 rpoB V615M 突变对耐多药结核菌传播的影响。rpoB V615M 突变是伴随利福平耐药突变 rpoS531L 之后产生的突变，是导致在突尼斯北部的 HIV 阴性人群中 MDR-TB 暴发的菌株中常见的突变。该研究使用 BCG 作为模式菌，构建了只有利福平耐药

rpoS531L 突变或者既有 rpoB S531L 突变又有 V615M 突变的两种突变菌株;通过体外竞争性试验,评估了两种突变菌株的适应性。结果发现,rpoB V615M 突变总是和 rpoB S531L 突变相关;结构分析显示,rpoB V615M 突变和沙门菌中发生的 rpoB 补偿性突变具有相同的桥螺旋结构;和 rpoB 单突变相比,双突变菌株的生长情况和适应性好,与野生型菌株相同。而且,rpoB 双突变菌株对利福平耐药性明显增强。因此,提示 rpoB V615M 突变不仅提高了菌株对利福平的耐药水平,而且可能是造成 MDR-TB 菌株传播的重要原因。

Martinez 等[7]在澳大利亚悉尼进行了 WGS 技术在参比实验室的可行性研究。该研究使用以下方法进行结核分枝杆菌的药敏检测:从培养阳性的液体培养基中取 1ml 培养介质提取 DNA,对 2015 年 10 月的所有培养阳性的结核分枝杆菌每周使用 Illumina NextSeq500 sequencer 进行测序;使用 KmerFinder 对测序的数据进行菌株识别,并使用 PhyResSE web tool 进行耐药突变的检测。结果发现 WGS 为基础的基因型检测与药敏检测(DST)的结果具有 100% 的一致性,但结果报告的时间明显缩短;90% 的以 WGS 为基础预测的敏感性结果均在测序结束后 15 个小时内和培养阳性结果出来后的 15 天内报告;培养阳性到 DST 药敏报告出来的中位时间 WGS 为 11 天,表型检测为 16 天;此外,以 WGS 为基础的基因分型结果与 MIRU-24 分型结果是一致的,但 WGS 对识别不同亚型菌株具有更强的分辨力;另外,该方法还可以精确检测出实验室交叉污染。很不幸,在本实验中,培养还是一个限速步骤,但可以尝试采用直接扩增目的 DNA(不需要培养)的方法。

一项由 Singhal 等[8]在印度新德里对疑似 MDR-TB 患者的 146 株临床分离株进行氟喹诺酮相关耐药基因(gyrA 和 gyr)进行测序分析。该研究将提取的 DNA 先用巢式 PCR 进行连续扩增,之后进行测序分析。结果显示在 25 株临床菌株中发现了 27 个 gyrA 基因发生了突变,但未发现 gyrB 基因突变,其中最常见的突变为第 94 个氨基酸位点(13/27,48.1%),D94G 是最常见的突变类型。同时,在突变株中有 4/27(14.8%)出现了杂合型,提示有不同敏感性菌株的混合感染。在疑似 MDR-TB 菌株中发现了较高比例(17.1%)氟喹诺酮耐药突变,提示对疑似 MDR 患者进行快速准确的分子检测的重要性。

一项由 Seifert 等[9]通过分析大数据、多中心诊断研究的数据,将线性探针试验的探针杂交结果与测序结果进行比较分析,评估每个耐药突变和野生型探针的诊断效果。结果发现,突变型探针检测耐药的特异性比野生型探针高,且差异具有显著性意义;而野生型探针检测耐药的敏感度比突变型探针稍高;这两种方法的结合可在检出耐药突变的同时,产生最少的假阳性结果。同时,突变型探针杂交检测结果阴性,但野生型探针杂交检测结果缺失,被认为主要是由于突变型探针杂交检测有误,而不是新突变或罕见突变造成的。这个研究结果表明:与培养为基础的表型检测结果相比,缺失野生型探针杂交结果而没有突变探针杂交,可很好地用于利福平和氟喹诺酮表型耐药菌株的检测,而且该检测方法的假阳性可以忽略不计。

Kostera 等[10]评估了 Abbott Real Time MTB RIF/INH 耐药性检测在临床诊断中的作用,并与 GeneXpert MTB/RIF version 1.0 和 Hain MTBDRplus version 2.0 进行了比较。结果发现:以 MTB H37Rv 菌株为对象,Abbott Real Time MTB RIF/INH 的检测限(LOD)为 32CFU/ml;在利福平耐药的检测方面,Abbott Real Time MTB RIF/INH 耐药性检测的敏感度和特异度与 GeneXpert MTB/RIF 检测相同;在异烟肼耐药的检测方面,Abbott Real Time MTB RIF/INH 耐药性检测的敏感度和特异度与 Hain MTBDRplus 相同。结果表明 Abbott Real Time MTB RIF/

INH 耐药性检测是一种灵敏、可靠的检测方法。

总之，随着各种基因分子检测技术的快速发展和广泛应用，不仅可以更好地对结核病传播途径和方式进行分子流行病学的说明，也可以对结核分枝杆菌进化及演变、耐药产生及变化进行研究，还有利于结核病的快速诊断和耐药性的检测。随着全基因组测序等方法的深入研究，未来将对结核病的诊治带来更大的发展。

（李霞　王川　高谦）

参考文献

1. de Keijzer J, Mulder A, de Ru AH, et al. Parallel reaction monitoring of clinical Mycobacterium tuberculosis, lineages reveals pre-existent markers of rifampicin tolerance in the emerging Beijing lineage. J Proteomics, 2017, 150:9-17.
2. Alexander KA, Sanderson CE, Larsen MH, et al. Emerging Tuberculosis Pathogen Hijacks Social Communication Behavior in the Group-Living Banded Mongoose (Mungos mungo). Mbio, 2016, 7(3): e00281-16.
3. Maertzdorf J, Mcewen G, Weiner J, et al. Concise gene signature for point-of-care classification of tuberculosis. EMBO Mol Med, 2015, 8(2): 86-95.
4. Casali N, Broda A, Harris SR, et al. Whole Genome Sequence Analysis of a Large Isoniazid-Resistant Tuberculosis Outbreak in London: A Retrospective Observational Study. Plos Med, 2016, 13(10): e1002137.
5. Smirnova PA, Turkova A, Nikishova EI, et al. Multidrug-resistant tuberculosis in children in northwest Russia: an observational cohort study. EurRespi J, 2016, 48(5): 1496-1499.
6. Meftahi N, Namouchi A, Mhenni B, et al. Evidence for the critical role of a secondary site rpoB mutation in the compensatory evolution and successful transmission of an MDR tuberculosis outbreak strain. J AntimicrobChemother, 2016, 71(2): 324-332.
7. Martinez E, Bustamante A, Menon R, et al. Whole-genome sequencing of Mycobacterium tuberculosis for rapid diagnostics: feasibility of a decentralised model. Lancet Respir Med, 2016, 4(4): e13-4.
8. Singhal R, Reynolds PR, Marola J, et al. Sequence analysis of fluoroquinolone resistance associated genes gyrA and gyrB in clinical Mycobacterium tuberculosis isolates from suspected multidrug resistant tuberculosis patients in New Delhi, India. J Clin Microbiol, 2016. 54(9): 2298-2305.
9. Seifert M, Georghiou SB, Catanzaro D, et al. MTBDRplus and MTBDRsl Assays: The Absence of Wild Type Probe Hybridization and Implications for the Detection of Drug-resistant Tuberculosis. J Clin Microbiol, 2016, 54(4): 912-918.
10. Kostera J, Leckie G, Tang N, et al. Analytical and clinical performance characteristics of the Abbott RealTime MTB RIF/INH Resistance, an assay for the detection of rifampicin and isoniazid resistant Mycobacterium tuberculosis in pulmonary specimens. Tuberculosis, 2016, 101: 137-143.

第二章　抗结核药物及药物靶点

摘要：抗结核病药物的研发是预防和控制结核病的关键环节，药物的研发是重中之重，迫切需要研发新的有效的抗结核药物，但一直以来都缺乏有效和创新的药物靶点，本年度在新型抗结核药物和药物靶点的国际研究上有些许新进展，在此进行总结，并对以往药物的耐药机制方面给出了新的解释。

关键词：结核病；药物；靶点；耐药机制

结核病仍然是最致命的传染病之一，据2016年世界卫生组织报告，每年仍然约有140万人死于结核病，而这其中耐药性结核病的出现及其在全球日趋严峻的流行趋势对结核病的预防和控制提出了重大挑战。常用的一线和二线抗结核药物虽能有效的治疗结核病，但对目前的耐多药（MDR-TB）、广泛耐药（XDR-TB）以及完全耐药结核病的疗效不佳，因此需要研发新的更有效的抗结核药物。这就需要我们更深入地认识结核分枝杆菌的耐药机制，以寻找新的药物开发靶位点。本年度的研究主要以结核分枝杆菌细胞壁和DNA的合成以及其他持家基因等为主要研究靶点，同时针对传统的耐药基因位点也有新的发现[1]，并筛选出一些新的候选药物和靶点抑制剂，同时在药物渗透模型的研发上有新的突破[2]，可以为新药的研发提高基础，这些研究和发现在抗结核药物研发方面都具有重要意义。

一、抗结核药物及开发的新趋势

1. 噁唑烷酮类药物在贝达喹啉和PA-824新药联合治疗中的作用　Tasneen等[3]人在结核病新的治疗方案研究中发现，贝达喹啉和PA-824药物联合用药，再加上吡嗪酰胺后会提高疗效并缩短化疗时间。PA-824是正在Ⅲ期临床研究的硝基咪唑类药物，已经显示了显著的单独杀菌活力，以及联合贝达喹啉和吡嗪酰胺后的良好的杀菌活力。而如果再加用噁唑烷酮类药物如利奈唑胺、SZD或AZD5847等都可以提高杀菌活力，缩短结核病的治疗疗程。这些结果确认并扩充了先前的研究，显示贝达喹啉、PA-824和噁唑烷酮药物的新组合是一个非常有效的短程化疗方案，该短程化疗方案无需考虑菌株对现存在药物的耐药。这些研究结果为耐药结核病安全有效的短程化疗优化方案的提出奠定了基础，而且此方案比当前针对敏感菌株的一线抗结核药物治疗方案更加有效[4]。

2. DNA解旋酶的突变和氟喹诺酮类药物对结核菌的抗性水平相关　Farhat等[5]研究发现DNA解旋酶B的单突变也会导致氟喹诺酮类药物耐受，同时和DNA解旋酶A协同作用导致氟喹诺酮类药物耐受，并且DNA解旋酶A和B的几个位点的突变呈现了不同水平的氧氟沙星和莫西沙星耐药，说明DNA解旋酶的突变和氟喹诺酮类药物对结核分枝杆菌的耐药水平相关。

3. 针对结核分枝杆菌内酰胺酶和转肽酶失活的碳青霉烯类药物合成的优化研究　联合使用碳青霉烯类的β-内酰胺药物美罗培南和β-内酰胺酶抑制剂克拉维酸应用于抗结核治疗，但是在面对不同寻常的结核分枝杆菌的β-内酰胺靶标和如何逃避β-内酰胺酶的水解作用方面缺乏优化的方案。Iannazzo 等[6]的研究针对以上问题和结核分枝杆菌的β- 内酰胺靶位点，重新合成调整了β- 内酰胺药物的两条侧链和核心的五元环结构，改变后的药物可以有效地抵抗结核分枝杆菌内的β- 内酰胺酶和转肽酶对其的失活作用，显示了良好的抗菌活性，是为药物合成和改造的一个新方向。

4. 结核病临床用药治疗方案的有益提示　Lanoix 等[7]研究显示，在小鼠模型中吡嗪酰胺的杀菌活力在混合一线药物后发现按常规 2 个月的给药后延长吡嗪酰胺的给药时间，在小鼠实验中显示出了更优的效果，可有效阻止结核分枝杆菌的复燃，额外用药的吡嗪酰胺也缩短了治疗的时间，说明在临床结核病治疗方案中如果适当增加吡嗪酰胺的使用或者延长其用药时间，将有可能获得更加良好的治疗效果，并减少结核分枝杆菌的负载。Gupta 等[8]也发现新型的吸入治疗疗法在动物实验中也显示了更好的疗效，为未来在人体开展吸入治疗打下了很好的基础。

二、新型耐药机制的发现

1. 结核分枝杆菌对氟喹诺酮类药物的抗性新机制　Eilertson 等[9]研究发现，结核分枝杆菌氟喹诺酮类药物的抗性通常由于 DNA 解旋酶 gyrase 的突变而引起的，但经常发现菌株显示耐药却并没有发现有 gyrase 基因的突变，通过对耐药菌株和同谱系敏感菌株的全基因组测序分析发现，这些显示耐药而没有发现突变的菌株，其在 Rv1783 位点发生了突变（V762G），该位点编码基因为 eccC5，该基因的表达产物为早期膜复合物分泌系统 ESX-5 中的一个蛋白，类似的突变在欧美和东亚谱系的结核分枝杆菌中被发现。同时人为导入该基因的突变会使标准敏感菌株 H37Rv 的 MIC 值升高，同时药物外排泵抑制剂并没有改变其 MIC 值，这充分说明了结核分枝杆菌 ESX-5 系统的 eccC5 突变会导致呈现对氧氟沙星等氟喹诺酮类药物的耐药性。

2. 结核分枝杆菌通过甲基化抗结核药物的 N 端产生耐药　结核病治疗中面临的很大的问题就是耐药性的产生，而发生耐药的原因有很多种，诸如有很多报道的耐药基因的突变，药物外排泵的作用等等，但是仍有很多发现没有基因突变但有耐药现象的产生，这其中存在很多种值得研究的机制。Warrier 等[10]最新的研究表明药物的甲基化有可能是导致耐药性产生的另外一个方向，结核分枝杆菌的 rv0560c 基因表达一个腺苷甲硫氨酸依赖的甲基转移酶，该酶可甲基化抗结核药物的 N 端，导致药物使用抗菌活性或者活性下降，说明了存在有新的耐药机制，结核分枝杆菌的耐药机制更加复杂。

三、抗结核药物新靶点

1. 全基因组测序和蛋白结构分析技术为药物抗性机制提供新的视点　与耐药结核病在全球扩散的战斗是全球面临的重要健康问题，通过应用全基因组测序技术和蛋白结构相互作用预测模型，分析一线抗结核药物靶点和 MIC 之间的相互关联和多态性的变化，发现耐药基因的突变确实承担了大部分菌株的耐药原因，而且在 MIC 和耐药突变残基到结核分枝杆菌药物结合位点的距离之间有强烈的相关性，说明了 WGS 技术和共进化方法可以有效地探测已知的耐药突变位点并预测未知的突变位点，而且蛋白结构模型预测技术可以很好地预测新的突变和药物抗性的相关性。Phelan 等[11]研究认为可以为新型抗结核药物的设计提供药靶数据库和新的靶点。

2. 新型药物运输载体的研究　纳米金颗粒的研究表明其可以作为药物的优良载体,动物实验表明纳米金颗粒可以运输高浓度的药物到感染部位,并可有效减少治疗的时间和药物的相关毒副作用,显示在结核病的治疗药物开发中也可以运用此方法和技术。Ali 等[12]研究表明纳米金颗粒很好的生物兼容性可以作为利福平很好的载体提升药物在宿主细胞中的抗结核作用,新型药物运输载体的开发将会是另外一条提高药物疗效的有效途径,尤其在目前缺乏新药的情况下,对于改良和提高现有药物的作用具有重要意义。

3. 结核分枝杆菌 CdnP 酶作为新的药物靶点　不同基因型的结核分枝杆菌和宿主细胞的相互作用机制不同,显示出不同的感染和发病机制,这其中只从菌株的角度考虑似乎不能显示全部的原理和机制,因为结核病的本质更像是免疫系统的失调,而失调则是菌株和免疫细胞免疫系统之间相互影响和作用所引起。Dey 等[13]最新的研究发现了拦截机体免疫系统对肺结核产生反应的机制,这或许就为科学家们提供了一种新型药物靶点来帮助开发治疗肺结核的新型药物。cGAMP 是宿主细胞针对结核免疫的重要信使分子,可视为感染后的"救援信号",结核分枝杆菌能够分泌循环二核苷酸磷酸二酯酶(CdnP)的酶类,来关闭宿主细胞的"救援信号"。降低细胞中 cGAMP 信使分子的浓度,浓度的降低将会使宿主细胞认为不再需要 cGAMP,因此就会加重人类细胞中磷酸二酯酶 ENPP1 快速降解任何 cGAMP 的效应,从而就会较早地关闭免疫反应。而针对该 CdnP 可以设计新的抗结核药物,这也将会是未来新的重要的药物靶点。

4. 针对结核分枝杆菌胆固醇的代谢过程可能会发现新的抗分枝杆菌的治疗靶标　胆固醇是结核分枝杆菌潜伏感染中主要和关键的碳源,胆固醇的分解代谢可以为丙酰辅酶 A 合成池的形成做出贡献,该辅酶 A 是结核分枝杆菌脂类毒力因子的重要组成部分。在结核分枝杆菌基因组上包含有大量的胆固醇代谢的调节成分,这表明致病菌为了其感染和持留存在可以很好地利用宿主的甾醇类成分作为自己的营养物质。这些基因的蛋白产物将会是目前合理的药物发现计划中的理想药物靶标。尤其这其中胆固醇代谢过程中针对各种酶的抑制剂,对关键酶的调控是结核分枝杆菌存活的重要步骤,而针对这些酶来开发设计药物将会是发现新的药物靶标的重要途径,相信这将是未来寻找新的药物靶点研究的重要方向。

总之,在这一年的结核病研究中,国际上抗结核新药物研究的发展也并不如人意,结核分枝杆菌的感染和耐药机制的研究有部分进展,新型抗结核药物靶点的研究也有不少的发现,但对于目前严峻的结核病尤其耐药结核病的防控形势,这还远远不够。相比传统的药物靶点的研究,新的抗结核药物研究应以一种全新的途径破坏结核分枝杆菌的生存能力[14],这就需要对药物研究靶点进行更深入的筛选和研究,并加入其他抗生素的综合使用[15]。我们有理由相信,尽管目前结核病的治疗面临巨大的挑战,在现在和以往的结核药物研发经验的基础上,随着结核分枝杆菌生物学研究的深入以及不断出现的新技术手段,将会有更多的抗结核药物新靶点被发现,以及开发出新的抗结核药物。

(刘毅　李传友)

参考文献

1. Unissa AN, Subbian S, Hanna LE, et al. Overview on mechanisms of isoniazid action and resistance in Mycobacterium tuberculosis. Infect Genet Evol, 2016, 45: 474-492.

2. Janardhan S, Ram Vivek M, Narahari Sastry G. Modeling the permeability of drug-like molecules through the cell wall of Mycobacterium tuberculosis: an analogue based approach. Mol Biosyst, 2016, 12(11): 3377-3384.
3. Tasneen R, Betoudji F, Tyagi S, et al. Contribution of oxazolidinones to the efficacy of novel regimens containing bedaquiline and pretomanid in a mouse model of tuberculosis. Antimicrob Agents Chemother, 2015, 60(1): 270-277.
4. World Health Organization. Multidrug-resistant tuberculosis(MDR-TB)2016 update. World Health Organization, Geneva, Switzerland 2016.
5. Farhat MR, Jacobson KR, Franke MF, et al. Gyrase mutations are associated with variable levels of fluoroquinolone resistance in Mycobacterium tuberculosis. J Clin Microbiol, 2016, 54(3): 727-733.
6. Iannazzo L, Soroka D, Triboulet S, et al. Routes of synthesis of carbapenems for optimizing both the inactivation of L, D-transpeptidase LdtMt1 of Mycobacterium tuberculosis and the stability toward hydrolysis by beta-lactamase BlaC. J Med Chem, 2016, 59(7): 3427-3438.
7. Lanoix JP, Betoudji F, Nuermberger E. Sterilizing activity of pyrazinamide in combination with first-line drugs in a C3HeB/FeJ mouse model of tuberculosis. Antimicrob Agents Chemother, 2016, 60(2): 1091-1096.
8. Gupta A, Meena J, Sharma D, et al. Inhalable particles for "Pincer Therapeutics" targeting nitazoxanide as bactericidal and host-directed agent to macrophages in a mouse model of tuberculosis. Mol Pharm, 2016, 13(9): 3247-3255.
9. Eilertson B, Maruri F, Blackman A, et al. A novel resistance mutation in eccC5 of the ESX-5 secretion system confers ofloxacin resistance in Mycobacterium tuberculosis. J Antimicrob Chemother, 2016, 71(9): 2419-2427.
10. Warrier T, Kapilashrami K, Argyrou A, et al. N-methylation of a bactericidal compound as a resistance mechanism in Mycobacterium tuberculosis. Proc Natl Acad Sci USA, 2016, 113(31): E4523-E4530.
11. Phelan J, Coll F, Mcnerney R, et al. Mycobacterium tuberculosis, whole genome sequencing and protein structure modelling provides insights into anti-tuberculosis drug resistance. BMC Med, 2016, 14(1): 31.
12. Ali HR, Ali MR, Wu Y, et al. Gold nanorods as drug delivery vehicles for rifampicin greatly emprove the efficacy of combating Mycobacterium tuberculosis with good biocompatibility with the host cells. Bioconjug Chem, 2016, 27(10): 2486-2492.
13. Dey RJ, Dey B, Zheng Y, et al. Inhibition of innate immune cytosolic surveillance by an M. tuberculosis phosphodiesterase. Nat Chem Biol, 2017, 13(2): 210-217.
14. Inturi B, Pujar GV, Purohit MN. Recent advances and structural features of enoyl-ACP reductase inhibitors of Mycobacterium tuberculosis. Arch Pharm (Weinheim), 2016, 349(11): 817-826
15. Kling A, Lukat P, Almeida DV, et al. Antibiotics. Targeting DnaN for tuberculosis therapy using novel griselimycins. Science, 2015, 348(6239): 1106-1112.

第三章 结核病疫苗

摘要：2015年全球新发结核病人数1040万，死亡人数140万，与上一年度相比发病数和死亡数都有所上升，这使得对效力更好的结核病疫苗的需求更加迫切。目前有13个结核病疫苗正在进行临床试验，其中有4个病毒载体疫苗（Ad5Ag85A、ChAdOx1.85、MVA85A、TB/TLU-04L），4个重组亚单位疫苗（H1/H56、H4、ID93、M72），2个非结核分枝杆菌疫苗（DAR-901、Vaccae），1个重组结核分枝杆菌疫苗（MTBVAC），1个重组BCG疫苗（VPM1002），1个结核分枝杆菌提取物疫苗（RUTI）。然而临床期的疫苗能否达到预期的保护效力仍有很大的不确定性。随着新的生物学技术的出现，会有越来越多的新免疫原被发现，应从中选择最优的免疫原或免疫原组合，并基于这些免疫原开发新的结核病疫苗，使其尽快完成临床前研究进入临床试验评估阶段。这样通过不断推出新的候选结核病疫苗，加快结核病疫苗的开发进程，早日实现通过疫苗控制结核病的目标。

关键词：结核病疫苗；重组亚单位疫苗；BCG；安全性；效力；免疫原

2016年国外科研工作者主要对H56/CAF01重组亚单位疫苗，BCG ΔureC∷hly ΔnuoG和VPM1002重组BCG疫苗、TNF-α结核病疫苗新抗原靶标的发现、BCG疫苗的接种方式、荚膜对BCG疫苗保护效力的影响及宿主易感性与疫苗的保护效力的关系等进行了研究和探讨。

一、重组亚单位疫苗

$CD4^+T$细胞抵御结核分枝杆菌的能力受其定位于肺部感染部位的能力控制。H56/CAF01是一种由H56融合蛋白（Ag85B-ESAT-6-Rv2660）联合CAF01脂质体组成的候选亚单位疫苗。丹麦Woodworth等[1]研究显示亚单位疫苗H56/CAF01能特异诱导循环$CD4^+T$细胞进入结核分枝杆菌感染的肺部组织。H56/CAF01赋予小鼠持久的保护和引发优先定位于肺实质的多功能$CD4^+T$细胞；这些肺驻留T细胞中KLRG1表达减少，CXCR3表达增加，这些Th1分化的中间状态与结核分枝杆菌保护相关联；KLGR1-$CXCR3^+$细胞在接种疫苗动物的肺血管和外周循环富集。小鼠接种H56/CAF01疫苗后，脉管系统有效地将$CD4^+T$细胞运送到结核分枝杆菌感染的肺实质中。因此，由H56/CAF01接种引起的持久免疫与选择性地归巢于肺实质的循环$CD4^+T$细胞的维持相关。

二、重组BCG疫苗

重组BCG是将部分重要保护性抗原，尤其是编码结核分枝杆菌表面蛋白相关毒力因子的基因导入BCG菌株，在体内表达这些抗原，使之更有效地激发机体免疫应答。

重组BCG候选疫苗BCG ΔureC∷hly已通过临床Ⅰ期和临床Ⅱa期试验，抗凋亡毒力基因nuoG编码NADH脱氢酶1G亚基。德国Max Planck研究所Martin等[2]在BCG ΔureC∷hly候选疫苗中删除nuoG基因。在THP-1巨噬细胞中，TUNEL染色结果显示该疫苗诱导细胞凋亡增加，且与自噬标志物LC3的共定位染色增加。以10^6 CFU皮下接种C57BL/6小鼠，

90 天后以 100~200 CFU 的 H37Rv 或临床结核病分离 Beijing/W 株吸入攻击,30 天和 180 天后结果显示接种 BCG ΔureC :: hly ΔnuoG 疫苗可以显著减少小鼠肺部细菌载量,改善肺部炎症,并加强免疫应答包括 $CD4^+$ 相关细胞群 $Ag85^+CD4^+$、$CD4^+TCM$ 和 $CD4^+TEM$ 等增加。

重组 BCG 候选疫苗 VPM1002 已通过临床Ⅰ期和临床Ⅱb 期试验。南非 Loxton 等[3]报道了 VPM1002 疫苗在南非的临床研究,该研究主要对在未感染 HIV 的新生儿中接种 VPM1002 疫苗的安全性和免疫原性进行评估。在具有 6 个月随访期的Ⅱ期开放标记的随机试验中,用 VPM1002(n=36)或 BCG Danish 菌株(n=12)皮内接种总共 48 个新生儿,同时进行临床安全性评价和免疫原性评价。结果显示两组的安全性参数和免疫原性相当;两种疫苗均可诱导 IL-17 应答;VPM1002 接种导致在第 16 周和第 6 个月 $CD8^+IL\text{-}17^+T$ 细胞的增加;VPM1002 的脓肿形成发生率低于 BCG。VPM1002 是一种安全性良好和有强免疫原性的新生儿疫苗,这些结果支持进一步评估 VPM1002 疫苗在更大的研究中的安全性和效力。

三、结核病疫苗新抗原靶标的发现

肿瘤坏死因子 TNF-α 是控制结核中起重要作用的细胞因子,TNF-α 通过促进巨噬细胞吞噬溶酶体融合和凋亡,从而增强抗原递呈而激活 $CD4^+T$ 细胞免疫及交叉敏化 $CD8^+T$ 细胞。特异性分枝杆菌组分的表达可抑制宿主细胞 TNF 产生从而逃避抗结核(anti-TB)免疫。美国 Olsen 等[4]假设有诱导宿主细胞 TNF 产生增强的结核分枝杆菌 TNF 增强突变体,因此该结核分枝杆菌突变体具有增强的免疫原性,并可用于疫苗研发。为了鉴定调节宿主细胞 TNF 产生的分枝杆菌基因,该研究使用 TNF 受体巨噬细胞系筛选耻垢分枝杆菌的 H37Rv 结核分枝杆菌黏粒文库。筛选已鉴定一组 TNF 下调分枝杆菌基因,当这些基因在 H37Rv 中缺失时,产生 TNF 增强突变体。对注释为编码三酰基甘油合酶和脂肪酰辅酶 A(acyl-CoA)合成酶(涉及脂质生物合成和代谢的酶)的 TNF 下调基因进行破坏,通过对突变体的分析揭示,与野生型 H37Rv 相比,这些菌株可促进巨噬细胞吞噬溶酶体融合和凋亡。用 TNF 增强的结核分枝杆菌突变体免疫小鼠引起 $CD4^+$ 和 $CD8^+T$ 细胞应答优于野生型。结果表明,TNF 增强的结核分枝杆菌基因可以增强分枝杆菌菌株的免疫原性,引发更强的 T 细胞应答,可用于开发新的结核疫苗。

四、BCG 疫苗的接种方式影响保护效力

西班牙 Aguilo 等[5]研究表明 BCG 疫苗吸入接种的效果比皮下接种好,前者通过 IL-17 依赖性机制保护结核感染的小鼠。目前正在开发的一些最有希望的新型结核疫苗策略是基于呼吸道接种,模拟自然的感染途径。DBA/2 小鼠模型肠道外接种 BCG 疫苗不提供结核病免疫,在结核易感性 DBA/2 小鼠品系中比较吸入和皮下接种 BCG 疫苗。结果显示,鼻内而不是皮下接种 BCG 赋予了抗肺结核攻击的强大保护。此外,肺接种触发结核分枝杆菌特异性黏膜免疫反应由 IL-17A 调控。体内 IL-17A 降低了这种保护,并消除了呼吸道结核分枝杆菌特异性免疫球蛋白 A(IgA)分泌和鼻内接种后诱导的聚合免疫球蛋白受体的肺表达。结果表明 BCG 的吸入接种可以克服胃肠外接种 BCG 时缺乏的保护效力,表明当皮下接种 BCG 有效性低时,吸入接种结核疫苗可以提高保护效力。

五、荚膜对 BCG 疫苗保护效力的影响

美国 Prados-Rosales 等[6]研究表明 BCG 生长培养基的类型影响荚膜的存在,并且与 BCG 疫苗保护效力的差异相关。用加或不加去垢剂的基本培养基培养 BCG 和 H37Rv 菌株,加去垢剂培养的菌株不含荚膜,不加去垢剂的菌株含荚膜,分别用这些菌株接种 C57BL/6 小鼠。结果表明与用无荚膜的 BCG 疫苗接种相比,有荚膜 BCG 接种后包括更高的多糖特异性荚膜抗体滴度,更高的炎症因子 IFN-γ、IL-17 和更多的多功能 $CD4^{+}T$ 细胞,具有包封的 BCG 小鼠促进了更有效的免疫应答。另一方面小鼠肺和脾中的细菌载菌量变化差异与感染有荚膜或无荚膜的 H37Rv 相关。接种有荚膜的 BCG 和用有荚膜的 H37Rv 菌株攻击的组合产生最大的保护功效。有荚膜的 H37Rv 菌株的转录组与饥饿组、缺氧组、稳定期组相似。这意味着生长培养基中的去垢剂、BCG 的荚膜是免疫学研究中的重要变量。

六、宿主易感性关系到疫苗的保护效力

在结核病发生过程中,结核分枝杆菌与环境、宿主间复杂的相互作用可能起到关键的影响,而某种程度上宿主因素可能决定结核易感性。

而在自然种群中证明宿主遗传、环境和疫苗制备对 BCG 效力的相关性是困难的。美国 Smith 等[7]开发了一种在捕获的远交单个小鼠中观察免疫反应的模型系统,这种广度的模型系统可用于理解宿主遗传学对疫苗功效的贡献。当总体分析时,这个模型在几个重要方面类似于自然人群:动物表现出对结核分枝杆菌的广泛易感性;它们对感染的免疫应答不同;没有受到 BCG 疫苗接种的持久保护。然而,当在基因型水平分析时,发现这些表型差异是可遗传的。结核分枝杆菌易感性在不同小鼠品系之间变化,从极端易感性到逐渐清除结核分枝杆菌。同样,只有少数基因型被疫苗接种保护。在不同基因型小鼠之间 BCG 的保护效力是显著可变的。BCG 的保护效力不依赖于动物的内在易感性,而是与动物对病原体免疫应答的差异相关。这些观察表明宿主遗传多样性在 BCG 保护效力中起的重要作用,支持结核病易感性和疫苗保护效力由宿主基因型独立控制。该研究有助于了解宿主遗传学对疫苗功效的贡献,并提供一种新的模型系统以合理地开发更广泛有效的疫苗。

(王雅果　毕利军)

参考文献

1. Woodworth JS, Cohen SB, Moguche AO, et al. Subunit vaccine H56/CAF01 induces a population of circulating $CD4^{+}$ T cells that traffic into the Mycobacterium tuberculosis-infected lung. Mucosal Immunol, 2016, doi: 10. 1038/mi. 2016. 70. [Epub ahead of print]

2. Martin G, Natalie N, Alexis V, et al. Deletion of nuoG from the vaccine candidate mycobacterium bovis BCG ΔureC :: hly improves protection against tuberculosis. Mbio, 2016, 7(3): e00679-16.

3. Loxton AG, Knaul JK, Grode L, et al. Safety and immunogenicity of the recombinant BCG vaccine VPM1002 in HIV-unexposed newborn infants in South Africa. Clin Vaccine Immunol, 2016 Dec 14. pii: CVI. 00439-16. [Epub ahead of print]

4. Olsen A, Chen Y, Ji Q, et al. Targeting Mycobacterium tuberculosis tumor necrosis factor alpha-downregulating

genes for the development of antituberculous vaccines. Mbio,2016,7(3):e01023-15.

5. Aguilo N,Alvarez-Arguedas S,Uranga S,et al. Pulmonary but not subcutaneous delivery of BCG vaccine confers protection to tuberculosis-susceptible mice by an interleukin 17-dependent mechanism. J Infect Dis,2016,213(5):831-839.

6. Prados-Rosales R,Carreño LJ,Weinrick B,et al. The type of growth medium affects the presence of a mycobacterial capsule and is associated with differences in protective efficacy of BCG vaccination against Mycobacterium tuberculosis. J Infect Dis,2016,214(3):426-437.

7. Smith CM,Proulx MK,Olive AJ,et al. Tuberculosis susceptibility and vaccine protection are independently controlled by host genotype. MBio,2016,7(5):e01516-16.

第四章　结核分枝杆菌的生理生化

摘要:结核病是全球重大传染病之一,而结核分枝杆菌是一种兼性细胞内寄生菌,深入研究结核分枝杆菌的生理生化特性,可以更好地理解结核病的发病机制。近一年来,国外学者对结核分枝杆菌生理生化的深入研究,取得不少成果。研究内容主要包括结核分枝杆菌的细胞壁,生长代谢,病原性和毒力,持留感染以及耐药机制等方面。

关键词:结核分枝杆菌;细胞壁;生长代谢;病原性;持留;耐药

结核分枝杆菌(Mycobacterium tuberculosis,Mtb)是结核病的病原菌,自从 1882 年 Koch 发现结核分枝杆菌以来,已经有 100 多年的历史,但目前结核病仍然是一个未解决的全球性公共健康问题。耐多药、广泛耐药以及全耐药结核分枝杆菌的出现,使得现有抗结核药物的治疗效果越来越差。结核分枝杆菌耐药与耐药基因的突变和代谢密切相关,也有其他很多的机制值得研究。因此深入研究结核分枝杆菌的生理生化特性,可以更好地理解结核病的发病及耐药机制,为结核病疫苗以及抗结核新药的研发提供有利的基础。

一、结核分枝杆菌的细胞壁

Mtb 的细胞壁主要由交联成网状的肽聚糖(PG)组成,其中胞壁酸残基通过独特的连接区与复合多糖和阿拉伯半乳聚糖(AG)共价结合。PG 和 AG 生物合成途径的分子机制已经得到较好的阐述,然而这两个途径相交联的具体机制还不是很清楚。在革兰阳性菌中,LytR-CpsA-Psr(LCP)蛋白家族通过一个连接单元,将细胞壁磷壁酸与 PG 进行连接,而在 Mtb 中同样存在一个高度相似的连接区。近来 Harrison 等[1]证实 Mtb 的 Rv3267 是 LCP 的同源基因,并命名为 Lcp1,该基因可编码磷酸转移酶,是细胞维持生存的必需基因。此外,细胞游离放射性标记试验进一步证明重组 Lcp1 确实能够将 AG 和 PG 进行连接,可为新抗结核药物的研究提供靶点。

Mtb 的 PE/PPE 家族蛋白占结核分枝杆菌编码能力的 10%,根据 N 末端保守的脯氨酸 - 谷氨酸(Pro-Glu)和脯氨酸 - 脯氨酸 - 谷氨酸(Pro-Pro-Glu)序列的不同,可以分为 PE 和 PPE 两个亚家族。该家族蛋白主要分布在细胞壁,参与 Mtb 的生存、增殖,在致病力方面和宿主的相互作用中发挥重要的功能。Mtb 的 Rv1808 可编码细胞壁相关蛋白 PPE32。Deng 等[2]研究发现 PPE32 可以激活 ERK1/2 信号通路,进而明显增加 IL-12p40 和 IL-32 的表达,但是 PPE32 刺激巨噬细胞后,其细胞活力受到抑制。研究人员还证实 PPE32 能够诱导 caspase-3 和 caspase-9 的分裂,进而抑制 caspase 活性,阻碍 PPE32 诱导的细胞凋亡,并推测这一过程可能与内质网的胁迫相关。

二、结核分枝杆菌的生长代谢

(一) 维生素 K_2 的生物合成

维生素 K_2(menaquinone,MQ)是 Mtb 呼吸链的主要成分,而呼吸链的电子传递可以维持 ATP 的合成，无论对复制和非复制 Mtb 都具有重要作用。此外，MQ 的生物合成对于 Mtb 的持留感染也是至关重要的。MenD（2-succinyl-5-enolpyruvyl-6-hydroxy-3-cyclohexadiene-1-carboxylate synthase，SEPHCHC synthase）是一个硫胺素二磷酸（ThDP）依赖性的酶，能够催化 MQ 生物合成的第一个关键步骤。催化反应的第一个底物是 α- 酮戊二酸，其次是异分支酸合成酶（isochorismate），最终生成 SEPHCHC。Jirgis 等[3]进一步研究了 Mtb-MenD 的晶体结构，揭示了 MenD 在 SEPHCHC 催化反应的每个环节中所具有的结构特征，以及底物和产物出现选择性的原因，为以 MenD 结构特征为靶点的药物开发奠定了基础。

（二）无机多磷酸盐 poly（P）的代谢

无机多磷酸盐 poly（P）是 Mtb 炎症反应的重要调节分子，可以介导抗生素耐受。多聚磷酸盐激酶 PPK1 可以参与结核分枝杆菌 poly（P）的合成，而外切聚磷酸酶 PPX1 和 PPX2 以及 GTP 合成酶 PPK2 主要参与 poly（P）的水解。Chuang 等[4]采用液相色谱和串联质谱分析技术，发现在 ppx1 或者 ppk2 的缺陷菌株中，poly（P）的聚集可以显著降低胞内甘油 -3- 磷酸（G3P）和 1- 脱氧 - 木酮糖 -5- 磷酸（1-deoxy-xylulose-5-phosphate）的水平。实时定量 PCR 方法发现 ppx1 或者 ppk2 缺陷菌株中，G3P 合成途径中相关基因的表达下降，进而导致胞内 G3P 的水平下降。此外，ppx1 缺陷菌株中三羧酸循环代谢的产物明显累积，精氨酸和 NADH 的代谢也发生改变，poly（P）累积后，生物膜的形成受到影响。在药物的敏感性方面，ppk2 缺陷株与对白花丹素和美罗培南的敏感度增加有关，而 ppx1 缺陷株可以导致对氯法齐明的敏感度增加。由 ppx1、ppk2 以及参与炎症反应的其他两个成员 rel 和 sigE 构建的 DNA 疫苗，给小鼠雾化感染结核分枝杆菌，疫苗没有表现出免疫保护性，但是疫苗诱导的免疫反应可以增加异烟肼的杀菌活性。因此 Mtb 炎症反应的调节因子 poly（P）对结核菌的代谢，生物膜的形成以及体内抗生素的敏感性都具有重要作用。

（三）脂代谢

Mtb 脂代谢发生改变，其在宿主细胞内的生长会受到抑制，这可能是 Mtb 长期持留生存的原因之一。Rv1411c 编码 Mtb 脂蛋白 LprG，可以结合磷脂酰肌醇甘露糖苷（PIM）和脂阿拉伯甘露（LAM）。然而与其他 Mtb 脂蛋白不同的是，LprG 与 Rv1410 位于同一个操纵子中，Rv1410 是主要易化子超家族（major facilitator superfamily，MFS）的成员。Martinot 等[5]研究发现 LprG-Rv1410 的功能破坏后，胞内甘油三酯（TAG）的水平增加。此外，体外实验发现 LprG 与 TAG 可以共结晶，实现 TAG 在脂膜间的转运，将 LprG-Rv1410 进行过表达后，TAG 转移到培养基中的含量明显增加，由此证明 LprG 和 Rv1410 是实现 TAG 从胞质转到胞外的必需因子。TAG 在 Mtb 的代谢中具有重要作用，由此推测 LprG-Rv1410 的突变菌株在宿主体内生存力和毒力下降的原因，正可能是这种代谢状态发生改变导致的。

三、结核分枝杆菌的病原性和毒力

Mtb 的毒力机制是非常复杂的。毒力因子包括分泌因子，细胞表面成分，参与细胞代谢的酶和转录调节子。Mtb 的胞质膜存在 TAT（twin-arginine translocation）蛋白分泌系统，负责折叠蛋白的转运，在细胞壁的生物合成中发挥重要作用。Bhuwan 等[6]证实 RipA 是 Mtb 的一个毒力蛋白，具有肽聚糖脱氢酶活性，该蛋白由 TAT 系统分泌。RipA 的 N 末端是由保守的成对精氨酸残基形成的信号肽组成。生物信息分析发现 ATPase 家族成员 MoxR1 可以与 RipA 相互作用。双分子荧光互补技术（BiFC）和过表达实验都证实这两个蛋白可以发生相互作用。由于 MoxR 有分子伴侣活性,当 RipA-MoxR 相互作用时,MoxR 能够将 RipA 进行适当的折叠,最终使其分泌。此外,抑制 Mtb 的这个转运系统将会阻止肽聚糖脱氢酶的定位,对内酰胺类抗生素产生敏感性,为药物的再利用提供新候选位点。

包膜(capsule)的形成对于许多细菌病原体的毒力是至关重要的。Mtb 外层包膜主要由 α- 葡聚糖聚合物构成,与糖原类似。目前,包膜的生物合成过程还有很多未知之处,由于无法制备 α- 葡聚糖的突变株,因此阻碍了其致病性的研究。三种不同的途径可以参与结核分枝杆菌 α- 葡聚糖的生物合成,分别是 GlgC-GlgA、Rv3032 和 TreS-Pep2-GlgE 途径。研究发现 TreS-Pep2 和 GlgC-GlgA 这两种途径可以互相补偿,因为二者都能产生麦芽糖 1 磷酸(M1P),作为麦芽糖基转移酶 GlgE 的底物,随后在分支酶 GlgB 的作用下以不同的聚合方式产生 α- 葡聚糖,其中一些 α- 葡聚糖可以转移到胞外,形成包膜。Koliwer-Brandl 等[7]通过构建 Mtb 的 α- 葡聚糖双重突变缺失株,初步证实 α- 葡聚糖的生物合成与 Mtb 毒力有直接的联系。

Mtb 的致病力与其进化有着密切关系。基因水平转移(HGT)是细菌多样化和进化的主要驱动力。Boritsch 等[8]研究证实在肯尼迪分枝杆菌进化分支中,发生了独特的染色体 DNA 的转移,这与假定的结核分枝杆菌复合群的共同祖先极其相似,表明在 Mtb 进化过程中,HGT 可能是其获得抗宿主防御相关基因的主要机制,由此而获得致病力。

四、结核分枝杆菌的持留

毒素 - 抗毒素系统(toxin-antitoxin systems,TAS)是 Mtb 进入持留状态的主要分子机制之一。结核分枝杆菌 H37Rv 基因组中有 88 个毒素 - 抗毒素位点,其中 47 个属于 vapBC 家族。TAS 系统可以参与乏氧和营养缺乏等应激反应,生物膜的形式,细胞的运动以及致病性的调节。vapBC 家族的毒素 VapC 含有 PIN 结构域,具有多种核糖核酸酶活性,而抗毒素 VapB 则可结合和抑制毒素的作用。在这个复杂的自我调节系统中,抗毒素能够结合特异性 DNA 序列来调控毒素操纵子的转录,当抗毒素与毒素结合后,便会增强抗毒素与 DNA 结合的亲和力。目前,在蛋白质数据库中,仅有 4 个毒素分子的晶体结构信息,分别是 VapC3、VapC5、VapC15 和 VapC30。Jardim 等[9]将 VapC21 进行表达、纯化、结晶,并首次在没有抗毒素的情况下,以 1.31Å 的分辨率得到了 VapC21 的晶体结构,这种原子级分辨率的结构数据为深入了解 Mtb 持留的分子机制奠定了基础。

LppM(Rv2171)参与巨噬细胞的吞噬,能够有效地抑制吞噬体的酸化,进而促进 Mtb 的持留。Barthe 等[10]发现 LppM 可通过 C- 端膜结构域锚定在 Mtb 的细胞壁上,此外,该蛋白还可通过截短蛋白的方式分泌到培养上清中。通过对 LppM 结构进行解析,发现它与其他参与吞噬体成熟的脂蛋白(如 LprG)没有相似性。LppM 的双重定位可为 Mtb 内其他蛋白的分泌和定位调节提供新的思考方向。

五、结核分枝杆菌的耐药

Mtb 产生的胞外聚合物(EPS)可以形成生物膜,而引人注目的是包裹在生物膜中 Mtb 表现出药物的耐受性。Mtb 生物膜 EPS 的组成和具体的形成机制目前还不是很了解。最近 Trivedi 等[11]发现二硫苏糖醇(DTT)诱导的还原反应可以导致 Mtb 培养物中生物膜的形成,并证实生物膜所包裹的 Mtb 处于代谢活跃状态,但这些 Mtb 却表现出药物的耐受性。此外,证实纤维素是生物膜的重要成分。

环丝氨酸是毒性较大的二线抗结核药物，主要用于 MDR 和 XDR 的治疗。Desjardins 等[12]对 498 株 Mtb 进行测序，鉴定出环丝氨酸的耐药基因 ald(Rv2780)，该基因编码 L- 丙氨酸脱氢酶。药敏实验进一步证实 ald 基因功能的缺失，表现出对环丝氨酸的抗性，通过 ald 基因回补，可以在一定程度上恢复药物的敏感性。因此开发以环丝氨酸耐药基因 ald 为靶点的分子诊断方法，能够更有针对性地只对药物敏感者用药，避免了药物的不合理使用。

Mtb 的必需基因大约占整个基因组的 20%，而必需基因的功能研究受研究方法的限制一直面临着较多地挑战。Bhuwan 等[6]建立了 CRISPR-dCas9- 介导的 RNA 干扰系统，为 Mtb 的必需基因的功能研究提供了有利条件，这有助于我们更好地了解 Mtb 生理生化基础。

（陈艳清　曹树辉　李传友）

参考文献

1. Harrison J, Lloyd G, Joe M, et al. Lcp1 Is a Phosphotransferase responsible for ligating arabinogalactan to peptidoglycan in Mycobacterium tuberculosis. Mbio, 2016, 7(4): e00972-16.
2. Deng W, Yang W, Zeng J, et al. Mycobacterium tuberculosis PPE32 promotes cytokines production and host cell apoptosis through caspase cascade accompanying with enhanced ER stress response. Oncotarget, 2016, 7(41): 67347-67359.
3. Jirgis EN, Bashiri G, Bulloch EM, et al. Structural views along the Mycobacterium tuberculosis menD reaction pathway illuminate key aspects of thiamin diphosphate-dependent enzyme mechanisms. Structure, 2016, 24(7): 1167-1177.
4. Chuang YM, Dutta NK, Hung CF, et al. The stringent response factors PPX1 and PPK2 play an important role in Mycobacterium tuberculosis metabolism, biofilm formation, and sensitivity to isoniazid in vivo. Antimicrob Agents Chemother, 2016, 60(11): 6460-6470.
5. Martinot AJ, Farrow M, Bai L, et al. Mycobacterial metabolic syndrome: LprG and Rv1410 regulate triacylglyceride levels, growth rate and virulence in Mycobacterium tuberculosis. PLoS Pathog, 2016, 12(1): e1005351.
6. Bhuwan M, Arora N, Sharma A, et al. Interaction of Mycobacterium tuberculosis virulence factor RipA with chaperone MoxR1 is required for transport through the TAT secretion system. MBio, 2016, 7(2): e02259.
7. Koliwer-Brandl H, Syson K, van de Weerd R, et al. Metabolic network for the biosynthesis of intra-and extracellular α-glucans required for virulence of Mycobacterium tuberculosis. PLoS Pathog, 2016, 12(8): e1005768.
8. Boritsch EC, Khanna V, Pawlik A, et al. Key experimental evidence of chromosomal DNA transfer among selected tuberculosis-causing mycobacteria. Proc Natl Acad Sci U S A, 2016, 113(35): 9876-9881.
9. Jardim P, Santos IC, Barbosa JA, et al. Crystal structure of VapC21 from Mycobacterium tuberculosis at 1.31 Å resolution. Biochem Biophys Res Commun, 2016, 478(3): 1370-1375.
10. Barthe P, Veyron-Churlet R, de Visch A, et al. Mycobacterium tuberculosis LppM displays an original structure and domain composition linked to a dual localization. Structure, 2016, 24(10): 1788-1794.

11. Trivedi A, Mavi PS, Bhatt D, et al. Thiol reductive stress induces cellulose-anchored biofilm formation in Mycobacterium tuberculosis. Nat Commun, 2016, 7: 11392.
12. Desjardins CA, Cohen KA, Munsamy V, et al. Genomic and functional analyses of Mycobacterium tuberculosis strains implicate ald in D-cycloserine resistance. Nat Genet, 2016, 48(5): 544-551.

第五章　结核病免疫学

摘要：结核病是典型的胞内寄生菌诱导的感染性疾病，其感染、发病及预后判断等都与机体免疫功能息息相关。深入理解结核杆菌诱导结核病发生的免疫学机制、免疫病理改变等对于结核病的预防、诊断、预后及新型结核疫苗的研发都具有十分重要的理论和实践意义。结核分枝杆菌诱导的免疫应答机制及参与因素十分复杂，主要涉及固有免疫及适应性免疫，其中又包括免疫器官、免疫组织、免疫细胞、免疫分子及免疫相关基因共同参与、相互调节，共同决定免疫应答的性质、过程及结局。

关键词：固有免疫；适应性免疫；巨噬细胞；T 淋巴细胞；细胞因子

结核病是由结核分枝杆菌感染所引起的传染病，是我国三大传染性疾病之一。由于目前唯一用于预防结核病的疫苗，卡介苗，对于成人结核病的预防效果不佳，近一个世纪未研发出有效的结核新型疫苗；半个世纪来无抗结核新药问世；加上 AIDS/HIV 的流行、结核合并糖尿病逐年增加、耐药结核病的流行，使得结核病的防控形势十分严峻。而无论是新型结核疫苗的研发，还是对于 AIDS/HIV、糖尿病、耐药结核病等控制，都需要对于结核病发生过程中免疫学机制有更深入的认识和理解。

一、固有免疫应答

结核分枝杆菌感染机体的第一步是与靶细胞的结合，作为一种成功的胞内病原菌，结核分枝杆菌可通过多种机制调控机体免疫防御功能以促进其在吞噬细胞内的存活。结核杆菌进入细胞由多种趋化因子所介导，包括 IL-8 以及固有细胞因子网络，这对于适应性免疫应答的启动和感染控制来讲都非常关键。有研究发现结核杆菌蛋白 AtsG 芳基硫酸酯酶、双氨基葡萄糖 - 磷酸乙酰转移酶和 N- 乙酰葡糖胺 -1- 磷酸尿苷转移酶（GlmU）及 S- 腺苷同型半胱氨酸水解酶（SahH）可以高亲和力结合人 IL-8。通过构建过表达 AtsG、GlmU 或 SahH 的结核菌变异株，可以检测这些蛋白对于结核分枝杆菌进入人体中性粒细胞的作用。结果发现表达这些蛋白的结核菌进入胞内的数量远远大于野生型结核菌，这表明上述蛋白参与结核分枝杆菌感染机体的早期过程，并可影响病原菌与靶细胞的黏附[1]。

结核分枝杆菌在细胞内持续存在可能是由于结核菌调控了宿主的适应性免疫应答。感染的树突状细胞（DCs）可携带结核菌至局部淋巴结，但不能有效活化 CD4$^+$T 细胞，提示结核菌对抗原递呈具有调控作用。然而，结核菌抗原也可以从感染的 DCs 输出并被未感染 DCs 摄取并递呈，从而部分恢复结核菌对于感染细胞抗原递呈功能的封闭作用。研究者发现，这种抗原转运的第一阶段，即抗原输出，可通过分流抗原递呈途径上的结核蛋白从而促使结核杆菌免于被递呈。驱动蛋白 -2 是抗原输出的必要蛋白，删除这种基于微管的运动可增加抗原特异性 CD4$^+$T 细胞的活化，并促进对于胞内菌感染的控制作用。因此，虽然抗原转运可促进旁观者细胞的抗原递呈作用，但其并不能补偿感染细胞降低的抗原递呈能力，反而是抗原逃逸 CD4$^+$T 作用的一种方式[2]。

在结核分枝杆菌慢性感染过程中,结核的复制被局限于肺部肉芽肿,直至过度的炎症反应破坏肺脏。中性粒细胞在感染早期被募集到局部并参与肉芽肿的形成,但过度中性粒细胞聚集会加重疾病进展。因此,中性粒细胞也被视为治疗干预的潜在靶标,尤其对于那些没有任何抗生素治疗可能性的患者。而这需要深入研究调控中性粒细胞至肺部的信号。研究者发现,在小鼠模型中,鼻内感染毒性结核菌或活性减毒的BCG后,中性粒细胞先后两度被募集到肺部。中性粒细胞第一波聚集较快速,然后包括分泌IFN-γ和IL-17A的T细胞在内的适应性应答启动并在肺部发挥作用。有趣的是,中性粒细胞的第二波聚集并不能控制肺部结核菌感染,也不与T细胞发生相互作用。适应性应答依赖于IL-17RA(IL-17A的受体)的表达,其表达于非造血细胞。缺乏这种受体时,CXCL-1和CXCL-5下降,也会影响中性粒细胞的聚集。在BCG感染的IL-17RA敲除小鼠,补充CXCL-1和CXCL-5可恢复肺部中性粒细胞的聚集[3]。

人淋巴内皮细胞(hLEC)和自噬作用在结核发病中发挥作用,hLEC是结核杆菌潜在结合部位,促进结核菌在淋巴结的慢性持续感染。肺外结核最常见的感染部位是淋巴系统,研究表明LEC也发挥免疫功能。笔者发现,淋巴管LEC是结核患者结核杆菌结合的部位。在hLECs中培养后,结核杆菌同时在细胞质和内噬体内复制,删除毒力基因RD1后结核菌不能复制。IFN-γ活化诱导hLEC细胞自主反应,通过自噬作用和产生NO的方式限制结核菌生长。因此,依赖于LEC的不同活化状态,自噬作用既可促进也可限制结核分枝杆菌的复制[4]。

虽然自然杀伤(NK)细胞属于固有免疫应答类型细胞,但有研究提示NK细胞也具有记忆性。BCG刺激后,结核性胸膜炎患者胸水中记忆样NK细胞能产生大量IFN-γ。这些NK细胞可在IL-15的诱导下产生IL-22,IL-12可促进IL-22的产生。而BCG或结核相关抗原可促进胸水中NK细胞分泌IL-22而非IL-17。产生IL-22的NK细胞与产生IFN-γ的NK细胞的亚群并不相同,且主要为$CD45RO^{high}NKG2D^{high}GranzymeB^{high}NK$细胞产生。在BCG刺激的条件下,抗IL-12Rβ1单克隆抗体(2B10)部分抑制NK细胞IL-22的产生。表明记忆细胞样抗原特异性$CD45RO^{+}NK$细胞可能通过分泌IL-22参与结核感染中记忆性免疫应答,从而发挥关键的抗结核保护作用[5]。

肺泡巨噬细胞在肺部固有免疫应答中发挥主要作用。然而,当这些细胞不能够清除病原菌时,适应性免疫系统及活化的巨噬细胞,尤其是T细胞均参与控制病原菌。这些免疫细胞包绕并隔离病原菌,形成微小组织结构即肉芽肿,控制结核分枝杆菌。有研究通过系统的偏微分方程建立了肉芽肿的动态数学模型。肺部感染过程中适应性免疫应答的"力量"由参数α表示,代表T细胞和M1型巨噬细胞由淋巴结迁移至肉芽肿边界的通量率。参数α与"转换时间"呈负相关,"转换时间"即M1型巨噬细胞的数量超越感染的M2型肺泡巨噬细胞数量所花费的时间。模型的模拟结果表明,当α增加时,肉芽肿的半径和肉芽肿内的细菌负荷均减少。该模型利用参数α水平,可用于评价潜在宿主导向疗法的效果,即在固定的剂量水平,免疫应答越强,感染者降低细菌负荷的能力越强[6]。

结核杆菌的生活周期复杂,目前对于结核杆菌感染及其在宿主细胞内存活的机制还不清楚。欧亚野猪(野猪)是结核分枝杆菌复合群的天然宿主,可作为结核感染及结核病的研究模型。在这种模型中,结核分枝杆菌感染后影响下颌淋巴结和口咽扁桃体固有及适应性免疫应答基因的表达,相关生物标记物被认为与抗结核感染的抵抗力相关。然而,目前还不清楚结核菌利用何种机制来控制宿主免疫应答。研究者设想，感染者的结核菌利用某些免疫系统蛋白，这些蛋白在未感染者并不表达，来保证病原菌的感染和传播。为了验证这个假设，利用比较蛋白质组学的方法来比较结核菌感染（TB+）和未感染（TB-）的年幼及成年动物的免疫应答，且感染发生于不同部位如头部（TB+）或多个器官（TB++）。结果发现，宿主免疫系统蛋白在对抗结核菌种发挥重要作用。与未感染的 TB- 对照组相比，钙结合蛋白 A9、Heme 过氧化氢酶、乳铁传递蛋白、抗菌肽和肽聚糖识别蛋白质在 TB+ 动物中具有代表性，与 TB- 和（或）TB+ 成年野猪相比，蛋白水平在 TB+ 动物中更高；与 TB- 对照相比，MHC Ⅰ是唯一一个在 TB+ 成年野猪中过表达的蛋白。表明结核杆菌通过降低免疫系统蛋白的表达来控制宿主免疫应答。然而，当感染进展时，免疫系统恢复为限制病原菌复制并促进生存，导致病原菌的传播[7]。

结核菌感染时，病原菌与宿主细胞之间的初始相互作用决定了内化和固有免疫应答水平。有报道称吐温等洗涤剂可改变结核杆菌细胞壁并溶解各种脂类和蛋白质，这具有重要提示意义，因为细胞壁的变化会影响巨噬细胞吞噬结核菌的能力及针对结核菌的免疫应答。人与人之间传播时，吸入的结核菌以其原有状态进入机体，这是没有洗涤剂的环境，因此体外和体内的研究应该尽可能模拟这种真实情况。为此，研究者对试验程序进行优化，接种及处理结核菌过程中不含洗涤剂，检测耐多药结核菌（R179 北京 220 临床分离株）感染小鼠巨噬细胞（BMDM）后的应答反应。比较了宿主针对标准实验室条件（包含 R179T 的吐温 80）或不含洗涤剂的溶液（R179NT）条件下培养的结核菌的应答反应。结果发现，分别用 R179T 及 R179BT 结核菌感染 BMDM 后有 2651 种基因的表达存在差别。这些差别表达的基因包括参与结核菌相互作用的 BMDM 受体，如 Mrc1、Ifngr1、Tlr9、Fpr1 和 Itgax 和促炎细胞因子 / 趋化因子如 Il6、Il1b、Tnf、Ccl5 和 Cxcl14。R179NT 感染 BMDM 后刺激剧烈炎症反应。R179NT 结核菌可诱导 Fpr1 的表达，可用于监测结核菌甲酰肽的受体并可诱导连锁免疫应答。Cxcl14 和 Tlr9 也只有在 R179NT 结核菌感染后才表达，这些成分都在结核感染过程中发挥作用。因此，研究提示宿主对于吐温 80 培养后的结核菌的应答差别非常显著，因此在感染性试验中应当避免使用[8]。

虽然可诱导 $CD4^{+}T$ 细胞应答，但结核菌通常会引起慢性感染，可能是由于结核菌操控 MHC Ⅱ类抗原的递呈及 $CD4^{+}T$ 细胞的活化从而避免被 $CD4^{+}T$ 细胞应答所清除。研究者在体内外比较了针对结核分枝杆菌及 BCG 诱导的 Ag85B 特异性 $CD4^{+}T$ 细胞的活化。发现，虽然在小鼠肺部有结核分枝杆菌，BCG 却被清除了，这种清除是 T 细胞依赖性的。在体内外，虽然结核分枝杆菌产生并分泌更多的 Ag85B，但结核分枝杆菌感染的巨噬细胞和树突状细胞激活 Ag85B 特异性 $CD4^{+}T$ 细胞的能力显著低于 BCG 感染的细胞。BCG 感染过程中，活化 Ag85B 特异性 $CD4^{+}T$ 细胞需要的感染树突状细胞的数量相对较少，所需的分泌抗原的结核菌的数量也低于结核分枝杆菌感染的情况。当利用含有同等量的结核分枝杆菌或 BCG 时的树突状细胞进行转输时，BCG 感染细胞比结核分枝杆菌感染细胞诱导更多的 Ag85B 特异性 $CD4^{+}T$ 细胞的激活和增殖，这种差异是由于抗原递呈的差异而非共刺激分子或抑制性分子的表达不同所造成的，表明抗原递呈能力的下降有助于结核持续感染，限制抗原递呈也是结核分枝杆菌毒力及致病的表现[9]。

依据分泌细胞因子的类型和功能的差异，巨噬细胞可分为 M1 型和 M2 型。在诱导炎症反应和清除结核分枝杆菌方面，M1 型巨噬细胞比 M2 巨噬细胞更为有效。受感染的

C57BL/6小鼠比BALB/c小鼠产生更强的细胞免疫反应。相比BALB/c小鼠,慢性感染结核的C57BL/6小鼠肺部巨噬细胞与M2型巨噬细胞的比例较高。然而在体外,M1和M2巨噬细胞的功能没有差异。在体内,通过M2巨噬细胞转输实验,可证明M2细胞的有害作用,使得受感染的C57BL/6而非BALB/c小鼠对结核更易感且导致轻度肺部炎症。在感染BALB/c小鼠,虽然没有保护作用,但转输M1细胞会导致更高的炎症反应。这些结果表明,由于保护性依赖于宿主基因背景,决定了肺部微环境针对结核菌的炎症反应的强度,M1型巨噬细胞介导的炎症可能不会诱导细菌耐受。虽然M1巨噬细胞是一种效应性白细胞,具有杀菌作用,其主导地位取决于M1和M2亚群的平衡,这是由宿主遗传背景所调节的[10]。

结核分枝杆菌促使肉芽肿的形成,肉芽肿中同时包括免疫细胞和结核菌。肉芽肿中数量最多的细胞是巨噬细胞,既可以发挥杀菌活性也是结核菌感染和增殖的靶标。有关调节和控制巨噬细胞微环境特异性极化及其可塑性的机制和因素目前还不清楚,因为有的肉芽肿可控制结核菌的生长而有的则不能,导致结核扩散。Venkatasubramanian等[11]发现髓系细胞缺乏组织因子基因的小鼠肺部结核菌生长较强,炎症增加。表明组织因子,一种启动凝血的因子,对于纤维蛋白的生成来说很重要,支持肉芽肿的形成。该文第一次表明组织因子在诱导抗结核有效免疫应答中的作用,对于探索宿主炎症反应、凝血系统和控制结核分枝杆菌感染之间的复杂相互作用具有重要意义[12]。

成人或复发结核占了结核患者的大多数,其主要特征是肺部组织坏死造成的空洞。复发结核被认为与血管血栓形成及迟发型超敏反应相关,但其在肺空洞形成中的作用并不清楚。一个坏死相关的细胞簇(NEC)是指集群的可结合溶解的宿主成分的耐药结核分枝杆菌,其被认为可促进肉芽肿结核的形成。可能由于NEC尺寸较大,其产生独特的宿主反应导致复发性结核。NEC导致血管血栓和肺炎,这些过程被细胞介导的迟发型超敏反应所产生的炎性细胞因子所促进,如IL-17和IFN-γ,最终引发肺坏死和空洞形成。因此,针对NEC的靶向治疗有可能成为控制成人结核的有效策略[13]。

黏膜相关恒定T细胞(MAIT),即非多态性Ⅰb分子MHC相关蛋白1(MR1)限制性T细胞,表达半保守Vα7.2T细胞受体,与iNKT细胞类似。人体MAIT主要存在于$CD4^-CD8^-$双阴性细胞或$CD8^+$T细胞。有研究通过对比活动性结核患者和健康对照人群,发现活动性结核患者MAIT细胞分泌细胞因子水平及细胞杀伤功能均较健康对照组降低[14]。

二、适应性免疫应答

当结核菌数量过大或毒力过强,固有免疫应答不能有效清除结核菌时,适应性免疫应答就被激活。树突状细胞等抗原递呈细胞将抗原加工后将优势抗原表位递呈给T淋巴细胞,T细胞激活后增殖、分化成效应性T细胞发挥效应功能。应答结束后,绝大部分效应性T细胞凋亡,极少数效应性T细胞存活下来,分化为寿命较长的记忆性T细胞,记忆性T细胞是疫苗发挥保护效应的主要机制。因此,大多数新型疫苗研发的效果评价都以记忆性T细胞的频率和功能为主要指标。

针对结核分枝杆菌和其他胞内病原体的T细胞疫苗发挥作用的主要机制在于,再次感染后记忆性T细胞能迅速发挥效应功能,清除病原菌。尽管能诱导针对免疫优势抗原TB10.4(EsxH)的强大的记忆性$CD8^+$T细胞应答,有研究发现疫苗免疫后诱导增加的TB10.4特异性$CD8^+$T细胞寿命短暂。为了比较针对结核杆菌反应的记忆性和初始$CD8^+$T细胞的功能，利用 TB10.4 特异性转基因 $CD8^+T$ 细胞追踪其扩增过程。发现结核杆菌攻击后，参与初始应答的 $CD8^+T$ 细胞数量比再次（记忆）应答高，这是由于 TCR 亲和力增加所调节的。为了研究结核菌攻击后多克隆记忆性 T 细胞的扩增是否受限，研究者利用 TCRβ 深度测序来追踪疫苗免疫及结核菌攻击后 TB10.4 特异性 $CD8^+T$ 细胞的变化。成功的记忆性 T 细胞，在于其受到结核杆菌攻击后，在抗原的作用下诱导 TCR 选择性克隆扩增，表达类似的 CDR3β 序列。因此，TCR 依赖性和非依赖性因素均影响记忆性 $CD8^+T$ 细胞应答的水平。而主要记忆性 T 细胞克隆扩增水平下降则可以解释为什么有些结核疫苗并不能提供更好的保护性[15]。

效应性 $CD8^+T$ 细胞的分化是一个动态调控的过程，在不同种类感染中是不同的，受宿主炎症反应的影响。研究者发现了结核感染中三种调控 $CD8^+T$ 细胞应答的信号，主要针对影响疾病结局的细胞因子：IL-12、Ⅰ型 IFN 和 IL-27。利用混合骨髓嵌合体，同种小鼠气道感染结核分枝杆菌后，研究者比较了野生型和细胞因子受体敲除的 $CD8^+T$ 细胞。感染四周后，IL-12、Ⅰ型 IFN 和 IL-27 对于肺部有效 $CD8^+T$ 细胞的扩增来说都是必要的。利用结核抗原 TB10.4（EsxH）特异性转基因 $CD8^+T$ 细胞，发现 IL-12 是诱导淋巴结中 $CD8^+T$ 细胞活化和肺部 $CD8^+T$ 细胞扩增的关键细胞因子，然而，Ⅰ型 IFN 和 IL-27 对于肺部 $CD8^+T$ 细胞的扩增具有不可替代的作用。因此，IL-12 是诱导淋巴结中细胞活化的主要信号，而肺部多种炎症信号共同促进细胞持续扩增。而且，这些细胞因子调节 $CD8^+T$ 细胞的分化和功能，表明不同细胞因子发挥不同或重叠的角色，共同形成了结核发病过程中 $CD8^+T$ 细胞调控的复杂性[16]。

利用酶联免疫斑点试验（ELISPOT）对 LTBI 和未感染结核菌的对照人群支气管肺泡灌洗液（BAL）及外周血对于 PPD、Ag85B 和结核特异性抗原 CFP-10 和 ESAT-6 刺激后产生 IFN-γ 的 T 细胞频率进行定量检测。与外周血相比，LTBI 者 BAL 中针对 PPD、Ag85B 和 CFP-10 而非 ESAT-6 的 T 细胞频率显著上升。LTBI 者 BAL 细胞在 PPD、Ag85B 和 CFP-10 刺激后大量产生 CXCL9，表明 BAL 中结核特异性 T 细胞的聚集并非仅仅发生于活动性肺结核，相反，可能对于防止结核再感染具有保护作用[17]。

也有预测结核复发的相关性指标研究。过度细胞毒反应可预测治疗成功后结核病是否复发。研究者对比研究了治疗后两年内未复发与复发患者的免疫特征，研究发现在确诊时，与未复发患者相比，复发患者 668 个基因发生改变，这种差别至少维持 4 周，基因表型和生物路径分析显示参与细胞毒性作用的基因显著上调，该研究结果在后续更大规模的患者样本中利用实时定量 PCR 反应进行了确认。这种体外针对结核菌的细胞毒反应增强的特征，结合微生物和临床指标，可应用于药物研发[18]。

在一项针对 MVA85A 疫苗的研究中，研究者对 53 例患儿和 205 例对照儿童进行了分析，结果发现活化的 $HLA\text{-}DR^+CD4^+T$ 细胞的频率与结核发病危险性增高相关。在另外一个独立进行的有关成人结核发病危险性的研究中，活化的 $HLA\text{-}DR^+CD4^+T$ 细胞也与结核发病危险性增高相关。在婴幼儿，BCG 特异性可分泌 IFN-γ 的 T 细胞水平与结核发病危险性下降相关。因此设计及评价结核候选疫苗时应当考虑到 T 细胞活化程度对不同人群发病危险性的影响[19]。

结核菌致病人数逐年上升，有关宿主与结核菌之间相互作用的机制目前还并不完全清楚。B 细胞既可以作为效应细胞也可以调节免疫应答，这可以同时通过固有和特异免疫应答因素实现。研究者利用 LTBI 状态下表达的大量抗原刺激后检测 B 细胞的功能。结果显示,刺激后 B 细胞迅速分泌促炎和抗炎细胞因子(包括 IL-1β、IL-10、IL-17、IL-21 和 TNF-α),TLR4 和 TLR9 途径刺激可诱导最大量的细胞因子应答。BCG 刺激后显著诱导 IL-1β 的分泌。B 细胞分泌的细胞因子参与细胞介导的相互作用,记忆性 B 细胞($CD19^{+}CD27^{+}CD138^{+}$)亚群是细胞因子的主要细胞来源。还需要在活动性结核患者探索特定的 B 细胞表型及其功能,了解不同细胞亚群的作用,为疫苗研发及精准 B 细胞导向治疗提供依据[20]。

寻找结核生物标志物的主要挑战在于探索免疫与感染结局和保护性的相互关系,生物标志物的研究对于结核新疗法和疫苗的研发也具有十分重要的意义。为了开发出能有效预测结核感染进程的生物标志物,需要大量的实验数据以获得统计学意义并作出精确预测,研究者同时利用实验和计算模型来解决这个问题。研究者从 28 个感染低剂量结核杆菌的非人灵长类动物(NHP)收集了 200 例血液样本,确定了每个样本可产生单种和多种细胞因子的 T 细胞水平及相应宿主状态及感染进程的相关数据,同时,利用新型 NHP 数据库建立并校准多器官计算模型,集合了感染部位(如肺部)肉芽肿内正在发生的事件及在猴子及人类血液水平可监测的指标。芯片上的血液指标可确定感染后不同时间点结核特异性效应性 T 细胞的表型,从而可作为预测感染结局的有效指标。因此,研究者认为结合实验室及计算方法的模式可加快对于结核生物标志物的发现进程[21]。

虽然 T 细胞介导的免疫应答最初可抑制结核菌的感染,但 T 细胞应答并不能完全清除病原菌。一个假设是,T 细胞耗竭削弱免疫应答,对于结核杆菌的结局具有决定性意义,在结核菌慢性感染时,研究者发现了 T 细胞出现耗竭的功能性依据。其次,评价了结核菌慢性感染时抑制性受体 T 细胞免疫球蛋白和黏蛋白 TIM3 的功能。早期感染后,$CD4^{+}$T 细胞发生功能耗竭,之后,$CD8^{+}$T 细胞也发生功能障碍。$CD4^{+}$T 细胞和 $CD8^{+}$T 细胞亚群耗竭与多种抑制性受体的表达相关。表达 TIM3 的 T 细胞发生聚集,耗竭 T 细胞表面 TIM3 和其他抑制性受体(如 PD1、TIM3、Lag-3 和 2B4),$TIM3^{+}PD1^{+}$T 细胞更容易出现 IL-2、IFN-γ 和 TNF 的分泌水平下降而产生 IL-10。基因分析表明感染小鼠肺部 $TIM3^{+}PD1^{+}$T 细胞表现为耗竭 T 细胞的特征。尤其在慢性感染小鼠,阻断 TIM3 可增加 T 细胞产生 IL-2、IFN-γ 和 TNF 的水平从而恢复 T 细胞的功能,促进对于结核菌的控制。慢性结核菌感染时由于 T 细胞耗竭,其免疫功能下降,在慢性感染小鼠,利用抗 TIM3 单克隆抗体进行治疗将是一个有效的抗结核治疗策略[22]。

HIV 是结核发生的重要危险因素,关于 HIV- 结核共感染和 $CD8^{+}/CD4^{+}$T 细胞计数动态下降以及 IFN-γ 应答的研究较少。HIV+ 活动性结核患者 ESAT-6-/CFP-10 特异性分泌 IFN-γ 的 T 细胞数量显著低于 HIV+ 结核潜伏感染者;同样,HIV+ 活动性结核患者 PPD 特异性 $IFN\text{-}\gamma^{+}CD4^{+}/CD8^{+}$ 效应性 T 细胞数量也显著低于 HIV+ 结核潜伏感染者。在 HIV-1 感染者,较低 $CD8^{+}$T 细胞计数和效应功能与结核分枝杆菌感染和活动性结核病相关,较低 $CD4^{+}$T 细胞计数和 Th1 细胞的效应功能与活动性结核增加有关,但并不影响结核共感染的发生[23]。

HIV 感染者发生结核的可能性增加,即使是在 $CD4^{+}$T 细胞数量显著下降之前,提示 HIV 可能改变 $CD4^{+}$T 细胞的功能。有效的抗结核免疫应答依赖于 CD4 应答平衡,其中不同 $CD4^{+}$Th 亚群协同发挥保护作用。为了研究结核特异性 $CD4^{+}$T 细胞的异质性,并探索是否 HIV 感染会影响应答,研究者检测了未感染 HIV(n=20)、感染 HIV 的(n=20)结核潜伏感染者中结核特异性 $CD4^{+}$T 亚群特征性转录因子如 T-bet、Gata3、RORγt 和 Foxp3 的表达。结果表明,体外再次刺激 5 天后,健康者结核特异性 $CD4^{+}$T 细胞可表现为不同的 Th 亚群,分别表达不同的转录因子。这些转录因子谱在HIV感染者发生偏移,其中T-bet(high)Foxp3(+)结核特异性$CD4^+T$细胞比未感染HIV的结核潜伏感染者显著下降,这与HIV病毒水平和血浆TNF-α呈负相关。提示在HIV感染时,Th细胞亚群平衡被破坏,即HIV可通过改变结核特异性$CD4^+T$细胞亚群平衡来削弱机体抗结核免疫力[24]。

早期分泌性抗原靶-6(ESAT-6)和培养滤液蛋白-10(CFP-10)可诱导$CD4^+T$细胞分泌IL-21。一部分分泌IL-21的$CD4^+T$细胞同时分泌Th1细胞因子,但不分泌Th2或Th17型细胞因子。大部分结核特异性可分泌IL-21的$CD4^+T$细胞共表达IFN-γ,$IL\text{-}21^+IFN\text{-}\gamma^+CD4^+T$细胞表现为多功能性。而且分泌IL-21的$CD4^+T$细胞表型为$CD45RO^+CD62L^{low}CCR7^{low}CD40L^{high}ICOS^{high}$。$IL\text{-}21^+CD4^+T$细胞表达Bcl-6的水平显著高于$IL\text{-}21^-CD4^+T$细胞。IL-12可上调结核特异性IL-21的表达,尤其是$IL\text{-}21^+IFN\text{-}\gamma^+CD4^+T$细胞。IL-12可上调结核性胸膜性胸水局部结核特异性$IL\text{-}21^+IFN\text{-}\gamma^+CD4^+$细胞水平,这群细胞同时具有Tfh和Th1细胞的特征,可能在局部抗结核感染中发挥重要作用[25]。

结核杆菌感染过程中,机体免疫系统与结核分枝杆菌间的复杂相互作用与细胞因子种类及水平密切相关,对于疾病的结局也有主要决定作用。已有关于细胞因子基因单核苷酸多态性与结核结局相关性的研究。作者在巴西南部一个结核高发病率的城市进行了一项病例对照研究,对191例肺结核和175例健康人进行多重基因分型检测。结果表明,IL-17和IL-6基因多态性对于巴西南部人群肺结核发病具有一定保护效应[26]。

已有研究表明维生素D的水平影响机体抗结核免疫功能。包含466例非洲南部婴儿病例队列样本的临床实验利用化学发光免疫分析法检测了25羟维生素D的水平与机体特定遗传变异的相关性。通过实时定量PCR的方法,确定如下单核苷酸多态性,如维生素受体(VDR)、维生素D水平(维生素D结合蛋白VDBP)、或Toll样受体(TLR、SIGIRR包括邻近基因PKP3和TMEM16J)。结果发现低25羟维生素D水平与结核相关。儿童中低25羟维生素D及TMEM16Jrs7111432-AA或PKP3 rs10902158-GG与可能/确定结核或死亡相关。因此,确定结核高风险儿童并提供靶向干预措施如补充维生素D水平有助于预防结核的发病[27]。另外一项有关小鼠模型研究表明在体内,维生素D_3在结核过程中并非促进对于结核分枝杆菌的杀伤作用,而是通过作用于造血干细胞以降低结核菌诱导的免疫病理作用[28]。

有研究对斑马鱼进行基因筛选,确定了针对结核菌的易感性突变体存在于溶酶体半胱氨酸组织蛋白酶,这是人类溶酶体贮积病的标志。稳态条件下,突变的巨噬细胞积累未消化的物质,这会破坏其内吞、回收、迁移功能,从而降低其吞噬死亡细胞的功能,导致大量细胞碎片的堆积。结核杆菌感染时,溶酶体堆积的巨噬细胞不能迁移至结核性肉芽肿中正在凋亡的感染的巨噬细胞。这些未被内吞的凋亡的巨噬细胞经历二次坏死,导致肉芽肿破坏并促进结核菌生长。类似地,这也抑制向新感染结核菌的迁移。这种表型在吸烟人群中存在,这些人气道巨噬细胞溶酶体中有大量烟草烟雾颗粒物堆积,迁移功能下降,结核易感性增加[29]。

结核患者家庭密切接触者是结核感染和发病的高危人群。研究者选取了较年轻年龄者(15~25岁)作为研究对象,分别检测了活动性肺结核患者(APTB)、家庭密切接触者(HHC)及健康人(HC)经重组32kD结核BCG抗原刺激后IFN-γ、TNF-α、IL-10和IL-6的表达及其mRNA表达。结果表明,刺激后相比HC组,APTB和HHC组IFN-γ和TNF-α较低而IL-10较高,IL-6无统计学差异。HC组TNF-α mRNA表达是APTB和HHC组的8倍。相比HC组,

APTB 和 HHC 组 IL-6 的表达分别低 2.2 倍和 1 倍。多因素回归分析表明刺激后 IFN-γ 和 IL-6 和性别可显著区分 HHC 组和 HC。进一步跟进 r32kd 抗原的研究可能有助于识别高风险人群[30]。

为了研究结核相关危险基因,研究者通过对 2636 例冰岛居民进行全基因组测序的方法确定了 2830 万种变异体,分别分析其与结核(8162 例病例和 277 643 例对照)、肺结核和结核分枝杆菌感染的相关性。发现了 3 种变异体编码人白细胞二类抗原(HLAs):rs557011[T]与结核感染和肺结核相关,rs9271378[G]与肺结核相关,这两个基因均位于 HLA-DQA1 和 HLA-DRB1 之间;位于 HLA-DQA1 的一个错义突变编码 p.Ala210Thr 与结核感染相关。研究者在来自俄罗斯和克罗地亚的欧洲血统的肺结核患者也验证了上述关联。表明 HLA Ⅱ类基因与结核发病危险性相关,这可能是由于降低了抗原递呈细胞将结核抗原递呈给 T 细胞的能力[31]。在乌干达的一项有关 HLA Ⅱ类基因多态性的研究中,发现 HLA-DQB1*03:03 等位基因可能与抗结核作用相关[32]。

(李丽　朱国锋　李平俊　刘一典　唐神结)

参考文献

1. Dziadek B, Brzostek A, Grzybowski M, et al. Mycobacterium tuberculosis AtsG(Rv0296c), GlmU(Rv1018c) and SahH(Rv3248c) proteins function as the human IL-8-binding effectors and contribute to pathogen entry into human neutrophils. PloS one, 2016, 11(2): e0148030.
2. Srivastava S, Grace PS, Ernst JD. Antigen export reduces antigen presentation and limits T cell Control of M. tuberculosis. Cell Host Microbe, 2016, 19(1): 44-54.
3. Lombard R, Doz E, Carreras F, et al. IL-17RA in non-hematopoietic cells controls CXCL-1 and 5 critical to recruit neutrophils to the lung of mycobacteria-infected mice during the adaptive immune response. PloS one, 2016, 11(2): e0149455.
4. Lerner TR, de Souza Carvalho-Wodarz C, Repnik U, et al. Lymphatic endothelial cells are a replicative niche for Mycobacterium tuberculosis. J Clin Invest, 2016, 126(3): 1093-1108.
5. Fu X, Yu S, Yang B, et al. Memory-like antigen-specific human NK cells from TB pleural fluids produced IL-22 in response to IL-15 or Mycobacterium tuberculosis antigens. PloS one, 2016, 11(3): e0151721.
6. Hao W, Schlesinger LS, Friedman A. Modeling granulomas in response to infection in the lung. PloS one, 2016, 11(3): e0148738.
7. Lopez V, Villar M, Queiros J, et al. Comparative Proteomics Identifies Host Immune System Proteins Affected by Infection with Mycobacterium bovis. PLoS Negl Trop Dis, 2016, 10(3): e0004541.
8. Leisching G, Pietersen RD, Mpongoshe V, et al. The Host Response to a Clinical MDR Mycobacterial Strain Cultured in a Detergent-Free Environment: A Global Transcriptomics Approach. PloS one, 2016, 11(4): e0153079.
9. Grace PS, Ernst JD. Suboptimal Antigen Presentation Contributes to Virulence of Mycobacterium tuberculosis In Vivo. J Immunol, 2016, 196(1): 357-364.
10. Bertolini TB, de Souza AI, Gembre AF, et al. Genetic background affects the expansion of macrophage subsets in the lungs of Mycobacterium tuberculosis-infected hosts. Immunology, 2016, 148(1): 102-113.

11. Venkatasubramanian S, Tripathi D, Tucker T, et al. Tissue factor expression by myeloid cells contributes to protective immune response against Mycobacterium tuberculosis infection. European journal of immunology, 2016, 46(2): 464-479.
12. Caccamo N, Dieli F. Inflammation and the coagulation system in tuberculosis: Tissue Factor leads the dance. European journal of immunology, 2016, 46(2): 303-306.
13. Wong KW, Jacobs WR Jr. Postprimary Tuberculosis and Macrophage Necrosis: Is There a Big ConNECtion? MBio, 2016, 7(1): e01589-15.
14. Jiang J, Yang B, An H, et al. Mucosal-associated invariant T cells from patients with tuberculosis exhibit impaired immune response. J Infect, 2016, 72(3): 338-352.
15. Carpenter SM, Nunes-Alves C, Booty MG, et al. A Higher Activation Threshold of Memory CD8+ T Cells Has a Fitness Cost That Is Modified by TCR Affinity during Tuberculosis. PLoS Pathog, 2016, 12(1): e1005380.
16. Booty MG, Nunes-Alves C, Carpenter SM, et al. Multiple Inflammatory Cytokines Converge To Regulate CD8+ T Cell Expansion and Function during Tuberculosis. J Immunol, 2016, 196(4): 1822-1831.
17. Jarvela JR, Tuscano L, Lee H, et al. Pulmonary responses to pathogen-specific antigens in latent Mycobacterium tuberculosis infection. Tuberculosis (Edinb), 2016, 96: 158-164.
18. Cliff JM, Cho JE, Lee JS, et al. Excessive Cytolytic Responses Predict Tuberculosis Relapse After Apparently Successful Treatment. J Infect Dis, 2016, 213(3): 485-495.
19. Fletcher HA, Snowden MA, Landry B, et al. T-cell activation is an immune correlate of risk in BCG vaccinated infants. Nat Commun, 2016, 7: 11290.
20. du Plessis WJ, Kleynhans L, du Plessis N, et al. The Functional Response of B Cells to Antigenic Stimulation: A Preliminary Report of Latent Tuberculosis. PloS one, 2016, 11(4): e0152710.
21. Marino S, Gideon HP, Gong C, et al. Computational and Empirical Studies Predict Mycobacterium tuberculosis-Specific T Cells as a Biomarker for Infection Outcome. PLoS Comput Biol, 2016, 12(4): e1004804.
22. Jayaraman P, Jacques MK, Zhu C, et al. TIM3 Mediates T Cell Exhaustion during Mycobacterium tuberculosis Infection. PLoS Pathog, 2016, 12(3): e1005490.
23. Shao L, Zhang X, Gao Y, et al. Hierarchy Low CD4+/CD8+ T-Cell Counts and IFN-gamma Responses in HIV-1+ Individuals Correlate with Active TB and/or M. tb Co-Infection. PloS one, 2016, 11(3): e0150941.
24. Riou C, Strickland N, Soares AP. HIV Skews the Lineage-Defining Transcriptional Profile of Mycobacterium tuberculosis-Specific CD4+ T Cells. J Immunol, 2016, 196(7): 3006-3018.
25. Li L, Jiang Y, Lao S, et al. Mycobacterium tuberculosis-specific IL-21+IFN-gamma+CD4+ T Cells Are Regulated by IL-12. PloS one, 2016, 11(1): e0147356.
26. Milano M, Moraes MO, Rodenbusch R, et al. Single nucleotide polymorphisms in IL17A and IL6 are associated with decreased risk for pulmonary tuberculosis in southern Brazilian population. PloS one, 2016, 11(2): e0147814.
27. Gupta A, Montepiedra G, Gupte A, et al. Low vitamin-D levels combined with PKP3-SIGIRR-TMEM16J host variants is associated with tuberculosis and death in HIV-infected and-exposed infants. PloS one, 2016, 11(2): e0148649.
28. Reeme AE, Robinson RT. Dietary vitamin D3 suppresses pulmonary immunopathology associated with late-stage tuberculosis in C3HeB/FeJ mice. J Immunol, 2016, 196(3): 1293-1304.

29. Berg RD, Levitte S, O'Sullivan MP, et al. Lysosomal disorders drive susceptibility to tuberculosis by compromising macrophage migration. Cell, 2016, 165(1): 139-152.

30. Joshi L, Ponnana M, Sivangala R, et al. Cytokine production and mRNA expression in pulmonary tuberculosis patients and their household contacts of younger age group(15-25years). J Immunol Methods, 2016, 432: 65-71.

31. Sveinbjornsson G, Gudbjartsson DF. HLA class II sequence variants influence tuberculosis risk in populations of European ancestry. Nat Genet, 2016, 48(3): 318-322.

32. Wamala D, Buteme HK, Kirimunda S, et al. Association between human leukocyte antigen class II and pulmonary tuberculosis due to mycobacterium tuberculosis in Uganda. BMC Infect Dis, 2016, 16: 23.

下篇　结核病临床

第一章　结核病细菌学诊断

摘要：近一年来，一些新开发的培养系统及药敏试验方法得到了临床应用，明显缩短检测时间，提高了阳性率。小膜过滤方法是指将抗酸菌富集在一个非常小的区域，便于显微镜检测。含氯六亚甲基双胍 -MOD9 固体培养基提高了结核分枝杆菌的培养阳性率。自动液体培养技术可用于涂阴肺结核的诊断。显微镜观察下药敏试验方法得到了进一步的临床验证。

关键词：结核分枝杆菌；即时痰；培养；药敏试验；小膜过滤方法；含氯六亚甲基双胍 -MOD9 固体培养基；自动液体培养技术；显微镜观察下药敏试验

早期诊断对于结核病的防控十分重要，选择易于获取的标本类型可降低标本丢失率；新开发的培养系统及药敏试验方法可缩短检测时间，提高阳性率；世界范围内耐药结核病仍是一个重要问题，需加强结核分枝杆菌培养和药敏试验的实验室诊断能力。

一、涂片镜检

（一）标本留取方案

WHO 推荐留取即时痰 - 晨痰 - 即时痰共三份痰标本用于涂片镜检查抗酸菌，由于需采取第二天的晨痰易造成标本丢失。针对这种情况出现了留取当日痰的概念，即在当日至少间隔 1 小时留取 2 次即时痰用于涂片镜检。Ndubuisi 等[1]比较了留取当日 2 次即时痰和留取标准程序 3 次痰的抗酸菌检出率和标本丢失率，共纳入 1487 例疑似肺结核患者，共有 183 例（12.3%）抗酸菌阳性，其中当日痰检出 182 例（99%），标准方案检出 183 例（100%），差异不显著（$P>0.05$）。当日痰的前两份样品和标准方案的前两份样品分别检出 176 例（96.2%）和 181 例（98.9%），差异也不显著（$P>0.05$）。样品丢失率在标准方案和当日痰方案中分别是 11% 和 0.7%，差异有统计学意义（$P<0.05$）。可见当日痰与标准方案在抗酸菌检出率上相似，而标准方案的标本丢失率较高，因此留取当日痰可用于肺结核的诊断。Chandra 等[2]比较了当日痰直接涂片镜检和浓缩后涂片镜检诊断肺结核的价值，共纳入 3186 例患者，使用即时痰 - 晨痰时萋 - 尼染色、改良萋 - 尼染色和荧光染色的阳性率分别为 9.6%、9.8% 和 10.8%；使用当日痰时萋 - 尼染色、改良萋 - 尼染色和荧光染色的阳性率分别为 9.5%、9.8% 和 10.6%；痰标本浓缩后阳性率可高达 16%。使用当日痰的优点是低丢失率和方便患者，

痰标本浓缩可提高涂片镜检阳性率,鉴于此,WHO 可以考虑推荐使用当日痰的浓缩方法。Gopathi 等[3]比较了诱导痰和支气管灌洗液在涂片阴性肺结核中的诊断价值,共纳入 120 例患者,诱导痰和支气管灌洗液的涂片镜检抗酸菌阳率分别为 63.3% 和 78.3%。尽管诱导痰和支气管灌洗液在涂片阴性肺结核中均具有诊断价值,诱导痰应为首选,因为它可在一天中重复 2~3 次。

(二) 新方法

小膜过滤方法(small membrane filtration,SMF)是指将抗酸菌富集在一个非常小的区域,以便于显微镜检测。Boum 等[4]评价了在 HIV 高流行地区小膜过滤方法诊断肺结核的准确性,以 MGIT 培养为金标准,在 HIV 阳性患者中 SMF、直接荧光法染色镜检和 Xpert MTB/RIF 的敏感度分别为 67.4%、68.0% 和 91.0%;在 HIV 阴性患者中相应的敏感度分别为 72.5%、80.3% 和 93.5%。3 种方法的特异度在 HIV 阳性和阴性患者中均 >96%。可见 SMF 并未提高痰涂片的准确性,而 Xpert MTB/RIF 在 HIV 阳性和阴性患者中均表现较好。

(三) 成本效益评估

Jha 等[5]评价了自动数码显微镜技术诊断活动性结核的成本效益。在经济条件允许地区,普遍使用 Xpert 技术是首选策略。在不能支持普遍使用 Xpert 技术并且每天标本量多于 30 份的地区,使用自动数码显微镜技术(弱阳标本由 Xpert 进一步确证)可检测到 79%~84%Xpert 阳性病例,而总花费仅为 50%~60%。在本研究的假设情境中,应用这种策略每增加诊断 1 例结核病患者的成本效益是 1280 美元,而在非洲撒哈拉沙漠以南地区的真实情况下,成本效益会进一步改善:涂片镜检的敏感度低至 50% 时每个诊断的成本效益为 677 美元;MDR-TB 流行率低至 1% 时每个诊断的成本效益为 956 美元。在资源匮乏和 MDR-TB 流行率较低的地区,自动数码显微镜技术也可诊断出大部分病例。

(四) 其他

Allassia 等[6]评价了金胺 O 染色抗酸菌涂片的荧光淬灭和再染色对外部质量评估的影响。由于荧光淬灭涉及温度依赖的化学反应,低温储存染色后的涂片也许会降低荧光淬灭的速度,所以研究者将金胺 O 染色的涂片保存于不同温度的环境中,并于不同的时间段在 LED 显微镜下检测抗酸菌。结果显示无论在哪种温度下保存,荧光染色的涂片随着时间的延长均会发生荧光淬灭,而且 -20℃并不优于室温。荧光染色涂片保存 5 个月之后,再对涂片进行荧光染色、镜检,发现涂片中含有唾液,并且储存于 -20℃的涂片并不能检测出抗酸菌。因此,将荧光染色的涂片冷冻以便外部质量评估是不可行的。

选择易于获得的标本类型即可降低标本丢失率,标本浓缩可提高涂片镜检阳性率;先用价格低廉的技术进行检测,对于弱阳标本再用 Xpert 确证,可提高成本效益;荧光染色的涂片不可冷冻保存以便复检。

二、培养

(一) 不同方法的比较

同时开展固体和液体培养是结核病诊断的金标准,Asmar 等[7]比较了含氯六亚甲基双胍 -MOD9 固体培养基与标准 MGIT960 液体培养基在诊断肺结核中的价值,共纳入 300 份临床标本,MOD9 和 MGIT960 的污染率分别为 1.7% 和 5.7%(P<0.05)。共培养出 50 株分枝杆菌,其中 MOD9 培养出 48(96%)株,MGIT960 培养出 35(70%)株(P<0.05),报阳时间分

别为(10.1±3.9)天和(14.7±7.3)天($P<0.05$)。该研究结果进一步证实了应同时使用固体培养和液体培养来提高结核分枝杆菌的培养阳性率。Brum 等[8]评估了 MGIT 320 诊断结核病的价值,927 份标本中 Ogawa-Kudoh 固体培养和 MGIT 320 的污染率分别为 8.8% 和 7.7%。119 例结核病患者中,涂片、固体培养和 MGIT 320 的阳性率分别为 40%、77.3% 和 96.7%。在 HIV/TB 共感染的患者中,MGIT 320 的敏感度(58/60)较固体培养(45/60)和涂片(22/60)高。在涂片阳性患者中,固体培养和 MGIT 320 的报阳时间分别为 17.3 天和 8.8 天,在涂片阴性患者中分别为 24.1 天和 13.2 天。可见 MGIT 320 诊断结核病阳性率更高,用时更短,在结核病的早期诊断尤其是 HIV/TB 共感染的患者中非常有效。Quispe 等[9]评估了在结核病高负担地区手动 MGIT 系统检测结核分枝杆菌的价值,共纳入 1436 位患者 4142 份标本,以罗氏培养为金标准,以标本量计算涂片和手动 MGIT 的敏感度和特异度分别是 89.9%/92.2% 和 97.1%/98.9%,手动 MGIT 的污染率为 1.4%,手动 MGIT 和罗氏培养的平均报阳时间分别为 11.8 天和 22.9 天。以患者数量计算涂片和手动 MGIT 的敏感度和特异度分别是 89.9%/92.2% 和 97.1%/98.3%。第二次手动 MGIT 培养可增加 1.6% 培养阳性率。无论涂片结果如何,手动 MGIT 较罗氏培养具有较高的敏感度和特异度,并可缩短 50% 的报阳时间,这些优点使手动 MGIT 在资源匮乏的地区成为一种可接受的结核病诊断方法。Kotwal 等[10]比较了自动液体培养技术(automated liquid culture,ALC)与分子线性探针技术(molecular line probe assays,LPA)在涂片阴性肺结核中的诊断价值,共纳入 145 例患者,38 例(26.2%)培养阳性,培养阳性的标本中 LPA 也为阳性。除 2 株菌外,其他细菌的药物敏感性在 ALC 和 LPA 之间高度一致。可见 ALC 和 LPA 均可用于涂片阴性肺结核的诊断。

(二)高危人群中培养的价值

糖尿病是活动性结核病的一个危险因素,但关于糖尿病与 MDR-TB 的关系了解的还较少。Salindri 等[11]评估了糖尿病是否降低了 MDR-TB 患者的痰菌培养阴转率。268 例患者中 19.4% 为初始 MDR-TB,13.4% 患有糖尿病。在多因素分析中,糖尿病和低收入与初始 MDR-TB 相关。初始 MDR-TB 患者中,84.6% 痰培养阴转,阴转率在糖尿病患者和吸烟者中较低。可见糖尿病与初始 MDR-TB 升高相关,糖尿病和吸烟均与痰菌转阴时间延长相关。Chao 等[12]评估了医护人员暴露后规律痰检是否有利于结核病的早期诊断。133 例密切接触者中,在随后的 4 年内 16 例(12.0%)发展为结核病。低体质指数($<21kg/m^2$)和长时间接触(>3 个月)是发展为结核病的独立因素。尽管规律痰检耗费大量资源,但对于密切接触者的早期诊断帮助不大。与普遍痰检相比,基于体质指数、接触时间和胸片结果对高危人群规律痰检可能是一种可行的办法。在儿童结核中,培养被认为是评估新诊断方法的参考标准,但在临床诊断患者中培养的阳性率仅为 10%~50%。DiNardo 等[13]评估了培养在儿童结核中的诊断价值。在 1989 例疑似肺结核的儿童中,儿童结核的培养阳性率为 24.4%(中位数 28.7%,四分位数 15.6%~42.4%,范围 1.5%~65%)。可见被普遍认为是儿童结核诊断参考标准的培养,诊断效率较低且变异较大,这将影响诊断研究的报告和每日的临床实践。

(三)其他

结核患者的痰中含有常规培养和差异培养(differentially culturable tubercle bacteria,DCTB)两种结核分枝杆菌。Chengalroyen 等[14]研究了结核患者痰标本中的 DCTB,并评估了外源培养滤液(culture filtrate,CF)上清在体外对 DCTB 的影响。共纳入 110 例患者,其中 19.1% 含有 CF 依赖性 DCTB,全部依赖复苏促进因子(resuscitation-promoting factors,Rpf),11.8%

为 Rpf 不依赖性 DCTB,CF 不依赖。此外,53.6% 显示为 CF 依赖 Rpf 不依赖,13.6% 不含有 DCTB。在固体培养基上培养阴性的 34 例患者,CF 补充可培养阳性,而且 CF 还可以提高涂片阴性患者的培养阳性率。该研究显示在痰中存在一类新的 Rpf 不依赖型 DCTB,并显示宿主免疫力的降低与 CF- 应答细菌的低流行相关。在标准的结核病诊断中定量 DCTB 可能是有益的,因为这些细菌提供一种可能的标志物来监测治疗效果和复发危险因素。

液体培养诊断结核病阳性率更高,用时更短,同时使用固体培养和液体培养可提高结核分枝杆菌的培养阳性率。在高危人群中,糖尿病与初始 MDR-TB 升高相关,基于体质指数、接触时间和胸片结果对高危人群规律痰检有利于结核病的早期诊断,在儿童结核中培养的诊断效率较低且变异较大。

三、药物敏感性试验

(一) 临床耐药情况分析

Kerubo 等[15]分析了肯尼亚非正式城市居民中肺结核患者的耐药情况,在 184 株结核分枝杆菌中,耐药株占 33%,耐药率最高的为异烟肼(23.9%),其次为乙胺丁醇(13.6%),单耐药率最高的为异烟肼(13.6%)。新发病例中 MDR-TB 占 4.4%。不同性别、年龄和既往治疗史间耐药率无显著差异。可见,该地区耐药率较高,应提高实验室开展培养和药敏的能力,以满足患者治疗和阻断传播的需要。Thapa 等[16]分析了德国 - 尼泊尔结核病项目实验室分离的结核分枝杆菌的耐药情况。MDR-TB 为 15.6%,复治患者中 MDR-TB 为 19.4%,初治患者中 MDR-TB 为 7.1%。耐药率最高的为链霉素(24.4%),其次为异烟肼(23%)、利福平(17.8%)和乙胺丁醇(15.6%)。在复治患者 MDR-TB 中,比例最高的为复发患者(61.1%),其次为慢性患者(16.7%)。基于本研究的结果,推荐在尼泊尔 MDR-TB 患者的治疗方案中用乙胺丁醇替换链霉素。鉴于复治患者中 MDR-TB 率较高,不推荐使用一线抗结核药物治疗复治患者。Badie 等[17]分析了伊朗胡齐斯坦省结核病患者中的耐药谱,64 株结核分枝杆菌中 62 株(96.8%)为半敏感,2 株(3.1%)为 MDR-TB。早期诊断并合理治疗可以预防耐药的产生和 MDR-TB 的传播。Majumdar 等[18]分析了 MGIT 系统和多重等位基因特异性 PCR(MAS-PCR)在印度特里普拉邦地区诊断 MDR-TB 的价值。MGIT 系统药敏结果显示异烟肼耐药率为 6.9%,乙胺丁醇耐药率为 8.6%,MDR-TB 率为 3.4%,利福平单耐率为 1.7%;MAS-PCR 药敏结果显示异烟肼耐药率为 8.3%,乙胺丁醇耐药率为 10.3%,MDR-TB 率为 3.4%,利福平单耐率为 1.7%。可见在特里普拉邦地区 MDR-TB 是一个重要问题,结核病诊断时需要进行培养和药敏试验,MAS-PCR 也是一种可选的快速筛查工具。

(二) 不同方法的比较

Kim 等[19]评估了 BacT Alert 3D 系统在结核分枝杆菌培养和药敏试验中的价值,罗氏培养基和 BacT Alert 3D 系统的培养阳性率分别为 94.9% 和 98.2%,任一药物耐药率为 13.4%,MDR-TB 为 6.0%,XDR-TB 为 2.3%。M-KIT 平板法与 BacT Alert 3D 系统在药敏试验结果上高度一致,异烟肼 97.7%,利福平 98.6%。在 29 株耐药菌中,M-KIT 平板法共检测出 24 株(82.8%)。液体培养系统较罗氏培养基报阳时间短,但 M-KIT 平板法可同时检测多个药物的药敏性,临床上可以联合应用。Yu 等[20]评估了直接琼脂比例法检测结核分枝杆菌药物敏感的价值,对 432 份 MGIT 960 培养阳性的标本同时采用直接琼脂比例法(direct agar proportion method,MDAPM)和间接琼脂比例法检测其药物敏感性。结果显示,MDAPM 与间接琼脂比例法对利福平、异烟肼、乙胺丁醇和链霉素耐药性检测的一致性分别为99.31%、98.38%、98.38%和97.22%。MDAPM与传统间接琼脂比例法相比,耐药检测时间平均缩短了2周。可见MDAPM是一种高效、经济的药敏试验方法,在配备MGIT 960系统的实验室中可用于结核分枝杆菌药物敏感性的诊断。三分之一对氟喹诺酮类耐药的结核分枝杆菌中存在异质性耐药现象,而现有表型药敏试验和基因型药敏试验方法在检测异质性耐药方面都具有挑战性。Bernard等[21]比较了表型药敏试验和基因型药敏试验在检测异质性耐药中的准确性。97%的感染小鼠体内均存在异质性耐药的结核分枝杆菌,氟喹诺酮类异质性耐药检测到的比例具有一定差异,对0.5mg/L莫西沙星为97%,2mg/L左氧氟沙星为80%,1mg/L莫西沙星为47%,2mg/L莫西沙星为25%。与表型药敏试验相比基因型药敏试验的敏感度较低(33%)。该研究显示在体内结核分枝杆菌对氟喹诺酮类耐药呈现复杂现象,Sanger DNA测序方法检测异质性耐药的敏感度较低。研究结果支持采用0.5mg/L莫西沙星的罗氏培养基法进行药敏试验。

(三)显微镜观察下药敏试验(microscopic observation drug susceptibility,MODS)

Kirwan等[22]评估了MODS在快速诊断淋巴结核和检测其药物敏感性的价值,在132例具有淋巴结病的患者中,MODS诊断的敏感度为65.4%,平均诊断时间为13天,并可同时报告药敏结果。尽管与其他方法相比MODS的敏感度相对较低,但它所需检测时间短并可同时报告药敏结果,因此在资源匮乏的地区,MODS可用于肺外结核的诊断。MODS方法读取结果时比较耗时,Solis等[23]评估了无镜头成像系统辅助MODS诊断的价值。无镜头成像系统可将24mm^{2}的表面数字化,形成一张放大40倍的图像。技术人员可根据图像判读MODS结果,与传统MODS相比,这种方法可节约结果读取时间。无镜头成像系统将有助于MODS的自动化判读,便于结核病的诊断。

(四)质控

外部质控(external quality assurance,EQA)对于保证结核病和耐药结核病的准确诊断非常重要。Nikolayevskyy等[24]系统分析了5年来欧盟在多中心实行EQA的收益和问题。2010—2014年间共有32个国家结核病参比实验室参加了6轮EQA,参加率在52.9%~94.1%间。总体上,各实验室均可准确、及时地诊断结核病和耐药结核病,显示出非常好的熟练度。仅有少数实验室在鉴定特定非结核分枝杆菌(N=5)和吡嗪酰胺、阿米卡星、卷曲霉素和乙胺丁醇的药敏试验(N=4)方面遇到了一些问题。可见在6轮EQA中欧洲的国家结核病参比实验室均显示出稳定和高水平的表现。网状系统如ERLTB-Net可在EQA的开展和实施以及实验室间合作中起到积极作用,以改进结核病诊断。

世界范围内耐药结核病仍是一个重要问题,需加强结核分枝杆菌培养和药敏试验的实验室诊断能力。新建立了一些快速、简便的药敏诊断技术,值得推广应用,以便更快、更准确地诊断结核病及耐药结核病。

(王桂荣　张占军　唐神结)

参考文献

1. Ndubuisi NO, Azuonye OR, Victor NO, et al. Front-loaded sputum microscopy in the diagnosis of pulmonary

tuberculosis. Int J Mycobacteriol, 2016, 5(4): 489-492.

2. Chandra TJ, Selvaraj R, Sharma YV. Same-day sputum smear microscopy for the diagnosis of pulmonary tuberculosis: direct vs. concentrated smear. Int J Tuberc Lung Dis, 2016, 20(2): 247-251.

3. Gopathi NR, Mandava V, Namballa UR, et al. A comparative study of induced sputum and bronchial washings in diagnosing sputum smear negative pulmonary tuberculosis. J Clin Diagn Res, 2016, 10(3): OC07-OC10.

4. Boum Y Ⅱ, Kim S, Orikiriza P, et al. Diagnostic accuracy of the small membrane filtration method for diagnosis of pulmonary tuberculosis in a high-HIV-prevalence setting. J Clin Microbiol, 2016, 54(6): 1520-1527.

5. Jha S, Ismail N, Clark D, et al. Cost-effectiveness of automated digital microscopy for diagnosis of active tuberculosis. PLoS One, 2016, 11(6): e0157554.

6. Allassia S, Aranibar M, Boutonnet M, et al. LED fluorescence microscopy in the diagnosis of tuberculosis: Fading and restaining of smears for external quality assessment. Rev Argent Microbiol, 2016, 48(2): 122-127.

7. Asmar S, Chatellier S, Mirande C, et al. A chlorhexidine-agar plate culture medium protocol to complement standard broth culture of Mycobacterium tuberculosis. Front Microbiol, 2016, 7: 30.

8. Brum CB, Ramos DF, Abilleira Fde S, et al. The BACTEC MGIT (tm)320 system as a laboratory tool to diagnose tuberculosis in a Brazilian hospital with a high prevalence of HIV infection. Rev Soc Bras Med Trop, 2016, 49(1): 112-114.

9. Quispe R, Valle GA, Huapaya JA, et al. Manual MGIT system for the detection of Mycobacterium tuberculosis: insights from a high TB burden setting. Int J Tuberc Lung Dis, 2016, 20(5): 605-610.

10. Kotwal A, Biswas D, Raghuvanshi S, et al. Diagnostic performance of automated liquid culture and molecular line probe assay in smear-negative pulmonary tuberculosis. Trop Doct, 2016, pii: 0049475516675236. [Epub ahead of print]

11. Salindri AD, Kipiani M, Kempker RR, et al. Diabetes reduces the rate of sputum culture conversion in patients with newly diagnosed multidrug-resistant tuberculosis. Open Forum Infect Dis, 2016, 3(3): ofw126.

12. Chao WC, Wu CL, Liu PY, et al. Regular sputum check-up for early diagnosis of tuberculosis after exposure in healthcare facilities. PLoS One, 2016, 11(6): e0157054.

13. DiNardo AR, Detjen A, Ustero P, et al. Culture is an imperfect and heterogeneous reference standard in pediatric tuberculosis. Tuberculosis (Edinb), 2016, 101S: S105-S108.

14. Chengalroyen MD, Beukes GM, Gordhan BG, et al. Detection and quantification of differentially culturable tubercle bacteria in sputum from patients with tuberculosis. Am J Respir Crit Care Med, 2016, 194(12): 1532-1540.

15. Kerubo G, Amukoye E, Niemann S, et al. Drug susceptibility profiles of pulmonary Mycobacterium tuberculosis isolates from patients in informal urban settlements in Nairobi, Kenya. BMC Infect Dis, 2016, 16(1): 583.

16. Thapa G, Pant ND, Khatiwada S, et al. Drug susceptibility patterns of the Mycobacterium tuberculosis isolated from previously treated and new cases of pulmonary tuberculosis at German-Nepal tuberculosis project laboratory, Kathmandu, Nepal. Antimicrob Resist Infect Control, 2016, 5(1): 30.

17. Badie F, Arshadi M, Mohsenpoor M, et al. Drug resistance pattern of Mycobacterium tuberculosis isolates from patients referred to TB reference laboratory in Ahvaz. Osong Public Health Res Perspect, 2016, 7(1): 32-35.

18. Majumdar T, Bhattacharya S, Barman D, et al. Detection of multidrug-resistant tuberculosis using MGIT (TM) and MAS-PCR in Tripura, India. Int J Tuberc Lung Dis, 2016, 20(2): 166-169.

19. Kim SC, Jeon BY, Kim JS, et al. Performance of the BacT alert 3D system versus solid media for recovery and drug susceptibility testing of Mycobacterium tuberculosis in a tertiary hospital in Korea. Tuberc Respir Dis (Seoul), 2016, 79(4): 282-288.
20. Yu FL, Lee JC, Wang MS, et al. Evaluation of a modified direct agar proportion method for testing susceptibility of Mycobacterium tuberculosis from MGIT samples. J Microbiol Immunol Infect, 2016, 49(1): 60-65.
21. Bernard C, Aubry A, Chauffour A, et al. In vivo Mycobacterium tuberculosis fluoroquinolone resistance emergence: a complex phenomenon poorly detected by current diagnostic tests. J Antimicrob Chemother, 2016, 71(12): 3465-3472.
22. Kirwan DE, Ugarte-Gil C, Gilman RH, et al. Microscopic observation drug susceptibility assay for rapid diagnosis of lymph node tuberculosis and detection of drug resistance. J Clin Microbiol, 2016, 54(1): 185-189.
23. Solis L, Coronel J, Rueda D, et al. Evaluation of a lens-free imager to facilitate tuberculosis diagnostics in MODS. Tuberculosis (Edinb), 2016, 97: 26-32.
24. Nikolayevskyy V, Hillemann D, Richter E, et al. External quality assessment for tuberculosis diagnosis and drug resistance in the European Union: A five year multicentre implementation study. PLoS One, 2016, 11(4): e0152926.

第二章　结核病影像学诊断

概要：影像学检查在肺和肺外的原发性和继发性结核病的诊断、随访及介入治疗中都起着非常重要的作用。首先，CT在结核病诊断和介入治疗放面不断被肯定并深入研究。CT扫描用于胸片无异常但临床可疑的活动性结核患者，并将结核病与其他疾病区分开来，影像学表现主要由患者的免疫状态决定，并能清晰地观察到空洞和播散性病灶。原发性耐多药肺结核治疗前和随访中的CT特征正逐渐被关注，研究发现原发性耐多药肺结核最常见的异常CT表现是树芽征和腺泡结节，而糖尿病患者肺结核CT扫描出现一个或多个肺段实变合并多发空洞及支气管损伤时提示多重耐药的可能性。一些特殊人群的肺结核表现常常与免疫力正常成人有所差别，大多数儿童结核病病例是原发性感染，诊断困难和不准确主要是由于存在纵隔淋巴结肿大，通过研究发现，儿童患者中，CT扫描中如发现淋巴结和肺内实质同时受累时有助于肺结核的诊断及鉴别。肾移植术后免疫力下降，HRCT表现依次为粟粒结节、空洞及树芽征。在肺外结核中，淋巴结结核和腹部结核影像检查通常选择CT，中枢神经系统、肌肉骨骼结核选择MRI。在较少见的腮腺结核CT扫描中，显示其非特异性CT特征与病理改变密切相关。CT在腹膜结核和恶性腹膜病变中发挥了作用，通过对脏壁层腹膜、网膜、肠系膜等几种CT征象的组合分析，能够提高结核性腹膜炎诊断，及其与恶性腹膜病变的鉴别。另有研究，在女性卵巢癌腹膜转移和腹膜结核鉴别诊断中，当两者腹膜病变相似，而卵巢大小无异常改变时，观察到卵巢CT密度改变，对鉴别腹膜性质具有明显佐证价值。CT引导下经皮肺穿刺活检诊断及介入治疗结核病研究显示，胸腔积液及胸膜增厚并存的患者应首选CT引导下介入诊断，超声引导下介入诊断应用于仅有胸膜增厚而无胸腔积液的患者。CT引导的经皮肺穿刺术及其用于胸膜结核的灌注化疗方法是安全和有效的，具有更大的价值，并可推广用于临床。其次，PET/CT在结核病中亦有一些应用研究。脱氧[^{18}F](^{18}F fdtre)类似物，已被建议作为结核分枝杆菌感染的正电子发射断层扫描(PET)探针，并做研究和报道。^{18}F-氟脱氧葡萄糖正电子发射断层扫描，在恶性肿瘤的评估中广泛应用，近年来，逐渐应用于一些炎症性疾病中，例如，颈部病变、胸壁结核、脑膜结核等的诊断及鉴别。第三，MRI在常见结核病中成熟应用及进一步深入研究，同时发现、分析及总结少见结核病影像征象。单独出现结核性脊髓硬膜外脓肿(SEA)非常少见，通常被延迟诊断，研究发现病变区T2WI和(或)STIR序列上呈不均匀等信号有助于结核性脊髓硬膜外脓肿的诊断，确诊仍需结合临床及病理。扩散加权成像(DWI)和表观弥散系数(ADC)对脊柱病变诊断具有一定价值，脊柱结核和椎旁软组织的正常ADC值范围有助于脊柱结核与其他疾病的鉴别，但转移性和结核性脊柱ADC值存在重叠区，这可能会导致假阴性结果，这时应结合临床病史、其他相关检查或活检。局灶肝结核(LHTB)在术前难以诊断，大多数LHTB病例根据病理结果诊断，研究显示LHTB影像特征与病理分期之间存在一定关系，有助于诊断。一直以来，认为MRI不适用于腹部空腔脏器的检查，近来研究发现，MR肠镜检查和肠道钡剂造影在描述回盲部和肠壁增厚方面有很好的相关性，并且能够观察到肠管外其他组织结构，是肠道钡剂造影所达不到的。因此，认为MR肠造影方法在肠结核的评估中具有成为一站式无辐射工具的潜力。

关键词:肺结核;肺外结核;颅脑;脊柱;脊髓脊膜;腹膜;肝;肠;X线;磁共振成像;正电子发射;计算机;断层

结核病是世界上最常见的传染病之一,在全球传染病中死亡率居第二位。传统的原发性和继发性结核病被认为是基于暴露时间的2种不同形式的疾病,最近这种说法在分子基础和DNA分析水平受到质疑,但仍然可用于描述疾病的形态学和影像表现。Restrepo等[1]认为影像检查在肺和肺外的原发性和继发性结核病的诊断和随访中都起着非常重要的作用。

一、CT在结核病诊断中的应用

(一) 肺结核的CT诊断

结核病的诊断是困难的,因为症状往往不特异或缺乏。然而,积极、迅速和准确的诊断是公共卫生应对结核病和结核病控制的关键因素。需要不同的诊断方法来确保结核病的诊断。胸片是鉴别结核病的一个有用的基石,但不能单独靠它来诊断结核病。CT扫描用于胸片无异常但临床可疑的活动性结核患者,并将结核病与其他疾病区分开来,影像学表现主要由患者的免疫状态决定,并能观察到空洞和播散性病灶[2]。

原发MDR-TB治疗前和随访中的CT特征正逐渐被关注。Kim等[3]描述了340例原发性MDR-TB治疗过程中的临床病程和动态CT特点。纳入44例(男27例,女17例;中位年龄40岁,年龄范围20~81岁),其中37例经化疗,7例使用了化疗及手术治疗。结果显示肺部异常的两种最常见表现是树芽征(44例中的37例,84.1%)和腺泡结节(44例中的41例,93.2%)。在仅接受化疗的37例患者中,36例在二线药物开始后3个月内显示痰转阴,维持>12个月。其他7例接受手术患者在术后1个月内痰检转阴,术后12个月维持良好疗效,CT评分在系列动态CT研究中显著下降($P<0.001$)。作者认为原发性MDR-TB最常见的异常CT表现为树芽征和腺泡结节,通过CT图像观察肺内各种病灶的变化特点可以对临床医师使用的治疗方案提供帮助。

目前为止,糖尿病患者MDR-TB的特征性影像学表现还没有被报道。Song等[4]收集39例2型糖尿病(T2DM)MDR-TB、46例T2DM合并药物敏感性结核病(DS-TB)和72例纯药物敏感性结核病(无T2DM和MDR)共157例患者的临床资料和肺部CT结果进行分析,研究探讨2型糖尿病患者肺部CT的影像学特征。结果显示三组患者除了年龄和以前的治疗史不同,临床特征没有显著差异,然而,在成像时,MDR-TB患者显示为一个或多个肺段范围的实变,比具有或不具有T2DM的DS-TB组更广泛;肺内可见多发大小不规则的空洞形成,直径4~41mm,洞内多见气液平,空洞之间可见融合;同时支气管病变多见,支气管内表面粗糙,内壁不均匀,管腔曲折。作者认为,2型糖尿病合并肺结核患者,一个或多个肺段实变合并多发空洞及支气管损伤的CT表现提示多重耐药的可能性。

儿童大多数结核病病例是原发性感染,诊断困难和不准确主要是由于存在纵隔淋巴结肿大。Mehrian等[5]分析75例儿童结核病的纵隔淋巴结肿大的CT特点,平均年龄为(11.2±4.6)岁。CT扫描结果显示94.7%的病例有淋巴结肿大,其中下段气管旁、上段气管旁、肺门及隆突下分别为81.7%、69.1%、53.5%和47.9%;74.6%例纵隔肿大淋巴结累及邻近脂肪,边缘毛糙,52.11% 聚集存在,相互融合成团块状,4.23% 的结核病患儿中观察到支气管受压。6.7%、12% 和 5.6% 的患者分别出现左、右胸腔积液和钙化。此外,近 80% 的患者同时发生纵隔淋巴结肿大和肺实质受累。肺实质受累与淋巴结病变有显著相关性:隆突下(*P*<001=,肺门部(*P*<0.001),主动脉弓下(*P*=0.030),下段气管旁(*P*=0.037)和腋窝(*P*=006)。作者得出结论,认为纵隔淋巴结肿大与肺实质同时受累有助于肺结核与肺部其他疾病的鉴别诊断。

免疫功能低下以及免疫抑制患者容易感染结核分枝杆菌,其影像表现不完全同于免疫功能正常的患者。Pereira 等[6]回顾性分析 40 例肾移植后确诊肺结核患者的影像资料,从而评估其高分辨率 CT(HRCT)表现及特点。男性 26 例,女性 14 例;平均年龄 45 岁。HRCT 主要表现为粟粒结节型(40%),然后是空洞和树芽征(22.5%),磨玻璃影和实变(15%),纵隔淋巴结肿大(12.5%)、胸腔积液(10%)。粟粒结节均呈随机分布,在出现空洞和树芽征患者中,66.6% 患者上叶都发现病变。75% 胸腔积液为单侧。总死亡率为 27.5%,占粟粒结节组中的 50%,并且 72.6% 的死亡患者发生在这组。作者得出结论,认为肾移植术后肺结核的 HRCT 表现依次为粟粒结节、空洞及树芽征,且粟粒结节患者预后不良。

(二)肺外结核的 CT 诊断

肺外结核病(ETB)具有非特异性的临床表现,发病率低,但 ETB 的发病率持续缓慢增加,特别是在免疫受损和多药耐药性结核病的患者。Raut 等[7]观察到 ETB 最常见部位包括淋巴结、腹膜、肝脾、泌尿生殖系统、中枢神经系统、肌肉骨骼,多系统受累常见。为早期和正确诊断 ETB,影像检查起着至关重要的作用。淋巴结和腹部结核影像检查通常选择 CT,中枢神经系统和肌肉骨骼结核选择 MRI。

腮腺结核是一种非常少见的肺外结核,Sah 等[8]回顾性分析 13 例腮腺结核的 CT 特征及其误诊的原因。淋巴结结核 10 例,腮腺实质性结核 1 例,腮腺混合型 2 例(淋巴结和实质类型的混合),由于非特异性 CT 特征,13 个病例中的 10 例被诊断为良性或恶性腮腺肿瘤并接受手术。观察增强 CT 表现,2 例均匀强化,8 例环形强化(包括 5 例薄壁环形强化,2 例花环状强化,1 例厚壁和偏心环形强化);1 例实质型表现为弥漫性强化,2 例混合型表现为腮腺弥漫性强化和淋巴结环形强化。腮腺周围皮肤增厚 8 例,其中 2 例病变有皮肤窦道形成。10 例伴有同侧颈淋巴结病变,3 例有双侧淋巴结病变。作者认为,腮腺结核的非特异性 CT 特征与病理改变密切相关,认识和理解的腮腺结核的 CT 表现有助于鉴别诊断,但确诊仍依赖于实验室和病理检查。

颅盖骨结核罕见,仅占骨结核的 0.2%~1.3%。本病发病年龄轻,多见于儿童或机体低抗力低下的青壮年。患者常表现为头皮肿胀,呈无痛性、柔软,无搏动。结核菌素试验均为强阳性。颅骨平片表现为边界清楚的孤立的溶骨性病灶,周边为微细的环状硬化线[9]。CT 示病灶同时累及内板和外板,边缘锐利,在病灶两侧都伴有明显的异常软组织,并呈不规则环状强化,颅骨缺损区的脑实质内见环状水肿。

结核性腹膜炎与恶性病变在治疗上完全不同,但影像表现有重叠之处,需要鉴别。Yin 等[10]回顾性分析病理证实的 27 例结核性腹膜炎及 53 例恶性腹膜病变的影像表现,两组患者均显示很高比例的腹膜、肠系膜增厚。两组腹水或肿大淋巴结未见明显差异。具有显著差异的有以下几方面:①结核性腹膜炎多表现为光滑的腹膜增厚,而在恶性腹膜病变患者更常出现不规则增厚;②“网膜饼”在恶性腹膜病变更常见;③结核性腹膜炎中肠系膜较少受累粘连；④脏层腹膜增厚及胸膜斑更常见于恶性腹膜病变（46/53 和 48/53），而结核性腹膜炎为 0/27 和 0/27；⑤后期，结核性腹膜炎组更多的患者（14/27）出现胸腔积液和腹膜外结核（20/27）。据此，作者得出结论，通过几种 CT 征象的组合分析，能够提高结核性腹膜炎诊断，及其与恶性腹膜病变的鉴别。女性患者中，卵巢癌常出现腹膜转移，当卵巢大小未见明显变化时，腹膜转移常与腹膜结核混淆，导致误诊。Shim 等[11]分析了 18 名女性腹膜结核和 17 例卵巢癌腹膜转移但卵巢大小在正常范围的 CT 表现，通过分析卵巢 CT 征象佐证腹膜病变的性质。结果显示，网膜改变、肠系膜、腹膜壁层增厚、淋巴结肿大、腹水等均无显著性差异，卵巢不均质（P=0.002）及囊性改变（P<0.001）于腹膜转移癌病例多于女性腹膜结核病例。

（三）CT 引导下经皮肺穿刺活检诊断及介入治疗结核病

CT 引导下经皮肺穿刺术由于其定位准确、并发症少、创伤性小等优点，在肺部疾病诊断和介入治疗中的应用不断得到肯定和推广。

Metintas 等[12]研究对比评价经 CT 引导及超声引导下胸膜病变的穿刺活检术，结果显示 150 例患者中，45 例被诊断为恶性间皮瘤，46 例胸膜转移，18 例胸膜结核，34 例为良性胸膜疾病，7 例失访。在超声引导组，诊断敏感性为 66.7%，CT 引导组为 82.4%；两组比较差异有统计学意义（P=0.029）。CT 引导组胸膜厚度≥1cm 的灵敏度提高到 93.7%，并发症发生率低且可耐受。因此，作者认为，胸腔积液及胸膜增厚并存的患者应首选 CT 引导下介入诊断，超声引导下介入诊断应用于仅有胸膜增厚而无胸腔积液的患者。

Geng 等[13]评价研究 CT 引导经皮肺穿刺术，结核灌注化疗和全身标准化疗或延长化疗对胸膜化疗的安全性和有效性。在 2010 年 2 月至 2014 年 2 月期间 60 名诊断为胸膜结核的受试者纳入实验组，在 2006 年 2 月至 2010 年 2 月期间接受治疗的 70 名胸膜肺结核患者作为对照组。在实验组采用 CT 引导下经皮肺穿刺和结核灌注化疗治疗，不超过 3 个疗程，每个疗程由 0.1g 异烟肼、0.5g 卡那霉素、0.2g 左氧氟沙星和 1ml 利多卡因组成，每周 4 次。对照组患者采用全身标准或延长化疗方案 3~6HRZE（S）/6~12HR 治疗。随访患者 18 个月，比较治疗效果。实验组 6、12 和 18 个月时结核瘤的直径均小于对照组（P<0.05）。实验组 18 个月的总有效治疗率和治疗持续时间均高于对照组（P<0.05）。药物相关并发症的发生频率低于对照组（P<0.05）。实验组无手术并发症。因此，作者认为，CT 引导的经皮肺穿刺术及其用于胸膜结核的灌注化疗方法是安全和有效的，具有更大的价值，并可推广用于临床。

二、PET/CT 在结核病诊断中的应用

结核分枝杆菌是人类结核病的病原体，需要靠非哺乳动物二糖海藻糖进行生长和产生毒性。近年来，用检测海藻糖类似物作为探针研究海藻糖代谢，并作为一种潜在的诊断分枝杆菌感染的显像剂的研究，已得到了大家的广泛关注。尤其是脱氧[^{18}F]（^{18}F fdtre）类似物，已被建议作为结核分枝杆菌感染的正电子发射断层扫描（PET）探针。

Rundell 等[14]分析报道了 4 种非放射性脱氧（^{19}F fdtre）类似物的合成和构象分析，并用耻垢分枝杆菌评价其吸收，用一步化学酶法快速合成和纯化几种 ^{19}F-FDTre 类似物。利用磁共振和分子模拟方法的 ^{19}F fdtre 类似物的构象分析表明，氟替代对本地二糖构象的影响可以忽略不计，这表明氟化类似物可以被分枝杆菌中的海藻糖代谢机构成功地识别和加工。为了验证这一假设，并且评估将 FDTre 探针特异性递送到分枝杆菌的可能路径，他们发现，^{19}F-FDTre 类似物通过海藻糖特异性转运蛋白 SugABC-LpqY 积极地导入耻垢分枝杆菌。最后，

为了证明这些结果对于短寿命 ^{18}F-FDTre PET 放射性示踪剂的有效制备和使用的适用性，他们在 1 小时内进行了 ^{19}F-FDTre 合成、纯化和施用于耻垢分枝杆菌。

^{18}F-氟脱氧葡萄糖正电子发射断层扫描，在恶性肿瘤的评估中广泛应用，近年来，逐渐应用于一些炎症性疾病中。Wang 等[15]报道了一个 21 岁的男性病例，持续性右下腹疼痛 1 个月余，无腹泻、发热、寒战、体重减轻或其他全身症状，结肠镜检查直肠无器质性疾病，超声结果显示双侧颈部、腋窝和腹股沟多发淋巴结肿大。PET 扫描显示 ^{18}F-脱氧葡萄糖在双侧颈部、锁骨上、肺门、纵隔、胃贲门和肠系膜淋巴结浓聚。这些检查结果被认为是典型的淋巴瘤。为了明确诊断，在左锁骨上淋巴结取活检获，最终病理证实为结核。这例特殊病例强调了淋巴结结核病作为淋巴瘤的可能鉴别诊断的必要性。

孤立性胸壁结核较少见。Wang 等[16]报道了一例 66 岁的女性胸主动脉结核，累及胸膜和肋间肌和竖脊肌，右后胸壁有升高的 FDG 摄取。行手术治疗，病理学显示炎性肉芽肿和干酪样坏死。作者认为熟悉胸膜结核的 ^{18}F-FDG PET/CT 图像可以减少误诊。

脑膜结核通常采用 MRI 进行评价，PET/CT 亦具有一定作用。Gambhir 等[17]研究 10 例结核性脑膜炎（TBM）^{18}F-FDG PET 的表现，10 例 TBM 患者平均年龄为 27（14~55）岁，主诉持续时间 4（0.5~8.0）个月。2 名患者在Ⅰ期，6 名在Ⅱ期，2 名在Ⅲ期脑膜炎。颅内 MRI 显示 6 例患者异常表现，1 例显示脑损伤，3 例未见异常，这些表现均得到了 ^{18}F-FDG PET/CT 证实。然而，在常规 MRI 成像中没有看到的脊髓和淋巴结病变，在 ^{18}F-FDG PET/CT 中被检测到。^{18}F-FDG PET/CT 对发现颅内病变起到补充的作用，并且在发现 TBM 患者的颅外结核上更敏感。

三、MRI 在结核病诊断中的应用

大多数发生于脑实质的结核病灶多呈粟粒或散在结节病灶，周围水肿相对轻微，在 MR 平扫时多未见异常信号灶；即使有轻度或中度脑膜增厚者，若没有产生脑室扩张、脑积液等表现，在 MR 平扫时也同样难以被发现[18]。脑膜结核 MR 增强扫描主要表现为脑膜不同程度的增厚[6]，典型者呈条带状强化高信号，可以呈不规则或伴有结节状改变，致相应脑池及脑沟呈不规则狭窄；脑实质结核病灶散在分布于两侧大脑、小脑和脑干实质内，表现为粟粒及结节病灶者多为均匀强化的高信号，部分结节可呈环形强化，边缘高信号，中心低信号，病灶周围伴有不同程度的低信号水肿区；混合性颅内结核为脑膜和脑实质同时出现结核病灶。

显微镜、组织学和培养的传统诊断方法对于脊柱结核的诊断灵敏度和特异性较低。Sharma 等[19]研究分析 262 例脊柱结核的不同诊断手段，217 例随访 1 年中的 145 例（66.80%）基于培养物确诊，这其中 99 例经手术治疗的患者由术中组织活检确诊，46 保守治疗的患者中，35 例经椎弓根穿刺活检，4 例患者行 CT 引导下穿刺活检，6 例有冷脓肿表现，1 例手术活检确诊。145 例中，123 例（84.8%）显示典型的 MRI 表现。培养物检测结核分枝杆菌的敏感性为 66.80%（145/217）。在使用 GeneXpert 的情况下，检测结核分枝杆菌的灵敏度为 93.4%（43/46）。此外，GeneXpert 检测利福平耐药的灵敏度为 100%（7/7）。作者认为，MRI 是一种很好的检查手段，84.8% 例表现出典型的 MRI 表现。对于有不典型 MRI 表现的患者，MRI 与 GeneXpert 相结合为快速而准确的诊断手段。因此，MRI 和 GeneXpert 的组合是一种快速和高灵敏度的检查方法，用于诊断脊柱结核病和检测利福平耐药性。Aithala 等[20]收集了经临床检查及 MRI 图像评估后的脊柱结核患者，使用 11 计量注射针穿刺活检，将取得的组织培养进行抗酸杆菌检测及组织病理学检查，比较分析 MRI 图像以及组织学检查对于脊柱结核诊断的敏感性及特异性，通过 logistic 回归分析 MRI 检查结果与活检结果具有相关性，在脊柱结核诊断中有重要的作用。45 例使用 11 计量注射针穿刺活检诊断为脊柱结核，初次活检确诊病例达 41 例（91.2%），经多次活检其余 4 例确诊。MRI 检查对于诊断脊柱恶性肿瘤的敏感性为 85.71%，特异性为 93.54%，诊断脊柱结核的敏感性为 85.71%，特异性为 86.48%；初次活检对于诊断脊柱恶性肿瘤的敏感性为 92.85%，特异性为 100%，诊断脊柱结核的敏感性为 71.42%，特异性为 100%。Logistic 回归分析证实结核感染与硬膜外脓肿有很好的相关性（$P<0.001$）。MRI 检查及图像引导下的穿刺活检有利于脊柱结核的早期发现，并能最大限度地减少并发症的出现。

Prakash 等[21]报道了 14 例结核性肘关节炎的 MRI 特点。结果发现 12 例有骨质受累破坏、骨内脓肿、滑膜增厚和渗出，T2WI 上增厚滑膜呈低信号和关节周围软组织改变，分别为滑膜增厚和骨质破坏（n=12），软组织（n=9）/ 骨内（n=5）脓肿和 T2WI 上呈低信号的增厚滑膜（n=5）。作者认为，如果出现骨和周围软组织同时受累，应考虑结核的诊断。

结核性脊髓硬膜外脓肿（SEA）单独出现少见，通常被延迟诊断，然而其具有高发病率和死亡率。Zhang 等[22]报道 1 例没有骨质破坏的结核性脊髓硬膜外脓肿，T1WI 上见椎管内低信号肿块，范围延伸 L5~S2 椎体水平，在 T2IWI 及 T2 STIR 序列均为不均匀等信号。作者认为，T2WI 和（或）STIR 序列上不均匀等信号有助于结核性脊髓硬膜外脓肿的诊断，该例病理上也观察到结核性脓肿和干酪样坏死。因此，除观察影像特征，诊断仍需结合临床和病理。

当脊柱结核影像表现不典型时，需与脊柱转移等其他疾病鉴别。在这种情况下，扩散加权成像（DWI）和表观弥散系数（ADC）值可以帮助诊断，从而避免此类患者进行不必要的活检。Madhok 等[23]测量 55 例脊柱结核的结核结节的平均 ADC 值，结核椎体平均 ADC 值为（1.47 ± 0.25）$\times 10^{-3}mm^2/s$，椎旁软组织（脓肿）（1.94 ± 0.3）$\times 10^{-3}mm^2/s$，正常椎体（0.48 ± 0.16）$\times 10^{-3}mm^2/s$。治疗后椎体 ADC 值下降，完全吸收后的椎体 ADC 接近正常椎体。作者认为脊柱结核和椎旁软组织的正常 ADC 值范围有助于脊柱结核与其他疾病的鉴别，但转移性和结核性脊柱 ADC 值存在重叠区，这可能会导致假阴性结果，这时应结合临床病史、其他相关检查或活检。

局灶肝结核（LHTB）在术前难以诊断，大多数 LHTB 病例根据病埋结果诊断。LHTB 影像特征与病理分期之间的关系最近已被报道，这可能有助于肝结核的诊断。Iwasaki 等[24]报道了 1 例术后诊断为 LHTB 患者的病例研究，证实了 LHTB 影像特点随着结核的进展过程而变化。对比增强腹部 CT 扫描显示肝 5、6 段交界处有一直径约 1.5cm 低密度病变，门脉期仍见强化，MRI 平扫显示低信号，增强后门脉期显示有强化伴小的非强化区域，肝脏肿块在肝胆期显示低信号，并且略小于动脉增强的面积。EOB-MRI 研究结果显示黑色区域为所有血管期的非增强区域，灰色区域为在肝实质期低的动脉增强区，白色区域表明在肝胆期等强度的动脉增强区。作者认为，把握 LHTB 影像特征与病理分期之间的关系，能够在术前诊断该病。

随着 MRI 技术的进步，在腹部空腔脏器的检查中亦逐渐应用。MR 肠镜成像能同时评估肠管腔完整性，肠壁异常，管腔内和肠壁外病变受累情况。Krishna 等[25]通过 30 例怀疑小肠结核的患者，对比研究小肠 MR 肠镜和小肠钡剂造影（SBFT）检查方法的应用价值。30 例患者 2 周内分别行 MR 肠镜检查及小肠钡剂检查，结果显示，在 19 例确诊患有结核病的患者中,MR 肠镜显示回盲部受累 9 例(47%),其他小肠段肠壁增厚 11 例(58%),淋巴结病 17 例(89%),腹水 5 例(26%),腹膜增强 6 例(32%)。此外,MRI 也观察到一个患者同时有脾肉芽肿、与椎前脓肿相关的椎间盘炎和小肠穿孔、肠管聚集。MR 肠镜检查和 SBFT 在描述回盲部和小肠壁增厚方面有很好的相关性。然而,MR 肠镜检查相比 SBFT 能够显示更多的狭窄。MR 诊断肠结核的灵敏度、特异性、阳性预测值和阴性预测值分别为 100%、73%、86% 和 100%,SBFT 分别为 88%、70%、83% 和 78%,差异不具有统计学意义(P=0.24)。作者得出结论,MR 肠造影肠腔表现与肠道钡剂造影具有良好的相关性,但 MR 肠造影还能观察肠道外组织结构。因此,MR 肠造影在小肠结核的评估中具有成为一站式无辐射工具的潜力。

(吕岩　侯代伦　过丽芳　张旭)

参考文献

1. Restrepo CS, Katre R, Mumbower A. Imaging manifestations of thoracic tuberculosis, Radiol Clin N Am, 2016, 54(3): 453-473.

2. Bauer C M, Schmähl A, Kreuter M. Imaging and laboratory diagnostics for tuberculosis. Klin Monatsbl Augenheilkd, 2016, 233(5): 587-593.

3. Kim W, Lee KS, Kim HS, et al. CT and microbiologic follow-up in primary multidrug-resistant pulmonary tuberculosis, Acta Radiol, 2016, 57(2)197-204.

4. Song Q, Zhang G, Jiang H, et al. Imaging features of pulmonary CT in type 2 diabetic patients with multidrug-resistant tuberculosis. PLoS One, 2016, 11(3): e0152507.

5. Mehrian P, Moghaddam AM, Tavakkol E, et al. Determining the lymphadenopathy characteristics of the mediastinum in lung CT scan of children with tuberculosis. Int J macobacteriology, 2016, 5(3): 306-312.

6. Pereira M, Gazzoni FF, Marchiori E, et al. High-resolution CT findings of pulmonary Mycobacterium tuberculosis infection in renal transplant recipients. Br J Radiol, 2016, 89(1058): 20150686.

7. Raut AA, Naphade PS, Ramakantan R. Imaging spectrum of extrathoracic. Radiol Clin North Am, 2016, 54(3): 475-501.

8. Sah SK, Zeng C, Li X, et al. CT features and analysis for misdiagnosis of parotid tuberculosis. Clin Imaging, 2016, 40(4): 810-815.

9. Srinivas BH, Uppin MS, Killi S, et al. Calvarial tubercular osteomyelitic abscess in an elderly. Asian journal of neurosurgery, 2016, 11(4): 445.

10. Yin WJ, Zheng GQ, Chen YF, et al. CT differentiation of malignant peritoneal mesothelioma and tuberculous peritonitis. Radiol Med, 2016, 121(4): 253-260.

11. Shim SW, Shin SH, Kwon WJ, et al. CT Differentiation of female peritoneal tuberculosis and peritoneal carcinomatosis from normal-sized ovarian cancer. J Comput Assist Tomogr, 41(1): 32-38.

12. Metintas M, Yildirim H, Kaya T, et al. CT scan-guided Abrams'needle pleural biopsy versus ultrasound-assisted cutting needle pleural biopsy for diagnosis in patients with pleural effusion: A Randomized, Controlled Trial. Respiration, 2016, 91(2): 156-163.

13. Geng S, Li L, Liu J, et al. Safety and effectiveness of CT-guided percutaneous pulmonary paracentesis and tuberculoma perfusing chemotherapy for the treatment of pleural tuberculosis. Exp Ther Med, 2016, 12(2): 957-

960.

14. Rundell SR, Wagar ZL, Meints LM, et al. Deoxyfluoro-D-trehalose (FDTre) analogues as potential PET probes for imaging mycobacterial infection, Org Biomol Chem, 2016, 14(36): 8598-8609.
15. Wang Q, Chen E, Cai Y, et al. A case report systemic lymph node tuberculosis mimicking lymphoma on 18F-FDG PET/CT. Medicine, 2016, 95(9): 1-3.
16. Wang SY, Luo DL, Chen G, et al. 18F-FDG PET/CT images in a patient with primary chest wall tuberculosis mimicking malignant tumor. Clin Nucl Med, 2016, 41: 323-325.
17. Gambhir S, Kumar M, Ravina M, et al. Role of 18F-FDG PET in demonstrating disease burden in patients with tuberculous meningitis. J Neurol Sci, 2016, 370: 196-200.
18. Bruschini L, Ciabotti A, Berrettini S. Chronic tuberculous otomastoiditis: A case report. J Int Adv Otol, 2016, 12 (2): 219-221.
19. Sharma A, Chhabra HS, Mahajan R, et al. Magnetic resonance imaging and GeneXpert: A rapid and accurate diagnostic tool for the management of tuberculosis of the spine. Asian Spine J, 2016, 10(5): 850-856.
20. Aithala JP. Role of percutaneous image guided biopsy in spinal lesions: Adequacy and correlation with MRI findings. JCDR, 2016, 10(8): Rc11-15.
21. Prakash M, Gupta P, Dhillon MS, et al. Magnetic resonance imaging findings in tubercular arthritis of elbow. Clin Imaging, 2016, 40(1): 114-118
22. Zhang Q, Koga H. Tubercular spinal epidural abscess of the lumbosacral region without osseous involvement: Comparison of spinal MRI and pathological findings of the resected tissue. Intern Med, 2016; 55(6): 695-698.
23. Madhok R, Sachdeva P. Evaluation of apparent diffusion coefficient values in spinal tuberculosis by MRI. J Clin Diagn Res, 2016, 10(8): TC19-23.
24. Iwasaki T, Nagashima A, Nakatsuka H. Localized hepatic tuberculosis with imaging changes caused by the progression of tuberculosis. Intern Med. 2016, 55(6): 613-616.
25. Krishna S, Kalra N, Paramjeet Singh, et al. Small-bowel tuberculosis: A comparative study of MR enterography and small-bowel follow-through. AJR, 2016, 207(3): 571-577.

第三章 结核病免疫学诊断

摘要：γ- 干扰素释放试验作为潜伏结核感染筛查最新方法在国际上已经上市 10 余年，欧美二十多个国家将其写入结核病诊疗指南中，推荐替代结核菌素试验作为潜伏结核感染检测的实验室检测方法。近 1 年来，对 γ- 干扰素释放试验在特殊人群的结核病筛查作用及对肺外结核的辅助诊断价值均有了进一步的评价。IL-1β、IL-6、IP-10、TNF-α、sCD163、sCD14、转甲状腺素蛋白、补体因子 H、载脂蛋白 A1、热休克蛋白、诱导蛋白 10、血清淀粉样蛋白、尿脂阿拉伯甘露聚糖及颗粒酶 B 等新型生物标志物在结核病免疫学诊断中的研究也取得不少的进展。

关键词：γ- 干扰素释放试验；抗原；细胞因子；诱导蛋白

近 1 年来，结核病的免疫学诊断方面取得了不少进展。γ- 干扰素释放试验在潜伏性结核感染和辅助诊断结核病方面的研究逐步深入。IL-1β、IL-6、IP-10、TNF-α、sCD163、sCD14、转甲状腺素蛋白、补体因子 H、载脂蛋白 A1、热休克蛋白、诱导蛋白 10、血清淀粉样蛋白、尿脂阿拉伯甘露聚糖、颗粒酶 B 等新型生物标志物在结核病免疫学诊断中的研究也取得不少的进展。

一、γ- 干扰素释放试验

γ- 干扰素释放试验（IGRA）是诊断潜伏结核感染的试验，目前国际上有 QFC-G（Quantiferon TB Gold）（第二代为 Quantiferon TB Gold In Tube，QFT-GIT）和 T-SPOT 试剂盒。

（一）诊断潜伏结核感染

近来，对 γ- 干扰素释放试验在潜伏性结核感染方面的优势有了进一步的探究。Dirix 等[1]研究该方法在 HIV 感染者中诊断潜伏结核感染的价值。在开始抗逆转录病毒治疗（ART）时，共有 352 名艾滋病毒感染患者（186 例活动性结核病）前瞻性入组。在 ART 的前 6 个月期间收集连续血液样品。83 名 HIV 未感染的受试者（39 名具有活动性结核）作为对照。用纯化的蛋白衍生物（PPD）、肝素结合血凝素（HBHA）或早期分泌抗原 -6（ESAT-6）和培养滤液蛋白 -10（CFP-10）对体外刺激的血液单核细胞上清液中的 13 种细胞因子的浓度进行测定，并将结果与结核菌素皮肤试验（TST）进行比较。结果：通过 ESAT-6/CFP-10 诱导的干扰素 -γ 浓度实现了结核分枝杆菌感染的最佳检测，但 $CD4^{+}T$ 细胞计数 $<50/mm^3$ 的患者结果通常为阴性。具有活动性结核的患者通过高 ESAT-6/CFP-10 诱导的 IL-6 来鉴定。IGRA 和 TST 的转化发生在 ART 下，并且联合感染患者抗结核治疗和 ART 的结合导致 ESAT-6/CFP-10 诱导的减少和 HBHA 诱导的 γ- 干扰素增加反应。没有结核分枝杆菌抗原诱导的细胞因子允许我们预测结核免疫重建炎症综合征或 ART 相关的结核。提示在乌干达，ESAT-6/CFP-10-IGRA 在检测结核分枝杆菌感染方面比 TST 更好，当与 HBHA-IGRA 联用时，可以帮助评估抗结核治疗的成功。

Beshir 等[2]评估了埃及东部在接种 BCG 疫苗儿童中的 γ- 干扰素反应和 TST 反应。

1个月至12岁的150名儿童包括在研究中;收集来自儿童的数据,完整历史记录,临床检查,检查在直接光照下是否存在BCG瘢痕。所有的孩子都进行TST,IGRA提示TST反应的大小与年龄(P<0.01)有显著差异,较大儿童更容易出现阳性反应。此外,IGRA试验中年龄范围1个月至1岁的儿童常常呈阴性;而4~12岁的儿童常有阳性结果(P<0.01),IGRA和TST结果之间存在中等一致性(Kappa[κ]=0.475);缺乏BCG瘢痕的儿童IGRA和TST之间存在高度一致性(κ=1000)。提出IGRA具有比TST更高的特异性和较低的与BCG接种和非结核分枝杆菌的交叉反应。

Cho等[3]调查了使用TST和QFT-G测定在诊断系统性红斑狼疮(SLE)患者潜伏性结核感染方面的一致性。也评估了与SLE患者的QFT-G测定的不确定结果相关的因素。入组136例SLE患者,并将其与66例类风湿关节炎(RA)进行比较。显示SLE患者的QFT-G测定和TST结果是一致的。然而,BCG疫苗接种状态、年龄和SLE疾病活动指数(SLEDAI)评分都是可能导致两个测试之间不一致的因素。来自QFT-G测定的不确定结果可能由较高的SLEDAI得分或增加的糖皮质激素剂量引起。

Kussen等[4]评估了使用QFT与TST在巴西的HIV患者中的潜伏性结核病感染的情况。140名受试者,IGRA显示出69%和90%的灵敏度和特异性,比TST多8%的阳性结果。显示IGRA更高的准确性将使潜伏性结核感染被施予治疗,否则将被忽视,有助于减少活动性结核病例的数量。

一些研究者评估了IGRA与TST筛查潜伏性结核感染的诊断价值、相关性,并试图建议最优的卫生经济学应用策略。Ayubi等[5]利用随机效应模型的meta分析研究在HIV(+)人群中使用IGRA与TST诊断结核感染者的相关性,共有20个研究被纳入,结果发现,两者相关性不理想,总Kappa值0.37,用患病率和性别调整后也仅为0.59。作者认为,根据结果很难评估在HIV感染者中TST是否如IGRA一样有效。Malhamé等[6]使用系统评价对在非HIV感染的孕妇中筛查和治疗潜伏性结核感染的状况进行评价。结果发现,在美国,潜伏性结核感染在孕妇中发生率为14%~48%,TST结果则因种族而异。IGRA与TST在结核低发地区一致性Kappa值为0.26~0.45。其结论认为,IGRA作为筛查手段和TST是可比较的,它更为特异;产后的随访和治疗的坚持性还需继续提高。Auguste等[7]使用系统评价和meta分析评估了IGRA和TST应用于儿童、免疫抑制宿主和新近进入英国者的卫生经济学问题。儿童TST(≥5mm)阴性者继之QFT-GIT,免疫抑制宿主QFT-GIT阴性继之TST(≥5mm),新近进入英国者TST(≥5mm)在诊断可能向活动性结核进展的潜伏性结核感染是最符合卫生经济学策略的。当然,由于IGRA的异质性,不同国家结核感染率的差异,这些结论还存在一定局限性。Koufopoulou等[8]试图使用系统评价对使用IGRA或者TST诊断结核感染的卫生经济学问题得出结论。有28个研究入围,结果发现总体说来IGRA的性价比更好,然而不同的研究由于经济学评估的方法包括使用的模型等方法学差异得出的结论差异很大,因此还需进一步研究。

关于IGRA结果的影响因素也有作者进行了研究。Rhodes等[9]研究发现,以前的BCG接种史是IGRA结果的独立影响因素,使得基线IFN-γ水平更高,男性受到此种影响更显著;且复种比初种更能诱发显著的IFN-γ反应。国籍、外周血单核/淋巴细胞百分比等其他因素的影响并无显著性。van Zyl-Smit等[10]研究也认为校正外周血淋巴细胞数目对于改善IGRA阳性率无意义。

多个研究用IGRA对特定国度、特定人群的结核感染率进行了调查。Blount等[11]对美国移民使用IGRA进行监测,了解其预测结核发病的风险。结果发现,1152例无结核病的移民(513 IGRA阳性,639例阴性)中,在7730人的随访中有7人发病(5例IGRA阳性,2例阴性)。IGRA阴性预测值99.7%,但阳性预测值仅0.97%。提示IGRA阳性者发病风险更高,但两组无统计学差异,寻找预测值更好的生物标记物要求仍然很迫切。Vozoris等[12]介绍了IGRA引入以来美国结核发病的流行趋势。该研究发现,与1999—2000年相比,2011—2012年西班牙裔美国人和有并存病的美国人中,潜伏性结核感染(LTBI)受检的自行报告率明显下降(分别为68.0% vs 60.7%,74.7% vs 72.0%),另有活动性结核接触者、外国出生者和非裔美国人也有类似趋势。目标人群LTBI检测不足可能导致结核发病率增高。Oren等[13]使用TST和QFT-GIT研究了美国-墨西哥边境的109例受试者LTBI的状况。59%的受试者TST或QFT-GIT呈现阳性,两种试验有71%的一致率,使用后者阳性率更高(34% vs 50%),吸烟和高血糖是影响LTBI阳性率的因素。Nijhawan等[14]使用TST和QFT-GIT比较了Dallas县监狱的351例犯人LTBI的状况,还做了卫生经济学评估。使用TST 2.6%阳性而使用QFT-GIT阳性率13.4%,TST试验比QFT-GIT费用高出将近3倍(1247美元vs 460美元)。提示QFT-GIT阳性率高且性价比更好。Rennert-May等[15]梳理了用TST和IGRA评估加拿大949名难民LTBI状况的流程。首先行TST,阳性者且无其他结核高危因素者行IGRA,再阳性者行预防性抗结核治疗。这个医疗模型对结核高风险人群能有效地起到预防作用。Khamis等[16]报道阿曼密切接触活动性结核的医护人员LTBI感染率为33.2%(123/371),其中54%接受了治疗,接受治疗者中42.4%完成了全部疗程。Olivieri等[17]报道使用二步法(TST继之IGRA)诊断意大利医务人员的LTBI感染率为1.7%(36/2136)。

耐多药结核密切接触者的化学性预防方案及监测一直未获较多研究。Bedini等[18]研究了意大利监狱中的39例耐多药结核的密切接触者,发现其中17人(43.5%)QFT和TST阳性,12人同意使用吡嗪酰胺和左氧氟沙星预防性化疗,5人完成疗程。所有完成疗程者QFT均有下降但未能完全阴转。该研究吡嗪酰胺加左氧氟沙星的预防性方案不易耐受,且QFT也不是一个较好的监测指标。

由此可见,γ-干扰素释放试验在诊断潜伏结核感染方面的优势进一步得到证实。

(二)辅助诊断活动性结核病

Yi等[19]评估了改良的IGRA-QuantiFERON-TB Gold Plus(QFT-PLUS)诊断活动性结核的价值,并与QFT做了比较。结果发现,细菌学证实的结核患者QFT-PLUS试验的γ-干扰素水平较QFT更低(P<0.001)。QFT-GIT取临界值0.35 IU/ml时,QFT-Plus(取临界值0.168 IU/ml)敏感性仅为91.1%,低于QFT的96.2%(P=0.008),此时两者的特异性是相同的。因此,QFT-PLUS的理想临界值还需进一步摸索。

Adilistya等[20]纳入48名受试者,诊断结核性渗出性胸腔积液(由Light的标准,以单核细胞为主),胸水同时做T-SPOT.TB、分枝杆菌(MGIT)培养和腺苷脱氨酶(ADA)活性测定。排除其他原因的胸腔积液,如心力衰竭、肾衰竭、肝硬化和恶性肿瘤。结果显示,胸水T-SPOT.TB诊断结核性胸膜炎的灵敏度、特异度、阳性预测值和阴性预测值分别为100%、88.89%、97.5%和100%。表明,胸水T-SPOT.TB对于结核性胸膜炎的早期快速诊断具有重要价值,特别是在结核病高负担地区。

Kim等[21]在疑似结核性淋巴结炎的受试者中进行IGRA,以评估IGRA的诊断性能,计算了培养、放射成像、聚合酶链反应测试、细针抽吸和切除活检的灵敏度和特异性。显示在271名疑似结核性淋巴结炎的成人患者中，42名被诊断患有该疾病。IGRA的总体灵敏度和特异性分别为78.8%和95.5%。考虑IGRA可用于诊断结核性淋巴结炎，具有高度灵敏度和特异性。

Urzua等[22]共招募了45名受试者（23名患有眼结核病，22名患有其他原因葡萄膜炎）。从每个受试者收集血液样品，并行T-SPOT.TB。由于不确定的结果，排除了5名患者。其余计算的灵敏度和特异性分别为0.80和0.85。阳性似然比为5.33，阴性似然比为0.23。测试的总体准确度为0.83。显示T-SPOT.TB可用于诊断眼结核，而且在BCG疫苗接种人群中特别适用。

Herzmann等[23]调查了德国潜伏结核感染（LTBI）和活动性肺结核（PTB）的危险因素。在18个德国中心招募了暴露于结核分枝杆菌和PTB患者的健康家庭接触者（HHC）和医疗保健工作者（HCW），进行IGRA测试。通过比较IGRA阳性与IGRA阴性接触来评估LTBI风险因子，比较PTB患者与HHC来评估结核病的风险因素。纳入603例HHC，295例HCW和856例PTB。在34.5%的HHC和38.9%的HCW中发现LTBI。在HCW中，对咳嗽患者的护理（P=0.02）和长期从事护理职业（P=0.04）与LTBI相关。在HHC中，LTBI的预测物是患病伴侣（优势比4.39）、与患病伴侣的性接触和物质依赖性（全部P<0.001）。PTB的发生与男性性别、低体重、酒精中毒、糖皮质激素治疗和糖尿病等具有相关性。在2年随访期间，患病伴侣的性接触者没有发展活动性结核病。显示IGRA阳性反应在德国暴露的HHC和HCW中能频繁地被观察到，并且是活动性结核病发展的不良预测物。

Laurenti等[24]使用系统评价和meta研究了IGRA在免疫抑制的儿童中诊断细菌学阳性结核的价值。结果发现，IGRA与TST相比，敏感性并无明显差异（分别为TST 88.2%，QFT-IT 89.6%，T-SPOT 88.5%），但特异性明显更好（分别为TST86.3%，QFT-IT 95.4%，T-SPOT 96.8%）。

正如Ndzi等[25]综述所指出的那样，虽然大家对IGRA抱有热切的期待，但从目前的研究看，IGRA用于诊断结核病、评估抗结核治疗效果的价值仍然众说纷纭，并且用于监测结核密切接触者发生结核病风险的价值也并不比TST好。

本年度关于IGRA的研究除继续探讨其在特殊人群（儿童、免疫抑制宿主等）及肺外结核中的应用，致力于在方法学层面改良外，还特别关注运用IGRA对预防性化疗疗效评估与结核再燃风险的预测。

二、其他生物标志物

1. IL-4　Carrère-Kremer等[26]通过在来自35位活动性结核患者（ATB）和115位潜伏感染患者（LTBI）的T-SPOT.TB测定上清液中进行的微珠多重测定，研究了针对缺失区域1（RD1）抗原的结核分枝杆菌特异性T细胞应答。当超过7种IFN-γ分泌细胞（SC）/250 000外周血单核细胞（PBMC）被列举时，T-SPOT是阳性的。然而，与LTBI组相比，在ATB组中更频繁地观察到超过100个IFN-γSC/250 000个PBMC。相比之下，与LTBI相比，在ATB组能观察到IL-4、IL-12、TNF-α、GM-CSF、嗜酸性粒细胞趋化因子和IFN-α相对于IFN-γ分泌的更低的细胞因子浓度和更低的细胞因子产生。因此，与IFN-γ产生相关的高IFN-γ释放和低细胞因子分泌作为ATB的标志，证实针对RD1抗原的多细胞因子结核分枝杆菌特异性应答反映了宿主包含结核再激活的能力。这样，测试 IGRA 上清液中的细胞因子谱将有助于改善 ATB 筛选策略包括免疫测试。

2. 新蝶呤　Goyal 等[27]的研究纳入了 69 名临床确诊病例以及年龄和性别匹配的健康对照。对所有肺外标本进行 Ziehl-Neelsen 染色，并在 Lowenstein-Jensen 培养基上培养。使用商业 ELISA 试剂盒估计血清新蝶呤和蛋白质羰基水平。通过测量硫代巴比妥酸反应性物质来测定丙二醛。显示血清新蝶呤、蛋白质羰基和丙二醛水平对于来自健康对照的肺外结核的病例有显著的差异（$P<0.05$）。所研究的所有三种生物标志物的水平在培养物以及涂片阳性和阴性病例之间显著不同。在病例中观察到新蝶呤和蛋白质羰基之间呈正相关。提示新蝶呤、蛋白质羰基和丙二醛在肺外结核中有潜在诊断作用。

3. 嗜酸细胞活化趋化因子及多重细胞因子反应的组合　Won 等[28]通过 Luminex 在 48 个活动性肺结核患者、15 个潜伏性结核感染受试者（LTBI）和 13 个健康对照（HC）的 QuantiFERON（TM）Gold In-Tube 测定法（QFT）的上清液中测量结核分枝杆菌特异性抗原诱导的和未刺激的细胞因子。结果显示在 29 种细胞因子中，8 种结核分枝杆菌抗原特异性生物标志物（GM-CSF、IFN-γ、IL-1RA、IL-2、IL-3、IL-13、IP-10 和 MIP-1β）感染组与对照组显著不同。5 种结核分枝杆菌特异性生物标志物（EGF、GM-CSF、IL-5、IL-10 和 VEGF）和 2 种未刺激的生物标志物（TNF-α[Nil]和 VEGF[Nil]）显示活动性和潜伏性结核之间的差异显著。3 种未刺激的生物标志物（IL-8[Nil]，IL-13[Nil]和 VEGF[Nil]）和 5 种结核分枝杆菌特异性生物标志物（IFN-γ、IL-2、IL-3、IP-10 和 VEGF）在活动性结核和非活性结核组之间显著不同。3 种细胞因子生物标志物的组合能分别精确预测 92.1%~93.7% 的结核感染病例和 92.3%~100% 的健康对照者。此外，5 种生物标志物的组合分别准确预测了 90.9%~100% 的活动性结核病例和 80%~100% 的潜伏性感染受试者。在区分活动性结核和非活动性结核，不管 QFT 结果如何，6 种生物标志物的组合能预测 79.2%~95.8% 的活动性结核病例和 67.9%~89.3% 的非活性结核受试者。提示全血结核分枝杆菌抗原依赖细胞因子的组合可以作为生物标志物来确定结核病的状态。而且，VEGF 被突出显示为反映活性结核的关键生物标志物，而与刺激无关。

4. 酯酶、颗粒酶 B　Tallman 等[29]分析靶向结核分枝杆菌酯酶，丝氨酸水解酶家族中多种酶，并使用基于活性的探针（ABP）和荧光酯酶底物研究了它们的活性。这些小分子探针在活性、休眠和再活化培养物中显示为功能性酯酶。使用 ABP，我们鉴定了在休眠结核分枝杆菌[包括 LipM（Rv2284），LipN（Rv2970c），CaeA（Rv2224c），Rv0183 和 Rv1683]中保持活性的 5 种酯酶，其中的 3 种，CaeA、Rv0183 和 Rv1683 在所有 3 种培养条件下具有催化活性。荧光探针还显示了在休眠和活性培养物中 LipH（Rv1399c）、Culp1（Rv1984c）和 Rv3036c 的酯酶活性。具有持久活性的酯酶是潜在的诊断生物标志物或具有成为结核分枝杆菌感染（潜伏或活动性结核）个体治疗靶标的可能。

HIV 合并结核感染始终是结核诊断的难点，因为此类患者 CD4 细胞耗竭，不能产生足够的用于诊断的 IFN-γ。Sarkar 等[30]研究发现，用 rESAT6 刺激 $CD8^+T$ 淋巴细胞，颗粒酶 B 在三组（结核病组、结核 -HIV 双重感染组、健康接触者组）中水平分别为（138.8 ± 33.4）pg/ml、（129.8 ± 14.6）pg/ml 与（95.1 ± 34.3）pg/ml，头二组水平较第三组明显增高，提示 $CD8^+T$ 淋巴细胞刺激产生的颗粒酶 B 是一个较好的生物标志物，可用于鉴别活动性结核与健康人，无论是否存在 HIV 感染。

5. IL-1β,IL-1RA,IL-2,IL-6 与 IP-10 Anusiem 等[31]跟进一个队列的成人痰菌阳性结核病患者,并调查抗结核治疗对血清 IL-1β 浓度的影响。在治疗前、治疗 2 个月后和治疗 6 个月后,通过酶联免疫吸附测定法测量 IL-1 的血清浓度。42 名结核病患者和 31 名健康志愿者完成了研究。患者对治疗有良好的临床反应。与健康对照组[(13.30 ± 1.30)pg/ml]相比,治疗前患者的 IL-1β 的平均血清浓度非常高[(30.20 ± 2.0)pg/ml]。随着治疗进展,患者的平均 IL-1β 血清浓度呈进行性降低($P<0.05$):2 个月后为(21.80 ± 1.1)pg/ml,治疗后 6 个月为(16.96 ± 1.3)pg/ml。在治疗完成时,患者 IL-1β 的平均血清浓度恢复到接近正常水平,但略高于健康对照的平均血清浓度。因此,IL-1β 的血清浓度可以被认为是成年人活动性结核病的潜在宿主生物标志物。

Zambuzi 等[32]将结核病的临床表现与在血浆中检测到的生物标志物确定的免疫应答变化相关联。研究测量了 17 个活动性结核患者,14 个潜伏性结核感染病例和 16 个未感染者的 18 个因子。发现活动性结核病患者具有增加的血浆 IL-6、IP-10、TNF-α、sCD163 和 sCD14 水平。这些生物标志物的统计分析表明 sCD14 和 IL-6 同时测量能够以 83% 的准确度诊断活动性结核感染。研究还表明 TNF-α 和 sCD163 与结核病严重程度相关。结论:血浆 sCD14 和 IL-6 的同时检测是鉴定活动性结核的有希望的诊断方法,并且进一步,TNF-α 和 sCD163 的测量可以识别较严重的结核病病例。

Porcel 等[33]探讨了结核性胸膜炎的诊断进展。提出许多胸腔积液生物标志物如 ADA、干扰素 -γ、干扰素 -γ 诱导的 10kD(IP-10)和 IL-27 诱导的蛋白质已经显示出对结核的快速诊断的希望。

Parsons 等[34]在牛群中试用 IP-10 释放实验,发现其是探究牛结核感染的敏感标志物,敏感性 100%,特异性 97%。Suzukawa 等[35]研究了 QFT 上清中 IFN-γ、IL-2、IL-5、IL-10、IL-1RA 与 MCP-1 等 27 种细胞因子的水平对于鉴别活动性或潜伏性结核的价值,结果发现上述细胞因子均有鉴别价值,联合检测可能效能更高。Wergeland 等[36]发现,IL-1RA、IL-2 与 IP-10 在抗原刺激的人外周血上清液中的水平能鉴别大多数 QFT 值临界状态的潜伏性结核感染和非结核感染者。IP-10 诊断效能最好,并在诊断活动性结核方面达到 100% 的敏感性。

6. 血清蛋白生物 Chegou 等[37]评估了在非洲初级保健诊所参加者中血清蛋白生物标志物用于诊断活动性结核病的价值。该研究前瞻性地登记了呈现肺结核症状的个体,然后评估结核病。使用多重细胞因子平台,在存储的血清样品中评价 22 个宿主蛋白生物标志物。使用包括实验室、临床和放射学结果预先建立的诊断算法,将参与者分类为确定的结核,可能的结核,可疑的结核病状态或非肺结核。716 例参与者中,185 例确诊为结核病,29 例可能为结核病,6 例有可疑结核病症状,487 例无结核病证据。在 491 份待测样品中,采用 C 反应蛋白、转甲状腺素蛋白、IFN-γ、补体因子 H、载脂蛋白 A1、诱导型蛋白 10 和血清淀粉样蛋白 A 等 7 种生物标志物联合检测,其诊断结核病的灵敏度为 93.8%(95%CI:84.0%~98.0%),特异性为 73.3%(95%CI:65.2%~80.1%),阳性和阴性预测值分别为 60.6%(95%CI:50.3%~70.1%)和 96.4%(95%CI:90.5%~98.8%),无论 HIV 感染状态或研究位点如何。表明,采用 7 种生物标志物联合检测用于诊断结核病具有重要价值,且在非洲不受 HIV 感染状态或种族的影响。

7. IFN-γ/IL-2 Goyal 等[38]评估了 IFN-γ/IL-2 比值作为循环诊断生物标志物在肺外结核(EPTB)中的意义。在临床诊断的 EPTB 病例中检测 IFN-γ 和 IL-2 的血清水平,以评估其作为诊断生物标志物的潜在作用。研究中包括69个临床确认的EPTB病例和69个年龄和性别匹配的健康对照。将所有肺外标本进行Ziehl-Neelsen染色并在Lowenstein-Jensen(LJ)培养基上培养,并检测血清IFN-γ和IL-2的水平。EPTB患者血清IFN-γ和IFN-γ/IL-2比值的水平明显高于对照组($P<0.001$),但IL-2水平两组差异没有统计学意义($P>0.05$)。所有生物标志物的分布在培养阳性和培养阴性病例之间有显著差异($P<0.05$)。在涂片阳性和阴性的病例,只有IFN-γ和IFN-γ/IL-2比值有显著差异($P<0.05$)。显示IFN-γ和IFN-γ/IL-2比值可有助于EPTB的诊断,但IL-2在EPTB的诊断中价值有限。

8. IL-10 Abhimanyu等[39]评估了外周血生物标志物在淋巴结结核中的诊断价值。对12种细胞因子(TNF-α、IFN-γ、IL-2、IL-12、IL-18、IL-1β、IL-10、IL-6、IL-4、IL-1Ra、IL-8和TNF-β等作为潜在的外周血生物标志物等进行筛选,最终确定IL-18、IL-10和TNF-β是诊断淋巴结结核的重要生物标志物。

9. CD14 Jenum等[40]对印度88名胸内结核病儿童全血生物标志物进行分析,结果发现,与结核病相关的生物标志物为CD14、FCGR1A、FPR1、MMP9、RAB24、SEC14L1和TIMP2。与结核病相关性小的生物标志物有:BLR1、CD3E、CD8A、IL7R和TGFBR2。该研究为进一步寻找可靠的结核病诊断生物标志物提供依据。

10. IL-17 Kassa等[41]对研究对象全血IFN-γ,IL-2,IL-17,IL-10,IP-10和MIP-1α的水平进行了检测。研究对象包括HIV阳性结核病患者(HIV(+)TB(+))、HIV阴性结核病患者(HIV(-)TB(+))、HIV阳性结核菌素皮肤试验阳性(HIV(+)TST(+))、HIV(-)TST(+)和HIV(-)TST(-)者,共5组。与HIV(-)TST(-)者相比,潜伏结核感染导致IP-10、IFN-γ和IL-17水平升高,而活动性结核病患者IL-2和IP-10水平升高。与HIV(-)TB(+)患者相比,HIV(-)TST(+)者IFN-γ、IL-17、MIP-1α和IL-10水平增加。合并HIV感染者IFN-γ、IL-17、IP-10和IL-2水平降低。HIV(-)TB(+)患者经过抗TB治疗(ATT)6个月后,IL-10和MIP-1α水平逐渐正常。HIV(+)TB(+)患中在ATT加HAART治疗后6个月和18个月,MIP-1α和IL-10的水平逐渐正常,而IFN-γ、IL-2、IL-17和IP-10水平未见变化。在HIV(+)TST(+)患者经过HAART治疗后,IFN-γ,IL-17,IL-10和MIP-1α水平趋于正常,而IL-2和IP-10水平则没有变化。总之,IFN-γ,IL-17和IP-10的同步检测可有助于诊断LTBI;IL-2和IP-10有助于诊断活动性TB;而IFN-γ,IL-17,MIP-1α和IL-10水平可以帮助区分LTBI和活动性TB。此外,IL-10和MIP-1α水平可以帮助监测对TB治疗和HAART的反应。

11. 蛋白质 Shekhawat等[42]评估了热休克蛋白用于区分潜伏性结核感染和活动性结核病的价值。研究总共收集了55份血样,其中10份来自活动性结核感染组,10份来自高风险暴露组,23份来自低风险暴露组,12份来自生活在非感染性结核病的健康对照地区。使用ELISA在所有收集的样品中评估一组热休克蛋白(Hsps),包括宿主Hsp25、Hsp60、Hsp70和Hsp90以及结核分枝杆菌Hsp16。与高风险暴露组、低风险暴露组和对照组相比,活性结核组中宿主Hsp(Hsp25,Hsp60,Hsp70和Hsp90)和MTB Hsp16的水平显著升高($P<0.05$)。值得注意的是,与低风险暴露组相比,高风险暴露组中Hsp水平升高。随访中,在10个高风险暴露参与者中,3个转化为活动性结核,表明该组具有发展为结核的最高风险。因此,评估的这一组Hsp在潜伏性结核和活性结核之间不分明。这组Hsp还可以鉴别发生活动性结核病的最高风险的个体。因为它们可以被快速检测到,所以Hsp(s)比用于潜伏性结核诊断的现有诊断工具具有优势。这些蛋白质的评价将有助于设计用于潜伏性结核感染更好的

诊断方法。

12. 尿脂阿拉伯甘露聚糖　该检测快速廉价。在 HIV-TB 共感染、免疫缺陷（CD4<200 个 /μl）人群，其诊断结核病敏感性超 70%。WHO 推荐用于 HIV 阳性住院患者有结核病症状，伴 CD4≤100 个 /μl 或重症 HIV 阳性患者[43]。是本年度极有价值的结核免疫诊断领域研究进展。

13. "组学"研究中的生物标志物　目前人们尝试使用"组学"发现新的生物标志物用于结核诊断。有若干研究获得关注。De Araujo 等[44]使用微阵列技术发现 DOCK9、EPHA4 和 NPC2 mRNA 在结核患者血中较结核接触者明显增多，验证实验也证实了此结果。在同为 92% 特异性的情况下，NPC2 mRNA 高表达（NPC2high）敏感性 85%，ROC 曲线下面积（AUC）0.88；EPHA4 敏感性 53%，AUC 为 0.73；DOCK9 敏感性 19%，AUC 为 0.66，提示 NPC2 mRNA 是有前景的 mRNA 标志物。Jacobs 等[45]在南非采用多重平台进行了筛选生物标志物用于结核病免疫诊断的尝试。他们将 74 种标志物用于 55 例需要鉴别结核的患者，结果发现包括 NCAM、CRP、SAP、IP-10、ferritin、TPA、I-309 与 MIG 在内的 18 种标志物诊断价值最有前景，其 AUC 超过 0.80。包含 NCAM 的 6 种标志物诊断结核病敏感性为 100%，特异性为 89.3%，无论其是否感染 HIV。如无 HIV 感染，则准确性为 100%。另外，有 11 种蛋白的含量在抗结核治疗后发生改变，可作为疗效的监测标志。

遗憾的是，迄今为止，无论转录组学、蛋白组学还是代谢组学都并未发现令人满意的生物标志物用于结核的免疫诊断。有以下问题值得研究时注意：①结核病例的定义和采样的时间需要标准化；②从绘制组学图谱到存档，过程也需要标准化；③确定学界公认的样本量较为困难，例如转录组学研究中样本量从 3 例到 883 例不等；④新的生物标志物需要交叉验证。只有以上问题获得解决，组学研究在结核免疫诊断中的应用才能获得突破。

14. HLA-E 限制性 CD8⁺T 淋巴细胞　Kaufmann 等[46]介绍了 HLA-E 限制性 CD8⁺T 淋巴细胞有多种功能，能杀死感染 BCG 和 Mtb 的细胞，限制细菌生长，释放 Th2 向细胞因子，包括 IL-4、IL-5、IL-13 等，并能帮助 B 淋巴细胞。有望通过此通路的研究开发出新的生物标志物，然而迄今尚无诊断试验问世。

在普遍肯定 INF-γ 作为诊断结核病最有价值的细胞因子的同时，其他生物标志物如 IL-1β、IL-6、IP-10、TNF-α、sCD163、sCD14、转甲状腺素蛋白、补体因子 H、载脂蛋白 A1、热休克蛋白、诱导蛋白 10、血清淀粉样蛋白、尿脂阿拉伯甘露聚糖、颗粒酶 B 等标志物等也逐渐受到重视，组学研究亦有望推出大量新型的生物标志物用于结核诊断。

（陈雪融　陈禹　张占军　白浩　陈效友　唐神结）

参考文献

1. Dirix V, Schepers K, Massinga-Loembe M, et al. Added value of long-term cytokine release assays to detect Mycobacterium tuberculosis infection in HIV-infected subjects in Uganda. J Acquir Immune Defic Syndr, 2016, 72(3): 344-352.

2. Beshir MR, Zidan AE, El-Saadny HF, et al. Evaluation of the immune response to interferon gamma release assay and tuberculin skin test among BCG vaccinated children in east of Egypt: A cross-sectional study. Medicine (Baltimore), 2016, 95(17): e3470.

3. Cho H, Kim YW, Suh CH, et al. Concordance between the tuberculin skin test and interferon gamma release assay (IGRA) for diagnosing latent tuberculosis infection in patients with systemic lupus erythematosus and patient characteristics associated with an indeterminate IGRA. Lupus, 2016, 25(12): 1341-1348.
4. Kussen GM, Dalla-Costa LM, Rossoni A, et al. Interferon-gamma release assay versus tuberculin skin test for latent tuberculosis infection among HIV patients in Brazil. Braz J Infect Dis, 2016, 20(1): 69-75.
5. Ayubi E, Doosti-Irani A, Sanjari Moghaddam A, et al. The clinical usefulness of tuberculin skin test versus interferon-gamma release assays for diagnosis of latent tuberculosis in HIV patients: A meta-analysis. PLoS One, 2016, 11(9): e0161983.
6. Malhamé I, Cormier M, Sugarman J, et al. Latent tuberculosis in pregnancy: A systematic review. PLoS One, 2016, 11(5): e0154825.
7. Auguste P, Tsertsvadze A, Pink J, et al. Accurate diagnosis of latent tuberculosis in children, people who are immunocompromised or at risk from immunosuppression and recent arrivals from countries with a high incidence of tuberculosis: systematic review and economic evaluation. Health Technol Assess, 2016, 20(38): 1-678.
8. Koufopoulou M, Sutton AJ, Breheny K, et al. Methods used in economic evaluations of tuberculin skin tests and interferon gamma release assays for the screening of latent tuberculosis infection: A systematic review. Value Health, 2016, 19(2): 267-276.
9. Rhodes SJ, Knight GM, Fielding K, et al. Individual-level factors associated with variation in mycobacterial-specific immune response: Gender and previous BCG vaccination status. Tuberculosis (Edinb), 2016, 96: 37-43.
10. van Zyl-Smit RN, Lehloenya RJ, Meldau R, et al. Impact of correcting the lymphocyte count to improve the sensitivity of TB antigen-specific peripheral blood-based quantitative T cell assays (T-SPOT. (®) TB and QFT-GIT). J Thorac Dis, 2016, 8(3): 482-489.
11. Blount RJ, Tran MC, Everett CK, et al. Nahid P. Tuberculosis progression rates in U. S. Immigrants following screening with interferon-gamma release assays. BMC Public Health, 2016, 16(1): 875.
12. Vozoris NT, Batt J. Change in the prevalence of testing for latent tuberculosis infection in the United States: 1999-2012. Can Respir J, 2016(3): 1-5.
13. Oren E, Fiero MH, Barrett E, et al. Detection of latent tuberculosis infection among migrant farmworkers along the US-Mexico border. BMC Infect Dis, 2016, 16(1): 630.
14. Nijhawan AE, Iroh PA, Brown LS, et al. Cost analysis of tuberculin skin test and the QuantiFERON-TB Gold In-tube test for tuberculosis screening in a correctional setting in Dallas, Texas, USA. BMC Infect Dis, 2016, 16(1): 564.
15. Rennert-May E, Hansen E, Zadeh T, et al. A step toward tuberculosis elimination in a low-incidence country: Successful diagnosis and treatment of latent tuberculosis infection in a refugee clinic. Can Respir J, 2016(10): 1-6.
16. Khamis F, Al-Lawati A, Al-Zakwani I, et al. Latent tuberculosis in health care workers exposed to active tuberculosis in a tertiary care hospital in Oman. Oman Med J, 2016, 31(4): 298-303.
17. Olivieri R, Scarnera S, Ciabattini A, et al. Using IFN-gamma release assay to confirm tuberculin skin test improves the screening of latent tuberculosis infection in Italian healthcare workers. J Occup Med Toxicol, 2016, 11(1): 1-6.
18. Bedini A, Garlassi E, Stentarelli C, et al. Multidrug-resistant tuberculosis outbreak in an Italian prison: tolerance

of pyrazinamide plus levofloxacin prophylaxis and serial interferon gamma release assays. New Microbes New Infect,2016,12(C):45-51.

19. Yi L,Sasaki Y,Nagai H,et al. Evaluation of QuantiFERON-TB Gold Plus for detection of Mycobacterium tuberculosis infection in Japan. Sci Rep,2016,6:30617.
20. Adilistya T,Astrawinata DA,Nasir UZ. Use of pleural fluid interferon-gamma enzyme-linked immunospot assay in the diagnosis of pleural tuberculosis. Acta Med Indones,2016,48(1):41-47.
21. Kim KH,Kim RB,Woo SH. The efficacy of the interferon-γ release assay for diagnosing cervical tuberculous lymphadenitis:A prospective controlled study. Laryngoscope,2016,126(2):378-384.
22. Urzua CA,Liberman P,Abuauad S,et al. Evaluation of the Accuracy of T-SPOT. TB for the Diagnosis of Ocular Tuberculosis in a BCG-vaccinated,Non-endemic Population. Ocul Immunol Inflamm,2016,4:1-5.
23. Herzmann,Sotgiu G,Bellinger O,et al. Risk for latent and active tuberculosis in Germany. Infection,2016,19. [Epub ahead of print]
24. Laurenti P,Raponi M,de Waure C,et al. Performance of interferon-γ release assays in the diagnosis of confirmed active tuberculosis in immunocompetent children:a new systematic review and meta-analysis. BMC Infect Dis,2016,16:131.
25. Ndzi EN,Nkenfou CN,Gwom LC,et al. The pros and cons of the QuantiFERON test for the diagnosis of tuberculosis,prediction of disease progression,and treatment monitoring. Int J Mycobacteriol,2016,5(2):177-184.
26. Carrère-Kremer S,Rubbo PA,Pisoni A,et al. High IFN-γ release and impaired capacity of multi-cytokine secretion in IGRA supernatants are associated with active tuberculosis. PLoS One,2016,11(9):e0162137.
27. Goyal N,Kashyap B,Singh NP,et al. Neopterin and oxidative stress markers in the diagnosis of extrapulmonary tuberculosis. Biomarkers,2016,8:1-6.
28. Won EJ,Choi JH,Cho YN,et al. Biomarkers for discrimination between latent tuberculosis infection and active tuberculosis disease. J Infect,2017,74(3):281-293.
29. Tallman KR,Levine SR,Beatty KE. Small-molecule probes reveal esterases with persistent activity in dormant and reactivating Mycobacterium tuberculosis. ACS Infect Dis,2016,2(12):936-944.
30. Sarkar P,Mitra S,Pant P,et al. Granzyme B as a diagnostic marker of tuberculosis in patients with and without HIV coinfection. Diagn Microbiol Infect Dis,2016,85(1):47-52.
31. Anusiem CA,Okonkwo PO. The Impact of Treatment on the Serum Concentration of Interleukin-1 Beta in Pulmonary Tuberculosis. Am J Ther,2016,16.
32. Zambuzi FA,Cardoso-Silva PM,EspindolaMS,et al. Identification of promising plasma immune biomarkers to differentiate active pulmonary tuberculosis. Cytokine,2016,88:99-107.
33. Porcel JM. Advances in the diagnosis of tuberculous pleuritis. Ann Transl Med,2016,4(15):282.
34. Parsons SD,McGill K,Doyle MB,et al. Antigen-specific IP-10 release is a sensitive biomarker of Mycobacterium bovis infection in cattle. PLoS One,2016,11(5):e0155440.
35. Suzukawa M,Akashi S,Nagai H,et al. Combined analysis of IFN-γ,IL-2,IL-5,IL-10,IL-1RA and MCP-1 in QFT supernatant is useful for distinguishing active tuberculosis from latent infection. PLoS One,2016,11(4):e0152483.
36. Wergeland I,Assmus J,Dyrhol-Riise AM. Cytokine Patterns in Tuberculosis Infection;IL-1ra,IL-2 and IP-

10 Differentiate borderline QuantiFERON-TB samples from uninfected controls. PLoS One,2016,11(9): e0163848.

37. Chegou NN,Sutherland JS,Malherbe S,et al. Diagnostic performance of a seven-marker serum protein biosignature for thediagnosis of active TB disease in African primary healthcare clinic attendeeswith signs and symptoms suggestive of TB. Thorax,2016,71(9):785-794.

38. Goyal N,Kashyap B,Kaur IR. Significance of IFN-□/IL-2 ratio as a circulating diagnostic biomarker in extrapulmonary tuberculosis. Scand J Immunol,2016,83(5):338-344.

39. Abhimanyu,Bose M,Varma-Basil M,et al. Establishment of elevated serum levels of IL-10,IL-8 and TNF-β as potential peripheral blood biomarkers in tubercular lymphadenitis:A Prospective Observational Cohort Study. PLoS One,2016,11(1):e0145576.

40. Jenum S,Dhanasekaran S,LodhaR,et al. Approaching a diagnostic point-of-care test for pediatric tuberculosis through evaluation of immune biomarkers across the clinical disease spectrum. Sci Rep,2016,6:18520.

41. Kassa D,de Jager W,Gebremichael G,et al. The effect of HIV coinfection,HAART and TB treatment on cytokine/chemokine responses to Mycobacterium tuberculosis(Mtb)antigens in active TB patients and latently Mtb infected individuals. Tuberculosis(Edinb),2016,96:131-140.

42. Shekhawat SD,Purohit HJ,Taori GM,et al. Evaluation of heat shock proteins for discriminating between latent tuberculosis infection and active tuberculosis:A preliminary report. J Infect Public Health,2016,9(2):143-152.

43. Kerkhoff AD,Lawn SD. A breakthrough urine-based diagnostic test for HIV-associated tuberculosis. Lancet,2016,387(10024):1139-1141.

44. de Araujo LS,Vaas LA,Ribeiro-Alves M,et al. Transcriptomic biomarkers for tuberculosis:Evaluation of DOCK9. EPHA4,and NPC2 mRNA expression in peripheral blood. Front Microbiol,2016,7:1586.

45. Jacobs R,Malherbe S,Loxton AG,et al. Identification of novel host biomarkers in plasma as candidates for the immunodiagnosis of tuberculosis disease and monitoring of tuberculosis treatment response. Oncotarget,2016,7(36):57581-57892.

46. Kaufmann SH,Fortune S,Pepponi I,et al. TB biomarkers,TB correlates and human challenge models:New tools for improving assessment of new TB vaccines. Tuberculosis(Edinb),2016,99:S8-S11.

第四章　结核病分子生物学诊断

摘要：2016年度国际上有关结核病分子生物学诊断方面的报道仍然以病原菌诊断为主，Xpert MTB/RIF技术、线性探针技术（LPA）和环介导恒温扩增技术（LAMP）等分子生物学技术在结核病诊断中的应用越来越广，其他分子生物学技术如基因芯片、PCR反点杂交技术等也得到了较大发展。而宿主某些生物标志物有可能成为结核病诊断尤其是预测活动性肺结核的新方法。

关键词：分子生物学；诊断；结核分枝杆菌；Xpert MTB/RIF技术；恒温扩增技术；荧光实时定量PCR技术；micro-RNA

继Xpert MTB/RIF技术和第一代线性探针技术之后，WHO在2016年推荐第二代线性探针技术[1]（line probe assay，LPA）用于诊断二线抗结核药物耐药，同时也推出了环介导恒温扩增技术[2]（loop-mediated isothermal amplification，LAMP）用于诊断结核病，其他分子生物学技术如基因芯片、PCR反点杂交技术等也得到了较大发展。而结核菌宿主RNA有可能成为结核病诊断尤其是预测活动性肺结核的新方法。

一、病原菌的分子生物学诊断

（一）Xpert MTB/RIF技术

Xpert MTB/RIF技术已成为快速检测结核分枝杆菌和利福平耐药结核病（RR-TB）的有效工具。Ho等[3]在越南从23 202名参与者收集痰标本，与痰培养相比Xpert MTB/RIF技术的阳性预测值为61.0%（95%CI：52.8%~68.7%），联合应用痰培养和胸部X线阳性表现为标准，Xpert MTB/RIF技术的阳性预测值可达83.9%（95%CI：76.8%~89.2%），特异度分别为99.78%（95%CI：99.71%~99.84%）和99.93%（95%CI：99.88%~99.96%）。该研究中Xpert MTB/RIF技术在社区筛查结核病方面的阳性预测价值和特异度显著高于以前研究中预测的结果。提示Xpert MTB/RIF比涂片显微镜检查更敏感，可替代显微镜涂片检查作为初步筛查结核病的检测工具。Luetkemeyer等[4]和Cowan等[5]发现重复Xpert MTB/RIF检测可进一步提高敏感度。Garcíabasteiro等[6]应用Xpert MTB/RIF技术在30例尸检的肺组织中确定8例为肺结核。检测敏感度为87.5%，特异性为95.7%，在肺组织检测中与DNA扩增法有93.6%的一致性，在脑和肝组织中有100%的一致性。

在评价Xpert MTB/RIF技术对耐多药结核（MDR-TB）预后的影响方面，南非的Padayatchi等[7]发现Xpert MTB/RIF检测尽管将开始MDR-TB治疗的中位数时间从92天减少到20天，但并未改善治愈率（54% vs 56.5%，P=0.681）。

Xpert MTB/RIF技术同时可提供循环阈值（circulation threshold，Ct）的定量输出，从而可纵向动态检测痰液中结核分枝杆菌的载荷量。Jayakumar等[8]从名为“29X”评估利福喷丁每日给药方案的结核病临床试验中招募涂阳肺结核患者，采集患者治疗第0、2、4、6、8和12周痰标本进行Xpert MTB/RIF检测，采用非线性混合效应模型来预测纵向Ct数据与利福喷丁暴露量之间的关系。结果显示：与接受标准剂量利福平的受试者相比，接受利福喷丁受试者的 Ct 值变化率更高，而且利福喷丁暴露与 Ct 值变化率显著相关（P=0.02）；此外，研究还发现利福喷丁用药量增加与 Xpert MTB/RIF 技术 Ct 变化率加快相关（提示结核杆菌 DNA 清除加快）。Shenai 等[9]发现在治疗第 24 周时，30.5%（29/95）的受试者中 Xpert MTB/RIF 检测为阳性；12.5%（8/64）治疗成功的患者治疗后一年仍然阳性。通过基线 Xpert MTB/RIF 技术 Ct 测得的初始细菌负荷量和培养转阴时间具有明显的相关性（HR 1.06，P=0.0023）。在第 7 天、第 4 周、第 8 周和第 24 周，AUC 分别为 96.7%、99.2%、86.0% 和 90.2%。Xpert MTB/RIF 技术 Ct 值与同时检测的培养阴转结果相关。与单独的基线 Ct 测量相比，基线 Ct 加 ΔCt 或闭合百分比的组合测量来评价治疗失败状态的敏感度为 75%，特异度为 88.9%。研究说明 Xpert MTB/RIF 技术 Ct 定量输出是可用于预测培养状态和预测治疗反应的潜在标志物。但南非的 Theron 等[10]发现复治患者 Xpert MTB/RIF 技术假阳性率更高。距离完成治疗时间短（aOR=0.85）、低 Ct 值（aOR=1.14）、胸部 X 线检查无活动性结核（aOR=0.22）等与假阳性相关。46% 的 Ct 值 >30 的 Xpert MTB/RIF 技术阳性结果为假阳性，不能以 Ct 值来预测假阳性。Xpert MTB/RIF 技术检测儿童结核病患者全血标本价值有限，Pohl 等[11]研究认为其与复合标准对比，敏感度仅为 5.4%（95%CI：2.1~13.1）。

在肺外结核方面，Sehgal 等[12]进行的 meta 分析提示以培养作为参照标准，Xpert MTB/RIF 技术诊断结核性胸膜炎的综合敏感度和特异度分别为 51.4% 和 98.6%，以复合诊断为参照标准的综合敏感度较低（22.7%），但特异度高（99.8%）。Pink 等[13]从 698 名英国患者采集 740 份脑脊液样本，与脑脊液培养结果回溯性比较，认为 Xpert MTB/RIF 技术用于脑脊液中结核杆菌检测的综合敏感度为 55%。

各国学者从不同角度评价了 Xpert MTB/RIF 技术应用的成本效益。Oxlade 等[14]研究认为采用 Xpert MTB/RIF 技术检测虽然增加了预期花费，但是缩短了结核病的治疗开始时间，增量成本效果比为 164 美元。Diel 等[15]研究在德国采用 Xpert MTB/RIF 技术后在结核病疑似患者中的痰菌阳性的患者和 MDR-TB 患者分别节约 46.4% 和 76.2% 的花费。在结核高负担国家，Xpert MTB/RIF 技术的成本效益又如何呢？巴西的一项有关 Xpert MTB/RIF 技术代替两次涂片来确诊一例药物敏感结核病患者并防止假阳性带来错误治疗的增量成本效果比的研究表明，采用 Xpert MTB/RIF 确诊需要花费 943 美元，而进行传统的细菌学检查确诊费用则只有 356 美元。由此推算：在每 10 万结核疑似患者，巴西国家结核病项目若采用 Xpert MTB/RIF 要花费 120 万美元来确诊出额外的 3344 名结核患者[16]。印度的一项研究发现痰菌检查阴性后进行影像学和 XpertMTB/RIF 技术检查诊断结核的总花费最低[17]。

（二）线性探针技术

比较有代表性的线性探针技术试剂有 INNO-LPA、GenoType MTBdrPLUS、Geno-type MTBDRsl、AID 等。其中 MTBDRplus 主要用于检测异烟肼和利福平的耐药性。MTBDRsl 可检测与氟喹诺酮相关的突变和二线注射药物的耐药性。Nathavitharana 等[18]测试新的 Hain 基因型 MTBDRplus 版本 2（称为 Hain 版本 2[V2]）和 Nipro NTM+MDRTB 检测试剂盒 2（简称 Nipro），与 Hain V1 进行两阶段非劣效性研究。第一阶段将 379 个测试菌株的结果与表型药敏试验结果（DST）和靶向测序的复合参照标准进行比较。对于利福平耐药性，Hain V1、Hain V2 和 Nipro 的敏感度和特异度分别为 90.3%/98.5%、90.3%/98.5% 和 92.0%/98.5%，对于 INH 耐药性检测为 89.1%/99.4%、89.1%/99.4% 和 89.6%/100.0%。第二阶段将 644 个痰标本检测结果与单独的表型 DST 作为参照标准进行比较。对于利福平的敏感度和特异度分别为 97.1%/97.1%、98.2%/97.8% 和 96.5%/97.5%，异烟肼分别为 94.4%/96.4%、95.4%/98.8% 和 94.9%/97%。证明了 Hain V2 和 Nipro 比 Hain V1 的非劣效性。研究结果可作为 WHO 关于使用线性探针测定（包括 Hain V2 和 Nipro）的 MDR-TB 检测的政策建议的证据。Kumari 等[19]对 510 份临床样本进行 MTBDRplus 检测，结果显示对 RFP 检测的敏感度和特异度分别为 92.86% 和 97.30%，对 INH 检测的敏感度和特异度分别为 92.86% 和 97.30%，与传统药敏检测的总体一致性是 94.11%。也有研究发现 Xpert 和 MDRplus 与 DST 的一致性总体相似，但 Xpert 检测利福平耐药的准确性更高[20]。

2016 年 7 月，WHO 建议对于确诊 RR-TB 或 MDR-TB 患者，应用 MTBDRsl 而不是基于 DST 检测二线抗结核药物耐药性[1]。Theron 等[21]系统分析全球 26 篇报道：一代 MTBDRsl 对喹诺酮耐药性的间接检测的敏感度和特异度分别为 85.6% 和 98.5%，直接检测（痰涂片阳性标本）结果的特异度和敏感度分别为 86.2% 和 98.6%；对所有二线药物的耐药性间接检测结果的敏感度和特异度分别为 76.5% 和 99.1%，直接检测结果的敏感度和特异度分别为 87.0% 和 99.5%；对于广泛耐药结核病（XDR-TB）间接检测结果的敏感度和特异度分别为 70.9% 和 98.8%，直接检测结果的敏感度和特异度分别为 69.4% 和 99.4%。在检测痰涂片阳性的标本时，二代 MTBDRsl 对喹诺酮耐药性检测的敏感度和特异度分别为 80% 和 100%，检测痰涂片阴性标本结果的特异度和敏感度分别为 97% 和 98%；对于痰涂片阳性和阴性标本，所有二线药物耐药性检测的敏感度分别为 89% 和 80%，特异度为 90% 和 100%；对于广泛耐药结核病的检测，痰涂片阳性标本耐药性监测结果的敏感度和特异度分别为 79% 和 97%，痰涂片阴性标本的耐药性检测结果的敏感度和特异度分别为 50% 和 100%。Tomasicchio 等[22]以培养为参考标准，分别用 MTBDRplus 和 MTBDRsl 检测痰标本，对利福平、异烟肼、氧氟沙星和阿米卡星的耐药性检测敏感度分别为 97.7%、95.4%、58.9%、61.6%，而特异度分别为 91.8%、89%、100% 和 100%。非 HIV/AIDS 患者中 MTBDRsl 敏感度不同，在涂片阳性和涂片阴性标本中，检测氧氟沙星敏感度分别为 79.2% 和 20%（$P<0.0001$），而阿米卡星分别为 72.9% 和 37%（$P=0.0023$）。如果依次使用，MTBDRplus 和 MTBDRsl 可以分别在 78.5%(22/28) 和 10.5%(2/19) 的涂片阳性和涂片阴性样品中检测 XDR-TB。在培养物菌落的检测中对利福平、异烟肼、氧氟沙星和阿米卡星耐药的敏感度分别为 95.1%、96.1%、72.3% 和 76.6%，而特异度超过 96%。Niward 等[23]研究 27 株存在氟喹诺酮类耐药的分离株。在这些 gyrA 基因突变的 27 株分离株中，26% 的菌株对左氧氟沙星（1mg/L）和氧氟沙星（2mg/L）敏感，最常见的突变是在密码子 94，同 90 位密码子突变的分离株相比，左氧氟沙星对这些分离株的最低抑菌浓度明显升高（2~8mg/L），与 gyrA 测序相比，此技术检测的灵敏度和特异度分别为 96% 和 98%。

（三）环介导恒温扩增技术

2016 年 7 月世界卫生组织推荐环介导恒温扩增技术（LAMP）替代痰涂片镜检来诊断成年人的疑似肺结核，该技术对实验室基础设施和生物安全要求低，非常适合作为资源匮乏国家基层医疗机构筛选新结核病患者的检测方法[2]。Nagai 等[24]从循证医学的角度评价了 LAMP 技术的临床应用价值。作者筛选出 26 篇文献（共涵盖了 9330 份痰标本和 315 份肺外结核样本）进行 meta 分析，结果表明：LMAP 对痰菌检测的敏感度和特异度分别为 89.6%（95%CI：85.6%~92.6%）和 94.0%（95%CI：91.0%~96.1%）且对阳性痰标本的特异度和敏感度都高于阴性痰标本。该方法在全标本检测的敏感度和特异度分别为 80.9%（95%CI：76.0%~85.1%）和 96.5%（95%CI：94.7%~97.7%）。Bojang 等[25]应用此项技术对 156 例结核病患者进行检测，结果显示敏感度为 99% 和特异度为 94%。Kaku 等[26]对 227 例结核病患者进行检测，结果显示对培阳标本检测的敏感度为 86%，对涂阴培阳标本检测的敏感度为 51%，对涂阴培阴标本检测的特异度为 98.4%。Nagai 等[27]应用 LAMP 检测北京基因型株，与针对 RD207 靶点的常规 PCR 鉴定结果相比，敏感度和特异度均为 100%。和针对 Rv0679c 靶点的多重 PCR 鉴定相比，敏感度和特异度分别为 99.3% 和 100%。

各国学者也对该方法进行改良并拓展了 LAMP 技术应用范围。Bentaleb 等[28]设计一组引物以识别 MTBC 重复插入序列 6110（IS6110）上的 8 个不同区域。使用单步环介导的等温 DNA 扩增方法（single step loop-mediated isothermal amplification，SS-LAMP）检测 MTBC 菌株，并简化样品制备程序而能够直接从液化痰样品检测 MTB DNA。检测下限（limit of detection，LOD）可低至 10 个拷贝的细菌 DNA。且该方法测定快速，特异度和敏感度分别可达 99.14% 和 82.93%。Sharma 等[29,30]设计 3 组引物（各自用于 IS6110 和 MPB64）进行 LAMP 测定。在骨关节结核和淋巴结核的敏感度和特异度均分别达到 90% 和 100%。

（四）基因芯片

该技术具有快速、准确、高通量、自动化程度高等优点。但因仪器平台要求高，操作复杂而开展有限。Song 等[31]用 9GDNA 基因芯片技术检测结核培养阳性标本和基因测序分析一致性达 100%；和药敏试验相比，敏感度可达 95.4% 和特异度达 100%。作者认为 9GDNA 芯片技术可以精确检测结核并分辨出利福平耐药。Cabibbe 等[32]发现 VerePLEX 生物系统对结核杆菌复合群利福平和异烟肼耐药进行检测的诊断准确率比普通的测序技术以及 MTBDRplus 检测技术要高，且检测速度快。

（五）高分辨率熔解曲线

高分辨率熔解曲线（high-resolution melting，HRM）是一种基于单核苷酸熔解温度不同而形成不同形态熔解曲线的基因分析新技术，具有极高的敏感度，可以检测出单个碱基的差异。Galarza 等[33]从总共 167 个结核分枝杆菌临床分离物中提取的 DNA 样品通过 HRM 分析检测 rpoB、katG 基因和 inhA 启动子区域内的突变，并应用 DNA 测序验证。与 DST 相比，HRM 检测利福平耐药性的敏感度和特异度分别为 98.7% 和 97.5%，异烟肼分别为 98.7% 和 100%。研究表明 HRM 检测可以帮助 MDR-TB 病例的快速诊断。

（六）PCR 技术

此处所讨论的 PCR 技术是指除 Xpert、线性探针、LAMP，HRM、基因芯片技术等以外的 PCR 技术。

PCR 抑制物的共同提取可能是痰液结核分枝杆菌核酸扩增检测敏感度降低的原因。Reed 等[34]研究了新的样品制备方法，并开发出 2 个结核分枝杆菌靶向特异度基因座的多重 qPCR 测定：潜在的多拷贝 IS6110 和单拷贝 senX3-regX3，与作为过程对照扩增的来自萎缩芽孢杆菌孢子的 cotJC 基因混合。LOD 估计为 20CFU/ml，显著低于 Xpert MTB/RIF。与 Xpert MTB/RIF 测定相比，敏感度达 96%，特异度达 100%。

Sali 等[35]应用 Anyplex MTB/NTM MDR-TB Assay 技术检测 755 个样品（534 例肺，221 例肺外样本），对于肺部标本检测的敏感性为 86.4%，特异性为 99%；对肺外标本的敏感性为 83.3%，特异性为 100%。对于肺部和肺外标本的异烟肼耐药性检测敏感性为 83.3% 和

50%，特异性均为 100%。

Deggim-Messmer 等[36]研究使用 COBAS™ TaqMan™ MTB 检测结核分枝杆菌的结果与 97.7% 培养结果一致，检测非结核分枝杆菌的 PCR 结果 97.0% 与培养结果一致。基于 PCR 的结核分枝杆菌检测的敏感度、特异度、阳性预测值和阴性预测值分别为 84.7%、100%、100% 和 98.7%；基于培养物结核分枝杆菌检测的相应值为 86.3%、100%、100% 和 98.8%。基于 PCR 的非结核分枝杆菌检测敏感度为 84.7%，而基于培养的非结核分枝杆菌检测的敏感度为 78.0%。

Hofmann-Thiel 等[37]使用 Abbott RealTime MTB assay 对 715 份临床标本进行分析，此项技术的灵敏度为 92.1%；对涂阳和涂阴样本的灵敏度分别为 100% 和 76.2%。在涂阴标本中，对于呼吸系统标本和肺外标本检测的敏感性几乎相同，分别为 76.3% 和 76%。对培阴和非结核分枝杆菌标本检测的特异度分别为 100% 和 95.8%。对耐药性的检出率为 7.7%，与药敏试验的一致性为 99.5%。研究表明此项技术可用于快速和准确检测不同类型标本中的结核分枝杆菌，并进行异烟肼和利福平耐药基因检测，具有较高的灵敏度及特异度。

Chakravorty 等[38]研究开发了可直接从痰标本检测 XDR-TB 相关的野生型和突变型基因的检测方法。该研究新开发了 4 种新的大型斯托克斯位移荧光基团，当与 6 种常规荧光团结合时可在单个 PCR 管中实现 10 色探针检测。同时使用一种新的三相双巢式 PCR 方法能够耐受更高解链温度，而增强其 LOD 达 1ml 痰液中 300CFU 结核分枝杆菌。新设计的分子信标应用少量探针即可鉴定出多种不同的突变。该检测准确地在 gyrA、gyrB、katG 和 rrs 基因等常见的 32 个突变序列中识别出野生型，以及导致异烟肼、氟喹诺酮、阿米卡星 / 卡那霉素的耐药性的 inhA 等基因的启动子。对 24 个临床痰样品耐药突变检测敏感度为 100%，特异度为 93.7%~100%。与表型药敏试验相比，氟喹诺酮的敏感度为 75%，异烟肼、阿米卡星 / 卡那霉素的敏感度为 100%，异烟肼和氟喹诺酮的特异度为 100%，阿米卡星 / 卡那霉素的特异度为 94%。研究说明该检测方法可以更迅速、更简单地识别 XDR-TB。

免疫 PCR 技术是利用抗原抗体反应的特异性和 PCR 扩增反应的极高灵敏性而建立的一种微量抗原检测技术，是由 Singh N 首次报道的 PCR 方法。2016 年，Singh[39]再次发表了关于免疫 PCR 在结核病领域的相关研究，该团队应用此项技术检测结核病患者血清中的循环抗 Ag85B（Ag85B、Rv1886c）、抗 ESAT-6（早期分泌抗原靶标 -6、Rv3875）和抗脐带因子，并与 ELISA 结果进行比较，发现抗 Ag85B、抗 -ESAT-6 和抗脐带因子抗体的混合物的检测优于单个抗体的检测。在涂片阳性和涂片阴性的肺结核病例中敏感性分别为 89.5% 和 77.5%，特异性为 90.9%；在肺外结核的诊断中敏感性为 77.5%。另外，Sharma[40]、Mehta 等[41]也进行了该技术的相关研究，相信此项技术未来在结核诊断领域有进一步的发展。

（七）全基因组测序

自从 20 世纪 70 年代 Sanger 发明了第一代全基因组测序（WGS）技术以来，测序技术得到了极快的发展。WGS 是一种可以检测结核菌株的药物敏感度、遗传背景、流行病学数据和提示实验室交叉污染风险的“一体化”方法。但目前尚无用于直接检测标本的标准化手段，要进入临床或基层使用，仍有很长的路要走。

Cirillo 等[42]研究发现与 MGIT 中进行的标准 DST 测试相比，WGS 鉴定菌种和耐药谱的检测精度非常高。从 MGIT 检测阳性后约 72 小时可获得 WGS 报告，而标准 XDR-TB 检测需时达到 6~9 周。除了速度之外，主要优点是可完全预测对利福平耐药病例，以及快速检测潜在的交叉污染和结核菌簇以指导流行病学调查和追踪。Pankhurst 等[43]比较来自欧洲和北美的 8 个实验室的液体培养阳性的分枝杆菌标本 WGS(347 株)与结核分枝杆菌常规诊断流程(345 株)在诊断准确性、处理时间和成本上的差异。与常规结果相比,根据 1 次 WGS 结果检测菌种的准确度为 93%(95%CI:90%~96%;322/345),药敏检测准确度也为 93%(95%CI:91%~95%;628/672)。WGS 将 91 例英国患者中的 15 例与 1 次发病关联起来。并在常规诊断未完成前诊断出 1 例 MDR-TB。WGS 报告结果中位数时间为 9 天(IQR 6~10 天),常规实验室报告时间中位数 21 天(IQR 14~32 天),参考实验室报告时间中位数为 31 天(IQR 21~44),基于 WGS 的诊断成本比目前的常规流程低 7%。Arnold 等[44]追踪观察 43 名 XDR-TB 接触者,并通过 WGS 确诊 2 个接触者为 XDR-TB。综上所述,WGS 诊断性能与标准诊断方法类似,但是周期更短,实现了快速有效的个体化治疗,并可早期识别传播事件,而且成本更经济。

目前常用基因型测定试剂盒仅能筛查常见耐药决定基因的突变类型。WGS 检测可验证罕见的耐药基因突变。Andre 等[45]设计了实时多重等位基因特异性 PCR 对罕见的 rpoB Ile491Phe 突变菌株进行检测,结果显示与 rpoB 测序有 100% 相似性,而这种罕见的突变均不能被 Bactec MGIT960 或 Xpert MTB/RIF 和 MTBDRplus V2.0 所检测,却存在于 30% 的斯威士兰利福平耐药菌株中。Walker 等[46]使用 WGS 来预测一线和二线结核病治疗药物耐药性(或持续存在敏感度)的常见和罕见突变类型。研究共确定了 120 个耐药决定基因突变,772 个有益基因突变。根据这些突变,可以预测 89.2% 的验证集表型,平均灵敏度和特异度分别为 92.3%(95%CI:90.7%~93.7%)和 98.4%(95%CI:98.1%~98.7%)。由于存在无特征基因突变,无法预测 10.8% 的验证集表型。计算机模拟比较显示,耐药决定基因突变的灵敏度高于三线探针检测的突变(85.1% vs 81.6%)。在选择压力下,非候选基因中并未识别出其他耐药决定基因。由于基因突变的广泛存在,使得来自全基因组测序的数据可用于临床上预测耐药性和药物敏感度,以及识别那些尚无法通过基因预测的药物表型。可将这一方案整合入常规诊断工作中,逐步淘汰表型药物敏感度检测,并早期报告耐药性。

二、宿主生物标志物变化

生物标志物是指可以标记系统、器官、组织、细胞及亚细胞结构或功能的改变或可能发生的改变的生化指标,具有非常广泛的用途。生物标志物可用于疾病诊断、判断疾病分期或者用来评价新药或新疗法在目标人群中的安全性及有效性。由于结核分枝杆菌自身的特性,导致很多临床诊断结核病病例均缺少病原学诊断的依据,发现新的可用于甄别结核病高发病风险人群的生物标志物是目前结核病控制中亟待解决的问题。

Zak 等[47]从 2005 年 7 月 6 日至 2007 年 4 月 23 日,选取共 6363 名健康的 12~18 岁南非青少年纳入研究队列,接受 IGRA 检测,结果阳性与阴性的患者均随访 2 年,最终共 46 例患者发病,研究发现病例组血液中 16 个基因的表达较对照组明显升高,并在发病过程中逐渐增加,可能对结核病的进展过程起预测作用。同时利用 qRT-PCR 平台检测这些基因的表达量,得到类似于 RNA 测序的预测效果,这些基因标识预测结核病发病能力在发病前 6 个月内敏感度达 71.2%,发病前 6~12 个月内敏感度与特异度分别为 62.9% 与 80.6%,12~18 个月的预测敏感度降为 47.7%。作者进一步在对来自南非与冈比亚 10~74 岁涂阳结核病患者的家庭接触者研究队列中评估该方法预测结核病的效果,对每例病例依地区、年龄、性别以及纳入年份匹配病例对照，该队列共完成4466例样本纳入与随访，对所有研究对象在纳入时、6个月与18个月随访时进行临床诊断与血液采集。结果显示来自两个地区的数据单独或共同分析时都显示这些分子标识能很好地预测结核病发病，提前一年的预测敏感度与特异度分别为53.7%和82.8%。通过血液检测能提前一年以上预测结核病的发病人群（即亚临床患者），这项研究是第一次将鉴别结核菌潜伏感染与活动性结核的视角转变为鉴定即将发病的潜伏感染者，极大地提高了预防性治疗在高负担国家或地区的可行性。

Heslop等[48]使用16S核糖体RNA分析来测定从173位活动性结核患者获得的痰样品中的细菌负荷，并使用多重细胞因子阵列分析痰液和结核分枝杆菌抗原刺激的全血测定上清液中的宿主分析物浓度。结果显示细菌负荷量与痰中的IL1β、IL2、IL1RA、IL4、IL6、IL8、IL9、IL15、IL17、EOTAX、FGF、IFN-γ、GCSF、MCP1、M1P1α、M1P1β、PDGF、TNFα、VEGF呈明显的相关性，而随着治疗时间的增加，痰中的FGF水平显示出与细菌负荷减少最显著的负相关。

Jenum等[49]对99名患有胸内结核病的印度儿童进行研究，结果显示在结核病治疗期间，表达下调的3个基因FCGR1A、FPR1和MMP9与结核病严重程度呈正相关，而8个上调基因（BCL、BLR1、CASP8、CD3E、CD4、CD19、IL7R和TGFBR2）与疾病程度呈负相关。BLR1和FCGR1A似乎具有监测和可能定制未来抗结核治疗的潜力。

Sweeney等[50]查询2个公共基因微阵列存储库并记录经临床队列研究的活动性肺结核患者外周全血的基因数据库。同时应用多队列分析研究潜伏结核感染和其他疾病患者的外周血基因组。利用发现数据集及meta分析法分析3组数据库以发现这些队列中的基因缺陷。研究涵盖10个国家包括成人和儿童患者在内的14个基因库，共2572个样本。从3个基因库（n=1023）中发现并在多个独立队列中证实了3组基因（GBP5、DUSP3和KLF2）在区分活动性肺结核和潜伏结核感染、对照组中的诊断价值[受试者观察工作曲线下面积：活动性肺结核为0.9（95%CI：0.85~0.95），潜伏结核感染为0.88（95%CI：0.84~0.92），其他疾病为0.84（95%CI：0.80~0.95）]。这3组基因的表达不受HIV感染、抗菌药物耐药性及接种卡介苗的干扰。以（GBP5+DUSP3）/2-KLF2计算肺结核得分，如基因表达上调，则积分增加；反之则减少。对活动性肺结核具有高度诊断价值。

Blankley等[51]采用多种转录组学测试以往研究定义活动性结核的380个基因，发现和肺结核相比，来自该组标记的前15个基因区别肺外结核与健康对照区的敏感度较低。作者认为肺和肺外结核的血液转录反应有异质性并且可反映疾病的程度。

以往的研究表明，一些microRNA在结核患者中的表达会发生显著上调或下调，可能成为结核病的诊断依据。Ouimet等[52]的研究证实miR-33可以协调抑制自噬和重新改变脂质代谢，使结核分枝杆菌在宿主细胞内生存持久。

快速、稳定和高效诊断手段的发展有赖于各个研究领域的进步和组合。英国伦敦大学的Gliddon等[53]结合DNA纳米技术与荧光纳米材料开发出可检测多个mRNA的检测手段，使用荧光量子点（quantum dots，QD）作为信号传感器，能够针对高浓度非靶标RNA背景多重检测长RNA靶标，具有很高的敏感度和特异度。作者应用基于QD系统的基因芯片检测两个结核病特异度基因表达标识，包含该标识上调和下调的基因转录水平组合可给出疾病风险评分，从而判断该标识是否更适合用作诊断标记物，为结核病的新型诊断测定奠定基础。

（孙照刚　陈国玺　孙炳奇　唐神结）

参考文献

1. WHO. The use of molecular line probe assays for the detection of resistance to second-line anti-tuberculosis drugs. Policy guidance. WHO/HTM/TB/2016. 7.
2. WHO. The Use of Loop-Mediated Isothermal Amplification (TB-LAMP) for the Diagnosis of Pulmonary Tuberculosis: Policy Guidance. WHO/HTM/TB/2016. 7.
3. Ho J, Nguyen P T, NguyenReassessment of the positive predictive value and specificity of Xpert MTB/RIF: a diagnostic accuracy study in the context of community-wide screening for tuberculosis. Lancet Infect Dis, 2016, 16(9): 1045-1051.
4. Luetkemeyer AF, Firnhaber C, Kendall M A, et al. Evaluation of Xpert MTB/RIF versus AFB smear and culture to identify pulmonary tuberculosis in patients with suspected tuberculosis from low and higher prevalence settings. Clin Infect Dis, 2016, 62(9): 1081-1088.
5. Cowan JF, Chandler AS, Kracen E, et al. Clinical impact and cost-effectiveness of Xpert MTB/RIF testing in hospitalized patients with presumptive pulmonary tuberculosis in the United States. Clin Infect Dis, 2016: pii: ciw803
6. Garcia-Basteiro AL, Ismail MR, Carrilho C, et al. The role of Xpert MTB/RIF in diagnosing pulmonary tuberculosis in post-mortem tissues. Sci Rep, 2016, 6: 20703.
7. Padayatchi N, Naidu N, Yende-Zuma N, et al. Implementation and operational research: Clinical impact of the Xpert MTB/RIF assay in patients with multidrug-resistant tuberculosis. JAcquir Immune Defic Syndr, 2016, 73 (1): e1-e7.
8. Jayakumar A, Savic R M, Everett C K, et al. Xpert MTB/RIF assay shows faster clearance of Mycobacterium tuberculosis DNA with higher levels of rifapentine exposure. J Clin Microbiol, 2016, 54(12): 3028-3033.
9. Shenai S, Ronacher K, Malherbe S, et al. Bacterial loads measured by the Xpert MTB/RIF assay as markers of culture conversion and bacteriological cure in pulmonary TB. PLoS One, 2016, 11(8): e160062.
10. Theron G, Venter R, Calligaro G, et al. Xpert MTB/RIF results in patients with previous tuberculosis: can we distinguish true from false positive results? Clin Infect Dis, 2016, 62(8): 995-1001.
11. Pohl C, Rutaihwa L K, Haraka F, et al. Limited value of whole blood Xpert®; MTB/RIF for diagnosing tuberculosis in children. J Infect, 2016, 73(4): 326-335.
12. Sehgal I S, Dhooria S, Aggarwal A N, et al. Diagnostic performance of Xpert MTB/RIF in tuberculous pleural effusion: Systematic review and meta-analysis. J Clin Microbiol, 2016, 54(4): 1133-1136.
13. Pink F, Brown T J, Kranzer K, et al. Evaluation of Xpert MTB/RIF for detection of Mycobacterium tuberculosis in cerebrospinal fluid. J Clin Microbiol, 2016, 54(3): 809-811.
14. Oxlade O, Sugarman J, Alvarez G G, et al. Xpert(R) MTB/RIF for the diagnosis of tuberculosis in a remote arctic setting: impact on cost and time to treatment initiation. PLoS One, 2016, 11(3): e150119.
15. Diel R, Nienhaus A, Hillemann D, et al. Cost-benefit analysis of Xpert MTB/RIF for tuberculosis suspects in German hospitals. Eur Respir J, 2016, 47(2): 575-587.
16. Pinto M, Steffen RE, Cobelens F, et al. Cost-effectiveness of the Xpert(R) MTB/RIF assay for tuberculosis diagnosis in Brazil. Int J Tuberc Lung Dis, 2016, 20(5): 611-618.
17. Chadha VK, Sebastian G, Kumar P. Cost analysis of different diagnostic algorithms for pulmonary tuberculosis

varying in placement of Xpert MTB/RIF. Indian J Tuberc,2016,63(1):19-27.

18. Nathavitharana RR,Hillemann D,Schumacher SG,etal. Multicenter noninferiority evaluation of Hain GenoType MTBDRplus Version2and Nipro NTM+MDRTB line probe assays for detection of rifampin and isoniazid resistance. J Clin Microbiol,2016,54(6):1624-1630.
19. Kumari R,Tripathi R,Pandey AP,et al. Rapid screening of MDR-TB in cases of extra pulmonary tuberculosis using Geno Type MTBDRplus. PLoS One,2016,11(7):e159651.
20. Rahman A,Sahrin M,Afrin S,et al. Comparison of Xpert MTB/RIF assay and GenoType MTBDRplus DNA probes for detection of mutations associated with rifampicin resistance in Mycobacterium tuberculosis. PLoS One,2016,11(4):e152694.
21. Theron G,Peter J,Richardson M,et al. GenoType(R)MTBDRsl assay for resistance to second-line anti-tuberculosis drugs. Cochrane Database Syst Rev,2016,9:D10705.
22. Tomasicchio M,Theron G,Pietersen E,et al. The diagnostic accuracy of the MTBDRplus and MTBDRsl assays for drug-resistant TB detection when performed on sputum and culture isolates. Sci Rep,2016,6:17850.
23. Niward K,Angeby K,Chryssanthou E,et al. Susceptibility testing breakpoints for Mycobacterium tuberculosis categorize isolates with resistance mutations in gyrA as susceptible to fluoroquinolones:implications for MDR-TB treatment and the definition of XDR-TB. J Antimicrob Chemother,2016,71(2):333-338.
24. Nagai K,Horita N,Yamamoto M,et al. Diagnostic test accuracy of loop-mediated isothermal amplification assay for Mycobacterium tuberculosis:systematic review and meta-analysis. Sci Rep,2016,6:39090.
25. Bojang AL,Mendy FS,Tientcheu LD,et al. Comparison of TB-LAMP,GeneXpert MTB/RIF and culture for diagnosis of pulmonary tuberculosis in The Gambia. J Infect,2016,72(3):332-337.
26. Kaku T,Minamoto F,D'Meza R,et al. Accuracy of LAMP-TB method for diagnosing tuberculosis in Haiti. Jpn J Infect Dis,2016,69(6):488-492.
27. Nagai Y,Iwade Y,Nakano M,et al. Rapid and simple identification of Beijing genotype strain of Mycobacterium tuberculosis using a loop-mediated isothermal amplification assay. Microbiol Immunol,2016,60(7):459-467.
28. Bentaleb EM,Abid M,El MM,et al. Development and evaluation of an in-house single step loop-mediated isothermal amplification(SS-LAMP)assay for the detection of Mycobacterium tuberculosis complex in sputum samples from Moroccan patients. BMC Infect Dis,2016,16(1):517.
29. Sharma K,Sharma M,Batra N,et al. Diagnostic potential of multi-targeted LAMP(loop-mediated isothermal amplification)for osteoarticular tuberculosis. J Orthop Res,2016. doi:10. 1002/jor. 23293.
30. Sharma M,Sharma K,Sharma A,et al. Loop-mediated isothermal amplification(LAMP)assay for speedy diagnosis of tubercular lymphadenitis:The multi-targeted 60-minute approach. Tuberculosis,2016,100:114-117.
31. Song KS,Nimse SB,Kim HJ,et al. Accurate detection of rifampicin-resistant Mycobacterium tuberculosis strains. Sensors,2016,16(3):376.
32. Cabibbe A M,Miotto P,Moure R,et al. Lab-on-Chip-Based Platform for fast molecular diagnosis of multidrug-resistant tuberculosis. J Clin Microbiol,2015,53(12):3876-3880.
33. Galarza M,Fasabi M,Levano KS,et al. High-resolution melting analysis for molecular detection of multidrug resistance tuberculosis in Peruvian isolates. BMC Infect Dis,2016,16:260.
34. Reed JL,Walker ZJ,Basu D,et al. Highly sensitive sequence specific qPCR detection of Mycobacterium

tuberculosis complex in respiratory specimens. Tuberculosis,2016,101:114-124.

35. Sali M,De Maio F,Caccuri F,et al. Multicenter evaluation of Anyplex Plus MTB/NTM MDR-TB assay for rapid detection of Mycobacterium tuberculosis complex and multidrug-resistant isolates in pulmonary and extrapulmonary specimens. J Clin Microbiol,2016,54(1):59-63.
36. Deggim-Messmer V,Bloemberg GV,Ritter C,et al. Diagnostic molecular mycobacteriology in regions with low tuberculosis endemicity:combining real-time PCR assays for detection of multiple mycobacterial pathogens with line probe assays for identification of resistance mutations. EBioMedicine,2016,9:228-237.
37. Hofmann-Thiel S,Molodtsov N,Antonenka U,et al. Evaluation of the Abbott RealTime MTB and RealTime MTB INH/RIF assays for direct detection of Mycobacterium tuberculosis complex and resistance markers in respiratory and extrapulmonary specimens. J Clin Microbiol,2016,54(12):3022-3027.
38. Chakravorty S,Roh SS,Glass J,et al. Highly multiplexed,ten-color detection of isoniazid,fluoroquinolone, amikacin and kanamycin resistant tuberculosis in an automated assay suitable for point-of-care use. J Clin Microbiol,2016:55(1):183-198.
39. Singh N,Sreenivas V,Sheoran A,et al. Serodiagnostic potential of immuno-PCR using a cocktail of mycobacterial antigen 85B,ESAT-6 and cord factor in tuberculosis patients. J Microbiol Methods,2016,120: 56-64.
40. Sharma S,Raj A,Singh N,et al. Development of real-time immuno-PCR for the quantitative detection of mycobacterial PstS1 in tuberculosis patients. J Microbiol Methods,2017,132:134-138.
41. Mehta PK,Singh N,Dharra R,et al. Diagnosis of tuberculosis based on the detection of a cocktail of mycobacterial antigen 85B,ESAT-6 and cord factor by immuno-PCR. J Microbiol Methods,2016,127:24-27.
42. Cirillo DM,Cabibbe AM,De Filippo M R,et al. Use of WGS in Mycobacterium tuberculosis routine diagnosis. Int J Mycobacteriol,2016,5:S252-S253.
43. Pankhurst LJ,Del OEC,Votintseva AA,et al. Rapid,comprehensive,and affordable mycobacterial diagnosis with whole-genome sequencing:a prospective study. Lancet Respir Med,2016,4(1):49-58.
44. Arnold A,Witney AA,Vergnano S,et al. XDR-TB transmission in London:Case management and contact tracing investigation assisted by early whole genome sequencing. J Infect,2016,73(3):210-218.
45. Andre E,Goeminne L,Colmant A,et al. Novel rapid PCR for the detection of Ile491Phe rpoB mutation of Mycobacterium tuberculosis,a rifampicin resistance-conferring mutation undetected by commercial assays. Clin Microbiol Infect,2016. pii:S1198-743X(16)30615-2
46. Walker TM,Kohl TA,Omar SV,et al. Whole-genome sequencing for prediction of Mycobacterium tuberculosis drug susceptibility and resistance:a retrospective cohort study. Lancet Infect Dis,2015,15(10):1193-1202.
47. Zak DE,Penn-Nicholson A,Scriba TJ,et al. A blood RNA signature for tuberculosis disease risk:a prospective cohort study. The Lancet,2016,387(10035):2312-2322.
48. Heslop R,Bojang A L,Jarju S,et al. Changes in host cytokine patterns of TB patients with different bacterial loads detected using 16S rRNA analysis. PLoS One,2016,11(12):e168272.
49. Jenum S,Bakken R,Dhanasekaran S,et al. BLR1 and FCGR1A transcripts in peripheral blood associate with the extent of intrathoracic tuberculosis in children and predict treatment outcome. Sci Rep,2016,6:38841.
50. Sweeney T E,Braviak L,Tato C M,et al. Genome-wide expression for diagnosis of pulmonary tuberculosis:a multicohort analysis. Lancet Respir Med,2016,4(3):213-224.

51. Blankley S, Graham CM, Turner J, et al. The transcriptional signature of active tuberculosis reflects symptom status in extra-pulmonary and pulmonary tuberculosis. PLoS One, 2016, 11(10): e162220.

52. Ouimet M, Koster S, Sakowski E, et al. Mycobacterium tuberculosis induces the miR-33 locus to reprogram autophagy and host lipid metabolism. Nat Immunol, 2016, 17(6): 677-686.

53. Gliddon HD, Howes PD, Kaforou M, et al. A nucleic acid strand displacement system for the multiplexed detection of tuberculosis-specific mRNA using quantum dots. Nanoscale, 2016, 8(19): 10087-10095.

第五章　结核病介入学诊断

摘要：介入诊断是诊断结核病的重要手段，目前支气管镜检查、经皮肺穿刺活检术以及胸（腹）腔镜技术在结核病诊断中的广泛应用，更好地满足了对疑难病例获取病理标本的临床需求。结合细菌学、病理学、分子等检测手段对获取的相应标本进行检测，提高了结核病的诊断效率。对超声内镜引导下的经支气管针吸活检（EBUS-TBNA）及内镜超声支气管镜引导细针抽吸活检（EUS-B-FNA）在儿童纵隔淋巴结肿大的应用也进行了研究，两种方法明显提高了阳性诊断率。径向支气管超声导向鞘（EBUS-GS）可提高肺外周病变的诊断结果。TBNA-TBNA 结合 Xpert MTB/RIF 检测在肺结核与结节病的鉴别诊断中具有良好的作用。对于未明确的胸腔积液，内科胸腔镜是有价值的简单安全的诊断工具，诊断率高，并发症率低。内科胸腔镜或胸腔镜也是恶性或良性胸膜疾病进行鉴别的重要方法。

关键词：结核病；介入诊断；支气管镜；EBUS-TBNA；EBUS-GS；内科胸腔镜；经皮肺穿刺活检术

随着气管镜新技术的广泛开展，结合细菌学、病理学、分子等检测手段对气管镜标本的检测有很多报道，结核相关的进展在 2016 年也有多篇报道，现综述如下。

一、普通气管镜

肺结核患者痰镜检查是首选方法，可是痰标本有着采集质量不佳，染色等处理不善的可能。如果仅仅以临床和放射学为基础诊断结核病及用药可能引发药物耐药并产生不必要的经济负担。纤维支气管镜可以为涂片阴性的患者提供良好的检测标本。*Prakash* 等[1]报道了影像学怀疑结核但痰涂片阴性患者气管镜诊断结核的作用。对 50 例患者进行了纤维支气管镜检查、支气管肺泡灌洗（BAL）、支气管刷检、支气管镜肺活检（TBLB）和检后痰（PBS）样本进行涂片显微镜、组织病理学和培养等检查。结果 BAL、刷检和 PBS 进行涂片和培养的敏感性为 87.5%、54.17% 和 50%。最终诊断肺结核 24/50（48%）例。作者认为纤维支气管镜及检后痰是一个有用的工具，可以帮助痰涂片阴性肺结核患者得到及时治疗。

为探讨纤维支气管镜在痰涂片阴性肺结核患者的效用。Bhaglani 等[2]对 66 例胸片提示肺结核而痰抗酸杆菌涂片阴性的成年患者行纤维支气管镜（FOB）检查，对一个支气管树进行了检查并做了 BAL，标本进行 Ziehl-Neelsen 染色，MGIT960 结核培养，普培和真菌培养。支气管刷检、TBLB 和 PBS 也进行 Ziehl-Neelsen 染色。结果男性病例占大多数，最多的年龄组是 18~28 岁（36.3%）。咳嗽是最常见的症状 62 例（93.93%）。既往有结核病史的有 6 例（9.09%）。39 例（59.09%）X 线胸片有单侧病变。66 例患者中 52 例（78.7%）最终确诊为活动性肺结核，3 例为细菌性肺炎，其他为真菌（念珠菌肺炎 3 例）。作者认为 FOB 和各种支气管镜引导检查可以对痰菌阴性肺结核患者提供一个快速和明确的诊断。

二、气管镜检测新技术

1. 超声内镜引导下的经支气管针吸活检(EBUS-TBNA)及内镜超声支气管镜引导细针抽吸活检(EUS-B-FNA)是评估成人纵隔淋巴结肿大的有效方式,但儿童资料较少。Dhooria等[3]对EBUS-TBNA和EUS-B-FNA诊断儿童纵隔淋巴结肿大病因的安全性、有效性进行了多中心的研究。儿童病例(3~17岁)为67例(1.9%),其中19例(28.4%)≤12岁。结果54例(80.6%)在中度镇静下自然呼吸状态进行操作。60例(92.3%)获得足够的样本,获得诊断标本37例(56.9%)。作者认为EBUS-TBNA(58.5%)与EUS-B-FNA(50%)诊断阳性率无显著性差异。EBUS-TBNA/EUS-B-FNA的灵敏度为79.1%,导致28例受试者的诊断变化(41.8%)。两项检查均有6例(8.9%)受试者出现并发症。总之,EBUS-TBNA和EUS-B-FNA诊断儿童纵隔淋巴结肿大是有良好诊断阳性率的安全技术。

2. 随着CT及磁共振成像的发展,纵隔淋巴结肿大检出增加。支气管镜下经支气管肺活检、经食管内镜超声引导下穿刺(FNA)、内镜超声支气管镜引导细针穿刺(EBUS-FNA)及纵隔镜检查是获取组织样本常用的诊断方法。经支气管肺活检被认为是一种比较盲目的方法,纵隔镜检查是侵入性的,最终可能会在EUS-FNA和EBUS-FNA之间选择一种作为诊断的工具。肺科医师倾向EBUS-FNA,而消化科更倾向EUS-FNA。两种方法缺乏比较。纵隔淋巴结结核具有中心低回声和回声病灶的特点,但是两种技术缺乏对比。Sharma等[4]对比了纵隔淋巴结结核的EUS和EUS-FNA的特点。结果纵隔淋巴结肿大主要位于7组和4L组。直径为5~25mm,平均值12mm。59%分离,41%淋巴结融合。融合的纵隔淋巴结82%保留边界,18%无边界。共266例进行了EUS-FNA,其中134例确诊为结核,单独的淋巴结增大为19例,105例为多组淋巴结增大。12例腹部淋巴结增大进行了FNA。细胞学检测为无干酪样坏死性肉芽肿性炎症20例(14.9%)、干酪性肉芽肿97例(72.3%)。61例(45.5%)得到抗酸染色涂片证实,并且有10%在肉芽肿性反应而无坏死的情况下抗酸杆菌阳性,在干酪性肉芽肿中阳性为45.3%,脱细胞坏死物中90%,化脓性炎为85.7%。共培养阳性44例(32.8%),PCR阳性46例(占34.3%)。确诊为非典型结核分枝杆菌1例。作者认为,EUS的特征有助于选择EUS-FNA的位置。在回声结节慢慢抽吸有助于获得满意的标本。

3. 径向支气管超声导向鞘(EBUS-CS)提高了肺外周病变的诊断结果。Hayama等[5]报道了其对空洞性病变诊断的有效性和安全性。单中心的回顾性研究表明,696例径向EBUS检查中50例为外周肺空洞性病变,对其穿刺进行了细胞学、病理学、微生物检测。结果EBUS-GS总体诊断率为80%(40/50),27例恶性病灶,细胞学和病理学诊断率为63.0%(17/27)和74.1%(20/27)。23例良性病灶,病理学和微生物学的诊断率为69.6%(16/23)和47.8%(11/23)。单向和多变量分析表明,EBUS探针在病灶内是诊断率增加显著相关的唯一因素(OR值7.04;P=0.03)。认为EBUS-GS是一种安全有效的诊断肺外周病变的技术。

4. EBUS-TBNA结合Xpert MTB/RIF检测在肺结核与结节病的鉴别诊断中具有良好的作用。Dhooria等[6]等回顾性分析确诊结核或结节病患者胸内淋巴结肿大患者EBUS引导下TBNA的结果。收集Xpert MTB/RIF检测试验结果、结核菌素皮肤试验及超声内镜特点(淋巴结非均质回声和凝固性坏死)资料进行比较。结果在研究期间,进行检查465次,147例患者诊断结节病(n=94)或肺结核(n=53)。Xpert MTB/RIF检测阳性在结核病中有26例(49.1%),结节病患者中有2例(2.1%)。Xpert MTB/RIF检测在结核病诊断中的敏感性、特异性、阳性预测值和阴性预测值分别为 49.1%、97.9%、92.9% 和 77.3%。Xpert MTB/RIF 阳性、结核菌素皮肤试验阳性、淋巴结的非均质回声或超声凝固性坏死等四种表现中任一种表现在肺结核与结节病诊断中的敏感性和阴性预测值是 83% 和 88%。作者认为 Xpert MTB/RIF 在诊断结核病的特异性和阳性预测值良好,有助于区分结节病和结核。

5. 对于样本检测结合大数据的分析是近年医学领域快速发展的最新技术。支气管超声引导下活检纵隔淋巴结是鉴别恶性肿瘤、结节病和结核病的实验室诊断方法。结合全基因组转录分析,该方法将有助于进一步提高价值。Tomlinson 等[7]发表在 *Chest* 的论文报道了对 88 例患者的标本进行转录分析的情况。结果肉芽肿或恶性淋巴结标本的分子标记十分清楚。使用基因差异表达的支持向量机(SVM),在受试者工作特征曲线分析中,以曲线下面积值 >0.9 区分肉芽肿性和非肉芽肿性疾病,结核病与结节病,癌症及反应性淋巴结肿大表现出良好的灵敏度和特异性曲线。利用 SVM 采用两步法来决定,先区分肉芽肿性疾病和非肉芽肿性疾病,然后在肉芽肿性疾病中区分结核病和结节病,在非肉芽肿性疾病中区分癌症和反应性淋巴结,这样达到了每个诊断 90% 以上的特异性,比现有的检测结核病和癌症的方法也有更好的灵敏度。所以作者认为,对于纵隔淋巴结转录谱机器学习数据分析可明显改善 EBUS 引导下穿刺活检的临床应用,这也对纵隔淋巴结肿大难以区分者提供了一种分子水平的新的策略,在未来大规模临床试验中值得进一步评估。

三、内科胸腔镜或胸腔镜

内科胸腔镜是对胸膜疾病进行诊治的微创检查方法。Patil 等[8]对既往 2 年 129 例未诊断患者使用硬质胸腔镜检查。结果胸腔积液行胸腔镜检查的诊断率为 110/129(85.2%),19/129(14.8%)例诊断不明。病理学诊断确诊恶性肿瘤 66.4%(原发性和转移胸膜癌),结核病 28.2%,其他包括肺炎旁胸腔积液 4 例,以及多发性骨髓瘤、狼疮性胸膜炎、郎格汉斯细胞组织细胞增生症各 1 例。无相关死亡,并发症轻微,包括出血、皮下气肿。作者总结认为胸腔镜相对安全,耐受性好,诊断准确率高,减少了开胸手术,应及早开展。同样有 Dole 等[9]报道了既往进行的 60 例胸腔镜的资料,结果结核病 28 例,恶性肿瘤 26 例,3 例化脓性感染,3 例未诊断。总的诊断率是 95%,10 例(17%)有轻微的并发症。作者认为对于未明确的胸腔积液,内科胸腔镜是有价值的简单安全的诊断工具,诊断率高,并发症率低。

内科胸腔镜或胸腔镜是对恶性或良性胸膜疾病进行检查及治疗的方法。Valsecchi 等[10]回顾性分析了 1984—2013 年 2752 例胸腔镜检查的患者资料。作者认为,30 年来,随着老龄化,胸腔镜的检查数增多,在最近的 5 年内数量稳定及减少。总体诊断恶性率为 71%,从 57% 增加至 79%。单侧胸腔积液的诊断率明显更高。25 年以来,胸腔镜检查结果一半以上为肿瘤,非肿瘤中结核为最常见。在肿瘤中,间皮瘤、肺癌逐步增加,结核病例先减少后增多。总之,作者认为,胸腔镜在 80% 患者中能获取标本进行病理诊断,经验表明,准确的选择患者进行胸腔镜才能达到这样的结果。

四、穿刺针吸肺活检

涂阴肺结核比较常见也存在诊断困难,Jiang 等[11]等报道了对涂阴肺结核患者行穿刺针吸活检肺组织核酸扩增试验和序列结合抗酸染色的诊断价值。肺穿刺标本包埋固定后进行抗酸染色及结核 PCR 检查,同时进行探针检测及 16S rRNA 测序排除非结核分枝杆菌感染。

共 220 例患者，133 例诊断肺结核，另外 48 例诊断其他疾病作为阴性对照组。39 例不确定而排除。结果组织抗酸染色的敏感性、特异性、阳性预测值、阴性预测值和准确性分别是 61.7%（82/133）、100%（48/48）、100%（82/82）、48.5%（48/181）和 71.8%（130/181）。组织 PCR 的敏感性、特异性、阳性预测值、阴性预测值分别是 89.5%（119/133）、95.8%（46/48）、98.3%（119/121）和 76.7%（46/60）。组织 PCR 比组织抗酸染色有着更高的准确度（91.2% 165/181，71.8% 130/181，$P<0.001$）。组织抗酸染色和 PCR 合并的敏感性、特异性、阳性预测值、阴性预测值和准确性为 94%（125/133）、95.8%（46/48）、98.4%（125/127）、85.2%（46/54），和 94.5%（171/181）。2 例抗酸涂片阳性，PCR 阴性患者检测为鸟 - 胞内分枝杆菌复合菌和堪萨斯分枝杆菌。作者认为，肺活检组织核酸扩增试验结合抗酸染色可实现菌阴肺结核的早期诊断，如抗酸涂片阳性 PCR 阴性应高度怀疑非结核分枝杆菌感染，可行特异性探针检测或 16S rRNA 测序来鉴定。

（沙巍　丁卫民　唐神结）

参考文献

1. Prakash P, Agarwal P, Agarwal P, et al. Role of bronchoscopy in diagnosing sputum smear negative pulmonary tuberculosis. Annals of Applied Bio-sciences, 2016, 3(1): A113-117.

2. Bhaglani DK, Sarkar M, Singh D, et al. Role of fiber-optic bronchoscopy in sputum smear negative pulmonary tuberculosis. National Journal of Medical Research, 2016, 6(2): 134-139.

3. Dhooria S, Madan K, Pattabhiraman V, et al. A multicenter study on the utility and safety of EBUS - TBNA and EUS - B - FNA in children. Pediatr Pulmonol, 2016, 51(10): 1031-1039.

4. Sharma M, Ecka RS, Somasundaram A, et al. Endoscopic ultrasound in mediastinal tuberculosis. Lung India, 2016, 33(2): 129-134.

5. Hayama M, Okamoto N, Suzuki H, et al. Radial endobronchial ultrasound with a guide sheath for diagnosis of peripheral cavitary lung lesions: a retrospective study. BMC Pulm Med, 2016, 16(1): 76.

6. Dhooria S, Gupta N, Bal A, et al. Role of Xpert MTB/RIF in differentiating tuberculosis from sarcoidosis in patients with mediastinal lymphadenopathy undergoing EBUS-TBNA: a study of 147 patients. Sarcoidosis Vasc Diffuse Lung Dis, 2016, 33(3): 258-266.

7. Tomlinson GS, Thomas N, Chain BM, et al. Transcriptional profiling of endobronchial ultrasound-guided lymph node samples aids diagnosis of mediastinal lymphadenopathy. Chest, 2016, 149(2): 535-544.

8. Patil CB, Dixit R, Gupta R, et al. Thoracoscopic evaluation of 129 cases having undiagnosed exudative pleural effusions. Lung India, 2016, 33(5): 502-506.

9. Dole SS, Godbole GP, Pophale HS. To study efficacy of medical thoracoscopy in undiagnosed pleural effusions. J Assoc Physicians of India, 2016, 64(10): 20-23.

10. Valsecchi A, Arondi S, Marchetti G. Medical thoracoscopy: Analysis on diagnostic yield through 30 years of experience. Ann Thorac Med, 2016, 11(3): 177-182.

11. Jiang F, Huang W, Wang Y, et al. Nucleic acid amplification testing and sequencing combined with acid-fast staining in needle biopsy lung tissues for the diagnosis of smear-negative pulmonary tuberculosis. PLoS One, 2016, 11(12): e0167342.

第六章 结核病病理学诊断

摘要:2016 年在国际上,结核病病理学主要进展在疑难性结核病的诊断与鉴别诊断、分子病理诊断以及结核病病因探索等方面。采用 Xpert MTB/RIF 技术和环介导等温扩增方法与病理学技术相结合,大大提高了结核病的病理学诊断阳性率。通过病理技术对肉芽肿进行深入的研究,揭示了结核病发病、免疫及治疗相关机制。

关键词:结核病;病理诊断;分子病理;发病机;Xpert MTB/RIF 技术;环介导等温扩增方法

病理学诊断是结核病确诊的重要途径。病理学是临床不可或缺的诊断手段,在结核病诊断中,尤其在菌阴肺结核、肺外结核病等疑难性结核病的诊断中起到决定性作用。病理学作为连接基础与临床的桥梁学科,在揭示病因、发病机制等方面也发挥着重要作用。

一、传统病理学诊断

国外传统病理学诊断研究主要集中在疑难性结核病,尤其是肺外结核病的诊断中。胰腺结核比较罕见,Kaur 等[1]报道了一例胰腺结核伴 CA19-9 增高的病例。患者男性,25 岁,腹痛、发热、厌食、体重减轻,体检示上腹部压痛。实验室检查血 CA19-9 明显增高,腹部 B 超、CT 显示胰头部肿物及腹腔多发淋巴结肿大。细针抽吸细胞学检查见导管上皮、坏死组织及少许非典型增生的细胞,不能除外肿瘤。该患者进行了 Whipple 手术(胰十二指肠切除术),胰头部可见肿物,大小 2.5cm×2.5cm,实性灰白,可见坏死。显微镜检查显示大量上皮样细胞肉芽肿、Langhans 巨细胞及干酪样坏死,在检查的多个切片中没有观察到恶性肿瘤的证据。胰周淋巴结同样显示上皮样细胞肉芽肿与干酪样坏死。抗酸染色阳性。最终,该患者诊断为结核,并进行抗结核治疗。由于胰酶的存在,胰腺结核不常见,偶可见于免疫低下的患者(如粟粒性肺结核)。原发性胰腺结核更为少见,发生率低于 5%,本例患者没有结核病史。CA19-9 是胃肠道肿瘤的一个标志物,例如胰腺癌、胆管癌、结肠癌、食管癌、肝癌,上限为 37U/ml,在胰腺炎、胰腺囊肿、胆管炎和支气管扩张可有轻度增高,本例患者 CA19-9 达到 18 860U/ml,同样也构成了诊断的陷阱。本例报道提示对于年轻的胰腺肿物患者,要及时进行病灶活检,通过病理形态、抗酸染色除外结核,避免 Whipple 手术的巨大伤害。Yamada 团队[2]及 Waintraub 团队[3]也报道了通过病理学确诊胰腺结核病的病例。通过超声内镜引导下的细针穿刺取到病灶组织后行细胞学检查见到肉芽肿样病变,诊断为结核,进行抗结核治疗均获得良好疗效,有效地与胰腺肿瘤疾病鉴别开来。

结核性骨髓炎在临床上没有特异的症状与体征,早期很难诊断。Sarkar 等[4]报道了一例婴儿结核性骨髓炎病例。患儿 9 个月,左前臂远端肿胀一个月。患儿自 6 个月起,夜间低热、哭闹、食欲下降、体重没有增加,左前臂逐渐肿胀,无外伤及咳嗽病史。服用止疼药及抗生素后症状没有好转。患儿姑母有结核病史。实验室检查血沉及 C 反应蛋白增高,胸部 X 线正常,前臂 X 线见桡骨远端囊性病变。对该患儿行病灶清除术及骨替代物填充。组织病理学检查见肉芽肿病变,抗酸染色阳性,诊断为结核性骨髓炎。后进行抗结核药物治疗。结核性骨髓炎是罕见的骨结核病变，多发生于长骨干骺端，这是由于长骨的干骺端血流相对比较缓慢，结核菌容易在此处停留并繁殖。结核性骨髓炎早期症状不明显，非甾体类抗炎药物的使用也会造成病情延误。由于结核性骨髓炎常形成囊腔样病灶，抗结核药物不易透过其囊壁，因此，对结核性骨髓炎推荐进行病灶清除及抗结核药物治疗。

生殖系统结核是肺外结核的重要病变，是妇科症状及不孕的重要原因。Sharma 等[5]报道了一例宫颈结核病例。患者，女性，34 岁，下腹部疼痛 5~6 年。患者既往行左侧及右侧卵巢子宫内膜异位囊肿切除术。患者体检宫颈及阴道正常，卵巢可见多发子宫内膜异位囊肿，行避孕药物保守治疗，腹痛有所缓解。患者 8 个月后复查，卵巢囊肿略有缩小，但宫颈可见息肉。取活检，镜下见类上皮细胞结节及 Langhans 巨细胞，抗酸染色阳性，诊断为结核，并进行抗结核药物治疗。一段时间后复查，宫颈恢复正常。生殖道结核中，只有约 5% 发生在宫颈，其中许多患者处于生育期。及时做出明确病理诊断，并及时治疗，对保存患者生育能力有很大意义。

仅依靠形态学诊断结核病有时会出现漏诊或误诊。Çakar 等[6]报道了 7 例乳腺结核患者的临床病理特征。其中 6 例具有典型及不典型的肉芽肿病变，1 例显示乳腺炎和脂肪坏死，抗酸染色仅 2 例为阳性。7 例患者抗结核药物治疗预后均较好。本篇研究提示肺外结核的诊断中，病理形态检查及抗酸染色要相互补充，必要时还需进行进一步的结核分子病理检测。一些肿瘤疾病也可能会伴有肉芽肿性炎症，而这些肉芽肿性炎症并不都代表结核病。Dagaonkar 等[7]探索了伴有肉芽肿性炎症的肺癌患者接受手术治疗后的预后情况。他们共研究了 127 例行手术治疗的肺癌患者。其中 19 例（14.9%）在肿瘤灶中并存肉芽肿性炎症。而是否伴有肉芽肿性炎症并没有影响患者的生存期，与结核病史也没有相关性。因此，他们提出肺癌患者手术切除的标本中偶然存在的肉芽肿性炎并不会影响患者的预后。但是需要进行结核分枝杆菌病原学检测，以确诊患者是否真正合并结核病。如果有病原学依据，确诊结核病，则应同时进行抗结核治疗。因此，病理学诊断结核病必须经过病原学检查方能确诊，形态学只能提示可能性。

二、分子病理学诊断

精准医疗理念对结核病的病理诊断提出新的挑战，基于基因检测的分子病理技术在石蜡包埋标本检测中的应用，为结核病的诊断和鉴别诊断提供了可靠依据，大大提高了结核病诊断的准确性。

尽管结核病几乎可以发生在身体的任何系统或器官，但腹腔结核并不常见，阑尾结核的发生率约占消化道结核的 0.1%~0.6%。Tesfamariam 等[8]报道了一例阑尾结核病例。患者为 30 岁男性，因急性腹痛，发热、呕吐就诊，临床诊断急性阑尾炎。术后组织病理学检查结果强烈提示为结核性阑尾炎，然而，组织切片抗酸染色为阴性。此时作者应用 PCR 方法证实了阑尾病灶组织中结核分枝杆菌的存在。由于阑尾结核本身是一种罕见的肉芽肿性病变，需要与多种疾病相鉴别，病原学的验证显得尤为重要。

Xpert MTB/RIF 技术是以半巢式实时 PCR 技术为基础的快速全自动核酸扩增检测技术，集标本处理、DNA 提取、核酸扩增、结核分枝杆菌特异核酸检测以及以利福平 rpoB 突变检测于一体。该技术自 2010 年被 WHO 批准应用以来，广泛应用于肺结核及肺外结核病的诊断。但其检测局限于痰、脑脊液、胸腔积液、心包积液等液态标本，在石蜡包埋组织标本的应用罕有报道。西班牙学者 García-Basteiro 等[9]尝试将这种快速、准确、简便的技术应用于尸检组织标本。他们对 30 例完整尸检的肺组织进行结核分枝杆菌筛查，以 real time PCR 和环介导等温扩增（LAMP）检测方法确认结核杆菌 DNA 的存在，联合组织病理学结果，在 30 例尸检标本中确诊 8 例肺结核。以 Xpert 方法对诊断出的 8 例肺结核组织标本进行检测，发现其中有 7 例呈阳性，1 例为阴性，阴性病例的 PCR 和 LAMP 检测结果均为阳性，所以界定为 Xpert 假阴性。研究发现 Xpert 技术在肺组织的检测敏感性为 87.5%，特异性 95.7%；Xpert 与 PCR 和 LAMP 方法检测的一致率在肺组织为 93.6%，在脑组织和肝组织达 100%[9]。Xpert MTB/RIF 技术在组织标本的有效应用，为结核病精准病理诊断增加了新的砝码。

三、结核病发病机制及治疗相关的病理学研究

病理学不仅对临床诊断有重要帮助，也是研究结核病发病机制的重要途径。肉芽肿形成被认为是结核病重要的病理特征，肉芽肿的形成在结核病发病及进展中的作用一直是研究的热点。Marakalala 等[10]利用蛋白组学研究平台研究了不同类型肉芽肿不同区域的炎症反应状态，发现肉芽肿具有非常有序的炎症反应空间分布。他们通过激光纤维切割术从肺结核患者肺组织中共取了 3 种肉芽肿类型的 5 个区域的组织标本，无坏死的肉芽肿区、坏死性肉芽肿的坏死区和周围细胞区以及围绕空洞形成的肉芽肿坏死区和周围细胞区。对这 5 个区进行蛋白质组学分析发现数据聚类主要发生在细胞区之间以及坏死区之间，而并非在肉芽肿类型之间。坏死区主要富聚了与炎症反应及抗菌反应相关的蛋白质，如与肿瘤坏死因子及干扰素相关的信号途径因子、活性氧激活相关蛋白、合成促炎因子类花生酸（eicosanoids）的多种蛋白以及抗菌肽等。利用质谱影像学技术（MALDI-MSI）发现坏死区富集了大量促炎因子eicosanoids。而相反细胞区主要富集了与蛋白质合成代谢相关的蛋白质，如核糖体和内质网膜蛋白等。同时肉芽肿边缘的细胞区相对坏死区具有明显的抗炎性质，如调节 eicosanoids 代谢途径的 prostanoid 合成相关酶 prostaglandin-endoperoxide synthase 1（PTGS1 或 COX1）和 prostaglandin-endoperoxide synthase 2（PTGS2 或 COX2）相对高表达。这些结果提示坏死区主要负责通过炎症反应消灭病原菌，而细胞区主要负责维持活跃的代谢状态并通过 prostanoid 代谢途径调节炎症反应的强度。在同一个组织中形成的不同肉芽肿，其免疫状态相对独立，每个肉芽肿都是在促炎 - 抗炎代谢的严格调控下形成。

此外，关于肉芽肿与结核病的关系，美国病理学家 Hunter[11]通过总结 19 世纪盛行的解剖病理学的论文数据及近年来的高分辨 CT 数据，分析了结核病在人体内的发展规律，并提出了一种新的理论。他认为肺结核病的发生发展主要分为三个阶段。第一阶段是原发性结核结核病，被称之为消耗战。此阶段是机体受感染后还未形成系统性免疫，还未能形成肉芽肿控制病原菌播散。此时病原菌沿淋巴管或血液播散。第二阶段是原发后结核病，被称为偷袭期。此阶段机体已经建立有效的系统性免疫，主要表现为无临床症状的阻塞性小叶肺炎，也可以认为是潜伏感染期。此阶段体内菌量非常少，不形成肉芽肿，主要沿支气管播散，积累病原菌抗原和宿主脂类物质，并为突然爆发的大规模干酪样坏死做准备。第三阶段是被称为辐射期，临床上见到的结核病基本都属于这个阶段。先是干酪坏死性肺炎形成，随后进一步形成纤维干酪性病变，或者咳出体外形成空洞。该研究中的关键内容是提出第二阶段即原发后结核病阶段。作者认为该阶段主要存在于人类，而在兔子等形成坏死性肉芽肿

的动物模型中很难见到。同时该阶段的提出也让我们重新思考了肉芽肿与坏死之间的因果关系。此三阶段发病机制学说认为首先由病原菌分泌的大量抗原及宿主脂质形成坏死，再由类上皮细胞、淋巴细胞及成纤维细胞等形成肉芽肿将坏死物包裹住。这与之前普遍认为的先形成肉芽肿，肉芽肿从中间开始出现坏死是截然不同的。该理论强调潜伏期结核菌不是通过大量繁殖，而是通过分泌大量抗原来制造发病机会，这与我们在结核病病灶中很少能找到大量结核菌，但可以很容易检测到分枝杆菌蛋白的表达这一现象是相吻合的。同时，该理论也从某种程度解释了很多困扰我们多年的临床现象。但是该理论是否完全正确还有待于更多研究去证实。

HIV 患者具有普遍结核分枝杆菌易感性，Diedrich 等[12]为了查找原因，假想 HIV 通过操控结核性肉芽肿来实现。他的研究纳入了 71 例手术切除的 HIV 和（或）MTB 感染患者的颈淋巴结福尔马林固定的石蜡包埋（FFPE）组织标本，将其分为 4 组：HIV 单感染组，MTB 单感染组，HIV 和 MTB 共感染且接受抗逆转录病毒治疗（ART）组，HIV 和 MTB 共感染组无 ART 治疗组。观察淋巴结面积、淋巴结内肉芽肿面积和数量以及肉芽肿种类；以免疫组化法计数肉芽肿内 $CD3^+$、$CD4^+$ 和 $CD8^+T$ 细胞，观察 CD15、CD68、TNF-α、IL-10、IFN-γ、IFN-α 着色面积。结果共感染组（无论是否接受 ART 治疗）菌落生长数目和抗酸染色阳性率均高于 MTB 单感染组；共感染组肉芽肿内 $CD4^+T$ 细胞数减少，$CD4^+/CD8^+T$ 细胞比率降低；结核分枝杆菌数量与 IL-10 和 IFN-α 水平呈正相关。提示 HIV 感染增加了肉芽肿的载菌量，HIV 或许通过改变肉芽肿微环境增加结核病易感性。此研究结果虽然不足以解释 HIV 患者结核易感性的原因，但它为进一步提出假说，建立体内和体外的证据提供了依据。

对结核病病理形态学的观察也应用于其免疫治疗的相关研究中。肉芽肿被界定为结核病的特征性病变，是宿主对入侵的结核分枝杆菌做出的特征性反应。尽管人们对此认识已经存在了几个世纪，但是宿主和细菌导致肉芽肿形成、肉芽肿异质性表现的因素仍不清楚。结核分枝杆菌高度适应肉芽肿内的生活，使用多种独特的策略来创建利于自己在宿主体内存活的生存环境，由此产生了不同特征的肉芽肿，也导致宿主不同的结局。经典结核性肉芽肿中心是干酪样坏死。如果机体能够控制分枝杆菌，坏死停止和干酪坏死随着时间的推移钙化和纤维化；伴随坏死和空洞的扩大疾病的进展，凝固坏死则转变为液化坏死，破坏周围肺组织并侵蚀附近气道，促进病原体传播和传染新的宿主[13]。更好地理解宿主与病原菌复杂的相互作用，有助于我们尝试制定结核病治疗的新方法。此外，宿主导向辅助治疗研究非常热。该治疗的主要目的是减少结核病引起的肺部病理损伤，同时提高机体杀伤病原体的能力。Ndlovu 等[14]综述了肉芽肿在结核病发病及免疫保护中的作用，并探讨了通过炎症反应途径来提高结核病治疗效果的宿主导向免疫学疗法的可行性。作者提出的主要炎症反应通路包括 TNF-α、类花生酸（eicosanoids）及脂类代谢相关途径。通过调节炎症反应的轻重，宿主导向免疫疗法未来可能成为提高抗结核治疗疗效的重要辅助手段。

作为临床与基础的桥梁学科，病理学不仅被誉为疾病诊断“金标准”，还是研究疾病发病原因、发病机制的重要学科。病理学直接利用病灶进行研究，今年针对结核性肉芽肿的研究让我们对结核病的发病原因及机制有了新的认识，为更准确地诊断及更好的治疗提供了新的理论依据。

（车南颖　张占军 赵丹 唐神结）

参考文献

1. Kaur M, Dalal V, Bhatnagar A, et al. Pancreatic tuberculosis with markedly elevated CA 19-9 levels: A Diagnostic Pitfall. Oman Med J, 2016, 31(6): 446-449.
2. Yamada R, Inoue H, Yoshizawa N, et al. peripancreatic tuberculous lymphadenitis with biliary obstruction diagnosed by endoscopic ultrasound-guided fine-needle aspiration biopsy. Intern Med, 2016, 55(8): 919-923.
3. Waintraub DJ, D'Souza LS, Madrigal E, et al. A Rare Case of Isolated Pancreatic Tuberculosis. ACG Case Rep J, 2016, 3(4): e91.
4. Sarkar AS, Garg AK, Bandyopadhyay A, et al. Tuberculosis of distal radius presenting as cystic lesion in a nine-month-old infant: arare case report. J Clin Diagn Res, 2016, 10(9): RD06-RD07.
5. Sharma N, Singh AS, Khonglah Y, et al. Primary tuberculosis of cervix: acoincidental finding. J Reprod Infertil, 2016, 17(4): 247-249.
6. Çakar B, Çiledağ A. Retrospective analysis of seven breast tuberculosis cases. Exp Ther Med, 2016, 12(5): 3053-3057.
7. Dagaonkar RS, Choong CV, Asmat AB, et al. Significance of coexistent granulomatous inflammation and lung cancer. J Clin Pathol, 2016, pii: jclinpath-2016-203868. [Epub ahead of print]
8. Tesfamariam Sengal A, Abdalla Mohamedani A, Hussein HH, et al. The role of PCR in diagnosis of a rare appendicular tuberculosis and mini literature review. Case Rep Gastrointest Med, 2016, 2016: 8356708.
9. García-Basteiro AL, Ismail MR, Carrilho C, et al. The role of Xpert MTB/RIF in diagnosing pulmonary tuberculosis in post-mortem tissues. Sci Rep, 2016, 6: 20703.
10. Marakalala MJ, Raju RM, Sharma K, et al. Inflammatory signaling in human tuberculosis granulomas is spatially organized. Nat Med, 2016, 22(5): 531-538.
11. Hunter RL. Tuberculosis as a three-act play: a new paradigm for the pathogenesis of pulmonary tuberculosis. Tuberculosis, 2016, 97: 8-17.
12. Diedrich CR, O'Hern J, Gutierrez MG, et al. Relationship between HIV coinfection, interleukin 10 production, and Mycobacterium tuberculosis in human lymph node granulomas. J Infect Dis, 2016, 214(9): 1309-1318.
13. Martin CJ, Carey AF, Fortune SM. A bug's life in the granuloma. Semin Immunopathol, 2016, 38(2): 213-220.
14. Ndlovu H, Marakalala MJ. Granulomas and inflammation: host-directed therapies for tuberculosis. Front Immunol, 2016, 7: 434.

第七章　抗结核新药与新方案

摘要:2016 年,国际上抗结核新药的研发仍然在如火如荼地进行中,已上市的新药贝达喹啉和德拉马尼在多个国家展开了Ⅲ期临床试验进一步探索其安全性及疗效等临床亟需解决的问题,同时对于在结核界重新及即将获得新生的"老药"利奈唑胺、氯法齐明、β 内酰胺类、大环内酯类、磺胺类、他汀类等的研究、关于药物的替换和重新组合、缩短疗程方面的探索也取得了不少进展。

关键词:抗结核新药;贝达喹啉;德拉马尼;利奈唑胺;氯法齐明;β 内酰胺类;大环内酯类;磺胺类、他汀类;新方案

在抗结核新药的研发中,有新药进入临床研究,也有新药因各种原因被淘汰,最终能上市的少之又少。对已上市的新药贝达喹啉和德拉马尼,扩大适应证的利奈唑胺仍不断有研究报道;在结核界重新及即将获得新生的"老药"主要是利奈唑胺、氯法齐明、β 内酰胺类、大环内酯类等;新方案的研究主要是关于药物的替换和重新组合、缩短疗程。现将 2016 年的相关报道总结如下。

一、抗结核新药

(一)可能上市的新药

新的抗结核药物从实验室到上市需要经过重重考验,很多药物在临床前研究期就已经因为种种原因被舍弃。经过大浪淘沙的药物进入临床研究后,也不可能一帆风顺。在Ⅰ至Ⅲ期的临床试验中,药物在复杂的人体中是否安全有效仍有很多不确定因素。例如 Furin 等[1]研究 AZD5847 在肺结核中的早期杀菌活性,却因未证实 AZD5847 有较好的抗结核活性而停止研究。WHO[2]的 2016 年全球结核病报告提示对 TBA-354 的研究也因为Ⅰ期试验中的毒性反应而停止开发。当然也有新的药物在不断涌现,如 CPZEB-45、1599 已经进入临床前研究;更早阶段的新药就更多了,Hoagland 等[3]总结了包括有二芳基喹啉类、DprE1 抑制剂、MmpL3 抑制剂、新型 β 内酰胺类化合物等。

目前最有希望上市的药物为 pretomanid 和 sutezolid,但 sutezolid 还没有相关的试验在进行中;WHO[2]的 2016 年全球结核病报告提示之前的一项Ⅱ期临床试验发现含 Pretomanid (Pa)的方案 PaMZ(M 莫西沙星,Z 吡嗪酰胺)杀菌活性明显高于标准治疗组,紧接着这个方案就进行了一项Ⅲ期临床实验(STAND trial),实施的方案有 4Pa(100mg)MZ、4Pa(200mg)MZ 和 6Pa(200mg)MZ 治疗敏感结核,6Pa(200mg)MZ 同时也纳入耐药患者,但因为出现 3 例肝毒性死亡病例,目前暂停入组。

(二)已上市的新药

最新上市的抗结核新药包括贝达喹啉(bedaquiline,Bdq)和德拉马尼(delamanid,Dlm),已被 WHO 归为第 5 组药物,其疗效、安全性、剂量、疗程以及与其他抗结核药物的相互作用、合理组合等问题,仍需在临床进行大量的观察、探索。

1. 贝达喹啉　贝达喹啉是40多年以来第一种以新机制上市的抗结核药物,也是首个被美国食品药品监督管理局(FDA)批准上市的治疗耐多药结核的药物。自2012年12月,美国FDA加速审批了强生公司的贝达喹啉后,它在多个国家耐多药肺结核(MDR-TB)治疗方面得到很好的应用,其进一步的疗效、安全性及疗程得到进一步的探索,另外甚至在无法组成方案的广泛耐药结核(XDR-TB)患者中也得到尝试使用及报道。

2010年Van Deun等报道了使用一个9个月的标准化方案治疗206例MDR-TB患者,无复发治愈率达到87.9%,且相对于传统治疗耐多药和广泛耐药的82 000欧元费用,这个方案的花费仅200多欧元;这个方案被称为"孟加拉国方案"(Bangladesh regimen),包括9个月的加替沙星、氯法齐明、乙胺丁醇和吡嗪酰胺,在前4个月的强化期加用丙硫异烟胺、卡那霉素和大剂量异烟肼。孟加拉国方案或其类似方案在其他国家实施后获得了89%的治愈率,但是没有经过随机对照试验证实。Moodley等[4]报道了国际防痨和肺部疾病联合会(International Union Against Tuberculosis and Lung Disease)联合伦敦大学学院医学研究委员会临床试验部(Medical Research Council Clinical Trials Unit at University College London)共同提议发起的STREAM试验(The Evaluation of a Standard Treatment Regimen of Anti-tuberculosis Drugs for Patients With MDR-TB),即评估耐多药结核的标准化治疗方案的临床试验。这个试验分为2个阶段,第一阶段中,将WHO推荐的耐多药方案作为对照组(A组)与基于孟加拉国方案的方案(B组)进行对照。B组方案总疗程40周,包括了莫西沙星、氯法齐明、乙胺丁醇和吡嗪酰胺,16周的强化期加用卡那霉素、大剂量异烟肼和丙硫异烟胺。第二阶段研究者将增加2个带有新药贝达喹啉的方案,用来验证是否有可能有采用全口服的9个月的耐多药治疗方案,以及疗程能否进一步缩短至6个月。C组的方案为40周的贝达喹啉、左氧氟沙星、氯法齐明、乙胺丁醇和吡嗪酰胺,16周的强化期加用大剂量异烟肼和丙硫异烟胺。D组为28周的方案,采用贝达喹啉、左氧氟沙星、氯法齐明和吡嗪酰胺,强化期为8周,加用卡那霉素和大剂量异烟肼。第一阶段入组在2015年6月已经完成,共有424患者随机入组,目前正在进行随访,数据将在2018年早期出台。第二阶段原定于2016年开始入组,预计2020年出主要结果。第一阶段的成功有可能为耐多药结核患者提供了一个新的标准方案,而第二阶段的含贝达喹啉的方案如果有阳性结果就可能极大地推动这一领域的进步。

Charan等[5]对贝达喹啉有效治疗MDR-TB的有利证据进行了系统评价和meta分析,作者搜索了PubMed和Cochrane上的临床试验注册表,对所有比较贝达喹啉与其他治疗成人MDR-TB的随机对照临床试验(RCT)进行了分析,文章总结了2个试验发表的3篇论著,共纳入207个患者,结果提示,与安慰剂相比,贝达喹啉在治疗第8周和第24周时的痰菌阴转率有统计学差异的降低,在长期随访中死亡率却显著增加;在完成率方面,贝达喹啉和安慰剂之间没有差异。

Worley等[6]向我们介绍,在印度的耐药结核病管理方案中,贝达喹啉于2016年3月21日首次被推出,现已在印度的6个已确认的三级保健中心引入,并准备在印度全国各地广泛推广。贝达喹啉将与其他药物一起在优化的背景方案的基础上给予,通过治疗的临床医生设定,"每天400mg的剂量口服持续两周,随后以200mg/d的方案口服22周"被认为是最合理的。在贝达喹啉的24周完成后,耐多药结核方案将根据国家结核病治疗指南继续进行。另外,只有超过18岁的MDR-TB患者在经过既往治疗后的评估和获得书面知情同意书后,才能开始这项新的改良治疗。贝达喹啉同时具有某些不良反应和许多药物相互作用,其中最常见的副作用是恶心(30%)、关节痛(26%)、头痛(22%)、出血(14%)、胸痛(9%)、厌食(7%),严重不良反应包括血清转氨酶升高和QT间期延长。因此,定期监测任何不良事件对于将新药物纳入方案是绝对必要的。

Marina等[7]对于最近欧洲学者们围绕的一份严重的、几乎无法治疗的XDR-TB病例报告的辩论发表了自己的看法和总结。报道的这位患者由于考虑对可能毒副作用(心脏毒性)的担忧无法同时使用两种新药物(贝达喹啉和德拉马尼),而且两种新药的联用又缺乏证据和指南的支持。作者总结认为,对该患者的治疗及讨论的经验强调了对联合使用贝达喹啉和德拉马尼进行临床试验的重要性,但是这项工作不可能在未来2~3年就实现,在此之前,如果极端严重的临床情况可能危及生命,而当其他二线药物非常有限时,我们认为将这两种药物联合是可能的,只要是在合格的MDR-TB治疗中心进行,保证有足够的设施以密切监测患者的状况和药物安全,并向患者签署知情同意书。此外,用这两种药物治疗这个病例的经验也表明,如果在这种情况下满足了必要的安全标准,可以共同使用贝达喹啉和德拉马尼,尽管这些病例的临床管理是苛刻、昂贵和复杂的。

Pym等[8]进一步评估贝达喹啉治疗MDR-TB以及XDR-TB的有效性和安全性。包括来自中国在内的11个国家31个单位参加了研究,为单臂、非盲法、多中心临床试验。符合入选和排除标准的大于18岁经培养证实的MDR-TB及XDR-TB患者入选该项研究。入选患者在背景MDR-TB治疗方案的基础上加用贝达喹啉。贝达喹啉的剂量与用法为第1~2周,每次400mg,每天1次;第3~24周,每次200mg,每周3次。贝达喹啉治疗结束后,患者继续接受背景治疗方案96周。主要疗效终点为在贝达喹啉治疗24周期间痰培养阴转时间。结果显示,共有233例患者入选,其中148例(63.5%)为MDR-TB,44例(18.9%)为广泛耐药结核病前期(pre-XDR-TB),38例(16.3%)为XDR-TB,有3例敏感结核病入选后剔除。这些患者中既往曾使用过二线抗结核药物者203例(87.1%),肺部空洞大于2cm者148例(63.5%)。发生与贝达喹啉可能相关的不良事件77例(33%),其中严重不良事件1例(0.4%)。20例(8.6%)患者在24周内因各种不良事件中断治疗。治疗过程中死亡12例(5.15%)。在最终纳入疗效分析的205例患者中,治疗24周的痰菌阴转率为79.5%(163例),平均痰菌阴转时间为57天。治疗结束(120周)时的痰菌阴转率为72.2%,其中MDR-TB、pre-XDR-TB和XDR-TB的痰菌阴转率分别为73.1%、70.5%和62.2%。结论:含贝达喹啉方案治疗MDR/XDR-TB能够获得良好的疗效,且患者多可以耐受,不良反应较小。

2. 德拉马尼　德拉马尼(OPC-67683)是Otsuka制药公司为克服硝基咪唑类化合物的致突变性,而对该类化合物进行结构修饰开发得到的硝基二氢咪唑并噁唑类化合物,它通过抑制细胞壁上霉菌酸的生物合成来杀灭结核分枝杆菌,无论是在体外还是体内,德拉马尼对结核分枝杆菌敏感型和耐药型菌株均有良好的活性,耐药突变率也大大降低,具有比PA-824更有效的抗结核活性与更高的安全性。2014年5月,德拉马尼获得欧盟委员会的上市许可后,该药在临床上的应用得到广泛的探索,目前日本大冢公司正准备开展Ⅲ期临床研究(NCT01424670)。同年WHO出台了《德拉马尼治疗耐多药结核病指南》[9],明确指出在其他疗法因耐药或耐受性原因而无效的情况下,该药可以作为适当的联合治疗方案的组成部分用于成人MDR-TB的治疗;而对于6岁及以上儿童的德拉马尼功效和安全性的可用数据非常有限,然而,基于研究提供的PK/PD和安全数据认为将德拉马尼纳入更长的WHO推荐的MDR-TB的总体预期益处似乎超过了该人群的潜在危害。因此,考虑全球MDR-TB危机,可用于这种危及生命状况的治疗选择有限,使用仅由老药物组成的方案无法达到预期效果,指南指出:德拉马尼可被建议使用在 WHO 推荐的更长期的儿童方案中,适用此建议的人群是患有耐利福平或耐多药的 6~17 岁儿童和青少年,不符合 WHO 推荐的较短耐多药结核病方案。推荐德拉马尼的剂量在儿童(6~11 岁)是 50mg× 每天两次 ×6 个月,在青少年(12~17 岁)中为 100mg× 每天 2 次 ×6 个月。2016 年关于德拉马尼在儿童及青少年应用的安全性、疗效等方面有探索及报道。

Esposito 等[10]报道了米兰(意大利)一个 12 岁的 XDR-TB 儿童经过包含德拉马尼的 24 个月治疗方案后治愈的病例。该患者 2013 年 5 月开始出现进行性发音困难和不伴发烧的乏力,2013 年 10 月行 CT 检查怀疑喉部和肺结核,且胃吸出物的抗酸染色涂片镜检和分枝杆菌快速培养都是阳性的。基于 Xpert MTB/RIF 的利福平抗性的早期检测提示阳性,最初(2013 年 10 月 4 日)该儿童接受高剂量异烟肼、乙胺丁醇、吡嗪酰胺和莫西沙星治疗;之后 2013 年 10 月 30 日药物敏感性试验显示菌株对除对氨基水杨酸(PAS)和利奈唑胺以外的所有一线和二线药物均具有抗药性,遂调整方案为 PAS、利奈唑胺、特立齐酮、克拉霉素、阿莫西林 - 克拉维酸盐和莫西沙星。治疗 4 周后,患者临床症状和影像学检查有改善,实验室检查保持稳定,胃抽吸物的抗酸染色仍阳性,但分枝杆菌负荷量在降低。但之后的 2 个月内其临床表现进行性恶化,体重下降 4kg(从 36kg 的重量开始),血红蛋白降低至约 25g/L,且胃吸出物的抗酸染色检查再次显示高负荷量的阳性。2014 年 2 月 9 日,在以前的抗结核方案中加入异烟肼、美罗培南、阿米卡星、氯法齐明和乙硫异烟胺。然而,10 天后,因为患者急性胰腺功能不全不得不停用所有抗结核药物。2014 年 3 月 1 日,根据结核病联盟平台的建议和儿科 MDR/XDR-TB 管理的 4 名专家会诊,在基金会伦理委员会批准并获得父母和儿童的书面同意后,抗结核药物逐渐重新加用:阿莫西林 - 克拉维酸盐[100mg/(kg·d),静滴]、美罗培南[100mg/(kg·d),静滴)、利奈唑胺(300mg/d,静滴)、氯法齐明(100mg/d,口服)和乙硫异烟胺(250mg/d,口服)。此外,德拉马尼以 100mg 的剂量通过口腔每天两次加入。该方案维持了 3 个月后,我们观察到临床和实验室数据的显著变化,患者的一般情况(包括体重)明显改善,血红蛋白恢复正常值。胃吸出物的抗酸染色仅在 1 周后变为阴性,并且保持持续阴性。患者于 5 月 31 日出院并停用美罗培南和阿莫西林 - 克拉维酸盐,继续包括德拉马尼在内的其他 5 种药物治疗。在治疗期间,患儿定期每个月常规复查,一般情况一直很好,血常规、肝肾功能检查始终正常,QTc 间隔从未发现 >500ms,没有不良事件报告。此外,从德拉马尼方案开始 18 个月后进行的胸部 MRI 显示实质性结节和网状结节高密度影主要在右上叶和舌下,伴有纤维化支气管扩张和纵隔淋巴结肿大。因此,将乙硫异烟胺和氯法齐明停用,而 PAS、利奈唑胺和德拉马尼的治疗总共维持 24 个月。之后的胸部 MRI 证实,没有发生先前描述的损伤继续进展的迹象,也没有明显的新损伤。在停用德拉马尼、PAS 和利奈唑胺后 3 个月进行的临床和实验室、影像学检查没有发现任何改变,患者被认为治愈。作者认为,结合既往的研究可以认为,德拉马尼对 XDR 结核病具有活性,并且可以用于非常难以治疗的 XDR-TB 儿童,但其在儿童中的长期使用需要进一步的研究调查。

Mallikaarjun 等[11]进行了三项研究以评价德拉马尼和抗逆转录病毒药物、抗结核药物之间潜在的药物 - 药物相互作用。在平行的健康受试者组中进行多剂量研究。分析血浆样品的德拉马尼、德拉马尼代谢物和共同使用的药物浓度,并测定药代动力学(PK)参数。通过几何平均值和 90% 置信区间的比率评估相互作用的大小。结果显示,德拉马尼与替诺福韦或依法韦仑的联合给药不影响德拉马尼的 PK 特征，Kaletra（洛匹那韦 / 利托那韦）与德拉马尼的联用导致在从时间 0 到给药间隔结束的浓度 - 时间曲线下面积（AUCτ）增加约 25%。替诺福韦、依法韦仑、洛匹那韦和利托那韦暴露不受德拉马尼影响。德拉马尼与抗结核药物（乙胺丁醇加利福平、吡嗪酰胺和异烟肼）的共同给药导致较低的德拉马尼暴露［AUCτ 和 Cmax 值分别为 47 和 42%］，以及三种初级代谢物的暴露减少（AUCτ 值降低约 30 至 50%）。德拉马尼不影响利福平、吡嗪酰胺和异烟肼暴露；与德拉马尼联用时，乙胺丁醇 AUCτ 和 Cmax 值可提高约 25%。证明了德拉马尼和抗逆转录病毒剂（包括强 CYP 抑制剂利托那韦）和抗结核药物的组合之间缺乏临床上显著的药物 - 药物相互作用。虽然当与乙胺丁醇与利福平共同给药时，德拉马尼浓度降低，但这可能与降低德拉马尼吸收而不是 CYP 诱导有关。

（三）“老药”新用

1. 利奈唑胺　利奈唑胺的使用在抗结核治疗中属于扩大适应证用药，在往年的多项临床实验取得很高的治愈率。目前仍不断有临床研究公布。Arbex 等[12]报道了利奈唑胺联合美罗培南 / 克拉维酸治疗多次治疗失败的 12 位耐多药和广泛耐药结核患者。所有患者均出现痰阴转，痰涂片阴转为 60（37.5~90）天，痰培养阴转为 75（60~135）天。目前 7 位患者已经治愈，5 位仍在治疗中。作者认为利奈唑胺联合美罗培南 / 克拉维酸的方案治疗 MDR-TB 和 XDR-TB 的安全性和有效性均很好。

Salil 等[13]在一项回顾性队列研究中观察了利奈唑胺的相关性视神经病变，研究纳入了 2013 年 1 月至 2016 年 4 月期间在印度孟买的 Lilavati 医院和研究中心治疗的所有含利奈唑胺治疗方案的耐药结核患者，对研究对象进行了系统性和（或）眼部症状的常规评价，包括视力检查，裂隙灯检查和扩大眼底检查。结果提示：136 例患者（有 / 无 HIV 共感染）中的 86 例开始使用含利奈唑胺的耐药结核病治疗，这 86 名患者的中位年龄为 25（20~35）岁，47% 为男性。其中 20% 患有 HIV 共感染。在 86 例中，24 例（27.9%）有至少一种眼部症状（多数为视力模糊），其中 5 例（5.8%）有视神经病变。患者接受适当的治疗后眼部症状可观察到改善，在多变量二元逻辑回归模型中没有分析到有人口 / 临床因素与视神经病变相关。因此，利奈唑胺的使用需要由医生 / 护士对患者进行系统监测，并需要眼科专家进行专业诊断。

2. 氯法齐明　Swanson 等[14]使用慢性结核化疗的 BALB/c 小鼠模型来验证在结核病治疗中，氯法齐明的累积效应可能在治疗停止后产生持续的抗微生物活性。结核分枝杆菌感染的小鼠用单独的异烟肼，单独的氯法齐明，一线方案利福平 - 异烟肼 - 吡嗪酰胺 - 乙胺丁醇或其中使用氯法齐明代替乙胺丁醇的一线方案治疗 4 周或 8 周。为了评价治疗后的抗微生物活性，在治疗停止当天和停止治疗后 2、4、6 和 8 周评估肺和脾中的细菌再生长。与未接受氯法齐明的小鼠相比，接受氯法齐明的所有小鼠（单独或组合）均能延迟细菌再生长，而这种效果在接受多药物治疗的小鼠中特别明显。在未接受氯法齐明的小鼠中，停止治疗后几乎立即开始细菌再生长，而在接受氯法齐明的小鼠中，细菌再生延迟长达 6 周，抗微生物活性的持续时间与血清氯法齐明水平保持时间正相关，等于或高于结核分枝杆菌的 0.25μg/ml MIC。因此作者认为，氯法齐明的持续活性在与该药物相关的治疗疗程缩短效果中可能是重要的，也即当包括在结核病治疗方案中时，氯法齐明可以有助于缩短抗结核疗程。

3. β- 内酰胺类　我们既往认为，β- 内酰胺类对结核的治疗作用是有限的，但 MDR-TB 治疗的严峻形势和更多的耐药机制的发现，使得我们需要重新确定 β- 内酰胺类在治疗

MDR-TB 中的作用。Ramón-García 等[15]评估使用临床批准的头孢菌素用于结核病的治疗，鉴定了具有临床相关抑制浓度的第一代头孢菌素（头孢拉定），单独和协同药物组合。结果发现许多头孢菌素与利福平和乙胺丁醇有协同作用，甚至在 β- 内酰胺通常具有限制活性的细胞内生长条件下也观察到协同作用。头孢菌素和利福平的组合比单独使用药物的活性高 4~64 倍，然而，观察到与利福喷丁或利福布汀协同作用有限。克拉维酸是三重组合中的关键协同伙伴。头孢菌素（和其他 β- 内酰胺）与克拉维酸盐一起可以增加利福平对利福平耐药菌株的抗菌活性。协同作用不仅仅是因为分枝杆菌细胞内的利福平积累增加。头孢菌素还与新的抗结核药物如贝达喹啉和德拉马尼具有协同作用。需要进行研究进一步验证其体内活性。然而，头孢菌素口服生物利用度良好的安全性，连同其在这里报道的抗分枝杆菌活动的事实表明，他们可以重新使用于新的组合方案治疗结核病。

以前有报道阿莫西林克拉维酸钾一定程度地显示了治疗耐多药结核的有效性。但近几年研究发现，碳青霉烯类抗菌药物可能最具有抗结核的前景，而厄他培南具有半衰期长、可以每日给药的优势，可能是治疗 MDR-TB 和 XDR-TB 最有吸引力的一种碳青霉烯类。van Rijn 等[16]研究厄他培南加入方案中治疗疑似 MDR-TB 患者，观察痰涂片和痰培养转阴情况，以及检测其浓度 - 时间下曲线面积和最大血浆浓度，发现厄他培南治疗 MDR-TB 耐受性好，并显示出有利的药代动力学和药效动力学，厄他培南是治疗 MDR-TB 非常有前途的药物，值得进一步研究。

4. 大环内酯类　Fox 等[17]通过 meta 分析评估氟喹诺酮类药物和大环内酯类药物治疗耐多药结核病等非标准化治疗的疗效，主要结果是治疗失败、复发或死亡以及治疗成功。有 28 项纳入研究中使用氟喹诺酮抗生素，其中 6612 名患者接受氟喹诺酮，723 名患者未接受氟喹诺酮。大环内酯类药物用于 15 项纳入研究，其中 459 名患者接受而 3670 名没有接受。结果发现早期和晚期使用氟喹诺酮的效应类似，而大环内酯类抗生素使用与减少治疗成功率相关。

5. 磺胺类　Alsaad 等[18]已在全球临床试验中心登记注册，开展了一项前瞻性研究，服用每日 960mg 复方磺胺甲噁唑联合一线抗结核药物治疗 12 例敏感结核患者，检测其 PK 和 PD 值，发现 11 例患者的结核分枝杆菌对复方磺胺甲噁唑都敏感，MIC 的中位数为 9.5mg/L。这项研究为将来复方磺胺甲噁唑可能作为治疗耐药结核的替代药物提供剂量与疗效方面的依据。

6. 他汀类药物　Dutta 等[19]以 H37Rv 致敏的肺结核小鼠模型为研究对象，探讨辛伐他汀联合一线抗结核药物能否缩短治疗疗程。研究发现：①治疗后辛伐他汀组的肺部细菌阴转时间（3.5 个月）低于常规化疗组（4.5 个月）；②治疗 2.5、3.5 及 4.5 个月，他汀类组的复发率分别为 50%、20% 和 0，常规化疗组分别为 100%、50%、0。研究结果表明辛伐他汀能够增强一线抗结核药物对胞内结核分枝杆菌的杀菌活性，提示他汀类药物可能是一种良好的宿主定向性辅助治疗的抗结核候选药物，与化疗药物联合使用有望能够缩短化疗疗程。他汀类药物抗结核作用的疗效和机制还不清楚，有待于更多的临床前期研究来证明和阐述。

二、新方案

1. 短疗程　对于敏感结核，曾报道有多个试验采用莫西沙星或加替沙星组成超短程化疗方案，希望能把 6 个月的疗程缩短为 4 个月，但均因为增加了复发风险而失败。然而对

MDR-TB 的短程治疗仍然是个热门话题。

Trauer 等[20]通过模拟乌兹别克斯坦地区的结核模型来评估 MDR-TB 短程治疗(联用 7 种抗结核药物治疗 9~11 个月)的效果,乌兹别克斯坦地区具有低艾滋病患病率、结核耐药率高、诊断能力好及以社区治疗为基础的特点,作者通过构建一个结核的传播动态模型,以估计在乌兹别克斯坦地区应用较短 MDR-TB 方案可能产生的影响,它根据当地流行病学进行校准,并用于比较短程治疗对 4 种替代性规划干预的影响。结果提示,基于 MDR-TB 患者的经验治疗结果,假设治疗成功率没有改善,较短的方案将 MDR-TB 发病率从 15.2 例 /10 万人年降至 9.7 例 /10 万人年,MDR-TB 死亡率从 3.0/10 万至 1.7/10 万,实现了与替代干预相当或更大的收益。预测较高水平耐药性没有显著增加。由于该方案可能提高成功率,所以效果可能是保守的。作者得出结论:除了对个体患者的益处,我们发现更短的 MDR-TB 治疗方案也具有减少耐药株传播的潜力。当然这些发现是在研究治疗可用性的流行病学设置中得出的,而大量的患者有资格接受治疗,并且在其他背景下可能不同。

2. 高剂量利福平　Milstein 等[21]正在开展一项Ⅱ期随机对照试验来评价新发初治涂阳肺结核患者使用高剂量利福平的疗效及不良反应,将利福平剂量为 20mg/(kg·d)和 15mg/(kg·d)与结核病治疗前 2 个月的标准 10mg/(kg·d)天比较。180 个随机入组的受试者都接受标准剂量的伴侣药物和标准的持续阶段治疗(4 个月,2 个药物)。他们在治疗后 6 个月随访。研究参与者都是具有初治的、痰抗酸染色涂片阳性(≥++)肺结核的成年人。主要结果是在研究治疗至少 14 天 / 最小抑制浓度后血浆浓度 - 时间曲线下的利福平面积(AUC 0~24)。作者认为现有证据表明增加剂量的利福平可缩短结核病治疗的持续时间,不管这项研究最终结果如何,将来用于结核病的利福平的剂量将反映使用现代方法评估的关于药代动力学、疗效和安全性的完整证据。

3. 利福喷丁　Conde 等[22]开展了一项Ⅱ期临床随机试验评估利福喷丁加莫西沙星治疗肺结核的疗效,纳入痰涂片阳性肺结核的成年人随机接受利福喷丁(约 7.5mg/kg)加莫西沙星(试验组)或利福平(约 10mg/kg)和乙胺丁醇(对照组),两组都联合使用异烟肼和吡嗪酰胺。主要终点是治疗 8 周完成时的痰分枝杆菌培养。结果显示,121 名受试者(占预计目标的 56%)入选,在治疗 8 周完成时,试验组中的 47/60(78%)为罗氏培养阴性,而在对照组中为 43/51(84%,P=0.47),使用液体培养阴性的在试验组中为 37/47(79%),而在对照组中为 27/41(66%,P=0.23)。相对于使用液体培养基的对照组,试验组稳定转阴的时间更短(P=0.03),但使用罗氏培养基没有差异。在浓度 - 时间曲线下的中间利福喷丁面积(AUC 0~24)为 313μg·h/ml,类似于最近对每日 450~600mg 给药的利福喷丁的研究。莫西沙星 AUC0-24 的中值为 28.0μg·h/ml,远低于利福喷丁仅间歇给予莫西沙星的试验。试验组与对照组[11/62(18%)vs 3/59(5%),P=0.04]中,因微生物不合格之外的原因停止治疗的参与者比例较高,3 级或更高的不良事件相似[在试验组中为 5/62(8%),而在对照组中为 6/59(10%),P=0.76]。作者得出结论:对于强化期内与异烟肼和吡嗪酰胺组合,含有莫西沙星加低剂量利福喷丁的方案至少与含有乙胺丁醇和标准剂量利福平的对照方案一样具有杀菌性。

4. 氟喹诺酮类药物　Lee 等[23]对含氟喹诺酮类药物的方案作为药物敏感性肺结核的一线治疗的有效性和安全性做了系统评价和 meta 分析,作者搜索了 2015 年 6 月 5 日之前在 MEDLINE、EMBASE 和 Cochrane 对照试验中心登记注册的包括了比较含有氟喹诺酮的抗结核方案与标准方案的随机对照试验共11个,6334例患者,结果发现,含氟喹诺酮的方案在治疗2个月时具有更高的痰培养转阴率(OR 1.36,95%CI:1.20~1.54)。然而,氟喹诺酮类药物治疗组的结局较差(OR 0.69,95%CI:0.59~0.82),相关的总不良事件更频繁(OR 1.84,95%CI:1.46~2.31),用含氟喹诺酮的方案治疗4个月显示较高的复发率。结论:尽管在2个月的治疗中有更高的培养转阴率,但是含氟喹诺酮的方案作为药物敏感性肺结核的一线疗法具有局限性,包括不太有利的结果和更多的不良事件。Ruan等[24]对莫西沙星和加替沙星用于结核病初始治疗的随机临床试验进行了荟萃分析,以比较含莫西沙星和(或)含加替沙星的方案与标准方案的治疗效果,目的是评价其在药物敏感性结核病的初始治疗中的疗效和安全性。研究纳入了包括6980例患者的9项研究,结果发现氟喹诺酮替代异烟肼或乙胺丁醇在短期方案可能会导致比标准方案更不利的治疗结果,特别是复发率增加。在方案分析中,含莫西沙星的方案在2个月时的痰培养转阴率比标准方案略高(RR 1.08,95%CI:1.04~1.11,P<0.001);含加替沙星的方案和标准方案(RR 1.13,95%CI:0.96~1.33,P=0.13)之间的痰转阴率没有显著差异。在任何原因(包括结核病)的死亡发生率方面没有显著差异,含莫西沙星或加替沙星的方案与标准方案之间也没有严重不良事件。总之,与标准治疗方案相比,在治疗的早期阶段,莫西沙星或加替沙星可能不具有缩短结核病初始治疗中的疗程的能力,尽管其具有非劣效性或甚至稍微更好的疗效。此外,在初始结核治疗中包含莫西沙星或加替沙星是安全的。

Guglielmetti等[25]对114例经痰培养确诊的MDR-TB患者进行了含氟喹诺酮类方案和贝达喹啉方案的疗效分析,研究中发现:治疗3个月时,氟喹诺酮类方案的痰菌阴转率(74%)高于贝达喹啉方案(44%),但在治疗6个月时,二者间无统计学差异(93% vs 96%);痰菌阴转中位时间氟喹诺酮类方案(60天)短于贝达喹啉方案(98天)。由此看来,二者疗效有一定差异,氟喹诺酮组似乎显示了更好的效果,但最终疗效还与患者既往使用其他二线药物的几率大小和数量有关。这个研究结果还提示:贝达喹啉方案治疗的疗效评判时间点似乎以6个月为宜。

2016年,WHO[26]对耐药结核病治疗指南进行了更新,首先是更新了利福平耐药结核病(RR-TB)/MDR-TB治疗药物的分组,氟喹诺酮成为方案中最重要的药物,大环内酯类药物已不再推荐;其次是有条件地推出了RR-/MDR-TB的短程标准化方案;同时肯定了外科手术在RR-/MDR-TB治疗中的作用。该指南的更新对我国耐药结核的治疗方案有十分重要的借鉴作用。

三、结核性脑膜炎的治疗

近年来,随着难治性及耐药结核性脑膜炎的增多,传统的治疗方案正面临挑战。Heemskerk等[27]在新英格兰杂志发表了一篇题为“成人结核性脑膜炎患者的强化抗结核治疗”的论文引起了广泛关注。作者在越南的两家医院完成了一项随机、双盲、安慰剂对照的临床试验,患者是临床诊断的HIV感染或未感染的结核性脑膜炎成人患者。我们比较标准的9个月抗结核治疗方案[其中包含10mg利福平/(kg·d)]和强化治疗方案治疗结核性脑膜炎的治疗效果。强化治疗方案是在标准的9个月抗结核治疗方案的基础上,在开始治疗的8周中应用高剂量利福平[15mg/(kg·d)]和左氧氟沙星[20mg/(kg·d)]。主要结局指标是随机化后9个月的死亡率。结果显示,共有817例患者进入临床试验(其中349例是HIV

感染者)。经随机化,其中 409 例结核性脑膜炎患者接受标准化疗方案(标准化疗组),408 例接受强化治疗方案(强化治疗组)。在 9 个月的随访中,强化治疗组 113 例患者死亡,标准化疗组 114 例患者死亡(HR=0.94,95%CI:0.73~1.22,P=0.66)。没有证据表明强化治疗方案在全人群和任何亚组中与标准化疗方案相比存在显著的疗效差别,在耐异烟肼的患者中两组疗效可能有差别(P=0.06)。两组在次要结局中也没有显著性的差别。引起治疗中断的不良反应在两组中也没有明显的差别,标准化疗组 64 例治疗中断,强化治疗组 95 例(P=0.08)。结果表明,结核性脑膜炎患者的强化抗结核治疗方案与标准化疗方案相比,没有显示出更高的生存率。

既往的研究显示,静脉应用高剂量利福平可以提高结核性脑膜炎的疗效。然而,不少结核病高流行背景的国家没有静脉使用的利福平制剂。Yunivita 等[28]比较了高剂量口服利福平和正常剂量静脉利福平治疗结核性脑膜炎的药物代谢动力学及安全性。30 例成年结核性脑膜炎患者随机分为 750mg 口服利福平组、900mg 口服利福平组和 600mg 静脉利福平组。结果显示,在治疗的第一天,几何学平均 AUC0~24 值 750mg 口服利福平组、900mg 口服利福平组和 600mg 静脉利福平组分别为 131.4(38.1~275.1)mg·h/L,164.8(66.9~291.2)mg·h/L 和 145.7(77.7~430.2)mg·h/L。C_{max} 值 750mg 口服利福平组、900mg 口服利福平组和 600mg 静脉利福平组分别为 14.3(6.1~22.2)mg/L,16.2(5.7~28.3)mg/L 和 24.7(13.9~37.8)mg/L。治疗 9 天后 AUC0-24 值 750mg 口服利福平组、900mg 口服利福平组和 600mg 静脉利福平组分别降低至 100.1mg·h/L、101.2mg·h/L 和 94.9mg·h/L。与静脉利福平相比,高剂量口服利福平 AUC0-24 值相仿,但血浆 C_{max} 值较低。有 8 例患者出现了短暂的 ALT 升高,但与利福平应用剂量无关,而与病情轻重有关,重症患者易出现肝功能异常。未来的研究可考虑对结核性脑膜炎患者给予更高的利福平剂量。

综上,无论是已上市、即将上市以及临床前期等新药和一些已上市对结核菌有一定活性的其他种类药物,都必须经过更多的临床研究来进一步证实有效性、安全性,并进一步改进用法,寻找最适组合,以期提高对结核患者的治疗效果、缩短疗程及减少药物不良反应。

(姚岚　王璞　贝承丽　韩利军　康万里　李欢　唐神结)

参考文献

1. Furin JJ, Du BJ, Van BE, et al. Early bactericidal activity of AZD5847 in pulmonary tuberculosis. Antimicrob Agents Chemother, 2016, 60(11): 6591-6599.
2. WHO. Global tuberculosis report 2016. WHO/HTM/TB/2016, 13. Geneva: World Health Organization, 2016.
3. Hoagland D, Liu J, Lee RB, et al. New agents for the treatment of drug-resistant Mycobacterium tuberculosis. Adv Drug Deliv Rev, 2016, 1(102): 55-72.
4. Moodley R, Godec TR, Team ST. Short-course treatment for multidrug-resistant tuberculosis: the STREAM trials. Eur Respir Rev, 2016, 25(139): 29-35.
5. Charan J, Reljic T, Kumar A. Bedaquiline versus placebo for management of multiple drug-resistant tuberculosis: A systematic review. Indian J Pharmacol, 2016, 48(2): 186-191.
6. Worley MV, Estrada SJ. Bedaquiline: anovel antitubercular agent for the treatment of multidrug - resistant tuberculosis. Pharmacotherapy, 2015, 34(11): 1187-1197.

7. Marina T, Dolma LR, Simon T, et al. First case of extensively drug-resistant tuberculosis treated with both delamanid and bedaquiline. Eur Respir J, 2016, 48(3): 935-938.

8. Pym AS, Diacon AH, Tang SJ, et al. Bedaquiline in the treatment of multidrug-and extensively drug-resistant tuberculosis. Eur Respir J, 2016, 47(2): 564-574.

9. WHO. The use of delamanid in the treatment of multidrug-resistant tuberculosis in children and adolescents: interim policy guidance. Geneva: World Health Organization, 2016.

10. Esposito S, Bosis S, Tadolini M, et al. Efficacy, safety, and tolerability of a 24-month treatment regimen including delamanid in a child with extensively drug-resistant tuberculosis: A case report and review of the literature. Medicine, 2016, 95(46): 5347.

11. Mallikaarjun S, Wells C, Petersen C, et al. Delamanid coadministered with antiretroviral drugs or antituberculosis drugs shows no clinically relevant drug-drug interactions in healthy subjects. Antimicrob Agents Chemother, 2016, 60(10): 5976-5985.

12. Arbex MA, Bonini EH, Kawakame PG, et al. Effectiveness and safety of imipenem/clavulanate and linezolid to treat multidrug and extensively drug-resistant tuberculosis at a referral hospital in Brazil. Rev Port Pneumol, 2016, 22(6): 337-341.

13. Salil M, Mrinalini D, Chinmay L, et al. Linezolid-associated optic neuropathy in drug-resistant tuberculosis patients in Mumbai, India. PLoS One, 2016, 11(9): 0162138.

14. Swanson RV, Ammerman NC, Ngcobo B, et al. Clofazimine contributes sustained antimicrobial activity after treatment cessation in a mouse model of tuberculosis chemotherapy. Antimicrob Agents Chemother, 2016, 60(5): 2864-2869.

15. Ramóngarcía S, Río RGD, Villarejo AS, et al. Repurposing clinically approved cephalosporins for tuberculosis therapy. Sci Rep, 2016, 6: 34293.

16. van Rijn SP, Van AR, Akkerman OW, et al. Pharmacokinetics of ertapenem in patients with multidrug-resistant tuberculosis. Eur Respir J, 2016, 47(4): 1229-1234.

17. Fox GJ, Benedetti A, Mitnick CD, et al. Propensity score-based approaches to confounding by indication in individual patient data meta-analysis: non-standardized treatment for multidrug resistant tuberculosis. PLoS One, 2016, 11(3): 0151724.

18. Alsaad N, Dijkstra JA, Akkerman OW, et al. A pharmacokinetic evaluation of sulfamethoxazole 800 mg once daily in the treatment of tuberculosis. Antimicrob Agents Chemother, 2016, 60(7): 3942-3947.

19. Dutta NK, Bruiners N, Pinn ML, et al. Statin adjunctive therapy shortens the duration of TB treatment in mice. J Antimicrob Chemother, 2016(6): 1093.

20. Trauer JM, Achar J, Parpieva N, et al. Modelling the effect of short-course multidrug-resistant tuberculosis treatment in Karakalpakstan, Uzbekistan. Bmc Med, 2016, 14(1): 187.

21. Milstein M. Evaluation of high-dose rifampin in patients with new, smear-positive tuberculosis (HIRIF): study protocol for a randomized controlled trial. BMC Infect Dis, 2016, 16(1): 453. .

22. Conde MB, Mello FCQ, Duarte RS, et al. A phase 2 randomized trial of a rifapentine plus moxifloxacin-based regimen for treatment of pulmonary tuberculosis. PLoS One, 2016, 11(5): 0154778.

23. Lee HW, Lee JK, Kim E, et al. The effectiveness and safety of fluoroquinolone-containing regimen as a first-line treatment for drug-sensitive pulmonary tuberculosis: asystematic review and meta-analysis. PLoS One, 2016, 11

(7):0159827.

24. Ruan Q,Liu Q,Feng S,et al. Moxifloxacin and gatifloxacin for initial therapy of tuberculosis:a meta-analysis of randomized clinical trials. Emerg Microbes Infect,2016,5(2):12.
25. Guglielmetti L,Le DD,Veziris N,et al. Is bedaquiline as effective as fluoroquinolones in the treatment of multidrug-resistant tuberculosis? Eur Respir J,2016,48(2):582.
26. WHO. WHO treatment guidelines for drug-resistant tuberculosis 2016. WHO/HTM/TB/2016,4. Geneva:World Health Organization,2016.
27. Heemskerk AD,Bang ND,Mai NT,etal. intensified antituberculosis therapy in adults with tuberculous meningitis. N Engl J Med,2016,374(2):124-134.
28. Yunivita V,Dian S,Ganiem A R,et al. Pharmacokinetics and safety/tolerability of higher oral and intravenous doses of rifampicin in adult tuberculous meningitis patients. Int J Antimicrob Agents,2016,48(4):415-421.

第八章　结核病的免疫治疗及治疗性疫苗

摘要:在结核病的免疫治疗方面国际上已经进行了宿主导向治疗(host directed therapy, HDT)的尝试,并将纳米技术应用到免疫制剂的研发中,提出了药用植物、新型的非结核分枝杆菌菌苗等新颖的免疫治疗方法。在治疗性疫苗的研究方面,进行了活的分枝杆菌菌株疫苗以及 M72/AS01 及 M72/ASO1E、BCG 疫苗改良及疫苗效率差异性等相关研究,为今后结核病疫苗的研制提供了许多重要的实验依据。

关键词:免疫治疗;治疗性疫苗;宿主导向治疗;全分枝杆菌菌株疫苗;BCG

2016 年进行了宿主导向治疗(host directed therapy,HDT)的免疫治疗全面尝试,并且将治疗性疫苗的部分制剂用于免疫治疗,仍然将目前唯一使用的 BCG 疫苗进行了影响其免疫效应的因素研究,现介绍如下。

一、免疫治疗

(一) 宿主导向治疗

宿主导向治疗结核病的概念近两年已经提出,HDT 可能是未来结核病有效的免疫治疗方法之一,尤其是耐多药、广泛耐药的肺结核患者。美国的 Abate 等[1]指出,免疫治疗可有效调节结核潜伏感染及活动性结核患者的免疫细胞功能,能更好地控制结核复发,HDT 是未来免疫治疗方法之一,包括口服母牛分枝杆菌菌苗、全分枝杆菌产物、细胞产物、药物等均已作为免疫制剂,RUTI 作为免疫制剂由减毒结核分枝杆菌细胞片段组成包装于脂质体中,已行Ⅰ期、Ⅱ期临床试验,被证明是安全及具有免疫原性。此外,V5、间充质干细胞(Mesenchymal stem cell,MSC),还有一些药物包括类固醇、左旋咪唑、维生素 D、前列腺素 E2 等,以上药物可降低肺损伤及细菌负荷。

2016 年国际上进行了 HDT 免疫治疗方法的探索与尝试,印度的 Gupta 等[2]提出免疫治疗能增加结核病的治愈率,缩短疗程,减少组织损伤,该学者的研究旨在针对临床上对抗结核治疗无反应的脊柱结核患者,给予患者使用 HDT 类药物包括维生素 D 肌注(600 000IU)、阿苯达唑口服 3 天(200mg/d)、沙门菌疫苗(0.5ml 肌注)、流感疫苗(0.5ml 肌注),同时给予抗结核治疗,患者免疫治疗结束后继续给予抗结核治疗随访平均 22.4 个月。最后结果发现给予免疫治疗的患者自主活动能力大大提高,且具有良好的临床反应,作者指出该免疫疗法能调节患者的 Th1 及 Th2 功能失调,特别是临床治疗无反应及功能失调的免疫细胞。

另一项研究的原理为使用靶向骨髓源抑制细胞或刺激 NKT 细胞的免疫调节药物作为结核病的免疫辅助治疗,理论上认为可减少结核病患者体内的细菌负荷。该项研究在小鼠动物模型中进行,使用异烟肼、利福平、吡嗪酰胺 13 周同时加用免疫治疗[全反式维甲酸、1,25(OH)$_2$-VitD$_3$ 和 2- 半乳糖酰基鞘氨醇)],经过免疫辅助治疗的小鼠,通过流式细胞检测细胞免疫反应明显增加、细胞因子 TNF-α 的蛋白质水平升高,且治疗结束后结核的复发下降,该研究证明了以上 3 个经过临床许可使用的药物能组成免疫治疗方案提高标准化学治疗的效果[3]。

（二）纳米技术

纳米技术是另一个比较瞩目的研究技术，以纳米技术为先导的药物转运方法与传统方法相比具有更多的优势，能够提高药物的转运，使药物分子均匀分散到靶部位、维持并控制药物分子的释放、减少毒副作用，主要目的是形成新型的药物转运系统、提高患者对化疗的依从性、缩短治疗时间，新型药物运送系统包括使用脂质体、类脂质体、脂微球、乳化剂为基础的药物转运系统及一些其他新型药物转运系统有效治疗结核病[4]。

（三）其他新型免疫治疗

Lawlor 等[5]使用可吸入的微颗粒配方，因为其可以靶向到达感染部位，因此成为优选方案，依此原理设计了乳酸 - 乙醇酸多聚微颗粒，其可携带并导入抗结核制剂可被人类的肺泡巨噬细胞成功摄取，即使无药物载运，可吸入的微颗粒也具有潜在的免疫原性，但很少有人知道它如何影响结核分枝杆菌感染的巨噬细胞的功能。为了评价这一功能，作者使用吸入微颗粒法吸入结核分枝杆菌 H37Ra 或 H37Rv 感染 THP-1 细胞（巨噬细胞），研究发现当给予 THP-1 巨噬细胞吸入无药载运的微颗粒时，细菌的复制能力下降，但不影响细胞因子的分泌。使用共聚焦显微镜观察小鼠可诱导的骨髓来源巨噬细胞的自我吞噬现象，发现使用蛋白酶抑制剂不会影响吸入微颗粒诱导的对分枝杆菌生长的抑制作用，而使用药物抑制剂则能阻断 NFkB 或自噬、并逆转吸入微颗粒对巨噬细胞的影响。这些数据证明了使用吸入微颗粒 - 药物转运系统作为免疫治疗的载体转运所起的作用，可作为未来研发吸入式疫苗或者作为 MDR 肺结核吸入式治疗方法之一。

乌克兰最流行的植物产品 Immunoxel，是以酒精和水抽提物含芦荟、甘草汁、大蔷薇果、茴香、紫松果菊、刺柏果等植物合成，最后制剂为具有专利产权的菱形蜂蜜制剂。它是一味药用植物，已被乌克兰健康部批准生产作为营养补充免疫调节剂。Batbold 等[6]使用该产品进行了一项双盲、安慰剂对照、1：1 随机Ⅲ期临床试验，治疗组 137 例经典化疗加给予每日一次舌下含服免疫调节剂 Immunoxel，对照组 132 例给予菱形安慰剂加经典抗结核传统化疗，两组患者的耐药、HIV 等情况比例分配均等。研究结果提示治疗 1 个月治疗组痰菌阴转率 65.9%（87/132），对照组仅 25.2%（32/127），差异具有统计学意义。在免疫治疗组平均体重增加 2kg，对照组仅增加 0.6kg，免疫治疗组能观察到减少结核相关炎症反应、白细胞ㄕ高的恢复、血沉下降，且未见不良反应，反而药物性肝损发生率减少。提示该新型植物配方的免疫调节剂具有安全、有效的治疗作用。另一项来自西班牙的研究使用灭活的 manrensensis 分枝杆菌，其属于偶发分枝杆菌属，存在于饮用的水中，该研究在 C3HeB/FeJ 小鼠模型中给予口服低剂量灭活 M.manrensensis，发现口服 M.manrensensis2 周可诱导 PPD 特异的调节性 T 细胞聚集，其与结核病灶中性粒细胞浸润减少有关，在肺部，口服可减少肺部细菌负荷、减少肉芽肿浸润性病变和前炎性细胞因子分泌，在结核标准化治疗中口服该非结核分枝杆菌可明显减少疗程结束后结核的复发，总的数据表明使用灭火的 M.manrensensis 可避免诱发活动性结核病的发生，是一种新颖的、有应用前途的结核辅助治疗方法[7]。

二、治疗性疫苗

治疗性疫苗专门用于治疗潜伏感染及活动性结核病，目前有几个候选疫苗正处于临床试验阶段，这些疫苗基于两大设计：以非活动的全分枝杆菌或片段分枝杆菌的疫苗（比如

RUTI）或整合非复制杆菌相关抗原的融合蛋白疫苗（比如 H56 疫苗）；宿主导向治疗以减少宿主组织的破坏[8]。以下是治疗性疫苗最新的研究及相关设计理念。

（一）活的分枝杆菌疫苗研究

近年来，国际上已确立了全分枝杆菌疫苗作为未来结核病疫苗研究的方向。印度的 Sakthi 等[9]进行了脂蛋白 LpqS 缺陷的结核分枝杆菌突变株在豚鼠中的免疫保护实验。该团队在前期的研究中进行了 lpqS 缺陷的突变结核分枝杆菌株（Mtb⊿lpqS）的结构及相互作用的实验，显示该脂蛋白突变株在巨噬细胞中的复制能力减弱。结核分枝杆菌蛋白质组中具有接近 2.5% 是脂蛋白，编码个体脂蛋白的基因失活则会造成菌株表型的突变，LpqS 在慢生长病原菌分枝杆菌中是高度保守的脂蛋白，该项研究发现在豚鼠感染了该突变株后显示出明显的含菌负荷的降低、病理破坏的降低，接着该研究评估了豚鼠通过气道、皮下途径接种该突变株，与 BCG 比较接种 Mtb⊿lpqS 株肺部获得较强的免疫保护力、且能阻止结核病灶血行播散、减少脾脏的细菌负荷，通过病理观察证实了细菌学的发现，同时发现经过气道给予 Mtb⊿lpqS 突变株较皮下接种显示出更优越的保护力，从以上研究得出结论结核分枝杆菌突变株可产生优于 BCG 的抗结核免疫保护力。

（二）M72/AS01 及 M72/ASO1E 疫苗的研究

表达 Mtb32A 及 Mtb39A 的 M72/AS01 疫苗在既往几年中已经对 HIV- 的婴儿、成人及青少年进行了临床试验。比利时的一项研究则对 HIV- 及 HIV+ 印度成人进行了评估 M72/ASO1 疫苗的安全性及免疫原性的随机、安慰剂对照、观察者单盲的临床试验。共 240 例成人纳入研究，分成三组包括抗病毒治疗稳定期（70 例）、未抗病毒治疗（73 例）、HIV- 组（60 例）。结果发现无疫苗相关严重不良事件发生，也未发生抗病毒治疗的调整，无临床相关实验室参数的调整；2 例未抗病毒治疗组的患者死于疫苗非相关的疾病，同时发现 M72/ASO1 可诱导多功能 M72 特异的 $CD4^{+}T$ 细胞免疫反应，在抗病毒稳定期的患者产生的免疫反应水平较未行抗病毒治疗组高；在 HIV+ 受试者中，Qutiferon 阳性的受试者诱导的免疫反应水平高于 Qutiferon 阴性的受试者，该种差异在接种疫苗 30 天后即可观察到差异；M72 抗原特异的 IgG 免疫反应的差别体现在抗病毒治疗稳定期的 HIV+ 及 HIV- 患者高于未行抗病毒治疗的 HIV+ 者。因此以上研究者认为，M72/ASO1 在抗病毒稳定期和未行抗病毒治疗的 HIV+ 成人及 HIV- 成人均具有良好的耐受性及免疫原性，值得更深入进行临床试验评估[10]。

另一项研究为 M72/ASO1E 疫苗的临床试验，德国的 Homolka 等[11]研发了该疫苗，其由 2 个亚单位 PepA 和 PPE18 蛋白（由 Rv0125 及 Rv1196 编码）组成。由于前期的研究表明结核分枝杆菌复合群（MTBC）高水平序列的多样性可能会影响疫苗的有效性。为了深入研究这一发现，作者分析了能代表全球 MTBC 多样性的 71 株 MTBC 菌株 PPE18 序列的多样性，结果表明 PPE18 基因具有高度的可变性，基因的异质性给疫苗的有效性可能带来影响，该项研究为将来进一步评估该疫苗在临床试验的有效性方法提供了参考。

（三）BCG 加强疫苗

印度的 Kumar 等[12]设计了一项 BCG 加强疫苗，BCG 接种后，通过完整的皮肤给予可变形的囊泡携带亚单位 Ag85a 疫苗进行加强接种，研究发现使用这种抗原 - 可变形的囊泡载体进行加强疫苗接种可招募更多的 CD11c 阳性的细胞进入小鼠淋巴结，直接刺激免疫细胞，使用无创伤抗原接种的方法能保证小鼠更好地抵御结核分枝杆菌的感染。皮下注射 Ag85a 抗原给 BCG 接种小鼠主要产生 IgG1 和 IgG2α，表明 Th1 和 Th2 反应。相反，经皮肤将这种新型可变形的携带抗原的囊泡接种给 BCG 小鼠，小鼠体内主要产生 IgA 和 IgG2α，产生了 Th1 介导的免疫反应；用这种方法免疫过的小鼠中 Ag85a 特异性抗体滴定度水平通常较低，但 T 淋巴细胞是增生的。该种新型的、非创伤的疫苗接种可降低结核分枝杆菌在肺部及脾脏中的细菌负荷，为将来进一步深入研究该疫苗提供良好的设计模型。

（四）BCG 相关研究

BCG 是目前唯一在全球广泛使用的疫苗，但结核病疫情的死灰复燃显示了 BCG 接种效率不足以控制结核病的广泛流行。国际上在积极进行结核新疫苗研制的同时也未放弃对 BCG 疫苗的改良研究，包括疫苗成分及接种途径的改变。近年来最新结核病疫苗的研究理念是给予呼吸道给药，模拟自然的呼吸道感染。一项研究比较了经过呼吸道黏膜、皮肤两组接种途径比较 BCG 接种效率的差别，该实验在对结核敏感的 DBA/2 小鼠模型中进行，数据显示给予 BCG 滴鼻可在体内诱导抗结核分枝杆菌的保护作用，且能激发结核分枝杆菌特异的呼吸道黏膜的由 IL-17A 介导的免疫反应，体内中和 IL-17A 则能减少免疫保护效应、削弱结核分枝杆菌特异免疫球蛋白的 IgA 分泌及聚合免疫球蛋白受体水平。因此，研究结果显示 BCG 给予气道给药能克服原有 BCG 经过非胃肠道给药带来的保护力不足的缺点[13]。

BCG 保存条件同样也影响着 BCG 的接种效率，Prados-Rosales 等[14]通过研究发现 BCG 菌株生长培养液中的清洗剂及封存胶囊在 BCG 接种时能产生更强的免疫保护效应，密封的 BCG 菌株接种后可在小鼠体内产生更高的多功能 $CD4^{+}$T 细胞及 IFN-γ、IL-17 水平，与密封状态下菌株的饥饿、缺氧、静息状态或无持续复制有关，因此在保存及接种 BCG 时应该充分考虑上述影响 BCG 接种效率的因素。

此外，BCG 接种效率的多样性同样引起了关注，其是研制新疫苗的关键。Rhodes 等[15]从个体层面分析分枝杆菌特异的免疫反应差异，作者进行了一项回顾性分析，以 BCG 接种者的性别、国籍、既往 BCG 接种史、单核细胞 / 淋巴细胞比值行单因素及多变量线性回归，以疫苗接种后 24 周产生的 PPD 抗原特异性 IFN-γ 反应作为评价指标。研究发现既往有 BCG 接种史者与产生较高的 IFN-γ 反应具有较强的相关性，男性与 IFN-γ 高反应具有较弱的联系，其他协变量指标均无统计学意义，该研究表明既往患者有 BCG 接种史及性别是影响新疫苗包括传统 BCG 疫苗再次接种效率的重要因素。因此，提示需要分层分析评价新疫苗，BCG 接种史对其影响较大。

（五）其他相关研究

自从 2013 年发表的一项南非 MVA85A 疫苗大样本婴儿临床试验宣告失败后国际上对其的研究关注点下降，但仍有少量研究比如改变接种途径、增添启动子等提高该疫苗的免疫保护力仍在进行。一项研究仅从改良牛痘病毒安卡拉（MVA）载体方面进行疫苗研制的前期尝试，作者指出 MVA 为载体的疫苗在抗疟疾、流感及近期流行的埃博拉病毒正处于临床研制中，是由于这一载体安全、在人体中具有免疫原性。作者尝试使用的内源性 MVA 启动子诸如 pB8 及 pF11，与传统的 P7.5 启动子比较可增强转基因抗原的表达和免疫原性，因此提出使用 pF11 及 pB8 启动子可提高免疫原性，为未来的以 MVA 为载体的结核病疫苗研制提供了有价值的参考[16]。

评估疫苗的保护性效率其中重要的指标即为疫苗的免疫原性，为了提高以表达结核分枝杆菌特异性 ESAT-6 为主的疫苗的免疫原性，Soleimanpour 等[17]将抗体 Fc 片段标记的 Mtb-ESAT-6 抗原重组选择性合成以促进诱导宿主体内的免疫应答反应，通过建立 LER9V3

系统模型，充分构建 Mtb-DNA 及 Fcγ1cDNA，经过扩增、剪切、克隆表达、测序、转染，最后成功表达 ESAT6：Fcγ1 融合蛋白二聚物，结合 FcγRs，可被宿主抗原递呈细胞捕获产生以 IFN-γ 为基础的恰当的免疫反应以提高结核特异性疫苗的免疫原性。利用这一方法对研制表达其他抗原的疫苗提供了有价值的方法。

鞭毛蛋白被认为可成为以蛋白质为基础的疫苗佐剂，Rady 等[18]评估了鞭毛佐剂的细胞及体液免疫活性，使用表达编码结核分枝杆菌蛋白 Ag85B 的 DNA 疫苗，有或无鼠伤寒沙门菌的鞭毛，给予肌注基因编码的鞭毛载体和表达结核分枝杆菌抗原腺病毒载体疫苗可增强脾脏 $CD4^{+}CD8^{+}T$ 细胞免疫反应，包括免疫记忆反应。但是若先给予 DNA 鞭毛肌注再给予腺病毒载体疫苗滴鼻则能产生实验小鼠一过性体重下降、肺部炎症、黏膜 $CD4^{+}$ 及 $CD8^{+}$ 细胞免疫反应下降，研究表明鞭毛蛋白虽然可作为有效的疫苗佐剂，但具有使用途径依赖式免疫活性的特点，该研究为未来鞭毛蛋白作为疫苗佐剂研究提供依据。

HIV-1Tat 蛋白疫苗是一种 HIV 疫苗，目前正处于临床研究开发中，但对结核感染者宿主的安全性及免疫原性仍然未知，Tat 蛋白疫苗与结核感染之间的相互影响如何也未知。Cafaro 等[19]在结核分枝杆菌感染的小鼠动物模型中进行研究，发现由 BCG 介导的宿主抗结核保护效应在 Tat 蛋白疫苗注射后保存得很好，在小鼠脾脏 Tat 蛋白疫苗可提高结核分枝杆菌特异的 IFN-γ 及 IL-17 受体水平，结核分枝杆菌感染可减少但不是抑制抗 Tat 抗体的产生，Tat 疫苗在结核分枝杆菌感染及未感染的小鼠中耐受性均良好，且均有良好的免疫原性，还能限制小鼠肺部结核分枝杆菌相关的免疫病理损伤，不会使结核特异性疫苗的活性失效，具有良好的安全性。该研究在 HIV 预防性接种与结核感染两者之间的相互影响提供了非常重要的实验依据。其他的研究疫苗设计思路也有报道，如 Flores-Valdez 等[20]提出使用微生物的生物膜中提取的混合产物作为研制结核疫苗的基础可能有效。总之，有关疫苗设计的载体、成分、佐剂及提高免疫原性的各种研究正在进行中，旨在最后建立理想、有效的结核病疫苗。

（范琳　张立群　李亮　唐神结）

参考文献

1. Abate G，Hoft DF. Immunotherapy for tuberculosis：future prospects. Immunotargets Ther，2016，5：37-45.
2. Gupta A，Gupta A，Kumar A，et al. Immunotherapy for non-responders among patients of spinal tuberculosis. Indian J Tuberc. 2016，63（2）：79-85.
3. Mourik BC，Leenen PJ，de Knegt GJ，et al. Immunotherapy added to antibiotic treatment reduces relapse of disease in a mouse model of tuberculosis. Am J Respir Cell Mol Biol，2016 Sep 21.［Epub ahead of print］
4. Singh J，Garg T，Rath G，et al. Advances in nanotechnology-based carrier systems for targeted delivery of bioactive drug molecules with special emphasis on immunotherapy in drug resistant tuberculosis-a critical review. Drug Deliv，2016，23（5）：1676-1698.
5. Lawlor C，O'Connor G，O`Leary S，et al. Treatment of Mycobacterium tuberculosis-infected macrophages with poly（Lactic-Co-Glycolic Acid）microparticles drives NFkB and autophagy dependent bacillary killing. PLoS One，2016，11（2）：e0149167.
6. Batbold U，Butov DO，Kutsyna GA，et al. Double-blind，placebo-controlled，1：1 randomized Phase III clinical

trial of Immunoxel honeylozenges as an adjunct immunotherapy in 269 patients with pulmonary tuberculosis. Immunotherapy, 2017, 9(1): 13-24. Epub 2016 Nov 21.

7. Cardona P, Marzo-Escartín E, Tapia G, et al. Oral administration of heat-killed mycobacterium manresensis delays progression toward active tuberculosis in C3HeB/FeJ mice. Front Microbiol, 2016, 6: 1482.
8. Cardona PJ. The Progress of Therapeutic Vaccination with Regard to Tuberculosis. Front Microbiol, 2016, 7: 1536.
9. Sakthi S, Palaniyandi K, Gupta UD, et al. Lipoprotein LpqS deficient M. tuberculosis mutant is attenuated for virulence in vivo and shows protective efficacy better than BCG in guinea pigs. Vaccine, 2016, 34(6): 735-743.
10. Kumarasamy N, Poongulali S, Bollaerts A, et al. A randomized, controlled safety, and immunogenicity trial of the M72/AS01 candidate tuberculosis vaccine in HIV-positive indian adults. Medicine (Baltimore), 2016, 95(3): e2459.
11. Homolka S, Ubben T, Niemann S. High sequence variability of the ppE18 gene of clinical Mycobacterium tuberculosis complex strains potentially impacts effectivity of vaccine candidate M72/AS01E. PLoS One, 2016, 11(3): e0152200.
12. Kumar G, Sharma N, Gupta P, et al. Improved protection against tuberculosis after boosting the BCG-primed mice with submit Ag 85a delivered through intact skin with deformable-vesicles. Eur J Pharm Sci, 2016, 82: 11-20.
13. Aguilo N, Alvarez-Arguedas S, Uranga S, et al. Pulmonary but not subcutaneous delivery of BCG vaccine confers protection to tuberculosis-susceptible mice by an interleukin 17-dependent mechanism. J Infect Dis, 2016, 213(5): 831-839.
14. Prados-Rosales R, Carreño LJ, Weinrick B, et al. The type of growth medium affects the presence of a mycobacterial capsule and is associated with differences in protective efficacy of BCG vaccination against Mycobacterium tuberculosis. J Infect Dis, 2016, 214(3): 426-437.
15. Rhodes SJ, Knight GM, Fielding K, et al. Individual-level factors associated with variation in mybacterial-specific immune response: Gender and previous BCG vaccination status. Tuberculosis (Edinb), 2016, 96: 37-43.
16. Alharbi NK, Spencer AJ, Salman AM, et al. Enhancing cellular immunogenicity of MVA-vectored vaccines by utilizing the F11L endogenous promoter. Vaccine, 2016, 34(1): 49-55.
17. Soleimanpour S, Mohammadi MA, Ghazvini K, et al. Construction of Mycobacterium tuberculosis ESAT-6 fused to human Fcγ of IgG1: to target FcγR as a delivery system for enhancement of immunogenicity. Gene, 2016, 580(2): 111-117.
18. Rady HF, Dai G, Huang W, et al. Flagellin encoded in gene-based vector vaccines is a route-dependent immune adjuvant. PLoS One, 2016, 11(2): e0148701.
19. Cafaro A, Piccaro G, Altavilla G, et al. HIV-1 Tat protein vaccination in mice infected with Mycobacterium tuberculosis is safe, immunogenic and reduces bacterial lung pathology. BMC Infect Dis, 2016, 16(1): 442.
20. Flores-Valdez MA. Vaccines directed against microorganisms or their products present during biofilm lifestyle: can we make a translation as a broad biological model to tuberculosis? Front Microbiol, 2016, 7: 14.

第九章　结核病的介入治疗

摘要：2016年度，国外介入治疗又取得了不少的进展，包括气管支气管结核、肺结核及胸膜结核的介入治疗。新型吸入抗结核药物剂型-脂质体抗肺结核药物吸入疗法为结核病尤其是气道结核病的治疗提供了帮助。气管支气管结核介入治疗仍是介入治疗重点，其中冷冻术是报道较多技术之一，一方面由于冷冻治疗并发症较少见，尤其是相比较于热消融疗法治疗后不留瘢痕，另一方面由于冷冻技术不断更新，应用范围不断扩大。球囊扩张术、气道支架置入术是良性气道狭窄的首选介入治疗手段。多种手段综合介入治疗术发挥着越来愈大的作用。

关键词：结核，气管支气管；结核，肺；结核，胸膜；支气管镜；胸腔镜；介入治疗

针对气管支气管结核、肺结核及结核性胸膜炎等结核病，2016年度经呼吸内镜介入治疗国外同仁报道如下。

一、气管支气管结核的介入治疗

针对气管支气管结核治疗，在全身抗结核化学治疗基础上，气管支气管结核临床不同类型不同介入治疗措施发挥不同作用，国外学者也继续进行经支气管镜介入治疗等方法的探索。

（一）气道内抗结核药物局部应用

气道内抗结核药物局部应用包括局部雾化吸入及经支气管镜局部给予，但局部药物应用必须在全身抗结核基础上且必须同全身抗结核化学治疗方案相一致。

Larsson[1]报道了新型吸入抗结核药物剂型-脂质体抗肺结核药物吸入治疗研发情况，为结核病尤其是气道结核病治疗提供了帮助。

呼吸内科治疗的一个重大变化是从口腔或非肠道向吸入治疗的转变。然而，吸入抗感染药物在治疗肺部感染如结核病方面仍然处于次要地位。吸入治疗具有以下优点：药物直达治疗目标而避免口服药物肝脏代谢首过效应，药效高并副作用少；药物被输送到病灶广泛的表面、富含淋巴组织；吸入治疗药物浓度比口服药物浓度更易检测；局部副作用是轻微的，依据吸入技术或设备不同而异。然而，吸入给药也存在问题需考虑：气管支气管的解剖结构，疾病对正常支气管黏膜和黏液的影响。后者可能会影响吸入药物的吸收，因为机械和免疫屏障在药物清除及吸收之间的平衡方面起着至关重要的作用。吸入药物治疗对于菌阳结核有望取得良好疗效，因引流支气管可以直接与空洞腔相通，且空洞腔比其他结核感染更容易增殖结核杆菌。直接干预高负荷结核杆菌的方法必将使结核病传染期更短、恢复更快。药物颗粒的大小是决定克服解剖屏障的关键，直径小于5μm颗粒为宜，颗粒尺寸小于2μm可在肺泡被吸收。脂质体药物呼吸道吸入有以下优点：在大表面积的肺和高渗透性的上皮细胞中缓慢释放。一般情况下，脂质体被设计为封闭球形囊泡，壁为脂质双层封装，可将药品保存壁中水相封闭囊泡中。吸入脂质体给药治疗结核是一种未来的选择。所有新的可能

性必须考虑到科学的审查，合适的管理和可接受性。脂质体抗肺结核药物吸入治疗为结核病管理治疗提供了帮助。

（二）**球囊扩张术**

球囊扩张术是良性气道狭窄首选介入治疗手段，已取得良好临床疗效。球囊扩张术对于支气管狭窄是一项较为安全的治疗手段，但对于气管狭窄来说相对阻塞呼吸道 3~5 分钟是不可能实现的，气管扩张术要求技术条件较高。

Fang 等[2]报道了 2 例气管狭窄患者，将扩张时间缩短为 10 秒钟到 1 分钟不等的间歇通气，取得了良好疗效。结果发现，1 例扩张后气道明显增宽，咳嗽、呼吸困难、哮鸣音明显缓解，肺功能明显改善；另一例患者，扩张后胸闷、气短症状缓解，下游支气管狭窄得以扩张，右侧主支气管狭窄略有改善，门诊随访 2 例患者未发生再狭窄。结论：结核性气管狭窄缩短扩张时间是安全有效的，但远期疗效随访有待继续观察。

（三）**冷冻术**

冷冻术是结核病介入治疗常用技术，一方面由于冷冻治疗并发症较少见，尤其是相比较于热消融疗法治疗后不留瘢痕；另一方面由于冷冻技术不断更新，应用范围不断扩大。

DiBardino 等[3]报道，冷冻技术包括冷冻消融术、冷冻切除术及冷冻取出术，可有效用于各种临床情况，包括良性、恶性中心气道阻塞、气道低度恶性肿瘤等治疗，异物摘出术，支气管内膜活检及经支气管肺活检。

Janke 等[4]应用回顾性分析法分析了 11 个月内在单一中心经支气管镜喷雾冷冻疗法治疗良恶性气道病变使用效果。气道狭窄分级依据为 1 级≤25%、2 级 26%~50%、3 级 51%~75%、4 级≥76%。结果显示，纳入的 22 例患者，其中良性狭窄占 45.5%、恶性狭窄占 54.5%；在最初的支气管镜检查发现，狭窄程度的中位数恶性疾病患者为 4 级、良性疾病患者为 3.5 级，治疗后中位数恶性疾病患者为 2 级、良性疾病患者为 1 级，两者平均为 2 级（Wilcoxon 秩和检验，P=0.92）；42% 的恶性狭窄和 80% 的良性狭窄最终达到 1 级通畅率。总之，86.4% 的患者治疗后狭窄程度有所改善。结论：喷雾冷冻治疗气道狭窄，疗效确切，安全可靠。

Karapantzos 等[5]报道一例 65 岁男性患者，该患者发生了气道良性狭窄，使用冷冻术、高频电刀、球囊扩张术及半硬质胸腔镜等综合介入治疗，经 1 年随访观察取得良好效果。Jung 等[6]报道了一例良性气道狭窄患者，经支气管镜借助于冷冻术介入治疗，取得良好疗效，避免了外科手术。结论，冷冻术可以作为有效的、首选的治疗良性气道狭窄尤其是插管后狭窄的主要手段。

Caiyun 等[7]共选了 156 例小儿气道狭窄和阻塞以及肺不张患者，接受经支气管镜冷冻治疗，冷冻治疗前后进行治疗效果评价，肺不张范围及肺不张复张依据 CT 进行评估，气道狭窄程度及增宽程度依据肺功能、潮气量和呼吸困难指数等综合分析。结果显示，154/156 例患者气道通畅、黏膜光滑、不张肺复张；136 例治疗显效，不张肺复张 70%，气道增宽 50% 且潮气量增加 100%；18 例治疗有效，不张肺复张 30%~70%；2 例患者疗效不显著，肺不张复张范围较少 30%。术中或术后无并发症发生。随访 2~24 个月无复发病例。结论：经支气管镜冷冻术治疗气道狭窄、阻塞引起的肺不张疗效可靠、并发症少发，值得推广。

冷冻术临床上多作为介入治疗措施之一，近几年来也逐渐被应用于冷冻异物取出术及活检术。为考核冷冻活检术效果，Pourabdollah 等[8]选择 41 例患者，均进行常规经支气管钳夹活检(TBLB)及冷冻活检(FCLB),进行两种活检方法比较。结果发现,TBLB、FCLB 活检标本大小分别为 6mm[标准差(SD)± 6.7]、22 mm(SD ± 19.1),差异具有显著性($P<0.001$);TBLB、FCLB 活检方法分别 26/40、40/41 获得足够标本,其中 14/41、28/41 标本具有诊断价值($P=0.04$)。结论:FCLB 方法提供了较大、质量好的组织样本。

Zhang 等[9]2012 年 10 月至 2014 年 6 月选择 12 名年龄在 10 至 40 个月不等气道异物患儿,采用经纤支镜借助于 CO_2 冷冻术冻取异物。结果显示:12 例患儿中 8 例异物成功取出,无任何并发症发生;2 例异物成功取出,但冷冻导致部分气道黏膜受损,引起新发肉芽肿并部分气道阻塞;1 例异物部分取出;另 1 例异物取出失败。结论:从儿童呼吸道使用纤维支气管镜借助于 CO_2 冷冻取异物治疗可能是一种安全、简便、有效的方法。

(四)气道支架置入术

气道支架置入术是治疗气道狭窄最有效的方法之一,其对恶性病变的作用已非常明确,对良性病变的效果也是肯定的,但存在着一定的并发症,如何发挥其作用,减少或避免并发症的发生,是临床呼吸内镜介入工作者所关注的重点。气道结核为良性气道狭窄,支架置入多为临时支架置入,通常需要取出。

Herth 等[10]回顾了有关支气管支架的相关文献指出,自 20 世纪 80 年代初,介入性支气管镜技术的发展,尤其气道支架技术,已使良恶性气道狭窄患者症状明显改善、生存延长、提高肺癌患者的生活质量。

治疗良性气道狭窄一般不推荐使用金属支架,但随着支气管镜介入治疗技术的发展,金属支架偶尔被用来治疗良性疾病。然而,从呼吸道移除这些支架是不易的。Isaac 等[11]报道一结核性支气管狭窄女性患者,接受自膨胀金属支架后 2 个月成功取出,并无明显严重并发症发生。提示:金属支架可以用于良性气道狭窄,可用于拯救生命的紧急情况,经验丰富的操作者可以取出并不发生严重并发症,但需要细致的随访并监测并发症。

为探讨可回收覆膜自膨式金属支架取出效果,鉴定 81 例良恶性气管狭窄支架取出失败因素。Park 等[12]采用回顾性分析法,分析 98 例患者(其中良性 48 例、恶性 33 例)气管支气管支架置入后经放射透视引导下支架取出情况,评价指标包括第一、二次取出技术成功率及并发症发生率、相关疾病种类。结果显示,第一次、二次取出成功率分别为 86.7%、94.9%;支架取出相关并发症发生率为 7.1%(7/98),且均为支架取出后出血,所有出血并发症轻微和保守治疗后停止;良性狭窄的取出成功率明显低于恶性狭窄取出率(80.9%vs97.1%,$P=0.029$),但二次取出成功率(93.7%vs 97.1%)两组之间没有差异($P=0.652$)。肉芽组织的形成为主要取出成功的独立预测因素(OR 0.249,95%CI:0.071~0.874,$P=0.030$)。结论:良恶性气道狭窄支架置入后取出是安全、可行的,肉芽组织的生成是主要影响支架取出成功的负预测因素。

(五)多种手段综合介入治疗术

支气管镜介入治疗是治疗良性气管狭窄姑息性、根治性治疗措施,在复杂气道狭窄治疗上尚未达成共识。Dalar 等[13]选择 2005 年 8 月至 2013 年 1 月 132 例良性气道狭窄患者,其中女性 62 例(47%)、男性 70 例(53%),包括单纯、复杂狭窄。单纯狭窄 6 例使用 12 次硬质及可弯曲支气管镜检查(每例 2 次),共置入 5 枚支架,成功率 100%;124 例复杂气道狭窄,4 例支架外科手术治疗,481 次硬镜、487 次可弯曲镜检查,成功率 69.8%。结论:准确分类、支气管镜介入干预在良性气道狭窄介入治疗中有重要作用。支气管镜介入治疗应被视为单纯良性气道狭窄的一线治疗；而复杂的良性狭窄，需要多学科的方法，往往需要手术干预。然而，对于复杂气管狭窄而不能接受手术治疗患者，支气管镜介入治疗是一有效的保守方法。

为探讨良性气道狭窄的气道成形术手术效果，Tsukioka 等[14]应用回顾性分析法分析 12 例采用外科手术气道重建治疗的气管支气管结核致气道狭窄患者。结果发现，所有良性狭窄患者中 12 例为气管支气管结核瘢痕型狭窄，5 例为气管插管后狭窄，2 例软化型狭窄，1 例为其他原因；共进行 28 次支气管镜检查，20 次外科气道重建术；5 例气管插管后狭窄和 4 例结核性狭窄接受外科气管成形术，8 例结核性支气管狭窄患者进行外科支气管重建术，2 例软化型给予膜部稳定处理，吻合口狭窄发生 4 例，需要 1~4 次额外的治疗。手术气道成形术后疗效、Hugh Jones 分类、通气功能改善等方面较显著，尤其是对于气道结核性瘢痕及软化型狭窄，但对于插管后狭窄患者疗效不显著。结论：手术气道成形术可作为结核性狭窄治疗有效手段，软化型术后手术效果好。

（六）气道回缩性再狭窄

气管支气管狭窄是支气管结核常见并发症，尽管抗结核药物和类固醇激素治疗有一定作用，但气道狭窄的发展通常是不可逆的，通常需要通过支气管镜或手术干预来恢复并保持呼吸道通畅。Faisal 等[15]选取一例 24 岁年轻女性患者，2007 年曾患肺结核及喉结核，2013 年出现进行性呼吸困难和喘鸣，影像显示“左主及左上叶支气管狭窄并左肺不张”，全麻硬镜下实施支气管镜球囊扩张术及局部丝裂霉素 C 应用，20 周后重复上述介入治疗。结果发现，患者临床表现及影像学表现明显改善。结论：经支气管镜球囊扩张术及局部丝裂霉素 C 对结核性气道狭窄具有较好疗效，同时避免了气道支架及外科手术干预。

二、肺结核的介入治疗

肺结核合并咯血是临床急症，可危及生命，需要紧急处理和干预。Ramírez Mejía 等[16]撰文分析了临床咯血常见的原因包括支气管扩张、慢性阻塞性肺疾病、肺结核、恶性肿瘤等疾病，CT 血管造影是评估咯血的一种准确的影像学方法，支气管动脉是咯血的主要出血源，支气管动脉栓塞是治疗的首选措施之一。该论文总结了咯血的病理生理、病因、早期处理和诊断方法，咯血的栓塞材料、技术、疗效、并发症的处理，并对患者进行了随访。

三、胸膜病变的介入治疗

部分结核性胸膜病变（如包裹性胸膜炎、支气管胸膜瘘等）的治疗仍是临床医务工作者所面临的难题，呼吸内镜介入治疗为结核性胸膜炎治疗开辟了新的途径。Nishihara 等[17]报道一例 60 岁男性结核性脓胸并气道瘘患者，左肺上叶支气管瘘 4 个月余，因身体条件极差不是外科手术适应证，经支气管镜使用硅酮塞闭合左 B3b 和 B4 支气管治疗成功，无任何不良影响或感染加重。Xiong 等[18]选择 430 例结核性胸膜炎患者，分别给予细管闭式引流术、粗大管闭式引流术及胸腔镜术，观察引流时间、治疗到出院天数。结果显示，胸腔镜术组优于其他两组，且无严重副作用发生。结论：胸腔镜检查是一种安全、有效的治疗多房和有组织粘连的结核性胸膜炎方法。

Gonzalez-Rivas 等[19]报道，胸腔镜的发展史已有一百多年，Jacobaeus1910 年描述第一个胸腔镜操作，他当时使用胸腔镜松解肺结核患者胸膜粘连。20 世纪的早期在整个欧洲这种技术被采用于少数患者诊断中。只是在近二十年中，胸部微创外科的兴趣被重新引入两关键技术改进:成像技术及吻合器技术。1992年电视胸腔镜技术用于肺切除术,在接下来的几年中,研究显示电视胸腔镜手术较开放手术的优点逐渐见于报道。从那时起,该技术在世界各地广泛开展,技术的变化开始不断出现。近几年来,微创技术不断被学习及发展,传统的多孔操作方法已经演变成单孔操作方法。小切口、单孔、微创等技术不断发展,该技术可以应用于复杂的程序,如支气管袖状、血管重建或隆突切除术。

(丁卫民　沙巍　蔡青山　李亮　唐神结)

参考文献

1. Larsson LO. New approaches in drug treatment for tuberculosis:Inhalation using liposomes only a future vision or soon in clinical practice? Int J Mycobacteriol,2016,5:Suppl 1:S29-S30.
2. Fang Y,You X,Sha W,et al. Bronchoscopic balloon dilatation for tuberculosis-associated tracheal stenosis:a two case report and a literature review. J Cardiothorac Surg,2016,11:21.
3. DiBardino DM,Lanfranco AR,Haas AR. Bronchoscopic cryotherapy. Clinical applications of the cryoprobe, cryospray,and cryoadhesion. Ann Am Thorac Soc,2016,13(8):1405-1415.
4. Janke KJ,Abbas AE,Ambur V,et al. cThe application of liquid nitrogen spray cryotherapy in treatment of bronchial stenosis. Innovations(Phila),2016,11(5):349-354.
5. Karapantzos I,Karapantzou C,Zarogoulidis P,et al. Benign tracheal stenosis a case report and up to date management. Ann Transl Med,2016,4(22):451-452.
6. Jung YR,Taek Jeong J,Kyu Lee M,et al. Recurred post-intubation tracheal Stenosis treated with bronchoscopic cryotherapy. Intern Med,2016,55(22):3331-3335.
7. Caiyun N,Huafeng Yu,Xiaorong Han,et al. Clinical analysis of bronchoscopic cryotherapy in 156 pediatric Patients. Pediatr Int,2017,59(1):62-67.
8. Pourabdollah M,Shamaei M,Karimi S,et al. Transbronchial lung biopsy:the pathologist's point of view. Clin Respir J,2016,10(2):211-216.
9. Zhang L,Yin Y,Zhang J,et al. Removal of foreign bodies in children's airways using flexible bronchoscopic CO_2 cryotherapy. Pediatr Pulmonol,2016,51(9):943-949.
10. Herth FJ,Eberhardt R. Airway stent:what is new and what should be discarded. Curr Opin Pulm Med,2016,22(3):252-256.
11. Isaac BT,Datey A,Christopher DJ. Successful removal of self-expanding metallic stent after deployment for tubercular bronchostenosis. Indian J Tuberc,2016,63(1):55-58.
12. Park JH,Kim PH,Shin JH,et al. Removal of retrievable self-expandable metallic tracheobronchial stents:an 18-year experience in a single center. Cardiovasc Interv ent Radiol,2016,39(11):1611-1619.
13. Dalar L,Karasulu L,Abul Y,et al. Bronchoscopic treatment in the management of benign tracheal stenosis: choices for simple and complex tracheal stenosis. Ann Thorac Surg,2016,101(4):1310-1317.
14. Tsukioka T,Takahama M,Nakajima R,et al. Efficacy of surgical airway plasty for benign airway stenosis. Ann Thorac Cardiovasc Surg,2016,22(1):27-31.
15. Faisal M,Harun H,Hassan TM,et al. Treatment of multiple-level tracheobronchial stenosis secondary to endobronchial tuberculosis using bronchoscopic balloon dilatation with topical mitomycin-C. BMC Pulm Med.

2016,16(1):53-58.

16. Ramírez Mejía AR,Méndez Montero JV,V á squez-Caicedo ML,et al. Radiological evaluation and endovascular treatment of hemoptysis. Curr Probl Diagn Radiol,2016,45(3):215-224.

17. Nishihara T,Hayama M,Okamoto N,et al. Endoscopic bronchial occlusion with silicon spigots for the treatment of an alveolar-pleural fistula during anti-tuberculosis therapy for tuberculous. Empyema. Intern Med,2016,55(15):2055-2059.

18. Xiong Y,Gao X,Zhu H,et al. Role of medical thoracoscopy in the treatment of tuberculous pleural effusion. J Thorac Dis,2016,8(1):52-60.

19. Gonzalez-Rivas D. Uniportal thoracoscopic surgery:from medical thoracoscopy to non-intubated uniportal video-assisted major pulmonary resections. Ann Cardiothorac Surg,2016,5(2):85-91.

第十章　结核病的外科治疗

摘要：由于结核病化疗的成功，目前需要外科干预的结核病比例很低，但外科干预对于结核病的治疗仍有一席之地，国外的主要关注点则是耐多药结核病的外科干预。目前还是没有高质量临床研究证据来证实外科干预对于结核病预后的意义，在部分领域，外科干预显示了其必要性。外科干预的领域主要包括：耐多药肺结核、大咯血、结核瘤、结核性空洞、结核性脓胸及支气管胸膜瘘、肺外结核病等。在适宜手术的人群中，结核外科治疗的安全性已经初步得到证实。

关键词：结核病；外科；手术；耐药；结核性脓胸；肺外结核病

由于结核病化疗的成功，目前需要外科干预的结核病比例很低，但外科干预对于结核病的治疗仍有一席之地。目前国外的主要关注点是耐多药结核病以及肺外结核病的外科干预。

一、肺结核及胸膜结核的外科治疗

（一）耐药肺结核及胸膜结核

2016 年 WHO 发布的耐药结核病诊治指南中更加明确了外科干预在耐药结核中的作用[1]。尽管目前还是缺少高级别临床证据，但是目前的研究表明在一定的适应证下使用肺叶切除术或楔形切除术来处理耐多药或耐利福平肺结核病灶会对患者有利。对于手术适应证的判断仍需要充分考虑到每一个患者的受益与损害，在有经验的医师操作下进行。

Vashakidze 等[2]报道了格鲁吉亚 137 例接受结核手术的患者资料，其中 56.9% 为非耐药结核，40.1% 为耐多药结核或广泛耐药结核，单耐药检出非常少。主要手术适应证为持续的空洞、结核瘤以及脓腔，术前均进行抗结核治疗。手术形式包括肺段切除术（56.9%）、肺叶切除术（30.0%）、胸膜手术（9.49%）以及全肺切除（2.9%）。在非耐药和耐药中患者临床治愈率分别为 30.8% 和 24.5%，未完成治疗的分别为 8% 和 35.8%。研究中发现，部分患者尽管经过了长期的治疗，药敏也未显示耐药，但肺部坏死病灶仍处于活跃状态，因此认为，外科切除在某些特定的状态下是药物治疗的必要补充。Issoufou 等[3]报道了 26 例因耐药所致毁损肺切除的病例，患者平均年龄 38.8 岁，最终 23 人有较好的结果，3 人发生了脓胸。总的术后死亡率为 7.7%，临床及影像学症状获得明显改善的时间平均为 41 个月。

Subotic 等[4]等荟萃分析显示：对于 MDR-TB，肺部结核病灶清除可明显改善患者治疗效果，但应在肺毁损前尽早手术。MDR-TB 易复发，手术时应尽最大可能保留更多的肺实质。对侧肺部病灶稳定时，有手术指征的另一侧完全可以手术。结核瘤应手术切除，以减少潜在的传染性。肺结核术后并发症 9%~26%，手术死亡率 <5%。对于手术时痰培养仍阳性的患者，术后用药时间：敏感结核病，痰菌转阴后继续用药 6 个月；MDR-TB 痰菌转阴后至少 18 个月；XDR-TB 痰菌转阴后至少 24 个月。手术时痰培养阴性的患者，术后用药时间：药物敏感肺结核至少 4 个月；MDR/XDR-TB6~8 个月。手术治疗结核病的治疗成功率 75%~98%。

Fox 等[5]通过查阅文献，向符合条件的文献作者索取原始资料，进行研究的荟萃分析。作者分析了手术在耐多药肺结核治疗中的效果。纳入了在 18 项含手术治疗的研究中的 4238 例患者，8 项非手术治疗的研究中的 2193 例患者。其中 478 例患者接受了肺切除手术。手术患者的效果比非手术患者的治疗效果好（OR，3.0；95%CI：1.5~5.9）；接受肺部分切除的患者疗效比全肺切除的患者疗效好（OR 3.3；95%CI：1.8~6.2）；痰菌转阴后接受手术效果要比转阴前手术的效果好（OR，2.6；95%CI：0.9~7.1）。Harris 等[6]选取 14 篇文献进行回顾性研究，发现 MDR-TB 手术组有更高的治愈率。

（二）非耐药结核、胸膜结核

单纯非耐药结核并没有明确的手术切除适应证，手术干预主要针对其并发症。Subotic 等[4]的荟萃分析表明目前肺部及胸膜结核使用外科干预的方向主要包括：①临床诊断；②清除持续蔓延感染的空腔；③治疗毁损肺；④清除结核瘤；⑤清除脓胸。肺叶切除的术中死亡率小于 5%，相比肺癌叶切死亡率 3% 而言可以接受，术后并发症 9%~26%，40% 是术后气胸。Shiraishi 等[7]分析了 2008—2012 年日本 8 个地区接受手术的非结核分枝杆菌肺病、肺结核、肺结核瘤患者的资料。非结核分枝杆菌肺病手术占整个普胸外科手术比例从 2008 年的 0.5% 升至 2012 年的 0.7%。而肺结核、结核瘤手术例数保持稳定。关于手术时机，术前接受 3~6 个月的内科治疗是必要的，术后至少再进行内科治疗 1 年。关于手术方式的选择，作者认为，如果病灶周围有播散或病灶侵犯气道，肺段切除或更大范围的切除是必要的。

Lee 等[8]评估了 70 岁以上人群中陈旧性结核对于自发性气胸外科处理预后的影响，研究纳入了 12 年间连续入组的 206 人的队列，其中 62% 没有结核病史，38% 有结核病史，两者最终在手术方式、术后插管引流时间以及术后并发症方面表现出一定的差异性。没有结核病史的患者更多采用胸腔镜手术，术后插管引流时间以及术后并发症发生率显著少于有结核病史的患者。Hicham 等[9]报道了 18 例结核性脓气胸的临床资料，共 15 男 3 女，平均年龄 35 岁，4 例患者有糖尿病，13 例患者为右侧脓气胸，15 例患者有空洞形成，通过胸腔引流及抗结核治疗，平均需要引流 4 周，3 例患者需要胸腔镜修补及肺楔形切除术来清除病灶，2 例患者气胸创口较大，需要外科胸膜剥离。

二、肺外结核的外科治疗

（一）脊柱及骨关节结核

1. 非耐药脊柱及骨关节结核　Ahsan 等[10]对 45 例后路手术后的患者进行 5 年随访，所有患者均接受了超过 12 个月的联合抗结核治疗，其中 27 例胸椎手术的患者术后 VAS 评分从 5.5 下降到 1.9；18 例胸腰椎手术患者术后 VAS 评分从 6.8 下降到 1.5，ODI 指数分别从 60.8 下降到 11.7 以及从 57.5 下降到 7.6，结局中优异者分别为 17 例和 11 例，良好 7 和 5 例，一般 3 和 2 例。这个结果认为后路手术联合抗结核治疗是适合脊柱结核的手术方法。

2. 耐药脊柱及骨关节结核　目前关于骨关节感染耐药结核菌的临床研究非常少。Kizilbash 等[11]发表了一项关于耐多药脊柱结核的系统回顾，分别对药物干预和外科干预进行了比较。目前药物治疗方案一般参照世界卫生组织或美国感染病学会的肺结核指南制定，主要药物包括乙胺丁醇、吡嗪酰胺、链霉素、利奈唑胺、氟喹诺酮等，结果分析中纳入了一项印度孟买的 25 例队列研究及另外一项印度新德里的 15 例病例分析，治疗结果以临床指标判定，治疗成功率分别为 79% 和 93%。外科治疗部分纳入了 2 项来自中国的病例分析研究,分别包括 19 例(16 例耐多药)和 35 例(12 例耐多药)耐药结核病,手术指征包括神经功能障碍、畸形、脊柱不稳定、严重的疼痛以及药物治疗失败。这些病例最终都取得临床治愈结果。

(二)其他肺外结核

Prakash 等[12]报道了 44 例儿童手腕部结核病例,这些病例多数源于结核病诊断延迟。经过 8 周抗结核治疗后有 13 例患儿愈合不良并进行外科扩大清创,其中 3 例检出耐药。经过积极抗结核治疗后所有患者预后良好,作者强调了药敏检测的重要性。

Afridi 等[13]报道了 100 例结核性腹膜炎急诊患者的资料,平均年龄 30 岁,46% 有结核病家族史,22% 患者有肺结核,52% 已经接受了抗结核治疗,85% 的患者接受了急诊腹腔探查,61% 表现为结核性腹膜炎,24% 有急性肠梗阻,回肠、回盲部、空肠受累分别为 36%、13%、12%,最终结果中,有 44% 的患者不得不接受再次手术,总计有 18% 的患者死亡。这些急诊结核性腹膜炎多数有延迟诊断或延迟治疗的因素。

Yangni-Angate 等[14]发表了一项包括 120 例慢性缩窄性心包炎患者的队列研究,患者包括 72 例男性和 48 例女性,平均年龄 28.8 岁,99% 的患者为结核性心包炎,纽约心脏病分级Ⅰ~Ⅱ级的有 63 人,Ⅲ~Ⅳ级的有 57 人,亚急性缩窄性心包炎占 10%,纤维缩窄性心包炎占 30%,钙化性心包缩窄占 60%,患者均进行了心外膜切除术,多数采用正中切口。术后有 12.5% 的患者在住院期间死亡,主要死亡原因包括心排出量过低以及肝功能衰竭。术后平均随访 4 年,共有 22 人失访,其余患者并未报道死亡,多数患者心功能维持在Ⅰ~Ⅱ级。在结论中患者指出,通过有经验的医生进行心外膜切除术治疗结核性心包炎是一种相对安全的治疗方法,对于患者的长期预后有改善。

Xu 等[15]发表了 16 例儿童颈部淋巴结核的手术治疗报道,这些儿童多数由于药物治疗效果不佳需要手术介入。手术中确定了 14 例患者的病原菌,其中 2 例由于耐药结核感染所致。研究者指出,在抗结核治疗不佳的情况下通过手术处理颈部淋巴结核不仅具有诊断价值而且可以有很好的治疗效果。

结核病仍然是一个全球医疗的重大挑战和关注对象。到目前为止,对于脊椎骨关节结核的手术治疗研究相对成熟,手术方式和安全性有了一定的循证医学依据,但考虑到耐药结核治疗的迫切需求,此后可能会有更多的相关研究发表。结核外科手术不能脱离抗结核药物治疗,对于不明确的肺外结核,实施外科活检尽早诊断也是控制结核病的重要策略。

(宋言峥　刘旭晖　王军　王逸飞　金峰　高文　许绍发　唐神结)

参考文献

1. WHO. treatment guidelines for drug-resistant tuberculosis. 2016 update. WHO/HTM/TB/2016. 04
2. Vashakidze S, Despuig A, Gogishvili S, et. al. Retrospective study of clinical and lesionscharacteristics of patients undergoing surgical treatment for their pulmonary tuberculosis in Georgia. Int J Infect Dis, 2016 Dec 19. pii: S1201-9712(16)31652-6. doi: 10. 1016/j. ijid. 2016. 12. 009. [Epub ahead of print]
3. Issoufou I, Sani R, Belliraj L, et. al. Pneumonectomy for tuberculosis destroyed lung: A series of 26 operated cases. Rev Pneumol Clin, 2016, 72(5): 288-292.
4. Subotic D, Yablonskiy P, Sulis G, et. al. Surgery and pleuro-pulmonary tuberculosis: a scientific literature review.

J Thorac Dis,2016,8(7):E474-485.

5. Fox GJ,Mitnick CD,Benedetti A,et. al. Surgery as an adjunctive treatment for multidrug-resistant tuberculosis: an individual patient data metaanalysis. Clin Infect Dis,2016,62(7):887-895.
6. Harris RC,Khan MS,Martin LJ,et al. The effect of surgery on the outcome of treatment for multidrug-resistant tuberculosis:a systematic review and meta-analysis. BMC Infect Dis. 2016 Jun 10;16:262. doi:10. 1186/s12879-016-1585-0.
7. Shiraishi Y. Current status of nontuberculous mycobacterial surgery in Japan:analysis of data from the annual survey by the Japanese Association for Thoracic Surgery. Gen Thorac Cardiovasc Surg,2016,64:14-17.
8. Lee SC,Lee DH. Influence of old pulmonary tuberculosis on the management of secondary spontaneous pneumothorax in patients over the age of 70 years. J Thorac Dis,8(10),2903-2910.
9. Hicham S,Hanane el O,Hicham J,et al. Tuberculous pyopneumothorax:about 18 cases. Pan Afr Med J,24,26. doi:10. 11604/pamj. 2016. 24. 26. 8675
10. Ahsan K,Sakeb N. Single-stage posterior instrumentation for progressive tubercular thoracic and thoracolumbar kyphosis. J Orthop Surg(Hong Kong),2016,24(3):344-349.
11. Kizilbash QF,Seaworth BJ. Multi-drug resistant tuberculous spondylitis:A review of the literature. Ann Thorac Med,2016,11(4):233-236.
12. Prakash J,Mehtani A. Hand and wrist tuberculosis in paediatric patients-our experience in 44 patients. J Pediatr Orthop B,2016. Apr 22.[Epub ahead of print]
13. Afridi SP,Siddiqui RA,Rajput A,et. al. Spectrum of abdominal-tuberculosis in emergency surgery:100 cases at a tertiary care Centre Dow University of Health Sciences and Civil Hospital Karachi,Pakistan. J Pak Med Assoc,2016,66(9):1173-1175.
14. Yangni-Angate KH,Tanauh Y,Meneas C,et. al. Surgical experience on chronic constrictive pericarditis in African setting:review of 35 years' experience in Cote d'Ivoire. Cardiovasc Diagn Ther,2016,6(Suppl 1):13-19.
15. Xu JJ,Peer S,Papsin BC,et. al. Tuberculous lymphadenitis of the head and neck in Canadian children: Experience from a low-burden region. Int J Pediatr Otorhinolaryngol,2016,91:11-14.

第十一章　耐药结核病的治疗

摘要:2016年国际学者对耐药结核病的治疗方面作了大量的研究。治疗MDR-TB新方案的研究主要包含贝达喹啉、氟喹诺酮类药物、利奈唑胺等药物;儿童MDR-TB患者也推荐使用上述药物,剂量按照成人剂量推算,严密监测不良反应。一项新的系统性回顾和meta分析显示,与对异烟肼敏感的结核病患者相比,采用一线标准疗法治疗对异烟肼耐药(而非利福平)结核病,其疗效显著降低;氟喹诺酮类药物可以提高异烟肼耐药肺结核患者治疗效果。国外学者对耐多药基本的短程化疗进行了广泛的研究。糖尿病可以增加原发耐多药的发病风险,糖尿病与吸烟都会导致痰培养转阴时间延长。碳青霉烯类抗生素对XDR-TB患者具有很好的安全性和耐受性。一种新的化合物1,8-二基取代的环拉胺衍生物可抑制结核分枝杆菌在胞内的生长,对人体细胞系无毒性作用,作用机制独特,安全性、可溶性好,代谢稳定。在肺结核动物模型中,气管内给予重组腺病毒编码粒细胞-巨噬细胞集落刺激因子,能达到良好的治疗效果。

关键词:结核病;耐药;药物疗法;贝达喹啉;氟喹诺酮类药物;利奈唑胺;碳青霉烯类

据WHO统计,2015年全球发生58万例新的耐利福平或耐多药结核病例,3.9%患者和21%的复治结核患者会发展为RR-TB或MDR-TB,约9.5%的MDR-TB病例会发展为XDR-TB,导致25万例死亡。因此,耐药结核病的治疗已成为广大结核病防治工作者研究的焦点。

一、治疗新方案

(一)含贝达喹啉的治疗新方案

制定治疗MDR/XDR-TB的有效方案,依赖于阶梯式应用二线抗结核药联合药物敏感试验,而在实际工作中,会出现药物短缺或药敏试验无法获得等情况。即便是合理的方案也会受到药物不良反应等的影响使患者依从性降低。利奈唑胺、碳青霉烯类抗生素、喹啉类药物、mefloquine等已经成为医疗界比较熟知的药物,新药中德拉马尼和贝达喹啉最值得期待。为此Pontali等[1]对上述药物的临床应用做了荟萃分析。TMC207-C209在全球进行了2期、多中心、开放、单组临床试验,试图探究贝达喹啉的安全性和有效性。全球招募233例患者,其中63.5%为耐多药,18.9%为准广泛耐药,16.3%为广泛耐药,大多数受试者(87.1%)曾接受过二线药物治疗。从疗效来看,治疗24周痰菌获得阴转的患者有望在治疗120周后治愈,治疗120周总体的痰菌阴转率为72.2%,随着耐药程度加重阴转率逐渐降低,耐多药、准广泛耐药及广泛耐药培养阴转率依次为73.1%、70.5%和62.2%。最常见的不良反应与治疗耐多药的其他方案基本相同,2.6%的患者在治疗24周前停止服用贝达喹啉,而其他药物的停药则更常见。需要强调的是仅2例患者出现QT间期延长>500ms,1例属于贝达喹啉组,2例患者都在同时服用氯法齐明(说明书里也有心脏毒性)。含贝达喹啉治疗组的死亡率高,为11.4%,对照组为2.5%。目前仍然无法解释为何出现如此高的死亡率。无论怎样,贝达喹啉的临床应用应严格遵循WHO建议,符合特殊标准,同时有健全的结核病控制规程与之并行，具备合理的联合药物，剂量准确，同时需检测血药浓度，取得患者的知情同意，密切观察不良反应。负责治疗的医疗机构应是国家级的，由结核病专家组拟定方案。

Guglielmetti 等[2]试图采用回顾性研究方法比较含贝达喹啉方案和含氟喹诺酮方案治疗 MDR-TB 产生的微生物学效应。选取 2006—2014 年在法国结核病定点治疗中心即 Bligny 疗养院住院的患者。第一组患者用贝达喹啉治疗大于 30 天，未使用过氟喹诺酮或使用过氟喹诺酮但结核分枝杆菌表型对其高浓度耐药。第二组患者使用氟喹诺酮治疗大于 30 天但未使用过贝达喹啉，并且结核分枝杆菌表型对氧氟沙星和莫西沙星均敏感。所有患者在研究开始时均曾使用过二线注射类药物和利奈唑胺大于 30 天，且痰结核分枝杆菌培养阳性。治疗方案根据药敏试验结果制定，全程 DOT 管理，每 2 周复查痰培养，阴转后每月复查 1 次，痰菌阴转时间定义为从治疗开始至第一次出现连续二次痰培养阴性结果。该研究共纳入耐多药结核病患者 67 例，25 例用含贝达喹啉方案治疗，42 例用含氟喹诺酮方案治疗，平均年龄 33 岁，75% 是男性，90% 是外国人，35 例（52%）对氟喹诺酮和二线注射类药物敏感，16 例（24%）对上述药物中的一类耐药，16 例（24%）对上述两类药物均耐药。在 25 例用含贝达喹啉方案治疗的患者中，17 例从未使用过氟喹诺酮，8 例使用过左氧氟沙星或莫西沙星。在 42 例用含氟喹诺酮方案治疗的患者中，36 例口服莫西沙星，4 例口服左氧氟沙星，2 例先后口服上述两种药物。含氟喹诺酮方案治疗组中 3 例 HIV 阳性。贝达喹啉组患者平均对 5 种药物敏感，氟喹诺酮组患者平均对 8 种药物敏感（$P<0.001$）。治疗 3 个月痰菌阴转率氟喹诺酮组高于贝达喹啉组（74% vs 44%；$P=0.02$）。治疗 6 个月痰菌阴转率两组无显著性差异（93% vs 96%）。氟喹诺酮组痰菌阴转时间（60 天）短于贝达喹啉组（98 天）（$P=0.005$）。与痰菌快速阴转相关的因素包括肺部无空洞形成、治疗开始时痰涂片阴性、女性患者。

白俄罗斯的 Skrahina 等[3]入选 197 例 MDR-PTB 患者给予含贝达喹啉的方案治疗，男性 140 例，初治 83 例，广泛耐药者 114 例，186 例目前还在接受治疗，2 例死亡，9 例失访。6 个月末 184 例（94%）痰培养阴转，6 例患者痰菌持续阳性。不良反应主要包括代谢紊乱、肝损、电解质紊乱、心律失常、血小板减少、肾功能异常。

（二）含氟喹诺酮的治疗新方案

Fox 等[4]分别对含两种不同药物的 MDR-TB 治疗方案进行荟萃分析。28 项研究涉及氟喹诺酮类药物，其中 6612 例患者接受含氟喹诺酮方案治疗，对照组 723 例未用。15 个研究涉及大环内酯类药物，其中 459 例患者接受含大环内酯类药物方案治疗，对照组 3670 例未用。结果显示低代和高代氟喹诺酮类药物的疗效近似，而含大环内酯类药物的方案疗效较差。

异烟肼耐药是肺结核患者最常见的耐药形式，氟喹诺酮类药物长期以来一直被推荐用于治疗异烟肼耐药的肺结核，但有关这类方案的疗效研究仍然很少。Lee 等[5]对 2005—2012 年 140 例异烟肼耐药的肺结核患者做回顾性研究，评价含氟喹诺酮方案的治疗效果。结果提示 128 例治疗效果满意（91.4%），12 例患者疗效不佳（8.6%），包括 7 例治疗失败（5.0%），5 例治疗结束后复发（3.6%）。140 例患者中 75 例（53.6%）使用左氧氟沙星或莫西沙星，含氟喹诺酮方案治疗组治疗效果满意率达 97.3%，明显高于不含氟喹诺酮方案治疗组（84.6%）（$P=0.007$）。不含氟喹诺酮方案治疗组的失败率（9.2%）高于含氟喹诺酮方案治疗组（1.3%）（$P=0.049$）。不含氟喹诺酮方案治疗组疗效不佳的风险度（8.8%；95%CI：3.3%~21.5%）明显高于含氟喹诺酮方案治疗组（1.5%；95%CI：0.3%~7.7%）（$P=0.037$）。这些数据证明含氟喹诺酮方案可提高异烟肼耐药肺结核患者的治疗疗效。

以前的研究表明,左氧氟沙星或莫西沙星用于治疗氟喹诺酮敏感的MDR-TB患者不影响治疗3个月时痰培养的转阴。Kang等[6]比较了左氧氟沙星与莫西沙星在MDR-TB患者中的治疗效率。共有151名MDR-TB患者纳入研究,随访至治疗结束。根据2008年WHO定义以及2013年修订的治疗结果定义,对左氧氟沙星组77例和莫西沙星组74例患者的治疗结果进行比较。此外,比较两组之间的培养转阴时间。根据2008年WHO的定义,54例(70.1%)左氧氟沙星组患者和54例(73.0%)莫西沙星组患者获得了治愈,两组之间的治疗结果没有差异(P=0.72)。治疗成功率,包括治愈和治疗完成,两组之间没有差异(87.0% vs 81.1%,P=0.38)。根据2013年的定义,左氧氟沙星和莫西沙星组的治愈率(83.1% vs.78.4%,P=0.54)和治疗成功率(84.4% vs.79.7%,P=0.53)无显著差异,两组之间的治疗结果相似。两组间的培养转阴时间也没有差异(在液体培养基上为27.0天 vs 45.0天,P=0.11;在固体培养基上为17.0天 vs 42.0天,P=0.14)。左氧氟沙星组患者的不良事件比莫西沙星组(79.2% vs 63.5%,P=0.03)更多,尤其是肌肉骨骼组(37.7% vs 14.9%,P=0.001)。结果表明,选择左氧氟沙星或莫西沙星对氟喹诺酮敏感性MDR-TB患者的最终治疗结果没有差异。

莫西沙星是否能改善对氧氟沙星产生耐药性的MDR-TB患者的治疗效果目前尚不清楚。Chien等[7]以2006年4月至2013年12月间在台南一家结核病转诊医院接受治疗的81名对氧氟沙星产生耐药性的MDR-TB患者为分析对象,探讨了莫西沙星对氧氟沙星耐药型MDR-TB患者治疗效果的影响。研究最初纳入2511名经痰培养确诊为结核病的患者,而后从中筛选出325名(12.9%)MDR-TB患者,进而从中选出81名(24.9%)对氧氟沙星产生耐药性的MDR-TB患者作为最终的研究对象。结果显示,81名患者中,50名(61.7%)得到满意的治疗效果,而其余31名(38.3%)的治疗效果则不理想,其中治疗失败者25例(30.9%)、失访者2例(2.5%)、死亡者4例(4.9%);接受莫西沙星治疗患者(尤其是对于40.7%的莫西沙星敏感型结核患者以及28.4%的对莫西沙星低耐药型结核患者而言)的治疗成功率要显著高于未接受莫西沙星者[77.3% vs 43.2%,OR值为4.46,95%CI:1.710~11.646(P=0.002)];多元logistic回归分析表明,接受莫西沙星治疗是与治疗成功相关的唯一独立因素[校正OR值为6.54,95%CI:1.44~29.59(P=0.015)];gyrA基因第94位密码子突变是与莫西沙星高水平耐药有关的最常见突变(68.0%);多因素Cox比例风险回归分析表明,接受莫西沙星治疗也是与早期痰培养阴转有关的一个独立因素[风险比为3.12,95%CI:1.48~6.54(P=0.003)]。综上所述,大多数对氧氟沙星产生耐药性的耐多药结核菌株对莫西沙星敏感或耐药水平较低,因此,对氧氟沙星产生耐药性的MDR-TB患者能够从莫西沙星治疗中获益。

(三)含利奈唑胺的治疗新方案

Zhao等[8]评估利奈唑胺(LZD)和二线抗结核之间的相互作用,包括体外试验及在结核小鼠模型的体内实验。采用Alamar Blue法测定LZD和二线抗结核药物对H37Rv耐药菌的最低抑菌浓度,并利用动态棋盘法研究LZD和7种二线抗结核药物相互组合后对结核菌的最低抑菌浓度。进一步评价这些组合在耐药结核病小鼠模型中对结核分枝杆菌的抗菌活性。体外试验显示LZD+卷曲霉素、LZD+对氨基水杨酸、LZD+左氧氟沙星+阿米卡星三种组合都具有部分协同作用,而所有其他组合在体外试验均无协同作用表现。在活动性结核病小鼠模型中,与标准方案利福平+异烟肼+吡嗪酰胺比较,LZD+卷曲霉素和LZD+氯法齐明组合在开始治疗后,肺部菌落形成总数显著降低。因此LZD和二线抗结核药物都能有效抑制 MDR-TB,体内及体外试验发现 LZD+ 卷曲霉素或氯法齐明协同作用较好。

（四）含碳青霉烯的治疗新方案

因二线抗结核药物的耐药性增加,MDR-TB 和 XDR-TB 的治疗越来越有挑战性。抗菌药物中,厄他培南是治疗 MDR-TB 和 XDR-TB 的一个有吸引力的碳青霉烯类药物,因为它具有相对长的半衰期,能每日给药 1 次。2010 年 12 月 1 日至 2013 年 3 月 1 日期间,van Rijn 等[9]对所有疑似 MDR-TB 患者的回顾性研究,患者接受厄他培南作为他们治疗方案的一部分。对安全性和药代动力学进行评估。18 名患者使用 1000mg 厄他培南进行治疗,平均(范围)天数为 77(5~210)日。所有患者的痰涂片和培养菌均转变。在 12 名患者中评估了药物暴露。0~24 小时的浓度 - 时间曲线下平均(范围)面积是 544.9(309~1130)h·mg/L。观察到最大血浆浓度的平均值(范围)是 127.5(73.9~277.9)mg/L。一般来说,MDR-TB 治疗期间厄他培南治疗耐受性很好,并且在 MDR-TB 患者中显示出有利的药代动力学和药效动力学。数据显示厄他培南是治疗 MDR-TB 的一种非常有前途的药物,值得进一步研究。

目前尚没有大型研究评估美罗培南 / 克拉维酸治疗 MDR-TB 和 XDR-TB 的有效性、安全性和耐受性。Tiberi 等[10]观察研究了将美罗培南 / 克拉维酸用于治疗 MDR-TB 和 XDR-TB 病例的有效性、安全性和耐受性。用含美罗培南 / 克拉维酸方案治疗的患者(n=96)比那些使用美罗培南 / 克拉维酸备用方案患者(n=96)表现出更大的耐药谱:前一组 XDR-TB 患者的抗生素抗性更常见(49% vs 6.0%,P<0.0001),其中位数(四分位间距)[8(6~9)vs 5(4~6)]明显高于后组。患者用含美罗培南方案治疗的中位数为 85(49~156)天。整体的 MDR-TB 队列及子群和没有 XDR-TB 患者中观察到的差异无统计学意义。尤其是,暴露于含美罗培南 / 克拉维酸治疗方案的 XDR-TB 患者痰涂片(88.0% vs 100.0%,P=1.00)及培养转化率(88.0% vs 100.0%,P=1.00)类似。在比对照组更严重的情况下得到相同结果和细菌转化率可能意味着美罗培南 / 克拉维酸治疗 MDR-TB 和 XDR-TB 病例是有效的。该作者还比较了含亚胺培南 / 克拉维酸与美罗培南 / 克拉维酸治疗耐多药和广泛耐药结核的效果及安全性[11]。接受含亚胺培南 / 克拉维酸方案的患者和接受含美罗培南 / 克拉维酸方案的患者疗程中位数分别为 187 天(60~428)和 85 天(49~156)。观察痰涂片和培养的转变率(分别为 79.7%vs94.8%,P=0.02;71.9%vs94.8%,P<0.0001)和成功率(59.7%vs77.5%,P=0.03)具有显著的统计学意义。亚胺培南 / 克拉维酸和美罗培南 / 克拉维酸不良事件的报道分别为 5.4% 和 6.5%。本研究表明,含美罗培南 / 克拉维酸方案比含亚胺培南 / 克拉维酸方案治疗 MDR-TB 和 XDR-TB 患者更有效。

至今没有系统评价来评估碳青霉烯类抗生素治疗 MDR-TB 和 XDR-TB 的有效性、安全性和耐受性。Sotgiu 等[12]研究人员搜索了同行评审的科学证据,主要针对细菌学检查证实为 MDR-TB 或 XDR-TB 感染的肺 / 肺外疾病患者运用包含碳青霉烯类抗生素治疗方案的疗效 / 效果、安全性和耐受性。研究者使用 PubMed 数据库来寻找相关的全文和截至 2015 年 12 月的英文手稿,但不包括社论和综述。研究人员从 160 项研究中确定了符合纳入标准的 7 项研究:两个研究采用厄他培南治疗,一个研究采用亚胺培南治疗,4 个研究使用美罗培南治疗。这些研究均发表于 2005 年至 2016 年之间。在这 7 个研究中,有 6 个是回顾性研究,4 个是单中心研究,2 个研究以儿童为研究对象,2 个研究有对照组,6 个研究报道的 XDR-TB 病例比例高于 20%,培养转换率在 60%~94.8% 之间的 5 个研究治疗成功率高于 57%。由此可见,碳青霉烯类抗生素具有很好的安全性和耐受性,不良事件发生率低于 15%。

(五) 含氯法齐明的治疗新方案

氯法齐明在体内外对结核杆菌的抗菌活性具有时滞性,抗结核化疗临床及临床前研究均表明抗麻风药氯法齐明对结核杆菌具有抗菌活性,且与缩短结核治疗周期存在一定的关联关系。然而,探讨氯法齐明用于结核治疗早期杀菌活性(EBA)的研究报道较少,致使其能否作为抗结核药仍然存疑。基于此,来自约翰霍普金斯大学医学院、南非夸祖鲁 - 纳塔尔结核与艾滋病研究所、南非夸祖鲁 - 纳塔尔大学健康科学学院以及加州大学旧金山分校医学院等机构的研究人员 Ammerman 等[13]系统评价了氯法齐明在体内外的早期杀菌活性,旨在明确其如何及何时发挥结核抗菌活性,该研究分别评价了 14 天时间里浓度从结核杆菌最小抑菌浓度(MIC)的 1/4 变化至 4 倍于结核杆菌 MIC 的氯法齐明体外早期杀菌活性以及剂量从 1.5mg/(kg·d)变化至 100mg/(kg·d)的氯法齐明在结核感染 BALB/c 小鼠体内的早期杀菌活性,并对小鼠血清中氯法齐明的水平进行了测量。此外,在上述两个评价试验中,均采用异烟肼作为阳性对照。结果显示,任何测试浓度下的氯法齐明在暴露第一周均未表现出体外杀菌活性,但在第二周表现出浓度依赖性抗菌活性;任何剂量的氯法齐明于用药第一周均未表现出体内杀菌活性,但于用药第二周表现出有限的抗菌活性;虽然血清中的氯法齐明水平为剂量依赖性,但其抗菌活性与给药剂量间没有显著的相关性。综上所述,氯法齐明这种延迟性抗菌活性可能更多是由于其作用机制所致而非与宿主相关的影响因素。

(六) 耐多药结核病短程治疗的研究

Moodley 等[14]对 MDR-TB 缩短疗程研究(STREAM 项目)进行了详细的介绍。在孟加拉国最新开展的 6 个队列研究显示用现有的结核药组成的新的短程化疗方案有望比 WHO 推荐的治疗方案取得更积极的疗效。STREAM 项目的第一阶段的目标是对比 WHO 推荐的标准治疗方案评估短程化疗方案的有效性和安全性;第二阶段是评估 2 个含贝达喹啉治疗方案,一种是全口服方案,另一种是第一阶段研究方案的进一步缩短和简化版,和第一阶段研究方案以及 WHO 推荐的标准治疗方案比较有效性和安全性。第一阶段研究方案的成功可能为 MDR-TB 患者提供一种新的标准治疗方案,第二阶段含贝达喹啉治疗方案积极的结果对 MDR-TB 患者的治疗起到了进一步推进作用。

(七) WHO 治疗耐药结核病相关的建议

最近 WHO 发布的使用短程化疗方案治疗 MDR-TB 的建议广受欢迎。建议突出了新方案的优点,用药持续时间较短(9 个月),成本低(1000 美元),将在某种程度上改善目前的窘迫现状[15]。该方案只建议应用于以前未曾抗结核治疗或没有使用过二线抗结核药物的病例,可能不适用于多次复治的 MDR 和 XDR-TB 患者。另一个值得关注的地方是在没有快速分子检测药敏设施的大部分 MDR-TB 和 XDR-TB 流行国家,MDR-TB 和 XDR-TB 患者可能都会接受不恰当治疗,这反过来又可以导致广泛耐药结核分枝杆菌菌群的发生。此外,MDR-TB 和 XDR-TB 的治疗取决于医生、卫生保健工作者、管理者、病变范围、药物副反应、潜在的药物毒性、患者的心理健康和依从性等,而这些正是许多低收入和中等收入国家的薄弱环节。即使药物杀菌治疗有效,很多患者由于长期患病,造成功能障碍,而无法重返工作。因此,任何包含新的结核药物的治疗方案,包括短方案的推动,均需要对 MDR-TB 和 XDR-TB 患者给予综合治疗,包括政府承诺、完善的结核病防治服务体系,政策有效执行以及辅助治疗,以防止肺功能损伤以及长期肺功能减退致残。

WHO 指南 2016 年更新版主要做出以下修订[16],氯法齐明和利奈唑胺目前成为核心二线药物,对氨基水杨酸适用于耐多药及利福平耐药(无论异烟肼是否耐药)的所有患者。克拉霉素及其他大环内酯类药物不再推荐治疗 MDR-TB。有条件的推荐外科手术介入。

二、儿童耐药结核病治疗新方案

新的抗结核药物使用和新的治疗方案在成年人中已经得到越来越广泛的验证,疗效和安全性证据也较丰富,然而在儿童和青少年 MDR-TB 患者中,这些药物的使用资料极少,不能很好地指导临床。Haraus 等[17]综合文献和现有的指南,结合在儿童 MDR-TB 治疗管理方面有经验的专家意见,提供新药、新方案在儿童和青少年 MDR-PTB 治疗临床应用指导。

(一) 德拉马尼[17,18]

德拉马尼是 2014 年世界卫生组织推荐的用于治疗成人 MDR-TB 的药物,Ⅰ期和Ⅱ期临床试验开始于 2013 年。自 WHO 中期指南于 2014 年公布以来,有两项关于儿童用药的药代动力学和药物安全性研究已在国际会议上提交。这些研究遵循年龄递减原则,即该药物应先用于年龄较大的儿童,当被证明是安全的,再根据年龄递减,应用于年龄更小的儿童。虽然这些研究的设计是根据年龄段来划分,最终建议用药剂量还是根据体重计算。年龄≥13 岁,体重≥35kg,剂量为 100mg 每日两次,可以达到足够的血药浓度,并且是安全的。儿童 6~12 岁,体重 20~34kg,剂量为 50mg 每日两次,可以达到足够的血药浓度,并且安全性较好。目前正在进行 3~5 岁儿童安全性、药代动力学研究,并将进行婴儿和年龄小于 3 岁儿童德拉马尼的药代动力学的研究以及合并感染艾滋病毒的患儿的研究。德拉马尼可纳入年龄≥6 岁体重≥20kg 的儿童患者,参照成人 MDR-TB 抗结核方案进行制定,即由于耐受性等问题不能组成有效的 4 种药物加吡嗪酰胺的治疗方案,可以选用德拉马尼。由于儿童 MDR-TB 可能难以获得细菌学依据,在治疗失败的高风险儿童,包括那些免疫功能缺陷(如艾滋病、糖尿病、营养不良)或疾病广泛[(肺外结核不仅仅是孤立的淋巴结,或双侧浸润和(或)空洞性肺结核]、已知或疑似耐二线药物,应该停止德拉马尼作为替代药物。避免在失败的方案中添加单一药物。尽管德拉马尼在年龄 <6 岁,体重 <20kg 的儿童中的应用还在研究中,如果儿童符合上述标准并且没有合适的替代药物,德拉马尼应用的益处可能还是大于风险的。这个年龄段的儿童用药剂量可以用成人或较大年龄儿童的用量推算出。应检测基线心电图(ECG)、QTc 间期和基线血清白蛋白水平。对于基线 QTc 间期 >500ms 的儿童应该纠正后再予给药。德拉马尼在低白蛋白血症患儿的不良事件的发生率增高,应补充蛋白质后应用(血清白蛋白水平不低于 28g/L)。对甲硝唑或曾对德拉马尼或其他硝基咪唑类药物过敏儿童避免使用。慎重使用可能引起 QTc 间期延长的其他合并药物,并建议左氧氟沙星(对 QTc 间期的影响较小)替代莫西沙星。建议德拉马尼给予治疗共 24 周。德拉马尼是否可以作为注射剂的替代品?儿童对二线药物耐受性比成人好,但是,二线注射药物例外。虽然目前没有数据支持德拉马尼常规替代二线注射剂,但可以考虑使用德拉马尼替代初始治疗儿童 MDR-TB 方案中的注射药物。这种替代大大减少儿童可能产生的永久性神经性耳聋的风险(高达 25%)。

Esposito 等[19]报道了一例儿童 XDR-TB 使用含德拉马尼方案 24 个月治疗方案的疗效、安全性及耐受性。该报告记述一例 12 岁患儿在接受市面上大多数抗结核药物治疗 5 个月后临床情况恶化,治疗失败后确诊为 XDR-TB,患儿接受了含德拉马尼 24 个月方案的治疗。仅 1 周后胃液结核分枝杆菌直接涂片镜检及培养转阴,并且持续阴性。在 24 个月的治疗期间,所有的血液检查结果保持在正常范围内,无不良事件报告,并且校正 QT 间期一直正常。停止使用德拉马尼 3 个月后进行了临床和实验室的追踪,经过随访和临床及实验室、影像学的检测,该患儿被认为治愈。该病例证实长期使用德拉马尼了具有良好的安全性及耐受性,可以有助于治疗显然无望的儿童 XDR-TB。

(二)贝达喹啉[17]

贝达喹啉尚未正式用于 18 岁以下的儿童。然而,詹森制药公司 2016 年 5 月开始在南非对儿童(年龄 5~11 岁)和青少年(年龄 12~18 岁)进行安全性和药代动力学研究。年龄更小的儿童将根据此次试验的基础来设计。美国国家卫生研究所赞助的感染和未感染 HIV 的儿童 MDR-TB 患者的临床研究也正在计划中。贝达喹啉可以用于治疗年龄≥12 岁、体重≥33kg、加吡嗪酰胺不能构成含四种有效药物的方案的患儿,但它不应该作为单药添加到一个失败的方案中。贝达喹啉剂量应给予和成人相同的剂量(400mg/d,14 天;然后 200mg,每周三次,22 周)。在年龄 <12 岁的儿童,如果符合上述标准并且没有合适的替代品,也可应用贝达喹啉。与其他的二线药物一样,这些低年龄和体重的患者贝达喹啉的剂量范围必须从成人剂量推断。此外,幼儿用药将涉及破碎和药物混合,这可能会影响药物稳定性和生物利用度。建议在给这个年龄段的儿童用药前应向专家们咨询。与成人一样,贝达喹啉治疗儿童 XDR-TB 时,应该做基线测试,包括基线心电图、QTc 间期。对于 QTc 间期大于 450 毫秒,有心律失常病史或家族史,严重的心脏病患儿应禁用。同时检测血钾水平。谨慎使用其他使 QTc 延长的药物,如左氧氟沙星应取代莫西沙星。指南推荐贝达喹啉用药共 24 周。

(三)利奈唑胺[17]

有研究显示利奈唑胺治疗 XDR-TB 儿童患者是有效的,毒副反应包括血液学毒性和外周神经病变,需长期随访观察。因年龄越小的儿童对药物代谢越快,故剂量为每日 10mg/kg,年龄≥12 岁,每日 1 次用药,年龄 <12 岁,每日 2 次用药,(每日最大剂量不超过 600mg)。儿童应密切监测不良事件,尤其是周围神经病变、贫血、血小板减少、乳酸酸中毒和视神经病变。只要能够耐受,利奈唑胺应全疗程用药。使用利奈唑胺的同时可以应用抗病毒治疗,但应密切监测重叠毒性。

(四)氯法齐明[17]

WHO 建议氯法齐明作为“其他核心二线药物”,可以用来组成至少四种有效药物的治疗方案。推荐儿童剂量为 2~3mg/(kg·d)(最大剂量为每日 100mg)。如果需要较低的剂量,因氯法齐明半衰期长,可以隔日给药,不适合将胶囊拨开。儿童接受氯法齐明治疗应该每月检测心电图,观测 QTc 间期是否延长。应该和儿童及其监护人告知皮肤颜色的变化,并告知可能需要很长时间恢复。如果能够耐受,氯法齐明应全疗程给药。

(五)单耐异烟肼结核病

单耐异烟肼结核病是全球耐药结核病最流行的趋势,并且可能是结核病预后不良的一个危险因素,但是在儿童人群中并没有得到很好地描述。

三、治疗转归

(一)单耐异烟肼结核病

异烟肼作为一线抗结核药之一,被广泛用于初治结核病患者,WHO 对既往未治疗的患者推荐的标准治疗方案为 2HRZE/4HR,但随着异烟肼耐药的增加,标准疗法治疗异烟肼耐药结核疗效显著降低，根据一项新的系统性回顾和 meta 分析，与对异烟肼敏感的结核者相比，治疗结核的一线标准疗法治疗对异烟肼耐药（而非利福平）的疗效显著降低。来自加拿大蒙特利尔麦吉尔大学的 Gegia 等[20]总结分析了使用一线抗结核药治疗单耐异烟肼结核病的价值，研究者发现，与对异烟肼敏感的结核患者相比，对异烟肼耐药的患者更可能获得额外耐药性。专家对异烟肼耐药的重要性有所分歧，一些专家认为这是耐多药的前兆，另一些专家则认为几乎无影响，但是，对异烟肼耐药的结核对利福平也不耐受很常见，并且一些研究显示，使用一线药物治疗对单耐异烟肼的结核患者预后不佳。作者对 2015 年 3 月以前发表在英国、法国、西班牙的随机临床试验、队列研究进行了归纳汇总，分析了使用标准治疗方案治疗失败和复发的患者，这些患者有病原学依据确诊为单耐异烟肼结核（排除耐多药结核和耐利福平结核），与之对应的敏感结核病的研究也在统计分析内。最终收纳了 19 个队列研究和 33 个临床试验研究，包含了 3744 例单耐异烟肼结核病和 19 012 例敏感患者。治疗完成疗程后治疗失败（和）或复发与获得性耐药比例是 15%（95%CI：12%~18%）和 3.6%（95%CI：2%~5%），单耐异烟肼结核患者和全敏患者的治疗失败（和）或复发与获得性耐药比例分别是 4%（95%CI 3%~5%）和 0.6%（95%CI：0.3%~0.9%）。原发获得性耐异烟肼患者中 96%（93%~99%）为获得性耐多药。新发的单耐异烟肼患者使用 WHO 推荐的标准治疗方案治疗，其治疗失败、复发和获得性耐多药比例分别是 11%（95%CI：6%~17%）、10%（95%CI：5%~15%）和 8%（95%CI：3%~13%）；在复治单耐异烟肼患者中其治疗失败、复发和获得性耐多药比例分别是 6%（95%CI：2%~10%）、5%（95%CI：2%~8%）和 3%（95%CI：0~6%）。以标准治疗方案治疗的全敏患者的比例是 1%（95%CI：0~2%），5%（95%CI：4%~7%）和 0.3%（95%CI：0~0.6%）。在新发患者中采用标准化的经验性治疗可能会导致耐多药的流行，特别是在异烟肼耐药高发的地区，但该研究并未精确确定何种治疗方案可能有更好的疗效，所以临床研究迫切需要明确更好的治疗方案。

Garciaprats 等[21]研究了单耐异烟肼结核在儿童中的预后，阐述了培养证实单耐异烟肼儿童结核病的临床表现、临床治疗和微生物学特点。研究者以医院为基础的回顾性队列研究。纳入研究的 72 名儿童平均年龄为 50.1 个月（IQR 21.5~102.5），42% 是男性；44 例（51%）为疑似案例，只有 13 例确诊为单耐异烟肼结核。12 例（17%）感染 HIV，60 例肺结核疾病中有 36 例（60%）有严重的疾病；有治疗数据的 70 个病例，治疗总时间平均时间为 11.3 个月（IQR 9~12.3）；25 例（36%）以三联药物强化治疗；52 例（74%）接受过氟喹诺酮类药物。在已知预后的 63 个病例中，55 例（88%）预后良好，1 例死亡，3 例治疗失败。开始治疗后 2 个月后随访 10 例阳性。大龄儿童（P=0.008）、既往有抗结核治疗史（P=0.023）和严重的肺结核（P=0.018）是 2 个月培养转阴失败的相关危险因素。结论：虽然总体预后提示良好，但在单耐异烟肼结核病的患儿中，长期培养阳性和治疗失败的病例需要格外重视管理。

对异烟肼耐药结核最有效的治疗方案是什么呢？Stagg 等[22]使用混合治疗比较的方法进行了一项系统回顾和荟萃分析，提供了一个最新总结的随机对照试验和相关方案的疗效。作者检索了 12 604 条文献，59 个研究包括 27 个独立研究和 32 篇论著。与 WHO 为异烟肼耐药推荐治疗方案（使用含利福平少于 3 种有效药物的方案 4 个月，其中，利福平使用 6 个月，被另外的有效药物保护）相比较，延长利福平使用时间并且在 4 个月内增加有效药物的数量将降低不良治疗结局（治疗失败或细菌学治疗失败，丢失，死亡）的可能性（OR=0.31，95%CI：0.12~0.81）。在随机效应模型中，所有的预测都不为零。该研究分析提示了一个可能比 WHO 建议更有效的方案，并且填补了数据缺乏的专业知识空白。

（二）利福平耐药结核病

就全球范围看来，RR-TB 的比例呈增长趋势。Berhanu 等[23]进行了一项观察性的队列研究，研究在南非约翰内斯堡分散的治疗点的 RR-TB 早期疗效，描述了 RR-TB 基本特征、开始治疗时间和期间分散在门诊的中期治疗结果，前瞻性地观察从 2013 年 3 月至 2014 年 12 月的 RR-TB 患者，研究到 6 个月的强化治疗完成，迁出、或是有最终结局如失访或死亡。结果显示 214 例 RR-TB 患者被纳入研究，使用 Xpert MTB/RIF 检测到 RR-TB186 例（87%），抗酸染色阳性标本中直接 PCR 法阳性 14 例（7%），在培养阳性标本中直接 PCR 法 5 例（2%），从痰检测到治疗开始时间平均为 10 天（IQR 6~21）。中期治疗结果 148 例患者中 115 例（78%）仍在继续治疗，13 例（9%）死亡，20 例（14%）丢失。在 131 例培养阳性的肺结核患者中 85 例（64.9%）在治疗 6 个月时培养阴转，12 例（9.2%）痰培养仍阳性，34 例（26%）未做痰培养或是标本污染。在 1 周内收集到痰标本诊断为 RR-TB 的门诊患者丢失率较低（IRR=0.30，95%CI：0.09~0.98），178 例（83%）合并 HIV 的患者平均 CD4 计数为 88 个 /μl（IQR 27~218）。结论提示，有快速诊断 RR-TB 技术的门诊治疗点治疗开始时间早，排除治疗延误的因素，早期治疗疗效仍不理想。

（三）耐多药结核病

Olaleye 等[24]比较了在南非 Witbank 的专科结核病医院住院的涂片阳性患者和涂片阴性 MDR-TB 患者的生存率。对 2001—2010 年接受治疗的 MDR-TB 患者的医疗记录资料进行了回顾性分析。从患者的住院日期到患者死亡，最后在医院或研究结束时（以先到者为准）的日期测量存活时间。所有直到研究期结束或失去随访的患者都被检查，死亡的患者被认为是治疗失败。使用 Kaplan Meier 图，对数秩检验和生存表估计存活模式，且进行了 Cox 回归分析。结果显示本研究中 442 例 MDR-TB 患者的平均年龄为（37.7 ± 11.2）岁，涂片阴性和涂片阳性的 MDR-TB 患者的死亡率分别为 13.4/1000 人月和 43.9/1000 人月。Cox 回归显示，MDR-TB 患者的死亡预测指标包括 HIV 共感染（aHR=1.89，95%CI：1.02~3.52），老年（60 岁以上）（aHR=2.05，95%CI：1.04~3.60）和诊断时涂片阳性（aHR=3.29，95%CI：2.39~4.64）。研究表明，在 MDR-TB 患者中，涂片阳性、HIV 阳性或大于 60 岁的患者治疗期间存活的概率降低，应特别关注这类患者以改善生存。Alene 等[25]研究了在西北埃塞俄比亚的 MDR-TB 患者的治疗结果，回顾性分析自 2010 年 9 月在 Gondar 大学医院治疗的所有 MDR-TB 患者，使用 Cox 比例风险模型来确定治疗不良结局的时间的预测因素，治疗不良结局的定义为死亡或治疗失败。结果显示在 242 例患者中，131 例（54%）治愈，23 例（9%）完成治疗，31 例（13%）死亡，4 例（2%）发生治疗失败，6 例（2%）转出和 20 例（8%）在分析时仍处于治疗中。在治疗结束时（持续 24 个月）患者的总体累积存活率为 80%（95%CI：70%~87%）。不良治疗结局的患者比例随着时间的推移从 2010—2012 年期间的每人每年（人年）6% 增加到 2013—2015 年期间每个人年的 12%。不良治疗结局的独立危险因素是：贫血（AHR=4.2；95%CI：1.1~15.9），职业为农民（AHR=2.2；95%CI：1.0~4.9）。

Mangan 等[26]研究了菲律宾耐药性结核病防治规划设施的 MDR-TB 患者失去随访情况，了解患者回到治疗的准备状态，开始治疗并分类为失访的 MDR-TB 患者使用结核登记簿进行鉴定，联系并要求同意接受面试和医疗记录审查。在面谈结束时，评估和检查患者对重新开始治疗的准备与人口统计，临床和面试数据的关系，计算比数比。当被问及是否考虑重新开始 MDR-TB 治疗时,89 名参与的患者中有 3% 报告已经重新启动,34% 表示要重新启动,33% 未考虑重新启动,28% 未决定,2% 决定不再重新启动。想重新开始治疗的患者更有可能报告已借用结核病相关费用的资金(OR=5.97,95%CI:1.27~28.18),并且不太可能报告自己受雇佣(OR=0.08,95%CI:0.01~0.67),或感觉自己比其他患者结核病复发风险低或没有风险(OR=0.30,95%CI:0.08~0.96)。使失访患者重新回到治疗中来应考虑患者的财务困难,知识差距和个人依从性等方面的挑战。

在全球范围内,每年约有 30 000 多例的 MDR-TB 儿童患者。国际上 MDR-TB 治疗指南及相关研究均是基于对成年人的研究和专家意见。Chiang 等[27]采用回顾性队列研究方法,纳入了秘鲁(利马)2005—2009 年所有的≤15 岁儿童确诊和疑似肺结核患者,根据药敏试验给予适合的治疗方案,记录治疗结果。使用 logistic 回归分析,研究患者治疗转归及其之间的关联。结果 232 名儿童中已知转归 211 例(90.9%),其中有 163 例(77.2%)治疗成功,29 例(13.7%)失访,10 例(4.7%)治疗失败,死亡率 4.3%。死亡或治疗失败独立预测因子为患者合并严重疾病,没有发现与失访相关的独立预测因子。作者认为儿童 MDR-TB 治愈率高,可以使用包含二线药物的个体化治疗方案。然而,如果合并有严重疾病或体重不足的儿童死亡或治疗失败的风险明显升高。这些研究结果强调了早期干预,能提高儿童 MDR-TB 治疗转归。Arnold 等[28]报道了英国 MDR-TB 的治疗转归。自 2008—2014 年,对 100 例 MDR-TB 患者进行回顾性分析,痰培养阴转平均 33.5 天,治疗成功率 74%,死亡率 1%,14% 失败,主要原因为依从性差。其余病例迁出无法得到确切评价。

四、疗效影响因素

在治疗 MDR-TB 的过程中会引起对二线抗结核药物的耐药,但是这种情况对 MDR-TB 治疗结果的影响,尚未有过研究。Cegielski 等[29]研究了耐多药结核病治疗结果与治疗方案和对二线抗结核药物初始或获得性耐药的关系。在开始治疗就应用二线抗结核药物的 MDR-TB 患者被纳入一个前瞻性队列研究。痰培养结果是在一个中心参比实验室进行分析的。作者根据对氟喹诺酮类药物和二线注射类药物初始或获得性耐药,以及基于药物敏感性试验(简称“药敏试验”)结果制定标准化和个体化抗结核治疗方案,来比较 MDR-TB 患者治疗成功和失败的结果。结果显示在 1244 例 MDR-TB 患者中,973 例(78.2%)有明确的治疗结果,232 例(18.6%)失访。结果显示,第一,MDR-TB 患者对氟喹诺酮类药物或二线注射类抗结核药物的初始或获得性耐药模式与治疗结果有关。在 973 例有明确治疗结果的患者中:① 89 例单纯 MDR-TB 患者(初始只耐异烟肼和利福平,没有获得性耐药)中,85.8%(591 例)患者治疗成功;② 132 例初始耐氟喹诺酮类药物或二线注射类抗结核药物而没有获得性耐药的 MDR-TB 患者中,69.7%(92 例)患者治疗成功;③ 40 例获得性耐氟喹诺酮类药物或注射型二线抗结核药物的 MDR-TB 患者中,仅 37.5%(15 例)患者治疗成功;④ 58 例初始 XDR-TB 患者中,29.3%(17 例)治疗成功;⑤ 54 例获得性 XDR-TB 患者中,13.0%(7 例)治疗成功。各组治疗成功率差异有统计学意义($P<0.001$)。第二,治疗方案中有效的抗结核药物数量与治疗结果有关。在 973 例有明确治疗结果的患者中:①随着治疗方案中有效抗结核药物从≤1 种上升到≥5 种,治疗成功率逐步上升,从 41.6% 上升到 92.3%($P<0.001$)。②随着治疗方案中有效抗结核药物从≤1 种上升≥5 种,发生获得性耐二线注射类抗结核药物的 MDR-TB 患者从 11.8% 下降到 0.0%,发生获得性耐氟喹诺酮类药物的 MDR-TB 患

者从 16.3% 下降到 1.8%(P<0.001),发生获得性 XDR-TB 患者从 13.4% 下降到 0.0%。③特定的治疗药物与治疗结果有关,在 973 例有明确治疗结果的患者中,应用任何一个有效注射类二线药物的 MDR-TB 患者的治疗成功率是 78.7%,而没有应用任何一个有效注射类二线药物的治疗成功率是 45%[相对危险度(RR)=1.75,95%CI:1.44~2.12;P<0.001];对于应用和没有应用有效氟喹诺酮类药物的治疗成功率分别是 78.2% 和 46.8%(RR=1.67,95%CI:1.38~2.02;P<0.001)。④患者的社会经济状况、临床特征、不同的国家和地区等也与治疗结果有关。患者的教育水平越高、有职业等特征与治疗成功相关;无家可归、吸烟、入狱史、物质滥用等与疗效差相关;HIV 感染,以前有过二线抗结核药物治疗史,痰涂片阳性,低体质量指数,重复入院等与疗效差相关;不同国家和地区的治疗成功率也不同。⑤多因素分析中,在控制了治疗方案和患者的差异后,每增加一种耐药药物,治疗成功的优势比下降至原来的 62.0%(95%CI:0.56~0.69),每增加一种有效药物,治疗成功的优势比上升到原来的 2.1 倍(95%CI:1.40~3.18)。结论提示,随着耐药种类的增加,治疗效果也越来越差。对于同一种药物,获得性耐药的疗效比初始耐药差。有效药物的数量越多及使用特定的药物可以获得更好的疗效,而且发生获得性耐药的机会也越小。

结核病的发生与肾上腺功能不全具有相关性。Rodríguez-Gutiérrez 等[30]研究了 MDR-TB 及其与肾上腺功能不全的关系:使用低剂量(1μg)ACTH 刺激试验在基线和抗结核治疗和培养转阴后 6~12 个月的随访中确定 MDR-TB 患者肾上腺皮质功能不全的发生率。在这项前瞻性观察性研究中,共纳入了 48 例年龄≥18 岁的男性或女性(诊断为肺部 MDR-TB 的 HIV 阴性患者),并且正在进行抗结核治疗。血清皮质醇的血液样品在基线和 1μgACTH 刺激之后 30 和 60 分钟进行。47% 的受试者患有原发性 MDR-TB,43.8% 有 2 型糖尿病,无 HIV 阳性。发现在入组时,使用 500nmol/L 作为标准临界值有 2 例(4.2%)肾上腺功能不全,使用 550nmol/L 有 4 例(8.3%),在抗结核强化期药物治疗和痰培养转阴(10.2 ± 3.6 个月)后,所有病例的肾上腺皮质功能恢复正常。在 MDR-TB 患者中,使用低剂量 ACTH 刺激试验,观察到轻度肾上腺功能不全的低发生率。抗结核治疗后所有病例的肾上腺功能恢复。鉴于 MDR-TB 的流行越来越令人担忧,这些发现具有重要的临床意义,当患者测试发现肾上腺皮质功能障碍,在治疗 MDR-TB 时可帮助临床医生做出更好的决定。

糖尿病是结核病的危险因素,但糖尿病与 MDR-TB 的关系却很少报道,Salindri 等[31]研究了原发 MDR-TB 的危险因素,包括糖尿病,明确糖尿病是否降低 MDR-TB 患者的痰培养转阴率。2011—2014 年在格鲁吉亚第比利斯的肺部和结核病中心开展了队列研究,收入大于 35 岁、糖化血红蛋白≥6.5% 或既往有糖尿病史的原发 MDR-TB 患者,使用多分类有序回归来分析耐药与患者特征之间的关系,使用 Cox 回归来比较有糖尿病和无糖尿病患者的痰培养转阴率。318 例患者中 268 例进行了药敏实验,原发耐多药患者占 19.4%(52/268),并存糖尿病 13.4%(36/268)。多因素分析显示糖尿病(aOR=2.51;95%CI:1.00~6.31)和社会经济低下(aOR=3.51;95%CI:1.56~8.20)与原发耐多药相关。44 例(84.6%)的原发耐多药患者的痰培养转阴,原发耐多药并存糖尿病患者的痰培养转阴率较低(aHR=0.34;95%CI:0.13~0.87),吸烟患者的为(aHR=0.16;95%CI:0.04~0.61)。结论提示糖尿病增加原发耐多药的发病风险,糖尿病与吸烟都会导致痰培养转阴时间延长。

结核分枝杆菌和 HIV 已知可引起甲状腺功能异常,但关于 HIV 感染是否加重了 MDR-TB 患者甲状腺功能改变的信息很少。Ige 等[32]研究了有或无 HIV 感染的 MDR-TB 患者开始治疗前的甲状腺功能。通过这项研究以明确 HIV 共感染是否改变 MDR-TB 患者的甲状腺激素(T3、T4)和促甲状腺激素(TSH)的血清水平,在开始之前发现亚临床甲状腺功能障碍的频率。这项观察和横断面研究纳入 2010 年 7 月至 2014 年 12 月尼日利亚伊巴丹大学学院医院 MDR-TB 治疗中心的所有新入院患者,检测其 TSH、游离甲状腺素(fT4)和游离三碘甲腺原氨酸(fT3)。入选的 115 例 MDR-TB 患者中,其中 22 例(19.13%)患有 MDR-TB/HIV 共感染。在 5(4.35%)、9(7.83%)和 2(1.74%)例患者分别观察到病态甲状腺综合征(SES),亚临床甲状腺功能减退和亚临床甲状腺功能亢进。与仅有 MDR-TB 患者相比较,MDR-TB/HIV 共感染患者的 TSH 中位数水平明显升高,T3 和 T4 中位数水平明显降低。从这项研究可以得出结论,MDR-TB/HIV 共感染患者在 MDR-TB 药物治疗开始前具有与没有 HIV 感染的 MDR-TB 患者相似的甲状腺功能。此外,在 MDR-TB/HIV 共感染患者中,甚至在 MDR-TB 治疗开始之前,也存在亚临床甲状腺功能障碍的可能性。

Lee 等[33]研究 MDR-TB 治疗期间药物诱发肝损伤的频率和危险因素,研究药物诱导的肝损伤(DILI)在 MDR-TB 治疗期间的风险因素,并比较 DILI 患者和没有慢性肝病(CLD)的频率。这是一项回顾性观察性队列研究,包括 2009 年 1 月至 2013 年 12 月开始 MDR-TB 治疗的 299 名连续患者。在 299 名患者中,35 名患有酒精性肝病(ALD 组),16 名患有乙型肝炎病毒感染(HBV 组),11 名患有丙型肝炎病毒感染(HCV 组),选择剩余 237 例无 CLD 的患者作为对照组。DILI 发生在 29(9.7%)例患者。在 ALD(17.1%,*P*=0.038),HBV(31.3%,*P*=0.005)和 HCV 组(27.3%,*P*=0.037)中 DILI 的频率显著高于对照组(6.3%)。在所有接受治疗的患者中,HBV 和 HCV 感染是 MDR-TB 治疗期间 DILI 发生的独立危险因素。DILI 在 MDR-TB 治疗期间由于 ALD,HBV 和 HCV 感染而比无 CLD 的患者更频繁地发生在 CLD 患者中。

关于 MDR-TB 治疗期间的监测方法(培养或涂片)和间隔(每月或更低频率)的辩论仍然存在。Mitnick 等[34]研究发现 MDR-TB 治疗失败检测取决于监测间隔和微生物方法。研究者对微生物学确诊为 MDR-TB 患者数据进行了分析,使用脆弱生存模型和每月培养的方式评估在过去 12 个月的治疗过程中失败的危险因素。在 12 项观察性研究中获得了 5410 名患者的数据。在过去 12 个月的治疗中,通过每月培养在中位数 3 个月内发生失败检测;失败检测延迟 2、7 和 9 个月,分别为双月培养、月涂片和双月涂片。所有患者的相对于培养物的每月涂片的失败检测延迟的风险为 0.38(95%CI:0.34~0.42),HIV/TB 共感染的风险为为 0.33(95%CI:0.25~0.42)。作者建议,通过降低监控方法的灵敏度和频率来延迟失败检测,建议每月监测接受 MDR-TB 治疗患者的痰培养物,扩大实验室能力是高质量培养,涂片显微镜和快速分子检测所需要的。

Charlotte 等[35]采用回顾性队列分析方法,选取南非两个省的 XDR-TB 患者,包括 HIV 阳性患者(接受或未接受抗逆转录病毒药物治疗)及 HIV 阴性的患者,分析其治疗转归及研究其影响因素。355 例患者中,包括 220 例(62%)HIV 阳性。330 例随访 2 年,34 例(10.3%)患者转归良好。分析数据结果显示,HIV 状况控制良好的患者可以得到更好地治疗结果。多因素分析显示,治疗初期痰抗酸杆菌涂片即转阴的患者及体重 >50kg 的患者治疗效果佳。HIV 阳性的患者治疗效果相对较差。体重低于 50kg 是最主要的不良因素,穷人及 HIV 感染也是导致患者预后不良的影响因素。这些结果提示,需要及时和适当的治疗结核病和 HIV 感染,才能提高 XDR-TB 患者的治疗转归。

抗结核新药的评价工作大多要求在资源有限的发展中国家进行,而这些国家的医生往往缺乏设计临床试验的经验。Tupasi 等[36]通过德拉马尼多中心、随机、对照临床试验建立临床试验能力培训项目。此项目包括:①试验点的甄别及评价;②帮助试验点取得国际认可的各项试验条件和标准;③建立临床试验管理机构;④知晓全球各个地区的法律法规。德拉马尼临床试验在全球 10 个点进行,其中 8 个属于不发达国家,通过能力培训项目,这些国家在试验设计、数据监管及安全性、试验操作、实验室服务等方面都得到了充分提高,给 MDR-TB 的治疗提供了坚强支柱。

五、外科治疗

MDR-PTB 的内科治疗非常复杂,药物毒性大,而治疗结果也不令人满意,外科的肺切除手术或许可以作为内科治疗的辅助治疗手段,以减少体内细菌负荷,提高治愈率。Fox 等[37]分析评估了外科手术作为辅助手段治疗 MDR-PTB 的价值,作者荟萃分析了 MDR-PTB 患者行外科手术辅助治疗的资料和数据,以评估外科手术作为内科辅助手段治疗 MDR-PTB 的效果。从 26 个队列研究中获得 MDR-PTB 患者行外科手术辅助治疗的资料和数据,并且从 3 个 MDR-PTB 治疗的系统评价中得到证实,这些数据包含每例患者的临床特征,以及内科和外科治疗方法,主要的分析内容包含了治疗成功(治愈和完成疗程)和治疗失败、复发或者死亡,所有形式的外科切除手术,包括全肺切除术、肺叶切除术及其他形式肺切除手术的效果均得到了评估。结果显示:总共有 4238 例来自 18 个外科研究组的 MDR-PTB 患者和 2193 例来自 8 个非外科研究组的 MDR-PTB 患者纳入分析。478 例患者实施了肺切除手术,其中全肺切除术 117 例,部分肺切除术(包括肺叶或肺段切除术)229 例,132 例患者肺切除范围不明。部分肺切除手术与化疗改善治疗成功率密切相关,调整后比值比(aOR=3.0;95%CI:1.5~5.9);异质性检验值(I^2R)=11.8%。但是全肺切除术并非如此(aOR=1.1;95%CI:6.0~2.3;I^2R=13.2%)。痰结核分枝杆菌培养转阴后进行手术较转阴前进行手术更易获得治疗成功(aOR=2.6;95%CI:0.9~7.1;I^2R=0.2%)。结论提示,对于 MDR-PTB 患者,进行部分肺切除术而不是全肺切除术,与化疗改善治疗成功率相关。虽然满意的结果与患者选择有关系,但是那些接受最佳内科治疗方案的 MDR-PTB 患者,待痰结核分枝杆菌培养转阴后再进行部分肺切除术可以提高疗效。在 2014 年,只有 50% 的 MDR-PTB 患者获得了成功的治疗结果。由于治疗选择有限,手术已经重新成为辅助治疗策略。

Harris 等[38]系统评价和荟萃分析了手术对 MDR-TB 治疗结果的影响,纳入 20 篇文章,6 项为荟萃分析 / 系统评价,14 项为主要研究文章(观察性研究)。从 14 项主要研究文章中,外科和非外科组中分别有 81.9%(371/453)和 59.7%(1197/2006)的成功结果(治愈 / 治疗完成)被报道,给出了综合优势比为 2.62(95%CI:1.94~3.54)。手术组的随访失败和治疗失败率较低(均为 P=0.01)。这项荟萃分析表明,手术作为辅助治疗与 MDR-TB 患者治疗结果的改善相关。然而,观察性研究设计的固有局限性,报告不足,以及对混杂因素缺乏调整,导致证据级别非常低,希望强调的方法和报告差距将鼓励改进设计和报告未来的 MDR-PTB 外科研究。

六、治疗新途径

Yu 等[39]报道,一种新的化合物 1,8- 二基取代的环拉胺衍生物对致病性分枝杆菌表现出杀菌活性。这类化合物抑制结核分枝杆菌在胞内的生长，对人体细胞系无毒性作用，并且对耐多药结核分枝杆菌也表现出很强的活性，作用机制独特，安全性、可溶性好，代谢稳定。

粒细胞-巨噬细胞集落刺激因子（GM-CSF）可能是在肺结核治疗中起关键作用的一种细胞因子，可使髓系和非髓系前体细胞活化，诱导Th1型细胞因子的释放，起到免疫保护作用。在Cruz等[40]的研究中，气管内给予重组腺病毒编码GM-CSF（adgm CSF），在肺结核动物模型中，无论是药物敏感性结核或是耐药结核均可以在给予单剂量治疗60天，达到良好的治疗效果，痰结核菌转阴。此外，adgm CSF联合化疗可以更快速地消除肺部细菌，比常规化疗取得更好的治疗效果，表明这种治疗方法或许可以缩短耐药结核病化疗疗程。

自体间皮基质细胞能修复损伤的肺组织并提高免疫功能。Skrahin等[41]选取36例MDR-TB患者化疗同时融入自体间皮基质细胞，36例仅给予化疗作为对照组。两组治疗成功率分别为81%和39%，作者认为自体间皮基质细胞能大大提高MDR-PTB疗效，为MDR-PTB治疗提供了新的途径。

综上所述，2016年国外学者对耐药结核病的治疗做了大量的探索和研究工作，随着贝达喹啉和德拉马尼等新药逐步应用到临床，耐药结核病的治疗转归有望得到改善。

（张青　李佺　郝晓晖　闫丽萍　谭守勇　唐神结）

参考文献

1. Pontali E, Sotgiu G, D'Ambrosio L, et al. Bedaquiline and multidrug-resistant tuberculosis: a systematic and critical analysis of the evidence. Eur Respir J, 2016, 47(2): 394-402.
2. Guglielmetti L, Dû DL, Veziris N, et al. Is bedaquiline as effective as fluoroquinolones in the treatment of multidrug-resistant tuberculosis? Eur Respir J, 2016, 48(2): 582-585.
3. Skrahina A, Hurevich H, Falzon D, et al. Bedaquiline in the multidrug-resistant tuberculosis treatment: Belarus experience. Int J Mycobacteriol, 2016, 5 Suppl 1: S62-S63.
4. Fox G J, Benedetti A, Mitnick CD et al. Propensity score-based approaches to confounding by indication in individual patient data meta-analysis: non-standardized treatment for multidrug resistant tuberculosis, Plos One, 2016, 11(3): e0151724.
5. Lee H, Jeong BH, Park HY, et al. Treatment outcomes with fuoroquinolone-containing regimens for isoniazid-resistant pulmonary tuberculosis. Antimicrob Agents Chemother, 2016, 60(1): 471-477.
6. Kang YA, Shim TS, Koh WJ, et al. Choice between levofloxacin and moxifloxacin and multidrug-resistant tuberculosis treatment outcomes. Ann Am Thor Soc, 2016, 37(4): 186-191.
7. Chien JY, Chien ST, Chiu WY, et al. Moxifloxacin improves treatment outcomes in patients with ofloxacin-resistant multidrug-resistant tuberculosis. Antimicrob Agents Chemother, 2016, 60(8): 4708-4716.
8. Zhao W, Zheng M, Wang B, et al. Interactions of linezolid and second-line anti-tuberculosis agents against multidrug-resistant Mycobacterium tuberculosis in vitro and in vivo. Int J Infect Dis, 2016, 52: 23-28.
9. van Rijn SP, Van AR, Akkerman O W, et al. Pharmacokinetics of ertapenem in patients with multidrug-resistant tuberculosis. Eur Respir J, 2016, 47(4): 1229-1234.
10. Tiberi S, Payen MC, Sotgiu G, et al. Effectiveness and safety of meropenem/clavulanate-containing regimens in the treatment of MDR-and XDR-TB. Eur Respir J, 2016, 02146-2015.

11. Tiberi S, Sotgiu G, D'Ambrosio L, et al. Comparison of effectiveness and safety of imipenem/clavulanate-versus meropenem/clavulanate-containing regimens in the treatment of MDR-and XDR-TB. Eur Respir J, 2016, 47(6): 1758-1766.

12. Sotgiu G, D'Ambrosio L, Centis R, et al. Carbapenems to treat multidrug and extensively drug-resistant tuberculosis: asystematic review. Int J Mol Sci, 2016, 17(3): 373.

13. Ammerman NC, Swanson RV, Tapley A, et al. Clofazimine has delayed antimicrobial activity against Mycobacterium tuberculosis both in vitro and in vivo. J Antimicrob Chemother, 2017, 72(2): 455-461.

14. Moodley R, Godec TR, Team ST. Short-course treatment for multidrug-resistant tuberculosis: the STREAM trials. Eur Respir Rev, 2016, 25(139): 29-35.

15. Sotgiu G, Tiberi S, D'Ambrosio L. WHO recommendations on shorter treatment of multidrug-resistant tuberculosis. Lancet, 2016, 387(10037): 2486-2487.

16. WHO. treatment guidelines for drug-resistant tuberculosis. 2016 update. WHO/HTM/TB/2016. 04.

17. Harausz EP, Garcia-Prats AJ, Seddon JA, et al. New/repurposed drugs for pediatric multidrug-resistant tuberculosis: practice-based recommendations. Am J Respir Crit Care Med, Nov 17. [Epub ahead of print]

18. WHO. The use of delamanid in the treatment of multidrug-resistant tuberculosis in children and adolescents: interim policy guidance. WHO/HTM/TB/2016. 14

19. Esposito S, Bosis S, Tadolini M, et al. Efficacy, safety, and tolerability of a 24-month treatment regimen including delamanid in a child with extensively drug-resistant tuberculosis: A case report and review of the literature. Medicine, 2016, 95(46): e5347.

20. Gegia M, Winters N, Benedetti A, et al. Treatment of isoniazid-resistant tuberculosis with first-line drugs: a systematic review and meta-analysis. Lancet Infect Dis, 2017, 17(2): 223-234.

21. Garciaprats AJ, Du PL, Draper HR, et al. Outcome of culture-confirmed isoniazid-resistant rifampicin-susceptible tuberculosis in children. Int J Tuberc Lung Dis, 2016, 20(11): 1469-1476.

22. Stagg HR, Harris RJ, Hatherell HA, et al. What are the most efficacious treatment regimens for isoniazid-resistant tuberculosis? A systematic review and network meta-analysis. Thorax, 2016, 71(10): 940-949.

23. Berhanu R, Schnippel K, Mohr E, et al. Early outcomes of decentralized care for rifampicin-resistant tuberculosis in Johannesburg, South Africa: an observational cohort study. Plos One, 2016, 11(11): e0164974.

24. Olaleye AO, Beke AK. Survival of smear-positive multidrug resistant tuberculosis patients in Witbank, South Africa: A retrospective cohort study. Infect Dis (Lond), 2016, 48(6): 422-427.

25. Alene KA, Viney K, McBryde ES, et al. Treatment outcomes in patients with multidrug-resistant tuberculosis in Northwest Ethiopia. Trop Med Int Health, 2016 Dec 15. doi: 10. 1111/tmi. 12826. [Epub ahead of print]

26. Mangan JM, Tupasi TE, Garfin AM, et al. Multidrug-resistant tuberculosis patients lost to follow-up: self-reported readiness to restart treatment. Int J Tuberc Lung Dis, 2016, 20(9): 1205-1211.

27. Chiang SS, Starke JR, Miller AC, et al. Baseline predictors of treatment outcomes in children with multidrug-resistant tuberculosis: aretrospective cohort study. Clin Infect Dis, 2016, 63(8): 1063-1071.

28. Arnold A, Cooke GS, Kon OM, et al. Drug resistant TB: UK multicentre study (drums): treatment, management and outcomes in London and West Midlands2008-2014. J Infect, 2016, pii: S0163-4453(16)30334-30336.

29. Cegielski JP, Kurbatova E, Walt MVD, et al. Multidrug-resistant tuberculosis treatment outcomes in relation to treatment and initial versus acquired second-line drug resistance. Clin Infect Dis, 2016, 62(4): 418-430.

30. Rodríguez-Gutiérrez R, Rendon A, Barrera-Sánchez M, et al. Multidrug-resistant tuberculosis and its Association with Adrenal Insufficiency: Assessment with the Low-Dose ACTH Stimulation Test. Int J Endocrinol, 2016, 2016(4): 1-7.

31. Salindri AD, Kipiani M, Kempker RR, et al. Diabetes reduces the rate of sputum culture conversion in patients with newly diagnosed multidrug-resistant tuberculosis. Open Forum Infect Dis, 2016, 3(3): ofw126.

32. Ige OM, Akinlade KS, Rahamon SK, et al. Thyroid function in multidrug-resistant tuberculosis patients with or without human immunodeficiencyvirus (HIV) infection before commencement of MDR-TB drug regimen. Afr Health Sci, 2016, 16(2): 596-602.

33. Lee SS, Lee CM, Kim TH, et al. Frequency and risk factors of drug-induced liver injury during treatment of multidrug-resistant tuberculosis. Int J Tuberc Lung Dis, 2016, 20(6): 800-805.

34. Mitnick CD, White RA, Lu C, et al. Multidrug-resistant tuberculosis treatment failure detection depends on monitoring interval and microbiological method. Eur Respir J, 2016, 48(4): 1160-1170.

35. Charlotte L. Kvasnovsky, J. Peter Cegielski, et al. Treatment outcomes for patients with extensively drug-resistant tuberculosis, KwaZulu-Natal and Eastern Cape provinces, South Africa. Emerg Infect Dis, 2016, 22(9): 1529-1536.

36. Tupasi T, Gupta R, Danilovits M, et al. Building clinical trial capacity to develop a new treatment for multidrug-resistant tuberculosis. Bull World Health Organ, 2016, 94(2): 147-152.

37. Fox GJ, Mitnick CD, Benedetti A, et al. Surgery as an adjunctive treatment for multi-drug resistant tuberculosis: an individual patient data meta-analysis. Clin Infect Dis, 2016, 62(7): 887-895.

38. Harris R C, Khan M S, Martin L J. The effect of surgery on the outcome of treatment for multidrug-resistant tuberculosis: a systematic review and meta-analysis. BMC Infect Dis, 2016, 16(1): 1-15.

39. Yu M, Nagalingam G, Ellis S, et al. Nontoxic metal-cyclam complexes, a new class of compounds with potency against drug-resistant Mycobacterium tuberculosis. J. Med. Chem, 2016, 59(12): 5917-5921.

40. Cruz AF, Mata-Espinosa D, Ramos-Espinosa Octavio. Efficacy of gene-therapy based on adenovirus encoding granulocyte-macrophage colony-stimulating factor in drug-sensitive and drug-resistant experimental pulmonary tuberculosis. Tuberculosis, 2016, 100: 5-14.

41. Skrahin A, Jenkins HE, Hurevich H, et al. Effectiveness of a novel cellular therapy to treat multidrug-resistant tuberculosis. Int J Mycobacteriol, 2016, 5 Suppl 1: S23.

第十二章　特殊人群结核病的治疗

第一节　结核病合并 HIV 双重感染的治疗

摘要：人类免疫缺陷病毒（HIV）感染是结核分枝杆菌感染并最终导致结核病最重要的危险因素之一，而结核病是 HIV 感染者常见的机会性感染之一。HIV/TB 感染患者病情复杂、病死率高、治疗棘手，及时、合理、有效地进行抗结核治疗和抗逆转录病毒治疗是降低病死率的关键。建议对 HIV/TB 患者应当首先进行抗结核治疗，随后尽早地启动抗逆转录病毒治疗，在治疗过程中应注意药物之间相互作用、叠加的药物不良反应以及出现的结核病相关性免疫重建炎症综合征。

关键词：结核病；艾滋病；抗结核治疗；抗病毒治疗

结核分枝杆菌感染是人类免疫缺陷病毒感染 / 艾滋病（human immunodeficiency virus/acquired immunodeficiency syndrome，HIV/AIDS）患者常见的机会性感染之一，也是 AIDS 患者死亡的重要原因[1]。WHO2016 年全球结核病报告[2]，2015 年全球 1040 万新发结核病患者中，有 120 万（11%）为 HIV 阳性患者；所有因结核病死亡患者中有 40 万（29%）为 HIV 阳性患者。HIV 与结核病相互促进，HIV 感染者还面临耐药结核病的巨大挑战，俨然已成为威胁全人类健康的公共卫生问题。HIV 合并 TB 双重感染（HIV/TB）患者的诊断和治疗比单纯 TB 或 HIV/AIDS 患者困难，故如何科学、规范、高效地进行治疗显得尤为重要。

一、HIV 感染者的预防性抗结核治疗

HIV 感染是目前已知的促使潜伏性结核感染（LTBI）发展成活动性结核病的最危险因素，预防性抗结核治疗可有效控制 LTBI。近期有许多研究，均着重于研究 HIV 感染合并 LIBI 者的最佳预防治疗方案和疗程时间。Sterling 等[3]报道了一项前瞻性、随机、开放非劣效性试验结果，对 HIV 感染 LTBI 患者的预防性治疗效果，异烟肼和利福喷丁每周一次 3 个月方案与异烟肼每日一次 9 个月方案（9H）的有效性和安全性相仿，而耐受性更好。Den Boon 等[4]研究表明，对 HIV/AIDS 患者 LTBI 提供预防性抗结核治疗，持续异烟肼方案（至少 36 个月）与 6 个月异烟肼方案（6H）相比，可减少 38% 的结核病发生风险，对结核菌素皮肤试验（TST）阳性者结核病发生风险降低 49%，死亡风险降低 50%；不良反应发生风险略有增加，但无统计学差异。Hosseinipour 等[5]进行了一个多国开放随机对照试验，晚期 AIDS 患者（CD_4^+ 细胞计数 <50 个 /μl）850 例，排除活动性和疑似结核病，随机分配（1：1）为抗结核治疗组和异烟肼预防性治疗（IPT）组，两组均给予抗逆转录病毒治疗（ART）。结果发现，经验性抗结核治疗与 IPT 相比，不能降低晚期 AIDS 患者的早期（24 周）死亡率，晚期 HIV/AIDS 患者结核病发病率高，建议在系统性结核病筛查实施后尽早启动 ART。Alemu 等[6]使用 logistic 回归模型研究 HIV/AIDS 儿童患者结核病相关性的多因素分析，结果显示合并不良嗜好（吸烟、饮酒等）、CD_4^+ 细胞计数低是结核病发病的危险因素，ART 和 IPT 是减少 HIV/

AIDS 患者结核病发生的最有效措施;所有 HIV 感染的儿童均需要进行结核病排查,尤其是那些动作发育迟缓的、已经发展为 AIDS 的、贫血的或免疫抑制的儿童。

给 HIV 感染者提供 IPT 不会增加异烟肼耐药的风险,因此担心发生异烟肼耐药不应该成为进行 IPT 的障碍[3,4]。启动 ART 的同时加强结核病筛查、排除活动性结核病后提供结核病预防性治疗非常重要。

2015 年全球新登记的 HIV 阳性患者行预防性抗结核治疗已达 91 万人。WHO 推荐以下方案用于 HIV 感染者治疗 LTBI[2]:①异烟肼,每天 1 次,疗程为 6 个月或 9 个月;②异烟肼 + 利福平,每天 1 次,疗程为 3~4 个月;③利福平,每天 1 次,疗程为 3~4 个月;④异烟肼 + 利福喷丁,每周 1 次,疗程为 3 个月。

二、TB/HIV 患者的抗结核治疗

由于结核病进展迅速,HIV 阳性患者无论是否进行过预防性抗结核治疗,一旦确诊为结核病,应当立即进行抗结核治疗。

HIV 是结核病治疗转归不良的危险因素,主要表现为死亡风险增加[7]。HIV 感染者与非 HIV 感染者的抗结核治疗原则及治疗方案相同,但强调抗结核治疗优先。TB/HIV 患者首选四联一线初治方案(仅适用于非耐药结核病):强化期采用 2 个月异烟肼、利福平、吡嗪酰胺和乙胺丁醇,继续期采用 4 个月异烟肼和利福平,最佳给药频率是每日服药。

目前 TB/HIV 患者的抗结核治疗疗程、剂量、给药频率等尚存有争议。Alvarez 等[8]进行了一项队列研究,TB/HIV 患者抗结核治疗分为三组:标准组(异烟肼 300mg、利福平 450mg、吡嗪酰胺 1500mg、乙胺丁醇 800mg)847 例、强化组(异烟肼 300mg、利福平 900mg、吡嗪酰胺 1500mg、左氧氟沙星 1000mg)322 例、强化组方案加链霉素(750mg)组 446 例,抗结核治疗开始的前 2 周给予强化抗结核治疗,所有患者均给予复方新诺明治疗,未开始 ART 的患者在抗结核治疗后 2~8 周启动 ART。结果显示强化抗结核治疗单独使用并不能提高 TB/HIV 患者生存率,当加入链霉素的强化抗结核治疗能够改善结核病预后,降低死亡率。Jenks 等[9]比较 LPV/r 联合利福布丁(150mg)每日与每周三次用药治疗成人 TB/HIV 患者的抗结核治疗转归,结果显示利福布丁每日用药与每周三次用药相比获得更高的临床治愈率,而复发率和死亡率相仿。

WHO 推荐所有 TB/HIV 患者在诊断为结核时和在结核治疗过程中使用复方新诺明。联合复方新诺明治疗(co-trimoxazole preventive therapy,CPT)可改善 HIV/TB 患者预后,来自非洲的一项研究结果显示,CPT 持续 96 周,可明显降低 HIV 感染者结核病的发病率[10]。

WHO[2]建议在所有 HIV 感染者中进行结核筛检,强烈推荐 Xpert MTB/RIF 作为具有结核症状和体征的 HIV 患者的首要检测手段。因为这个方法检测 HIV 人群中的结核病更敏感,能快速检测利福平耐药,从而大大缩短诊断和治疗 MDR-TB 的时间。尿液脂阿拉伯甘露糖(LAM)检测技术用于 HIV 感染者活动性结核病诊断,指导实施抗结核治疗可降低 TB/HIV 患者早期死亡率[11,12]。因此开展 LAM 检测对于诊断资源匮乏及患者病情严重的医院,以及高度免疫抑制和不能自主咳痰者非常有价值。

三、TB/HIV 患者的抗逆转录病毒治疗

ART 可明显降低 HIV 感染进展的风险,防止其发展为艾滋病和死亡,以及减少病毒传

播。ART 可有效降低 HIV 感染者的结核病发病率[13]。未启动 ART 的 TB/HIV 患者仅接受抗结核治疗治疗成功率低、病死率高[14]。而 TB/HIV 患者启动 ART 联合 CPT 可将结核病的死亡风险降低 78%[15]。

HIV 病毒主要通过破坏 CD_4^+ 细胞来摧毁人类免疫系统，在 CD_4^+ 细胞计数 <200 个 /μl 时，机体感染结核的几率增加，且 TB/HIV 患者预后与 CD_4^+ 细胞数密切相关，越低预后越差；高效 ART 治疗能够显著改善生存率[6,16]。无论 CD_4^+ 细胞计数如何，所有 TB/HIV 患者都应在抗结核治疗后尽早开始 ART（抗结核治疗 2~8 周内为佳）；当患者免疫系统严重低下者（CD_4^+ 细胞计数 <50 个 /μl），建议在抗结核治疗起始 2 周内开始 ART，TB/HIV 患者的一线 ART 方案包含两种核苷类反转录酶抑制剂（NRTI）以及一种 NNRTI，依非韦伦应作为优先选择的 NNRTI 类药物，每日一次用药[17]。

TB/HIV 患者 ART 方案也一直在讨论中，与抗结核治疗同时开展的 ART 方案选择十分重要。利福霉素是敏感结核病抗结核治疗的核心药物，也是强肝细胞色素 P450（cytochrome P450，CYP450）诱导剂，可诱导并激活蛋白酶抑制剂（PI）和非核苷类反转录酶抑制剂（NNRTI）类药物的 CYP450 肝酶系统，导致 PI 和 NNRTI 血药浓度水平降低。

Mariana 等[18]发现，同时接受含异烟肼、利福平方案的抗结核治疗，依法韦仑常规剂量（600mg）的血药浓度仍在治疗浓度范围内而不影响其治疗效果。在抗结核治疗中开始进行 ART 时，EFV 可作为优先选择的 NNRTI 类药物。Lortholary 等[16]对未启动 ART 的 TB/HIV 患者，在抗结核治疗后的 12 周内启动 ART，ART 方案为替诺福韦（TDF，300mg/d）、恩曲他滨（FTC，200mg/d）、依非韦伦（同时接受利福平者 800mg/d，未接受 lfp 者 600mg/d），结果显示治疗成功率高、疗效显著；严重不良事件的发生率为 45%，但无死亡病例，提示高效 ART 治疗能够显著改善生存率；同时接受利福平者的依非韦伦血药浓度有下降，但仍在治疗浓度范围内。

利福平和 PI 类药物合用时，可使 PI 类药物血药浓度显著下降，导致 ART 失败及对抗病毒制剂产生获得性耐药；对接受利福平治疗的活动性结核病患者，所有标准剂量的强化 PI 类药物都禁忌使用；利福布丁对 CYP450 肝酶系统的诱导能力弱，如果使用利福布丁替代利福平，强化 PI 类药物都可以相应以标准剂量联合使用[19]。

四、TB/HIV 联合治疗中的药物不良反应

TB/HIV 患者在抗结核治疗和 ART 联合治疗过程中，易发生叠加的药物不良反应，导致治疗复杂难度加大[19]。在联合治疗期间需密切监测药物副作用，在可能的情况下，应尽量避免应用具有叠加毒性的药物。常见的不良反应包括胃肠道反应、药物性肝损伤（DILI）、皮疹、甲状腺功能减退症、耳聋、精神症状和低钾血症等。

Araújo-Mariz 等[20]在一项 ART 和抗结核治疗的药物肝毒性前瞻性队列研究结果显示，TB/HIV 患者同时接受 ART 和抗结核治疗组 DILI 的发生率为 30.6%；多变量 logistic 回归分析提示氟康唑的使用、营养不良和基因多态性为慢乙酰化表型发生肝毒性的风险显著增加。Vinnard 等[21]采用前瞻性研究方法，观察 TB/HIV 患者在 ART 治疗前及治疗后 1 个月的全身免疫系统激活指标（$CD38^+$、DR^+、$CD8^+$）和异烟肼的药代动力学；结果显示高水平的免疫激活状态会削弱异烟肼的药物代谢过程；这可能与异烟肼药物性肝损害的发生有关。一项来自南非的回顾性队列研究，结果显示耐利福平结核病（RR-TB）合并 HIV 感染患者在前 6 个

月强化治疗阶段（卡那霉素、莫西沙星、乙硫异烟胺、特立齐酮、吡嗪酰胺）不良反应发生率为35.3%，其中严重不良反应发生率达19.0%；CD_4^+细胞计数<100个/μl、新启动ART者的不良反应发生风险更高[22]。

五、结核病相关免疫重建炎症综合征

免疫重建炎症综合征（immune reconstitution inflammatory syndrome，IRIS）通常认为是由于对抗病毒治疗产生应答而引起的一系列与免疫重建相关的临床症状和体征。IRIS的两种形式：治疗矛盾型IRIS、暴露型IRIS，结核病相关免疫重建炎症综合征（TB-IRIS）均可出现。

TB-IRIS通常发生在开始ART的4周左右，发生率约为9.2%~36%，症状持续2~3个月[16,20,23]。Narendran等[23]评价TB/HIV患者TB-IRIS发生率及严重程度与白三烯A4羟化酶（leukotriene A4 hydroxylase，LTA4H）的关联性，结果显示LTA4H突变基因型与野生基因型相比，两组IRIS发病率和机体免疫功能恢复情况相仿，而突变基因型发生严重IRIS的几率增加，提示基因型检测有助于严重IRIS的预测；开始ART前CD_4^+细胞计数较低、贫血以及较高的HIV RNA水平是发生TB-IRIS的独立危险因素；皮质类固醇激素对两组基因型IRIS治疗均有效。一项前瞻性随机对照研究结果显示，D-二聚体、IFN-γ、sCD14水平升高与发生IRIS的风险独立相关[24]。

TB-IRIS的预测因素包括[25]：①开始ART前CD_4^+细胞计数较低（<50个/μl）；②ART过程中CD_4^+细胞计数增加较快者；③ART启动前抗结核治疗时间过短者；④结核病情严重者，如血行播散型结核和肺外结核（尤其是结核性脑膜炎）；⑤治疗前HIV RNA载量高，而ART开始后下降迅速者；⑥脑脊液结核分枝杆菌培养阳性。

HIV/TB患者出现TB-IRIS可使病情加重甚至死亡。大多数TB-IRIS是自限性的。对于症状较轻的IRIS可使用非甾体类解热镇痛药物进行治疗，无需调整抗结核治疗和ART方案；对于临床表现较严重的IRIS患者可使用糖皮质激素类药物；绝大多数情况下，抗结核治疗和ART可继续进行。其他可能用于治疗TB-IRIS的药物包括沙利度胺、白三烯受体拮抗剂、己酮可可碱和羟化氯喹[25]。

（王婷萍　王卫华　付亮　邓国防　卢水华　唐神结）

参考文献

1. Ford N，Matteelli A，Shubber Z，et al. TB as a cause of hospitalization and in-hospital mortality among people living with HIV worldwide：a systematic review and meta-analysis. J Int AIDS Soc，2016，19（1）：20714.
2. WHO. Global tuberculosis report 2016. WHO/HTM/TB/2016. 13.
3. Sterling TR，Scott NA，Miro JM，et al. Three months of weekly rifapentine and isoniazid for treatment of Mycobacterium tuberculosis infection in HIV-coinfected persons. AIDS，2016，30（10）：1607-1615.
4. Den Boon S，Matteelli A，Ford N，et al. Continuous isoniazid for the treatment of latent tuberculosis infection in people living with HIV. AIDS，2016，30（5）：797-801
5. Hosseinipour MC，Bisson GP，Miyahara S，et al. Empirical tuberculosis therapy versus isoniazid in adult outpatients with advanced HIV initiating antiretroviral therapy（REMEMBER）：a multicountry open-label randomised controlled trial. Lancet，2016，387（10024）：1198-1209.

6. Alemu YM, Awoke W, Wilder-Smith A. Determinants for tuberculosis in HIV-infected adults in Northwest Ethiopia: a multicentre case-control study. BMJ Open, 2016, 6(4): e009058.

7. Karo B, Krause G, Hollo V, et al. Impact of HIV infection on treatment outcome of tuberculosis in Europe. AIDS, 2016, 30(7): 1089-1098.

8. Alvarez-Uria G, Midde M, Naik PK. Mortality in HIV-infected patients with tuberculosis treated with streptomycin and a two-week intensified regimen: data from an HIV cohort study using inverse probability of treatment weighting. PeerJ, 2016, 4: e2053.

9. Jenks JD, Kumarasamy N, Ezhilarasi C, et al. Improved tuberculosis outcomes with daily vs. intermittent rifabutin in HIV-TB coinfected patients in India. Int J Tuberc Lung Dis, 2016, 20(9): 1181-1184.

10. Crook AM, Turkova A, Musiime V, et al. Tuberculosis incidence is high in HIV-infected African children but is reduced by co-trimoxazole and time on antiretroviral therapy. BMC Med, 2016, 14: 50.

11. Peter JG, Zijenah LS, Chanda D, et al. Effect on mortality of point-of-care, urine-based lipoarabinomannan testing to guide tuberculosis treatment initiation in HIV-positive hospital inpatients: a pragmatic, parallel-group, multicountry, open-label, randomised controlled trial. Lancet, 2016, 387(10024): 1187-1197.

12. Gupta-Wright A, Peters JA, Flach C, et al. Detection of lipoarabinomannan (LAM) in urine is an independent predictor of mortality risk in patients receiving treatment for HIV-associated tuberculosis in sub-Saharan Africa: a systematic review and meta-analysis. BMC Med, 2016, 14: 53.

13. Saito S, Mpofu P, Carter E J, et al. Implementation and operational research: declining tuberculosis incidence among people receiving HIV care and treatment services in East Africa, 2007-2012. J Acquir Immune Defic Syndr, 2016, 71(4): e96-e106.

14. van der Walt M, Lancaster J, Shean K. Tuberculosis case fatality and other causes of death among multidrug-resistant tuberculosis patients in a high HIV prevalence setting, 2000-2008, South Africa. PLoS One, 2016, 11(3): e0144249.

15. Mutembo S, Mutanga JN, Musokotwane K, et al. Antiretroviral therapy improves survival among TB-HIV co-infected patients who have CD4+ T-cell count above 350cells/mm^3. BMC Infect Dis, 2016, 16(1): 572.

16. Lortholary O, Roussillon C, Boucherie C, et al. Tenofovir DF/emtricitabine and efavirenz combination therapy for HIV infection in patients treated for tuberculosis: the ANRS 129 BKVIR trial. J Antimicrob Chemother, 2016, 71(3): 783-793.

17. Manosuthi W, Wiboonchutikul S, Sungkanuparph S. Integrated therapy for HIV and tuberculosis. AIDS Res Ther, 2016, 13: 22.

18. Mariana N, Purwantyastuti, Instiaty, et al. Efavirenz plasma concentrations and HIV viral load in HIV/AIDS-tuberculosis infection patients treated with rifampicin. Acta Med Indones, 2016, 48(1): 10-16.

19. Egelund E F, Dupree L, Huesgen E, et al. The pharmacological challenges of treating tuberculosis and HIV coinfections. Expert Rev Clin Pharmacol, 2016: 1-11.

20. Araújo-Mariz C, Lopes EP, Acioli-Santos B, et al. Hepatotoxicity during treatment for tuberculosis in people living with HIV/AIDS. PLoS One, 2016, 11(6): e0157725.

21. Vinnard C, Ravimohan S, Tamuhla N, et al. Isoniazid clearance is impaired among human immunodeficiency virus/tuberculosis patients with high levels of immune activation. Br J Clin Pharmacol, 2016 Oct 28. doi: 10.1111/bcp.13172. [Epub ahead of print]

22. Schnippel K, Berhanu R H, Black A, et al. Severe adverse events during second-line tuberculosis treatment in the context of high HIV Co-infection in South Africa: a retrospective cohort study. BMC Infect Dis, 2016, 16(1): 593.

23. Narendran G, Kavitha D, Karunaianantham R, et al. Role of LTA4H polymorphism in tuberculosis-associated immune reconstitution inflammatory syndrome occurrence and clinical severity in patients infected with HIV. PLoS One, 2016, 11(9): e0163298.

24. Musselwhite LW, Andrade BB, Ellenberg SS, et al. Vitamin D, d-dimer, interferon gamma, and sCD14 levels are independently associated with immune reconstitution inflammatory syndrome: a prospective, international Study. EBioMedicine, 2016, 4: 115-123.

25. Lai RP, Meintjes G, Wilkinson RJ. HIV-1 tuberculosis-associated immune reconstitution inflammatory syndrome. Semin Immunopathol, 2016, 38(2): 185-198.

第二节　老年结核病的治疗

摘要：老年初治敏感肺结核的治疗方案应包含异烟肼、利福平、乙胺丁醇、吡嗪酰胺，根据痰菌及影像有无空洞表现疗程 6~9 个月。吡嗪酰胺及利福平的使用是治疗成功的保障。老年耐药结核病根据病情给予个体化治疗方案，关于新药应用不是禁忌但尚缺乏大样本多中心临床研究依据。

关键词：结核病；老年患者；抗结核治疗；抗结核药物

结核病仍然是一个主要的全球性健康问题，而且耐药结核病是一个逐步增长的威胁。随着人口的老龄化，老年结核病在结核病构成比增大，是结核病防控的重点。全球结核病报告尚未有老年结核病患者的具体病例数及确切发病率。日本的年度进展报告数据显示 2014 年 65 岁以上的老年结核病患者发病率高于 15~64 岁人群[1]。波兰 2014 年的调查数据显示大于等于 65 岁老年人结核病的发病率高达 30.4/10 万，高于总体发病率 17.4/10 万[2]。老年结核病容易误诊漏诊，许多老年结核病患者并不表现为典型的症状如发热、盗汗、体重减轻和咳嗽、咯血，呼吸困难则在老年患者中相对较为常见。在影像学方面相比肺尖部病灶而言，中肺野及肺基底部阴影合并胸腔积液在老年肺结核中更为常见[3]。老年人结核菌素试验（TST）阳性率较低，由于超敏反应减弱、激素及其他药物使用、血播结核病老年患者 TST 常表现为阴性。美国老年病学会常规推荐对于所有居住在医疗养老机构老年人 2 步法 TST 来筛查结核病[4]。不少的诊断方法在老年肺结核的诊断中发挥重要的作用[5-9]。

Vasakova 等[10]推荐老年结核病还应遵循以下原则：对于老年结核病患者应直接督导短程化疗（DOTS）；对老年患者给予综合关怀，强调个人护理在治疗中的重要性，还用包括减少患者流动性、增强患者的免疫机能；治疗对结核病预后有影响的并存病和并发症如肾衰、肝衰及胃肠功能紊乱等；由于老年人抗结核治疗过程中胃肠道不良反应发生率高及常伴有厌食症，应重视营养支持治疗；对老年结核病患者适当给予心理干预及关怀；在特定情况下整个抗结核治疗应以住院为基础。对于全疗程不含吡嗪酰胺的方案是为了减少肝毒性及不耐受性，但初治疗程需延长到 9 个月。

对于老年初治敏感肺结核的治疗方案可选择强化期异烟肼 + 利福平 + 乙胺丁醇 + 吡嗪

酰胺每日给药持续8周,继续期异烟肼+利福平每日给药或每周2次给药18周;或者强化期异烟肼+利福平+乙胺丁醇+吡嗪酰胺每日给药持续2周,异烟肼+利福平+乙胺丁醇+吡嗪酰胺每周2次给药持续6周,继续期异烟肼+利福平每周2次给药持续18周;也可强化期异烟肼+利福平+乙胺丁醇+吡嗪酰胺每周3次给药持续8周,继续期异烟肼+利福平每周3次给药持续18周。两个月的强化期应该包括异烟肼+利福平+乙胺丁醇+吡嗪酰胺,治疗2个月末给予复查痰涂片及培养,如果治疗开始胸片显示有空洞继续期应该包含异烟肼-利福平每日给药或1周2次给药4个月到完成总疗程6个月。如果治疗有空洞且2个月时痰培养阳性继续期应延长到7个月也就是总疗程9个月。对于肺外结核不建议使用利福喷丁,对于老年敏感结核病,链霉素常用于不能耐受一种或以上一线抗结核药物时[4]。老年患者在抗结核治疗过程中不良反应发生率高于非老年患者,虽然吡嗪酰胺和利福平易导致肝损害,但是在28名抗结核治疗出现肝损害的高龄患者治疗结局的研究中,利福平的再使用是治疗成功的唯一相关因素[11]。

耐药结核病的治疗较为复杂,常由有经验的专家制定至少包含两种以上可能敏感的抗结核药物组成个体化治疗方案。参照指南可以备选的药物包括卷曲霉素、阿米卡星、卡那霉素、乙硫异烟胺、环丝氨酸,左氧氟沙星、莫西沙星、利奈唑胺,德拉马尼、贝达喹啉也可以考虑。贝达喹啉11项Ⅰ期临床试验、一项Ⅱa及2项Ⅱb临床试验包含了敏感结核病患者但是没包含足够数量的65岁以上的老年患者,因此老年患者对贝达喹啉的反应是否不同于非老年患者还不得而知。德拉马尼的12项Ⅰ期临床试验和1项Ⅱa临床试验没有包含老年患者的资料[12]。德拉马尼、贝达喹啉在老年患者中的应用临床药理资料、疗效及不良反应还需上市后进一步观察研究。2016年耐药结核病指南推荐对于成人和儿童不确定异烟肼耐药的RR-TB在某些特定情况下可以给予短程MDR-TB方案治疗,老年患者不是排除标准[13]。

老年结核病的辅助治疗首先建议戒烟,有研究表明在起初及治疗结束时吸烟患者空洞率、痰涂片抗酸染色阳性程度高于非吸烟组,由于吸烟组依从性差、失访率高导致治疗失败率高,因此肺结核患者戒烟是治疗的重要前提,在老年结核病的治疗中建议戒烟[14]。其次补充维生素D可能有助于结核病的恢复,研究显示65岁以上老人维生素D缺乏,与维生素D缺乏最相关的是结核病和艾滋病[15]。但是目前在结核病的治疗中如何规范给予补充维生素D治疗尚无统一规定。

(吴琦　梅早仙　张占军　唐神结)

参考文献

1. Tuberculosis Surveillance Center(TSC),RIT,JATA. Tuberculosis Annual Report 2014--(2)tuberculosis in pediatric and elderly patients. Kekkaku,2016,91(4):481-487.
2. Korzeniewska-Koseła M. Tuberculosis in Poland in 2014. Przegl Epidemiol,2016,70(2):261-272.
3. Byng-Maddick R,Noursadeghi M. Does tuberculosis threaten our ageing populations? BMC Infect Dis,2016,16:119.
4. Rajagopalan S. Tuberculosis in older adults. Clin Geriatr Med,2016,32:479-491.
5. Hochberg NS,Rekhtman S,Burns J,et al. The complexity of diagnosing latent tuberculosis infection in older

adults in long-term care facilities. Int J Infect Dis,2016,44:37-43.
6. Shi X,Zhang L,Zhang Y,et al. Utility of T-cell interferon-γ release assays for etiological diagnosis of classic fever of unknown origin in a high tuberculosis endemic area-a pilot prospective cohort. PLoS One,2016,11(1): e0146879.
7. Gao L,Bai L,Liu J,et al. Identification of populations at high risk of tuberculosis infection in rural China:a population-based,multicentre,prospective study. Lancet,2016,388(Suppl 1):S16. doi:10. 1016/S0140-6736(16)31943-2.
8. Shah M,Ssengoob W,Armstrong D,et al. Comparative performance of urinary lipoarabinomannan assays and Xpert MTB/RIF in HIV-infected individuals with suspected tuberculosis in Uganda. AIDS,2014,28(9):1307-1314.
9. World Health Organization. Global tuberculosis report 2016. WHO/HTM/TB/2016. 13Geneva:World Health Organization,2016.
10. Vasakova M. Challenges of antituberculosis treatment in patients with difficult clinical conditions. Clin Respir J, 2015,9:143-152.
11. Lin HS,Cheng CW,Lin MS,et al. The clinicaloutcomes of oldestoldpatients with tuberculosis treated by regimenscontainingrifampicin,isoniazid,and pyrazinamide. Clin Interv Aging,2016,11:299-306.
12. Hu M,Zheng C,Gao F. Use of bedaquiline and delamanid in diabetes patients:clinical and pharmacological considerations. Drug Des Devel Ther,2016,10:3983-3994.
13. World Health Organization. Treatment guidelines for drug-resistant tuberculosis. WHO/HTM/TB/2016. 04. Geneva:World Health Organization,2016.
14. Rathee D,Arora P,Meena M,et al. Comparative study of clinico-bacterio-radiological profile and treatment outcome of smokers and nonsmokers suffering from pulmonary tuberculosis. Lung India,2016,33(5):507-511.
15. Norval M,Coussens AK,Wilkinson RJ,et al. Vitamin D status and its consequences for health in South Africa. Int J Environ Res Public Health,2016,13(10). pii:E1019.

第三节　儿童结核病的治疗

摘要:在 HIV 感染的儿童中,复方新诺明对预防结核病具有潜在的重要作用。便捷、儿童友好型固定剂量复合剂符合儿童口味。药物浓度阈值可以预测儿童肺结核治疗的失败和死亡。利奈唑胺、莫西沙星、法罗培南可用于婴幼儿敏感及耐药结核病的治疗,根据体重及年龄的不同,推荐不同的用药剂量。2016 年,WHO 发布了《德拉马尼在儿童和青少年耐多药结核病患者应用临时政策指南》。对于 RR 或 MDR-TB 的儿童或青少年患者,WHO 推荐的长疗程方案中可以使用德拉马尼,儿童(6~11 岁)推荐剂量是 50mg,每天 2 次,共 6 个月;青少年(12~17 岁)推荐剂量是 100mg,每天 2 次,共 6 个月。而对于短程(9~12 个月)的 MDR-TB 治疗方案,不建议使用德拉马尼。

关键词:儿童结核病;预防治疗;诊断;治疗;耐多药结核病

全球每年至少 100 万名儿童罹患结核病。儿童患者约占所有结核病患者总数的 10%~11%。WHO 估计 2015 年全球大约有 210 000 例儿童死于结核病,其中包括 40 000 例儿童死于结核病和艾滋病双重感染[1]。然而,真实的儿童结核病负担可能更高。这可能与儿童结核病较成人更难诊断,误诊、漏诊率高有关,临床上需要更为快速、灵敏的诊断方法。有研究显示[2],在有症状的儿童中,尤其是小于2岁的儿童中,QFT-IT(全血γ干扰素释放试验)诊断活动性结核病的灵敏度比TST更高(93.3% vs 86.5%)。从尿液标本检测结核分枝杆菌DNA诊断肺结核是一种很有前途的方法,这种方法可能成为少菌和肺外疾病患者的候选诊断工具,同时可以用来评估治疗反应,并可能有助于诊断儿童结核病[3]。对于儿童及不满15岁的青少年,通常每份标本进行一种结核分枝杆菌核糖核酸扩增试验试验(如自然咳出的痰、诱导痰或胃灌洗液),进行快速诊断[4]。新近研究发现,机体在活动性结核病期间,结核分枝杆菌特异性$CD4^{+}T$细胞的表面标志物CD27会消失。根据这一免疫学现象,通过流式细胞学技术,发现了一种快速、准确的首个用于检测儿童活动性结核病的可靠的免疫学诊断技术[5]。

一、预防性治疗

预防性治疗对暴露于结核分枝杆菌的儿童非常有效。2016年NICE指南中明确指出[4],与具有传染性的结核病(肺结核或喉结核)患者密切接触的儿童及青少年,应行结核菌素试验,进行潜伏性结核感染筛查。无论是否有卡介苗接种史,结核菌素试验结果硬结≥5mm即为阳性。对具有潜伏性结核感染证据者,若无活动性结核,则需治疗潜伏性结核感染。在其母亲可能仍然是传染源的排除活动性结核病的婴儿中,患药物敏感结核病母亲的婴儿,可给予10mg/(kg·d)的异烟肼预防性治疗(IPT)6个月。而耐药结核病的母亲产下的婴儿,根据母亲的药敏结果,制定预防治疗方案。无传染性结核病的母亲产下的婴儿不接受抗结核治疗,但需密切观察[6]。如有条件,可给有感染结核风险的婴儿在出院前或由助产转至初级护理时接种疫苗[4],否则也应该在接下来的较短时间内接种(例如在出生后6周追踪观察时接种)。有研究显示在抗逆转录病毒治疗同时,持续使用96周复方新诺明,可以使感染HIV病毒的儿童结核病的发病率降低,强调了复方新诺明在HIV感染患儿中预防结核病的潜在重要作用[7]。建议免疫功能低下且有感染结核病风险的儿童及青少年去专家门诊就诊[4]。

二、儿童结核病的治疗

符合儿童口味的,便捷的儿童友好剂型的抗结核药物已经问世。儿童友好型固定剂量复合剂,与WHO推荐的一线抗结核药物剂量一致。2016年10月,肯尼亚成为第一个在全国范围内推行儿童固定剂量复合剂的国家。

Srivastava等[8]对143名儿童的研究显示药物浓度阈值可以预测儿童肺结核治疗的失败和死亡。治疗失败或死亡的主要因素是吡嗪酰胺峰浓度<38.10mg/L和利福平峰浓度<3.01mg/L。对于3岁以下的儿童,异烟肼0~24小时曲线下的面积<11.95mg·h/L和(或)利福平峰<3.10mg/L是最好的预测治疗失败的因素,相对风险为3.43(95%CI:0~11.82)。当用相同的抗生素剂量治疗时,因为不同年龄段儿童在药物清除方面的生理变异性,儿童在浓度-时间曲线(AUC 0~24)下实现不同的0~24小时面积。同时,儿童感染的结核分枝杆菌亦具有不同最低抑菌浓度(MIC)。因此,当用相同剂量治疗时,每个儿童将实现不同的AUC 0~24/MIC比值。有研究显示,利奈唑胺的剂量在足月新生儿和3个月大的婴儿为15mg/

kg，在 >3 个月婴儿为 10mg/kg，每日服用一次，可以实现累积反应分数（cumulative fraction of response，CFR）≥90%。在婴儿中莫西沙星达到 CFR>90% 的剂量为 25mg/（kg·d），但在年龄较大的儿童中最佳剂量为 20mg/（kg·d）。法罗培南的最佳剂量 30mg/kg，每天分 3~4 次给药。以上治疗剂量适用于全部大龄儿童所患的播散性结核病综合征，无论是耐药的还是敏感的[9]。

美国胸科学会、美国疾病和预防控制中心、美国传染病学会临床实践指南中对儿童结核病的治疗推荐[10]，一线药物的剂量为：异烟肼 10~15mg/（kg·d），或 20~30mg/kg 每周 2 次；利福平 10~20mg/（kg·d），或 10~20mg/kg 每周 2 次；对于利福布汀尚没有合适的剂量，估计可能是 5mg/（kg·d）；在 <12 岁的儿童中，利福喷丁并不是 FDA 推荐的治疗活动结核病的药物，在 >12 岁的儿童中，单次剂量与成人剂量相同，建议每周 1 次；吡嗪酰胺 35（30~40）mg/（kg·d），或 50mg/kg 每周 2 次；乙胺丁醇 20（15~25）mg/（kg·d），或 50mg/kg 每周 2 次。二线药物的剂量为：环丝氨酸 15~20mg/（kg·d），分 1~2 次给药；链霉素、阿米卡星及卷曲霉素均为 10~15mg/（kg·d），或 20~30mg/kg 每周 2 次；对氨基水杨酸 200~300mg/（kg·d），通常每次 100mg/kg，分 2~3 次给药；左氧氟沙星，最佳剂量尚不明确，临床上建议 15~20mg/（kg·d）；莫西沙星的最佳剂量尚不明确，有些专家推荐 10mg/（kg·d）。有专家认为莫西沙星在给药后 2 小时使血清药物浓度达到 3~5μg/ml 是合适的。

三、儿童耐药结核病的治疗

儿童耐药结核的发病数远多于确诊数，且感染人数要更多[11]。儿童中耐药结核病的诊断是具有挑战性的，南非的一项研究显示，细菌学评价不应在缺少临床症状的情况下进行[12]。在痰培养确诊的异烟肼敏感利福平耐药的儿童肺结核病例中，年龄、既往用药史及肺结核的严重程度关系到 2 个月时痰培养能否转阴[13]。

2 个新的药物贝达喹啉和德拉马尼，已在多个国家被批准用于成人重度、难治肺结核，同时其也被建议可以用于 MDR-TB 和治疗选择受限的儿童，许多儿科临床试验正在进行或计划[14]。从这些试验中，6~17 岁的孩子初步药代动力学和安全性的数据已经被提出，显示出良好的安全性，并建议体重为 20~35kg 的儿童患者接受成人剂量的一半（50mg 德拉马尼每日两次）。后续研究关于德拉马尼在这些年龄组（6~17 岁）和年幼的孩子（0~5 岁）中的长期安全性、耐受性和药代动力学正在进行，数据尚未公布。Esposito 等[15]的病例报告描述了一个 12 岁的患 XDR-TB 的孩子，使用包括德拉马尼在内 24 个月的结核治疗方案后痊愈出院。这名患儿的胃液涂片和培养在治疗 1 周后转阴并且持续阴性。在 24 个月的治疗中，所有的血液测试结果均在正常范围内，无不良事件的报告，并且校正的 QT 间期一直都是正常的。临床和实验室随诊在停用德拉马尼后进行了 3 个月，该患儿被认为是治愈的。

2016 年，WHO[16]发布了《德拉马尼在儿童和青少年耐多药结核病患者应用临时政策指南》。对于 RR 或 MDR-TB 的儿童或青少年患者，WHO 推荐的长疗程方案中可以使用德拉马尼，儿童（6~11 岁）推荐剂量是 50mg，每天两次，共 6 个月；青少年（12~17 岁）推荐剂量是 100mg，每天两次，共 6 个月。而对于短程（9~12 个月）的 MDR-TB 治疗方案，不建议使用德拉马尼。

儿童结核病存在诊断困难，缺少儿童剂型的药物等问题，在诊断和治疗儿童结核病以及治疗耐多药或合并有其他疾病的结核病时，应该寻求结核病专家的帮助。解决儿童结核病，需要更多协作。

（吴琦　梅早仙　冀萍　张占军　唐神结）

参考文献

1. World Health Organization. Global tuberculosis report 2016. WHO/HTM/TB/2016. 13Geneva: World Health Organization, 2016.
2. Petrucci R, Lombardi G, Corsini I, et al. Quantiferon-TB Gold In-Tube improves tuberculosis diagnosis in children. Pediatr Infect Dis J, 2017, 36(1): 44-49.
3. Labugger I, Heyckendorf J, Dees S, et al. Detection of transrenal DNA for the diagnosis of pulmonary tuberculosis and treatment monitoring. Infection, 2016 Oct 31. [Epub ahead of print]
4. Hoppe LE, Kettle R, Eisenhut M, et al. Tuberculosis-diagnosis, management, prevention, and control: summary of updated NICE guidance. BMJ, 2016 Jan 13; 352: h6747. doi: 10. 1136/bmj. h6747.
5. Goletti D, Petruccioli E, Joosten SA, et al. Tuberculosis biomarkers: from diagnosis to protection. Infect Dis Rep, 2016, 8(2): 6568.
6. Bekker A, Schaaf HS, Draper HR, et al. Tuberculosis disease during pregnancy and treatment outcomes in HIV-infected and uninfected women at a referral hospital in Cape Town. PLoS One, 2016, 11(11): e0164249.
7. Crook AM, Turkova A, Musiime V, et al. Tuberculosis incidence is high in HIV-infected African children but is reduced by co-trimoxazole and time on antiretroviral therapy. BMC Med, 2016, 14: 50.
8. Srivastava S, Deshpande D, Pasipanodya JG, et al. A combination regimen design program based on pharmacodynamic target setting for childhood tuberculosis: design rules for the playground. Clin Infect Dis, 2016, 63(suppl 3): S75-S79.
9. Srivastava S, Deshpande D, Pasipanodya J, et al. Optimal clinical doses of faropenem, linezolid, and moxifloxacin in children with disseminated tuberculosis: Goldilocks. Clin Infect Dis, 2016, 63(suppl 3): S102-S109.
10. Nahid P, Dorman SE, Alipanah N, et al. Official American Thoracic Society/Centers for Disease Control and Prevention/Infectious Diseases Society of America Clinical Practice guidelines: treatment of drug-susceptible tuberculosis. Clin Infect Dis, 2016, 63(7): e147-e195.
11. Dodd PJ, Sismanidis C, Seddon JA. Global burden of drug-resistant tuberculosis in children: a mathematical modelling study. Lancet Infect Dis, 2016, 16(10): 1193-1201.
12. Loveday M, Sunkari B, Marais BJ, et al. Dilemma of managing asymptomatic children referred with "culture-confirmed" drug-resistant tuberculosis. Arch Dis Child, 2016, 101(7): 608-613.
13. Garcia-Prats AJ, du Plessis L, Draper HR, et al. Outcome of culture-confirmed isoniazid-resistant rifampicin-susceptible tuberculosis in children. Int J Tuberc Lung Dis, 2016, 20(11): 1469-1476.
14. Tadolini M, Garcia-Prats AJ, D'Ambrosio L, et al. Compassionate use of new drugs in children and adolescents with multidrug-resistant and extensively drug-resistant tuberculosis: early experiences and challenges. Eur Respir J, 2016, 48(3): 938-943.
15. Esposito S, Bosis S, Tadolini M, et al. Efficacy, safety, and tolerability of a 24-month treatment regimen including delamanid in a child with extensively drug-resistant tuberculosis. Medicine (Baltimore), 2016, 95(46): e5347.
16. WHO. The use of delamanid in the treatment of multidrug-resistant tuberculosis in children and adolescents:

interim policy guidance. WHO/HTM/TB/2016. 14. Geneva: World Health Organization, 2016.

第四节 肝功能异常与结核病的治疗

摘要:慢性病毒性肝炎(CVH)、人类免疫缺陷病毒(HIV)感染患者易患活动性结核病,合并感染者在治疗过程中发生药物性肝损伤(DILI)的几率亦明显增高。对抗结核药物所致DILI的分子机制的研究进一步验证了NAT2慢乙酰化基因型与之相关,全基因组关联研究亦有重要的发现。

关键词:结核;肝;治疗

抗结核药物引起的肝功能损伤是我国药物性肝损伤(DILI)的最常见原因之一。慢性病毒性肝炎患者易患活动性结核病。近1年来,结核病合并肝功能异常的治疗方面取得了一定的进展,现总结如下。

一、结核病合并慢性病毒性肝炎、HIV感染情况

在活动性结核病患者中,CVH及HIV共感染的情况非常常见,尤其是监狱等特殊密集人群中共感染情况更为突出,需要引起重视。

Hussain等[1]在印度坎普尔地区农村医院门诊部进行了一项前瞻性横断面研究,评估结核患者中HIV和乙型肝炎病毒(HBV)感染的流行率。共纳入1215例结核病患者,其中2007—2008年665例,2009—2010年550例。结果显示:结核患者中,HIV阳性率为1.48%(18/1215);HBV的表面抗原(HBsAg)阳性率为2.96%(36/1215)。在2007—2010年期间,HIV阳性率介于1.5%和1.45%之间,HBsAg阳性率介于2.4%和3.63%之间。Araújo-Mariz等[2]在巴西累西腓的HIV/TB患者中进行了一项横断面调查。结果发现,在166例HIV/TB共患者中,HBV的核心抗体(anti-HBc)阳性率为36.7%(95%CI:29.4%~44.6%);丙型肝炎病毒(HCV)抗体阳性率为6.6%(95%CI:3.4%~11.5%)。Logistic回归分析提示:男性、年龄≥40岁是与anti-HBc阳性相关的独立危险因素。他们得出的结论是,在累西腓HIV/TB共患者中HBV的感染率较高,HCV的感染率较低。

在特殊的结核病患者中,HBV感染率明显增高。为了确定监狱囚犯中活动性结核患者的HBV感染率及HBV感染的危险因素,Iglecias等[3]在巴西的最大监狱,马托格罗索州的Campo Grande监狱中招募了216名活动性结核病囚犯,并对其进行了横断面研究。结果发现:HBV总感染率,即anti-HBc阳性率为10.2%(95%CI:6.2%~14.2%);HBsAg阳性率为1.4%(3/216)。所有的HBsAg阳性患者均同时HBV脱氧核糖核酸(HBV-DNA)检测阳性,HBV/TB共感染率为2.3%(5/216)。多因素回归分析显示,与HBV感染的相关因素为分享切割器械,监禁时间及同性恋。由此得出结论:HBV和结核感染是监狱囚犯中重要的公共卫生问题,TB/HBV共感染患者更需要积极有效的治疗。

二、抗结核药物所致药物性肝损伤的分子机制

对抗结核药物所致DILI的分子机制的研究,除了进一步验证NAT2慢乙酰化基因型与DILI相关外,全基因组关联研究亦有重要的发现。

Mushiroda 等[4]为了了解 N- 乙酰转移酶 2(NAT2)基因多态性与抗结核 DILI 之间的关系,研究了日本横滨 Fukujuji 医院 366 例结核患者(其中 DILI 患者 73 例)的遗传和基线临床数据,结果发现:在 73 例发生 DILI 的结核患者中,快乙酰化、中度和慢乙酰化者分别为 31 例(42.5%)、29 例(39.7%)和 13 例(17.8%),其中 NAT2 慢乙酰化和 DILI 风险有显著关联(OR=4.32,95%CI:1.93~9.66,$P=5.56\times10^{-4}$)。基于年龄和 NAT2 基因型的回归分析显示,受试者工作特征曲线的曲线下面积为 0.717。表明 NAT2 慢乙酰化是抗结核病药物诱导 DILI 的重要风险预测指标,对 NAT2 慢乙酰化给予个体化抗结核治疗方案可能有助降低 DILI 的发生率。Petros 等[5]为了研究与抗结核药物导致 DILI 相关的基因变化,对埃塞俄比亚的 646 例初治肺结核病患者(其中 DILI 患者 75 例)进行了前瞻性的全基因组关联研究,使用 Illumina Omni Express Exome Bead Chip 基因分型阵列进行全基因组基因分型。结果发现,6 号染色体 FAM65B 内含子中的 rs10946737 单核苷酸多态性与 DILI 发生相关(OR=3.4,95%CI:2.2~5.3,$P=4.4\times10^{-6}$)。

三、结核病合并慢性病毒性肝炎患者的治疗

(一) 抗结核治疗后 DILI 的发生及高危因素

虽然在结核病患者中 HCV 的感染率较低,但一旦感染,这部分患者发生抗结核药物诱导 DILI 的危险性较合并 HBV 感染者高。为了调查 CVH 患者中抗结核药物诱发的 DILI 情况及危险因素,Kim 等[6]对韩国国立大学医院 2005 年 1 月至 2014 年 2 月接受抗结核药物治疗的 379 例非 HIV 患者进行了回顾性研究,其中 CVH 患者 128 例:83 例为 HBV 感染,41 例为 HCV 感染,4 例为 HBV/HCV 共感染患者;251 例无 CVH 感染的单纯结核病患者作为对照。结果发现:与对照组[25/251(10.0%)]相比,HCV 组[13/41(31.7%),$P<0.001$]和 HBV/HCV 共感染组[3/4(75.0%),$P=0.002$]的 DILI 的发生率显著增高;HBV 组一过性肝功能异常的发生率高于对照组[18/83(21.7%)vs 27/251(10.8%),$P=0.010$],但 DILI 的发生率两组无统计学差异[11/83(13.3%)vs 25/251(10.0%),$P=0.400$]。在总体患者中,HCV、HBV/HCV 共感染、高龄和基线肝功能异常是发生 DILI 的独立危险因素,因此建议在这些结核病患者中严密监测 DILI 的发生。

(二) 慢性病毒性肝炎治疗后的结核病发病情况

CHV 感染患者中结核的发病率为非 CHV 感染者的 3~5 倍,近来的研究显示,在 HCV 患者中,结核病的发生通常在抗病毒治疗后,因此强烈建议在抗病毒治疗之前对结核潜伏性感染进行筛选。

de Oliveira Uehara 等[7]对 2001—2012 年期间就诊于巴西圣保罗联邦大学消化科的 HIV 阴性的 HCV 患者进行了回顾性研究,结果发现,在接受 α-IFN 治疗期间发生的结核病例共计 18 例,其中 9 例患者(50%)有肺外结核病;15 例患者(83%)肝纤维化。12 例患者(67%)中断了 HCV 治疗,其中 6 例(33%)HCV 病毒学反应持续阳性。大多数患者预后良好,1 例死亡。考虑到 α-IFN 治疗对于结核分枝杆菌的不利影响,并可能加重肝硬化患者的免疫损伤,强烈建议在对 HCV 患者进行 α- 干扰素的治疗之前进行结核病潜伏性感染筛选,当患者潜伏感染测试为阳性时,需要考虑给予 HCV 患者无 IFN 治疗方案。

为了研究接受治疗的 HIV/HCV 共感染患者中的结核病发生率,Abutidze 等[8]对 2011 年 12 月至 2015 年 5 月在格鲁吉亚第比利斯的传染病艾滋病和临床免疫研究中心接受抗

HCV 病毒治疗的 420 例 HIV/HCV 共感染患者进行了回顾性研究。所有患者均接受聚乙二醇化干扰素（PEG-IFN）和利巴韦林（RBV）抗 HCV 治疗，其中 6 例在接受 PEG-IFN+RBV 治疗时发展为结核病，由此推算出的结核病发病率为 1.4 例 /100 人年（95%CI：0.58~2.97）。6 例患者中，3 例患者结核菌素皮肤试验阳性，并在结核病发病前数年接受过异烟肼预防性治疗；1 例为复发结核病患者，并在 HCV 治疗前 1 年完成了抗结核疗程。所有患者均在 PEG-IFN+RBV 治疗期间诊断出结核。由此得出结论：HIV/HCV 共感染者是结核病高发人群，容易在抗 HCV 治疗过程中发展为活动性结核病，强调在 PEG-IFN 和 RBV 治疗之前应对结核潜伏感染进行筛选。

（顾瑾　张占军　唐神结）

参考文献

1. Hussain T, Kulshreshtha KK, Yadav VS, et al. Human immunodeficiency virus and hepatitis B virus co-infections among tuberculosis patients attending a Model Rural Health Research Unit in Ghatampur, North India. Indian J Med Microbiol, 2015, 33(4): 496-502.
2. Araújo-Mariz C, Lopes EP, Ximenes RA, et al. Serological markers of hepatitis B and C in patients with HIV/AIDS and active tuberculosis. J Med Virol, 2016, 88(6): 996-1002.
3. Iglecias LM, Puga MA, Pompílio MA, et, al. Epidemiological study of hepatitis B virus among prisoners with active tuberculosis in Central Brazil. Int J Tuberc Lung Dis, 2016, 20(11): 1509-1515.
4. Mushiroda T, Yanai H, Yoshiyama T, et al. Development of a prediction system for anti-tuberculosis drug-induced liver injury in Japanese patients. Hum Genome Var, 2016, 3: 16014. doi: 10. 1038/hgv.
5. Petros Z, Lee MM, Takahashi A, et al. Genome-wide association and replication study of anti-tuberculosis drugs-induced liver toxicity. BMC Genomics, 2016, 17(1): 755.
6. Kim WS, Lee SS, Lee CM, et al. Hepatitis C and not Hepatitis B virus is a risk factor for anti-tuberculosis drug induced liver injury. BMC Infect Dis, 2016, 16: 50. doi: 10. 1186/s12879-016-1344-2.
7. de Oliveira Uehara SN, Emori CT, Perez RM, et al. High incidence of tuberculosis in patients treated for hepatitis C chronic infection. Braz J Infect Dis, 2016, 20(2): 205-209.
8. Abutidze A, Bolokadze N, Chkhartishvili N, et al. Incidence of tuberculosis among HIV/HCV co-infected patients receiving hepatitis C with Pegylated interferon and Ribavirin in gerorgla. Georgian Med News, 2016, 252: 10-15.

第五节　结核病合并糖尿病的治疗

摘要：全球糖尿病患病率的增多严重妨碍结核病控制策略的实施。当两病并存时患者的临床表现更重，治疗复发率、失败率和死亡率更高。因此必须加强两病筛查提高早期诊断，治疗中需重视糖尿病对抗结核药药代动力学的影响。积极控制好血糖，能够改善结核病的预后，降低死亡率。

关键词：结核病；糖尿病；治疗

据 WHO2016 年报道，全球糖尿病患者的人数已达 4.22 亿[1]。随着全球糖尿病人数的增加，糖尿病负担会阻碍全球实现控制结核病目标的进程。为此，世界糖尿病基金会、国际防痨和肺部疾病联合会在 2015 年 11 月，就糖尿病 - 结核病达成共识，形成了“关于遏制结核病与糖尿病双重流行的巴厘宣言”，并拟定全球控制策略[2]。有关糖尿病和结核病的研究也不断的深入。

一、糖尿病和结核病的双向筛查

（一）结核病患者中筛查糖尿病

尽管推荐在活动性结核病中常规筛查糖尿病，尤其是那些糖尿病流行很高的地区。但筛查糖尿病的方法尚不明确，对空腹血糖、随机血糖和餐后 2 小时血糖（2hPG）、尿糖、HBA1c 和糖耐量实验均被推荐。国外研究主要集中在寻找结核患者诊断糖尿病的最佳时间和最简单、经济、有效的方法。Boillat-Blanco 等[3]对坦桑尼亚结核病患者使用空腹毛细血管血糖（FCG）、2 小时毛细血管葡萄糖（2-hCG）和 HbA1c 筛查糖尿病。比较了糖尿病的 3 种筛选方法，结果显示：入组时结核病患者中糖尿病患病率（n=539；FCG>7mmol/L：4.5%，2-hCG>11mmol/L：6.8%，HbA1c>6.5%：9.3%）与对照组（n=496；1.2%、3.1% 和 2.2%）相比显著升高。结核病治疗后高血糖和结核病之间的相关性消失，入组时的 aOR（95%CI）与随访时 aOR（95%CI）相比较：空腹外周毛细血糖 9.6（3.7~24.7）mmol/L vs 2.4（0.7~8.7）mmol/L；餐后 2 小时外周毛细血糖 6.6（4.0~11.1）mmol/L vs 1.6（0.8~2.9）mmol/L；糖化血红蛋白 4.2（2.9~6.0）% vs 1.4（0.9~2.0）%。入组时空腹血糖为高血糖时，与结核治疗失败或死亡相关（aOR=3.3，95%CI：1.2~9.3）。作者认为：结核病期间频繁出现瞬时高血糖，在结核治疗后，需再次确认糖尿病诊断。

Kornfeld 等[4]对南印度实施了关于结核病合并糖尿病及血糖正常的结核病患者的队列研究，糖尿病诊断标准依据 OGTT 试验和空腹血糖值，共纳入 209 病例。结果显示：113 例（54.1%）为糖尿病，44 例（21.0%）为糖耐量受损，52 例（24.9%）血糖正常。OGTT 比 HbA1c 诊断出更多糖尿病患者。在结核组中新诊断为糖尿病的患者共 37 例（32.7%），HbA1c 中位数为 6.8%，明显低于先前诊断为糖尿病的患者（HbA1c 中位值为 10.8%）。追踪监测 129 例患者 3 个月，发现各组患者 HbA1c 均下降，在新诊断为糖尿病患者中 HbA1c 前后比较有显著差异。研究说明：南印度肺结核患者中血糖异常发病率惊人的高。OGTT 比 HbA1c 诊断出更多糖尿病患者。

同样 Sariko 等[5]对坦桑尼亚北部的一家结核病医院运用检测 HbA1c 来识别复治肺结核合并糖尿病的患者。结果显示，一周内共纳入 148 位患者。59（38%）从未经抗结核治疗，22 例（15%）为复治，69 例（47%）是 MDR，只有 3 人（2%）有糖尿病病史。共 144 例（97%）接受了糖化血红蛋白筛查，其中 110（77%）例 HbA1c≤5.6%，28（19%）例 5.7%≤HbA1c<6.5%，6（4%）例 HbA1c>6.5%。与未开始治疗的结核患者相比，复治患者 HbA1c 更易高于 5.7%（OR=3.2）。没有一例复治患者是已知合并糖尿病，因此在复治患者中，每 11 例患者可以筛查出一例新发合并糖尿病患者。作者认为：以 HbA1c 来评估糖尿病的发病率较预期的低，但在复治患者中 HbA1c 值明显更高，不失为一种合理的、经济型的筛选手段。

（二）糖尿病患者中筛查结核病

越来越多的研究证实，糖尿病增加了结核发病的风险。Almeida-Junior 等[6]对 892 例有 2 周以上呼吸系统症状的患者进行糖耐量、快速血糖检测和 HbA1c 检查筛查糖尿病，并行结核杆菌痰培养检查。结果显示:基于 HbA1c≥5.7% 的标准,大多数受试者(63.1%)表现出血糖代谢紊乱(GMD)。和血糖正常者相比,糖代谢紊乱患者结核发病率更高。糖尿病患者出现结核相关症状更频繁,痰涂片抗酸染色阳性率更高。在有糖尿病史的患者中,持续高血糖(HbA1c≥7.0%)增加了结核发病率。在该研究人群中,吸烟史和结核无明显联系。但是 HbA1c≥7.0% 同时合并吸烟的患者,肺结核发病风险增加 6 倍。作者认为:持续高血糖和糖尿病前期与活动性肺结核独立相关。Majumder 等[7]在非洲一家医院的糖尿病房开展一项横断面筛查活动性结核患者研究,选取 2014 年 6 月至 2015 年 1 月期间 672 例成年糖尿病患者,72% 为 2 型糖尿病。27 例患者被记录至少有一种结核症状并提供痰标本做 Xpert 检查,然而无一例诊断为活动性结核。6 例患者(1%)在诊断糖尿病后的 4 个月、16 个月、5 年、10 年、11 年和 15 年分别患上结核。研究说明,糖尿病影响了结核的发病率。因此,在糖尿病人群中筛查结核病有利于结核病早发现、早治疗。

此外,中国和印度,在常规卫生服务中心对每次来诊所的糖尿病患者使用传统的临床症状、影像学及痰显微镜等筛查方法仍需进一步评估。Nair 等[8]对 151 例 1 型糖尿病患者通过临床检查和胸部影像学进行肺结核筛查。结果显示,5 例患者有呼吸道症状和疑似肺结核的影像学表现。20 例患者无症状但有肺结核病史。其中 5 例患者中有 4 例和 20 例患者中有 12 例痰结核培养是阳性的,1 型糖尿病患者中的痰结核培养阳性率为 10.6%。4 例有临床症状痰培养阳性者和 4 例无症状培养阳性者 6 周内进行了抗结核治疗。痰培养阳性的患者均进行了严密随访。作者认为,在印度 1 型糖尿病患者中肺结核发病率高,需要对 1 型糖尿病患者积极进行痰培养检查以早期确诊、早期治疗减少传播。

总之,在常规筛查中,对于这两种疾病最合适的筛查手段,未来仍需进一步的研究。

二、糖尿病与抗结核药物血药浓度

糖尿病是否影响抗结核药物的血药浓度,尚存在争议。一些研究提示糖尿病与一线抗结核药物血浆浓度变化无明显相关性,另一些研究表明糖尿病与利福平和异烟肼血浆浓度降低相关[9],尤其是利福平。而且血糖控制的好坏也影响利福平药代动力学代谢改变。Medellín-Garibay 等[10]观察到在结核合并 2 型糖尿病患者中利福平延迟吸收;尤其是血糖控制差,利福平吸收更差、更慢,清除率也更慢,导致利福平的平均滞留时间延长。作者认为,利福平药代动力学与血糖控制之间有显著的相关性。

Kumar 等[11]在糖尿病和非糖尿病结核患者中比较利福平、异烟肼、吡嗪酰胺的血药浓度。检测糖尿病(n=452)和非糖尿病(n=1460)的患者,服药(利福平、异烟肼、吡嗪酰胺每周三次)2 小时后的血药浓度。结果:糖尿病患者中异烟肼和吡嗪酰胺的浓度显著低于非糖尿病结核患者[6.6(3.9~10.0)μg/ml 和 7.8(4.6~11.3)μg/ml vs 31.0(22.3~38.0)μg/ml 和 34.1(24.6~42.7)μg/ml;P<0.001 两种药物]。血糖水平和血浆异烟肼(r=-0.09,P<0.001)和吡嗪酰胺(r=-0.092,P<0.001)呈负相关。多元线性回归分析提示利福平、异烟肼、吡嗪酰胺浓度受年龄和药物剂量影响,糖尿病影响异烟肼和吡嗪酰胺,而饮酒影响利福平,性别影响吡嗪酰胺。糖尿病分别减少异烟肼 0.8μg/ml 和吡嗪酰胺 3.0μg/ml 的血药浓度。研究说明:糖尿病患者的异烟肼和吡嗪酰胺浓度较低。血糖和药物浓度之间呈负相关。在高血糖条件下异烟肼和吡嗪酰胺延迟吸收或者清除更快。

当然在糖尿病合并结核病患者治疗中存在许多的问题,目前还不能完全确定在结核合并糖尿病患者中所致的抗结核治疗效果差与抗结核药物血浆浓度降低存在一定的因果关系。Mota 等[12]对目前一线抗结核药物浓度监测文章进行了 meta 分析,发现糖尿病患者在所有 4 种药物低水平 2 小时药物浓度(C2h)中的比例没有明显升高。12 项研究中只有 3 项临床研究结果证明低 C2h 和治疗失败之间的联系。在这些研究中,接受一线抗结核治疗的患者中有较高比例患者 2 小时药物浓度低于所接受的正常阈值。这些发现指出治疗药物检测(TDM)2h 可接受阈值和结核药物推荐剂量之间存在矛盾。

三、糖尿病对结核病临床表现和治疗转归的影响

多数学者认为糖尿病加重了结核病的临床表现,它与结核治疗效果差也密切相关。但在抗结核治疗中糖尿病是否增加死亡风险也存争议。Gil-Santana 等[13]的回顾性研究结果显示:糖尿病患者比非糖尿病患者年长且伴有更多的咳嗽、夜间盗汗、咯血和乏力等临床表现。两组间影像学检查相似。与非糖尿病者相比,糖尿病患者在开始治疗前和治疗 30 天时痰菌阳性更多见。结核病严重程度评分值和结核同时并存糖尿病呈显著相关。但两组间的死亡率和治愈率无明显差别。研究说明:糖尿病对肺结核严重程度有负面的影响。Workneh 等[14]研究分析了糖尿病和非糖尿病两组间在起病时和抗结核治疗期间的临床症状。结果显示:1314 例患者中,109 例(8.3%)并存糖尿病,结核合并糖尿病(AHR3.96)以及结核合并 HIV 感染(AHR2.59)与死亡增加均相关。结核合并糖尿病与单纯结核患者比较,两组间在起病初期和抗结核治疗期间的临床症状无显著差异。然而,在治疗第 2 个月,结核合并糖尿病患者较单纯结核患者组有更多的临床症状。研究说明:糖尿病与结核治疗期间死亡率增加相关。

Siddiqui 等[15]开展的一项前瞻性研究,对确诊为结核的患者均在治疗开始时接受了血糖筛查,并比较单纯结核患者和合并糖尿病结核患者的疾病症状、临床疗效和不良反应。结果显示:316 例结核患者中,糖尿病发病率为 15.8%,其中 19.4% 肺结核患者(PTB)合并糖尿病,9.6% 肺外结核患者(EPTB)合并糖尿病。与单纯结核患者相比,结核合并糖尿病患者治疗 2 个月末痰菌阳性率更高(OR=1.247),治疗结束时治疗效果差(OR=1.176),糖尿病与抗结核治疗副反应明显相关(OR=3.578)。研究表明,糖尿病影响了肺结核患者的治疗结果并影响药物副反应的发生。

另外,肺结核是糖尿病合并结核感染最常见的一种类型,但目前还不清楚糖尿病患者较非糖尿病患者是否更易感染肺外结核,关于肺外结核的研究很少。Magee 等[16]回顾性研究 1325 例确诊结核病患者中,369 例(27.8%)患有肺外结核包括 258 例(19.5%)单纯肺外结核和 111 例(8.4%)伴有肺结核者。所有结核患者中,158 例患有糖尿病(11.9%)。在多变量分析中,有或无糖尿病的患者肺外结核病发病几率相似(aOR=1.04),糖尿病肺外结核的死亡风险是 23.8%,而无糖尿病者为 9.8%($P<0.01$);在调整协变量后差异不明显(aRR=1.19)。作者认为,肺外结核患者中糖尿病很常见并且死亡风险更高。

血糖的控制与结核病最终的疗效是密切相关的。韩国 Yoon 等[17]进行了一项多中心前瞻性研究。将患者依据 HbA1c 水平分为三组:非糖尿病肺结核组,血糖控制肺结核组和未控制血糖肺结核组。在 2 个月强化期后培养转阴率评价治疗效果。结果显示:661 例肺结核患者中,157 例(23.8%)患有糖尿病,108 例(68.8%)血糖未受控制(HbA1c≥7.0%)血糖未控组较非糖尿病组表现出更多临床症状,痰菌阳性($P<0.001$)和空洞($P<0.001$)。对

治疗的反应，血糖未控制组较非糖尿病组 2 个月后痰培养阳性率（P=0.009）和治疗失败率（P=0.015）或死亡率（P=0.027）更高。相比之下，血糖控制组治疗反应和非糖尿病组相似。在多变量分析中，未控制血糖是治疗 2 个月后痰培养阳性（aOR=2.11）同时也是治疗失败或死亡（aOR=4.11）的独立危险因素。作者认为，血糖控制不佳的糖尿病是肺结核疗效差的独立危险因素。并指出积极控制血糖能够改善结核预后。但糖尿病合并结核患者血糖控制在什么水平才可以改善结核病治疗预后尚需进一步研究。

结核病和糖尿病之间相互作用、相互影响，两病的预防和筛查、早期诊断和治疗及联合管理能有效降低疾病的负担和死亡率。

（袁保东　张占军　唐神结）

参考文献

1. World Health Day 2016: WHO calls for global action to halt rise in and improve care for people with diabetes. France: World Health Organization, 2016.
2. Kapur A, Harries A D, Lönnroth K, et al. Diabetes and tuberculosis co-epidemic: the Bali Declaration. Lancet Diabetes Endocrinol, 2016, 4(1): 8-10.
3. Boillat-Blanco N, Ramaiya K L, Mganga M, et al. Transient hyperglycemia in patients with tuberculosis in Tanzania: implications for diabetes screening algorithms. J Infect Dis, 2016, 213(7): 1163-1172.
4. Kornfeld H, West K, Kane K, et al. High Prevalence and heterogeneity of diabetes in TB patients from South India: A report from the Effects of Diabetes on Tuberculosis Severity (EDOTS) Study. Chest, 2016, 149(6): 1501-1508.
5. Sariko M L, Mpagama S G, Gratz J, et al. Glycated hemoglobin screening identifies patients admitted for retreatment of tuberculosis at risk for diabetes in Tanzania. J Infect Dev Ctries, 2016, 10(4): 423-426.
6. Almeida-Junior JL, Gil-Santana L, Oliveira CA, et al. Glucose metabolism disorder is associated with pulmonary tuberculosis in individuals with respiratory symptoms from Brazil. PloS one, 2016, 11(4): e0153590.
7. Majumder A, Carroll B, Bhana S, et al. Screening for active tuberculosis in a diabetes mellitus clinic in Soweto, South Africa. Int J Tuberc Lung Dis, 2016, 20(7): 992-993.
8. Nair A, Guleria R, Kandasamy D, et al. Prevalence of pulmonary tuberculosis in young adult patients with Type 1 diabetes mellitus in India. Multidiscip Respir Med, 2016, 11: 22.
9. Verbeeck R K, G ü nther G, Kibuule D, et al. Optimizing treatment outcome of first-line anti-tuberculosis drugs: the role of therapeutic drug monitoring. Eur J Clin Pharmacol, 2016, 72(8): 905-916.
10. Medellín-Garibay SE, Cortez-Espinosa N, Mil á n-Segovia RC, et al. Clinical pharmacokinetics of rifampin in patients with tuberculosis and type 2 diabetes mellitus: association with biochemical and immunological parameters. Antimicrob Agents Chemother, 2015, 59(12): 7707-7714.
11. Kumar AK, Chandrasekaran V, Kannan T, et al. Anti-tuberculosis drug concentrations in tuberculosis patients with and without diabetes mellitus. Eur J Clin Pharmacol, 2017, 73(1): 65-70.
12. Mota L, Al-Efraij K, Campbell JR, et al. Therapeutic drug monitoring in anti-tuberculosis treatment: a systematic review and meta-analysis. Int J Tuberc Lung Dis, 2016, 20(6): 819-826.
13. Gil-Santana L, Almeida-Junior JL, Oliveira CA, et al. Diabetes is associated with worse clinical presentation in

tuberculosis patients from Brazil: aretrospective cohort study. PloS one, 2016, 11(1): e0146876.

14. Workneh MH, Bjune GA, Yimer SA. Diabetes mellitus is associated with increased mortality during tuberculosis treatment: a prospective cohort study among tuberculosis patients in South-Eastern Amahra Region, Ethiopia. Infect Dis Poverty, 2016, 5: 22.

15. Siddiqui AN, Khayyam KU, Sharma M. Effect of diabetes mellitus on tuberculosis treatment outcome and adverse reactions in patients receiving directly observed treatment strategy in India: aprospective study. Biomed Res Int, 2016, 2016: 7273935.

16. Magee MJ, Foote M, Ray SM, et al. Diabetes mellitus and extrapulmonary tuberculosis: site distribution and risk of mortality. Epidemiol Infect, 2016, 144(10): 2209-2216.

17. Yoon YS, Jung JW, Jeon EJ, et al. The effect of diabetes control status on treatment response in pulmonary tuberculosis: a prospective study. Thorax, 2016, Aug 23. doi: 10. 1136/thoraxjnl-2015-207686. [Epub ahead of print]

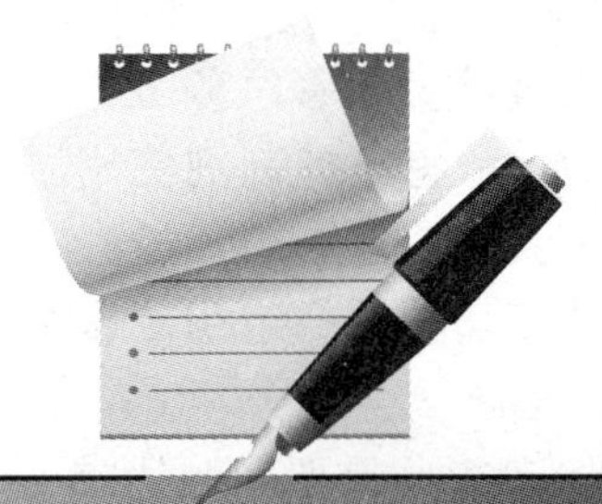

附　　录

附录一　2016 年结核病相关指南文件

国内部分

非结核分枝杆菌病实验室诊断专家共识

（中华医学会结核病学分会非结核分枝杆菌病实验室诊断专家共识编写组）

非结核分枝杆菌(non-tuberculous mycobacteria,NTM)是指除结核分枝杆菌复合群(mycobacterium tuberculosis complex,MTC)和麻风分枝杆菌以外的分枝杆菌。随着医务工作者对相关疾病认识的提高、菌种鉴定技术的进步以及免疫缺陷性疾病和免疫抑制剂使用增多等因素,临床观察到的与 NTM 相关的疾病呈明显增多趋势。为促进实验室 NTM 检验水平的提高,提高临床医生对实验室结果的正确认知,中华医学会结核病学分会组织专家就 NTM 相关的实验室诊断领域的重要问题进行讨论,并撰写此共识。

本共识参考国外内公开发表的文献,结合与会专家的实践经验,就一些重要问题达成了一致的观点。

我国 NTM 的流行病学状况:我国 NTM 感染呈现南方多于北方、气候温和地区多于气候寒冷地区、沿海地区多于内陆地区的特点。现有文献提示我国分离最多的 NTM 菌种为胞内分枝杆菌,而南方地区除了胞内分枝杆菌外,脓肿分枝杆菌也占较高比例,且与北方相比,南方分离的 NTM 菌种更具有多样性。

NTM 的感染途径:环境中普遍存在的分枝杆菌可能是人类感染的主要来源,尤其是水源性 NTM,而人类作为传染源所占的比重非常低。

NTM 鉴定方法:临床常用的鉴定方法依据鉴别能力分为两大类:仅能鉴别 MTC 和 NTM 的初步菌种鉴定方法;能够将 NTM 鉴别至种水平的菌种鉴定方法。初步菌种鉴定方法中,较多证据表明 PNB 选择性培养基法用于 MTC 与 NTM 的初步鉴别结果比较可靠,但耗时;MPT64 抗原检测法具有很高的敏感度(多数报道超过 97%)和特异度(多数报道超过 97%);临床常用的核酸扩增试验扩增的靶序列往往是 MTC 中特异性的 DNA 序列,对于涂片阳性或是培养阳性的标本,平行的 PCR 扩增获得阳性结果提示样品中存在 MTC 菌,反之,当 PCR 阴性结果时,应考虑存在 NTM 的可能,但需要进一步核实。依据鉴定的原理,目前 NTM 菌种鉴定主要包括 2 大类方法:比较同源基因 / 序列差异的分子诊断技术和分析细菌细胞壁组成成分差异的鉴定技术。这两类技术都有很好的鉴别能力,但也都有各自的缺陷。

实验室 NTM 筛查流程:NTM 筛查不仅用于 NTM 疾病诊断,而且对于避免 NTM 对结核病诊断的干扰有重要意义。不同实验室应依据本实验室 NTM 的分离率、所掌握的鉴定技术以及投入产出效率等因素确定 NTM 的筛查强度,制定经济有效的筛查流程。

NTM 的药敏试验:已有数据提示 NTM 感染的治疗效果主要取决于菌种,不同菌种对不同药物的敏感性具有菌种特异性。因此,只有当同一菌种不同菌株对药物的敏感性存在分化时,才有必要开展药敏试验,并且 NTM 药敏试验应在菌种鉴定和确定了 NTM 菌株与疾病相关性的基础上开展。

NTM 的临床相关性：NTM 广泛分布于环境之中，因此从临床样本中分离出 NTM 并不一定提示 NTM 病，必须常规排除样本污染和细菌定植的可能。对于来自临床标本的 NTM 临床分离株，细菌与疾病的相关性至少应该考虑以下因素：不同菌种的临床相关性存在很大差异；从无菌部位分离出的 NTM 往往意味着致病，但从非无菌部位如痰和支气管灌洗液分离的 NTM 要排除标本污染或呼吸道定植的可能；不同地域的同一菌种的临床相关性可能也不同，因此有必要开展基于本地区的 NTM 临床相关性研究。

该共识是国内第一个关于非结核分枝杆菌病实验室诊断的共识，将有助于提高医务工作者对 NTM 感染相关的重要问题的认识，从而提高诊断水平。（中华医学会结核病学分会非结核分枝杆菌病实验室诊断专家共识编写组．非结核分枝杆菌病实验室诊断专家共识．中华结核与呼吸杂志，2016，39（6）：438-443．通讯作者：黄海荣，Email：huanghairong@tb123.org）

（黄海荣　供稿）

国际部分

1．2016 全球结核病报告（WHO）

据 WHO 估计，2015 年全球新发结核病例 1040 万，其中 590 万（占 56%）是男性，350 万（占 34%）是女性，100 万（占 10%）是儿童。新发结核病例中有 120 万（占 11%）合并 HIV 感染。

印度、印度尼西亚、中国、尼日利亚、巴基斯坦和南非这 6 个国家就占到结核新发病例的 60%。全球结核病的防控进展主要取决于这 6 个国家结核病的预防和治疗。从 2014 到 2015 年，全球结核病发病率下降速度仅有 1.5%。结核病发病率下降速度每年需要达到 4%~5%，才能实现到 2020 年终止结核病战略的第一个里程碑。

2015 年新发耐多药结核病病例为 48 万，此外还有 10 万是利福平耐药结核病，这部分人群也适用耐多药结核病的治疗方法。其中，印度、中国和俄罗斯联邦占总耐多药人数的 45%。

2015 年结核病死亡人数为 180 万，其中 40 万是合并感染 HIV。尽管从 2000 年到 2015 年间结核病的死亡人数下降了 22%，但是结核病仍然是全球十大死因之一。

2015 年，610 万新发结核病例通报到国家主管部门，同时也报告至 WHO。从 2013 到 2015 年通报的结核病例数量增加，主要是由于印度的通报病例数增加了 34%。然而，从全球看，估计新发病例数和报告病例数之间仍然有 430 万例的缺口，而这其中印度、印度尼西亚和尼日利亚几乎占未报告的一半。

耐多药结核病的发现和治疗仍然面临着危机。2015 年，估计的 58 万耐多药结核病患者中，仅有 12.5 万（20%）得到了治疗。可见，未得到治疗的耐多药结核病存在较大缺口，而印度、中国、俄罗斯联邦、印度尼西亚和尼日利亚这 5 个国家占到总缺口的 60% 以上。2013 年，全球耐多药结核病的治疗成功率是 52%。

2015 年，55% 的报告结核病患者有 HIV 检测结果的资料。HIV 阳性的结核病患者接受抗逆转录病毒治疗的比例是 78%。结核病的预防治疗需要进一步扩大。2015 年，91 万 HIV 感染者开始接受这种治疗，同样 8.7 万 5 岁以下的儿童（占符合治疗条件的 7%）也开始接受治疗。

全球报告的结核病男女比例是 1.7，在结核病 30 个高负担国家中，男女比例最低的是巴基斯坦 1.0，最高的是越南 3.1。各个国家成人结核病流行情况调查结果显示出更高的男女比例，这表明一些国家的通报数据低估了男性在结核病负担中所占的比例。2015 年，全球 15 岁以下的儿童占到报告新发病例的 6.3%。

在 2015 年全球通报的 340 万经病原学确诊的新发以及经治结核病病例中，有 30% 进行了利福平药敏试验，其中涵盖了 24% 的新发结核病和 53% 的经治结核病患者。

目前，Xpert MTB/RIF® 技术是 WHO 推荐的唯一用于结核病诊断和利福平耐药的快速检测方法。在新公布的 3 组结核病高负担国家名单中，共有 48 个国家至少存在于三组之一；2015 年底，这 48 个国家中已有 15 个将 Xpert MTB/RIF 检测平台作为有肺结核症状及体征人群的初始诊断。这些国家约占 2015 年全球结核发病人数的 10%。

在 2015 年，报告新发病例与估算新发病例间 430 万的差距反映了结核病的发现存在漏报病例（尤其是有大规模私立营利性医疗机构的国家）和漏诊病例（尤其是医疗保障面临地理或者财政困难的国家）。印度、印度尼西亚、尼日利亚、巴基斯坦、南非、孟加拉国、刚果民主共和国、中国、坦桑尼亚联合共和国、莫桑比克这十个国家约占总体差距的 77%。

在 HIV 合并结核病负担最高的非洲地区，81% 的结核病报告病例均有 HIV 的检测结果记录在案。在印度、肯尼亚、马拉维、莫桑比克、纳米比亚、斯威士兰，已知的 HIV 阳性的结核患者接受抗逆转录病毒治疗的比例大于 90%。

最新的治疗转归数据表明，结核病的治疗成功率为 83%（2014 年的队列），耐多药结核病为 52%（2013 年的队列），广泛耐药结核病为 28%（2013 年的队列）。

在非洲和亚洲，至少 23 个国家推荐短程治疗方案治疗耐多药结核病及利福平耐药结核病。其在目前的研究条件下获得了较高的治疗成功率（87%~90%）。对于耐多药 / 利福平耐药且对二线药物无耐药的所有肺结核患者（孕妇除外）WHO 推荐总疗程为 9~12 个月的标准化方案。

为了改善耐多药结核病及广泛耐药结核病的转归，作为这项努力的一部分，2015 年底至少 70 个国家已开始使用贝达喹啉，39 个国家已使用德拉马尼。

2016 年，WHO 评估并且推荐了 4 种诊断检测方法：环介导等温扩增法（又名 TB-LAMP），两种线形探针杂交法（LPA）用于一线抗结核药物异烟肼、利福平耐药的检测，一种线性探针法用于二线抗结核药物耐药的检测。对于正在研发的新一代试剂盒 Xpert Ultra 和新诊断平台 GeneXpert Omni，WHO 预计会在 2017 年进行评估。

目前，治疗药物敏感结核病、耐药结核病或结核菌潜伏性感染的 9 种药物已进入终末临床试验阶段，它们是贝达喹啉、德拉马尼、利奈唑胺、PBTZ169、pretomanid、Q203、利福平（高剂量）、利福喷丁和 sutezolid。

目前有 13 种候选疫苗正在临床试验中，包括预防潜伏结核感染的候选疫苗和预防潜伏结核感染发展为结核病的候选疫苗。（WHO.Global tuberculosis report 2016.WHO/HTM/TB/2016.13）

（康万里　唐神结　供稿）

2．应用分子线性探针技术检测异烟肼和利福平耐药（政策更新）（WHO）

结核病的耐药持续影响着全球结核病的控制，并且在许多国家中仍然是主要的公共卫生问题。在全球，有大约 3.3% 的新发病例和 20% 的已接受治疗的病例会发展成耐多药结核。2014 年,据估计有约 480 000 例的新发耐多药患者,其中约 190 000 例患者死于耐多药结核。WHO 的终止结核病策略要求对结核病早期诊断及普遍应用药物敏感性试验(DST),并强调了 2015 年后实验室在快速准确检测结核及耐药情况方面发挥的重要作用。

基于核酸扩增的分子生物学检测方法在提高程序化管理和耐药结核病的监测,以及提供快速诊断和标准化检测、高通量检测等方面具有很强的优势。WHO 自 2008 年起便已推荐使用分子生物学检测技术来检测单利福平耐药以及合并异烟肼耐药。这些检测技术包括 Xpert MTB/RIF(Cepheid,Sunnyvale,CA,美国)和商品化的线性探针技术(LPA),例如 GenoType MTBDRplus 检测试剂盒(Hain Lifescience,Nehren,德国)可以检测利福平耐药突变的存在。

2008 年,WHO 批准使用 LPA 在痰涂片阳性标本(直接检测)和结核分枝杆菌复合物培养标本(间接检测)中检测结核分枝杆菌复合物(MTBC)和利福平耐药性。当时的一个系统评价,评价了两个商品化的 LPA 试剂盒——INNO-LiPA Rif.TB(Innogenetics,Ghent,比利时)和 GenoType MTBDRplus(版本 1)(后来称为 Hain 版本 1)的诊断准确性,为 WHO 的认可提供了证据。

虽然对利福平耐药性的检测两种试剂盒均被报道有良好的准确性及对异烟肼耐药性检测有优异的特异性,但是它们对异烟肼耐药性检测的敏感性却很低。因为没有足够的数据根据涂片状态分层,WHO 关于使用 LPA 的建议仅限于培养分离物或涂片阳性痰标本。此后公布了更多关于使用 LPA 的数据;已经开发了较新版本的 LPA,例如 Hain GenoType MTBDRplus 版本 2(随后称为 Hain 版本 2);其他制造商已进入市场,包括 Nipro(东京,日本),其开发了 Nipro NTM+MDRTB 检测试剂盒 2(后来称为 Nipro)。

2015 年,FIND(创新诊断基金会)评估了 Nipro 和 Hain 版本 2 线性探针试剂盒,并将其与 Hain 版本 1 进行了比较。该研究表明 3 种市售的线性探针试剂盒在检测结核和对利福平和异烟肼的耐药性方面是等效的。

WHO 的政策建议

对于具有痰涂片阳性标本或结核分枝杆菌复合物培养菌株标本的患者,可以使用商品化的分子 LPA 作为初始检测,而不是基于表型培养的 DST 以检测对利福平和异烟肼的耐药性(有条件推荐,检测准确性的证据——中等级别)。

备注

a. 这些建议适用于使用 LPA 检测痰涂片阳性标本(直接测试)和来自肺部和肺外部位的 MTBC 培养分离物(间接测试)。

b. 不推荐使用 LPA 直接测试痰涂片阴性标本。

c. 这些建议适用于 MTBC 的检测和 MDR-TB 的诊断,但检测异烟肼和利福平耐药性时,其诊断准确度是不同的,因此,MDR-TB 诊断的准确性总体上降低。

d. 这些建议不能忽视对常规基于培养的 DST 的需要,DST 对于确定其他抗结核药物的耐药和监测新使用药物耐药性的出现是必要的。

e. 当 LPAs 未检测到异烟肼耐药性时,常规基于培养的异烟肼 DST 仍可用于评价患者。这对于异烟肼耐药发生概率较高的群体特别重要。

f. 基于成年人数据的推广,关于使用 LPA 的建议同样适用于儿童。(WHO.The use of molecular line probe assay for the detection of resistance to isoniazid and rifampicin:policy update.

WHO/HTM/TB/2016.12)

(康万里　唐神结　供稿)

3. 应用分子线性探针技术检测二线抗结核药物耐药(政策指导)(WHO)

基因(分子)技术在提高程序化管理和耐药结核病监控,以及提供快速诊断方法和标准化检测技术方面具有很大的优势,该技术可进行高通量检测,且对实验室生物安全方面的要求比较低。目前,耐药分子检测技术例如德国内伦 Hain Lifescience 公司的 Genotype® MTBDRsl 检测试剂盒(后面简称 MTBDRsl),已经给耐药结核病的诊断带来希望。这些检测方法不仅快速(1 个工作日即可完成),而且可以检测到耐药相关基因的突变。MTBDRsl 检测试剂盒是基于分子生物学的诊断技术,被称为二线线性探针技术(second-line line probe assays,SL-LPA)。

MTBDRsl 检测试剂盒(1.0 版本)是第一个利用 SL-LPA 技术检测二线抗结核药物耐药性的商品化试剂盒。2015 年,该试剂盒生产商开发了 2.0 版本的 MTBDRsl 检测试剂盒。该版本的试剂盒还可以额外检测氟喹诺酮类药物和二线注射类药物(second line injectable drug,SLID)耐药相关基因的突变情况,优于 1.0 版本。在临床工作中,患者确诊为利福平耐药结核病(RR-TB)或耐多药结核病(MDR-TB)后,还可利用 SL-LPA 技术来检测其他二线抗结核药物的耐药情况。

基于探针技术的 MTBDRsl 检测方法可以用来检测基因内的突变(1.0 版本可以检测 gyrA 和 rrs 基因,2.0 版本再加上 gyrB 基因和 eis 启动子),这些都与氟喹诺酮类药物和二线注射类药物的耐药相关。如果存在这些特定区域内的突变,也并不意味着该人群对所有相关的药物都耐药。尽管这些区域中某些特定的突变可能与人群中针对每种药物不同的耐药水平相关(即不同的最小抑菌浓度),但仍需对药物之间交叉耐药的程度进行进一步的研究。

WHO 的政策性建议

WHO 推荐在确诊为利福平耐药结核病或耐多药结核病的患者身上可以应用 SL-LPA:对于已确诊为利福平耐药或耐多药结核病的患者,推荐使用 SL-LPA 技术作为患者初检的手段以检测氟喹诺酮类药物的耐药情况,而不是使用基于培养的药物敏感性试验(DST)(有条件推荐:痰标本直接检测的试验准确性——中等级别证据;结核分枝杆菌培养物间接检测的试验准确性——低等级别证据)。

备注

a. 上述建议适用于 SL-LPA 技术检测痰标本(直接法),以及 SL-LPA 技术检测肺或肺外结核分枝杆菌复合物培养菌株标本(间接法)。痰标本直接法可为更早期的有效治疗提供依据。

b. 上述建议适用于利福平耐药结核病和耐多药结核病痰标本的直接检测,而不必考虑痰涂片结果。虽然与涂阳痰标本相比,涂阴痰标本检测结果的不确定比率更高。

c. 利用 SL-LPA 技术检测氟喹诺酮类药物和二线注射类药物耐药性时,其诊断的准确度是不同的。这些诊断准确度上的不同造成了该方法在诊断广泛耐药结核病时,整体诊断准确度的降低。但是,上述建议还是适用于广泛耐药结核病的诊断。

d. 上述建议的提出,也并不意味着 SL-LPA 技术可以替代传统的 DST。传统药敏试验有助于确定其他药物的耐药性,还可监测新使用药物耐药性的出现。

e. 传统的表型药敏试验还可以用来评估 SL-LPA 检测结果阴性的患者,尤其适用于氟喹诺酮类和(或)二线注射类等药物耐药性发生可能性较高的一类人群。

f. 基于成人的数据,上述建议适用于利用 SL-LPA 技术检测已确诊的利福平耐药结核病或多重耐药结核病的患儿。

g. 利用 SL-LPA 技术检测的耐药突变结果与氧氟沙星和左氧氟沙星的耐药表型呈高度相关。但是,这些突变与莫西沙星和加替沙星的耐药表型之间的关系仍不清楚。另外,DST 的结果可以指导耐多药结核病患者是否需要使用莫西沙星或加替沙星进行治疗。

h. 利用 SL-LPA 技术检测的耐药突变结果与二线注射类药物的耐药表型呈高度相关。该突变结果可以作为使用加强型耐多药结核病治疗方案的指征。

i. 由于 SL-LPA 技术检测氟喹诺酮类和二线注射类药物的耐药性具有高特异性的特点,因此 SL-LPA 检测的阳性结果可以用来指导感染控制和预防措施等工作的实施。(WHO.The use of molecular line probe assays for the detection of resistance to second-line anti-tuberculosis drugs.Policy guidance.WHO/HTM/TB/2016.7)

(康万里　唐神结　供稿)

4. 制定支持世界卫生组织"终止结核"策略的国家级结核病研究计划三大工具包(WHO)

结核病仍然是一个重要的全球性健康问题。尽管过去的十年里结核病在控制方面取得了许多重大进步,但据估计,2015 年仍有 1040 万人患结核病并且有 180 万人死于结核病。WHO 的全球结核病计划已经确定研究和创新作为三大基本支柱之一,在 2030 年将终止结核病对公共健康造成的威胁。本文提供了应对国家结核病挑战的结构和工具,以确保国家响应活动有尽可能充分的证据来支持。

本文描述了怎样制定一个国家的具体办法以利用研究和创新来加强和改善结核病的治疗和控制。提供了开发和实施国家结核病研究计划的一系列工具,这些工具对于指导各个国家的行动来解决全球结核病负担有一定的帮助。

这些工具将帮助一个国家制定国家结核控制规划或通过一个连贯的循序渐进的过程制定一个有效的国家结核病研究计划。下面简要描述这些工具。

工具 1:(建立一个全国结核病研究网络)指导国家建立一个利益相关者的正式网络,这些利益相关者能推动国家结核病研究计划的制定和实施。

工具 2:(审查国家结核控制活动和研究项目)指一个自我评估的工具,用于在国家层面评价结核病控制成效,包括评估结核病流行的特点,国家结核病规划,卫生系统和报告国家结核病研究日程进度的研究能力。

工具 3:(制定国家结核病研究计划)协助开展基于基本情况评估的差异分析,并制定优先的国家结核病研究计划和实施策略。

这 3 个工具概述了制定国家结核病研究计划所需的步骤,包含在国家层面所有的利益相关者。在工具 1 中描述的全国结核病研究网络,对于从国家特定的情境评估中识别研究重点是很必要的一步。我们希望资助者、研究者和决策者采用这些建议并且支持基于结核病护理和控制推动所提供的证据。我们设想研究和创新会改变政策和实践,通过消灭结核病对公共卫生造成的危害,研究和创新一定能加速实现各国现有的既定目标,并到 2030 年终止结核病。(WHO.Toolkit for Developing a National TB Research Plan in support of the third pillar of WHO's end TB strategy.WHO/HTM/TB/2016.17)

(康万里　张青　唐神结　供稿)

5. 结核病治疗目标方案概况:候选方案,包括利福平敏感、利福平耐药和敏感结核病治疗方案(WHO)

目前迫切需要更安全、更简单、更有效和更易获得的各种结核病治疗方案。结核病目标治疗方案概况(以下简称目标方案概况——TRPS)的发展旨在国家层面上帮助开发者获得药物治疗的重要特点,使患者与方案需求达成一致。这份基于优先级特性的 TRPS,兼顾了最终用户、照护提供者和政策制定者的需求,使其获得疗程短、毒性低并可操作的治疗方案。

治疗利福平敏感结核病的优化方案的特点包括:

疗程缩短至 2~4 个月,疗效不次于当前治疗敏感结核病 6 个月的标准方案。

本方案专为利福平敏感的患者设计,但也适合用于除利福平以外的任何药物单耐药的患者,包括那些通过快速分子检测方法证实的利福平敏感的患者。

最佳结核病治疗方案应该仅需口服给药,最好是每天一次,理想情况下无须根据体重调整剂量,并适用于固定剂量复合剂。最佳方案中,静脉 / 肌内给药也可用于治疗严重结核病患者。

本方案对所有药物敏感的结核病患者均有效,包括肺结核和肺外结核。

本方案应易于实施并且易于被结核病规程采纳而无须再增加新资源。这包括国家结核病规程,大多数初级保健诊所和私人机构。新的结核病治疗方案应该允许社区和居家护理模式的顺利实施。

结核病治疗方案中所有药物应没有冷藏要求,而且保质期要超过 3 年,最好 5 年。

所需的对疗效和安全性的临床监测是最少的。

结核新方案应适用范围广,包括儿童、孕妇和其他疾病共患患者(艾滋病、病毒性肝炎、糖尿病或其他),并且药物相互作用最低甚至无药物相互作用。

患者是否坚持治疗与耐受性和方案的简单化有关。其后,我们仅需最小的支持(包括需要直接督导治疗)就能确保患者充分依从并且实现目标疗效,同时最大限度地减少耐药性的获得。

列入本 TRP 中的药物应相互保护以避免耐药的发生。此外 TRP 中药物出现耐药突变不能与二线治疗方案中的药物产生交叉耐药。这一点尤为重要,其目的是为了更好地使用本 TRP 中的新药,也包括治疗利福平耐药 TRP 中的新药。

新治疗方案(成品)的费用应获广泛接受。

正如在前文中提到的,我们采用了一种更加实用的方法,即在规程范围内推广使用 Xpert MTB/RIF,这样可以在结核病诊断时就获得利福平是否耐药的信息,从而对利福平耐药以及耐多药结核病患者给予利福平耐药方案治疗,不论他们是否对其他一线类药物(包括异烟肼、吡嗪酰胺、乙胺丁醇)或是主要的二线类药物(包括氟喹诺酮类药物和二线注射类药物)耐药。利福平耐药方案的制定是根据实际情况上建立起来的,只要能获得患者利福平的药敏试验结果,即可给予这一方案治疗。随着时间的推移,便宜、快速、有针对性的其他药物的药敏试验也会通过类似的方法来进一步定义患者的需求,有针对性地治疗患者的疾病。

在预期的实际病例中,首选的利福平耐药方案应当:

(1) 包括至多 4 种有效药物,每一种都来自不同的药物类别。

(2) 能用于各年龄段的利福平耐药患者(例如,适用于儿童和成人)。

(3) 是合适的、负担的起的、可以用于中低收入国家的患者。

（4）是在不同地区都可以买到的药。

（5）可以直接口服给药，给药方案简单（最好是一天一次给药，没有饮食限制；间歇给药或是固定剂量的给药方案也可以）。

（6）不可以口服给药的情况下可以采用注射给药方案。

（7）对肺结核和肺外结核的利福平耐药结核病都有效，包括脑膜炎。

（8）药物不需要冷冻保存，有效期大于3年。

（9）通过痰涂片和痰培养每月监测疗效。

（10）除非出现临床症状否则不需要主动的安全性监测，包括血液检测、心电图和听力测定，在合并各类疾病（包括HIV）的患者中广泛起效，没有或仅有少数的药物间相互作用，尤其是，没有和下列药物的相互作用：抗逆转录病毒药物、P450肝酶代谢的药物、室性期前收缩患者延长QT间期的药物。

（11）易于在包括治疗药物敏感性结核病的地区开展和实施，这些地区包括遍及全国的国家结核病治疗机构和那些有能力提供药物敏感性结核病治疗的基础保健诊所和私人诊所。新的耐多药治疗方案应当是在以社区和家庭为基础的护理模式中容易实现的。另外，新的耐多药治疗方案应当和药物敏感结核病治疗方案同样容易实现或更容易实现。

（12）更加易于管理和更高的患者接受度可以保证治疗的良好依从性。DOT或是其他类似的可以接受的数字技术预计将会用于早期方案的实施，直到实际操作研究可以支持自我管理给药方案的使用。

（13）针对药物敏感性结核病的治疗，治疗周期为六个月或者更短。

（14）更低的患者支持费用（包括辅助的不良反应监管支持、DOT、社会和患者经济支持、卫生保健人员支持），与6个月的一线药物标准治疗方案有同等的疗效。（WHO.Target regimen profiles for TB treatment：candidates：rifampicin-susceptible，rifampicin-resistant and pan-TB treatment regimens WHO/HTM/TB/2016.16）

（康万里 张青 唐神结 供稿）

6. WHO耐药结核病治疗指南（2016更新版）（WHO）

2015年11月，WHO召集了多学科的结核-耐药结核病专家，对耐药结核病的治疗策略进行更新，推出了《WHO耐药结核病治疗指南（2016更新版）》（下称2016指南）。新指南较之WHO的2011年《耐药结核病管理规划指南》和2014年《耐药结核病管理规划指南伙伴手册》有了一些修订与更新，主要包括提出了将利福平耐药结核病（rifampin resistant tuberculosis，RR-TB）和耐多药结核病（multidrug resistant tuberculosis，MDR-TB）治疗方案分为传统RR-/MDR-TB个体化方案和短程RR-/MDR-TB标准化方案，同时对传统RR-/MDR-TB个体化方案中的抗结核药物进行了重新分组和分类等。

一、RR-TB和MDR-TB治疗药物分组及介绍

对于RR-TB和MDR-TB，WHO在2016指南中根据药物的有效性和安全性，将传统MDR-TB方案中的抗结核药物进行了重新分组和分类，将氯法齐明和利奈唑胺归为MDR-TB方案的核心二线药物，这是2016指南的重大更新；同时将对氨基水杨酸归为非核心的附加药物；克拉霉素不再纳入MDR-TB治疗方案中。

（一）RR-TB及MDR-TB治疗药物分组

将传统的MDR-TB方案中的抗结核药物分为A、B、C、D四组，其中A、B、C组为核心二

线药物,D组为非核心的附加药物。这种分类更有利于制定有效的RR-TB和MDR-TB治疗方案。(附表1)

附表1 RR-TB及MDR-TB的推荐治疗药物

A. 氟喹诺酮类	左氧氟沙星		Lfx
	莫西沙星		Mfx
	加替沙星		Gfx
B. 二线注射类药物	阿米卡星		Am
	卷曲霉素		Cm
	卡那霉素		Km
	(链霉素)		(S)
C. 其他二线核心药物	乙硫异烟胺/丙硫异烟胺		Eto/Pto
	环丝氨酸/特立齐酮		Cs/Trd
	利奈唑胺		Lzd
	氯法齐明		Cfz
D. 可以添加的药物(不能作为MDR-TB的核心治疗药物)	D1	吡嗪酰胺	Z
		乙胺丁醇	E
		高剂量异烟肼	H^h
	D2	贝达喹啉	Bdq
		德拉马尼	Dlm
	D3	对氨基水杨酸	PAS
		亚胺培南西司他丁	Ipm
		美罗培南	Mpm
		阿莫西林-克拉维酸	Amx-Clv
		(氨硫脲)	(T)

(二)药物介绍

1. A组 氟喹诺酮类,包括高剂量左氧氟沙星(≥750mg/d)、莫西沙星及加替沙星。WHO指出,这组药物为MDR-TB核心方案的最重要组成部分,能显著改善成人RR-TB及MDR-TB患者的疗效,因此,若非存在绝对禁忌证,必须纳入治疗方案。纳入顺序依次为:高剂量左氧氟沙星,莫西沙星和加替沙星。对于儿童RR-TB和MDR-TB同样推荐使用,但小于5岁或体重低于10kg的儿童慎用。氟喹诺酮类药物的安全性良好,但值得注意的是,莫西沙星可引起QT间期延长,联合有同样副作用的药物(如贝达喹啉、德拉马尼)时需要加强监测;2006年有加替沙星引起血糖异常的报道,但2014年的一项前瞻性研究表明,较之于未接受氟喹诺酮类药物的患者,加替沙星(400mg/d)无显著高血糖风险。

2. B组 二线注射类药物,包括阿米卡星、卷曲霉素、卡那霉素、链霉素。现有的证据表明,二线注射类药物可增加MDR-TB患者的治疗成功率,因此,若非存在严重禁忌证,建议纳入治疗方案。对阿米卡星、卷曲霉素或卡那霉素的选择要根据现实效能分析决定,在上述3个药物均无法应用的情况下,可考虑将链霉素加入MDR-TB核心方案(在链霉素不耐药的情况下)。对病情较轻的儿童患者,考虑到此类药物的危害可能超过潜在益处,可不应用;但若对氟喹诺酮类药物耐药,则尽可能保留B组药物。此类药物需要严格检测不良反应,最严重的为听力减退和肾毒性，风险发生率与药物总累积量相关，因此有既往用药史的患者尤应注意。

3. C组 其他二线核心药物，包括乙硫异烟胺（或丙硫异烟胺）、环丝氨酸（或特立齐酮）、利奈唑胺和氯法齐明，这是WHO首次提出的一个新概念。WHO在2016指南中强调，在设计MDR-TB方案时，需要纳入2种或2种以上C组药物。在不少的研究证实了利奈唑胺和氯法齐明对MDR-TB甚至XDR-TB具有良好的治疗效果的基础上，WHO首次将利奈唑胺和氯法齐明列入核心药物，从而也确立了这两种药物在耐药结核病治疗中的地位和价值，值得在临床中推广应用。但在使用这些药物中，应注意其不良反应。乙硫异烟胺和丙硫异烟胺的主要副作用为胃肠紊乱，在与对氨基水杨酸联合应用时并可能出现甲状腺功能减退（停药后可缓解）；环丝氨酸可引起神经精神不良反应；利奈唑胺可以引起血小板减少症和贫血，严重者危及生命，还可能引起周围神经病和视神经病变；氯法齐明的主要副作用为皮肤变色/变暗，并可能延长QT间期。

4. D组 可以添加的药物，但不能作为MDR-TB治疗的核心药物，分为三个亚类。

（1）D1组：包括吡嗪酰胺、乙胺丁醇和高剂量异烟肼。WHO认为在无耐药依据，药物耐受性可的情况下，通常在核心药物的基础上可以添加D1组药物，以提高患者的治疗成功率。乙胺丁醇可能导致眼毒性，但若不超过推荐剂量风险较低。近期的随机对照试验提示，应用高剂量异烟肼治疗成人MDR-TB并未增加肝毒性风险；此外，结核性脑膜炎儿童患者对高剂量的异烟肼亦有极好的耐受性。

（2）D2组：包括贝达喹啉和德拉马尼。这两种药物是近年研发的新药，具体应用参见WHO相关指南。

（3）D3组：包括对氨基水杨酸、亚胺培南西司他丁、美罗培南、阿莫西林-克拉维酸、氨硫脲。WHO强调，这组药物仅在RR-TB或MDR-TB治疗时不能组成5种核心药物时才考虑使用。研究显示，对氨基水杨酸可以明显提高MDR-TB的治疗效果。不少证据表明，阿莫西林-克拉维酸在体外研究中具有良好的抗结核分枝杆菌作用，同时也有较强的早期杀菌活性。由于结核分枝杆菌在本质上对大环内酯物类药物（克拉霉素、阿奇霉素）耐药，目前亦无证据显示其与MDT-TB治疗有效相关，因此不建议将克拉霉素和阿奇霉素纳入MDR-TB治疗方案。现有的研究表明，对氨基水杨酸的副作用发生率高达12.2%，并与治疗成功无明显相关性。氨硫脲可引起严重的皮肤反应，包括Stevens-Johnson综合征和中毒性表皮坏死松解症（这可能导致死亡），特别是艾滋病毒携带者，需要密切监测。

二、传统RR-TB和MDR-TB个体化方案

所谓传统RR-TB和MDR-TB个体化方案是指WHO在2011年《耐药结核病管理规划指南》和2014年《耐药结核病管理规划指南伙伴手册》提出的强化期8个月、巩固期12个月、总疗程20个月的MDR-TB化疗方案。WHO在2016指南中对该方案进行了更新和修订，主要推荐如下：

1. 对于RR-TB及MDR-TB患者，推荐在强化期应用包含至少5种有效抗结核药物的方案，包括吡嗪酰胺及4个核心二线抗结核药物：A组1个，B组1个，C组至少2个（一定条件下建议，证据质量极低）。如果以上的选择仍不能组成有效方案，可以加入1种D2组药物，再从D3组选择其他有效药物，从而组成含5种有效抗结核药物的方案。若因耐药（可靠的药敏试验或充分的证据）或药物不良反应不能继续使用吡嗪酰胺，可以从C组或D组中选

择替代药物（首选D2，次选D3）。D1组药物的选择必须衡量其加入效益，MDR-TB方案的药物总数必须衡量其预期收益与危害，及患者对药物的耐受性。

儿童的方案制定原则基本和成人相同，但在疾病较轻且B组药物（二线注射药物）相关的危害超过其潜在益处的情况下，可以不用B组药物。

2. 高剂量异烟肼和（或）乙胺丁醇可以进一步加强治疗方案（一定条件下建议，证据质量极低）。无论是传统或短程MDR-TB方案，若无异烟肼耐药依据或异烟肼耐药情况不确定，在治疗方案中都应该加入异烟肼。对于新的抗结核药物贝达喹啉和德拉马尼，仍然按照2013及2014年WHO的临时指南应用（儿童不推荐使用）。

三、短程RR-TB和MDR-TB标准化方案

WHO在2016指南中指出，对于之前未接受二线药物治疗的RR-TB及MDR-TB患者，可以采用9~12个月的短程MDR-TB标准化方案替代20个月的传统个体化方案（一定条件下建议，证据质量极低）。对于既往接受过1个月以上二线药物治疗，或对氟喹诺酮类药物和二线注射药物耐药或高度怀疑耐药的患者，不可采用标准化短程方案。该短程RR-TB和MDR-TB标准化方案分为强化期和巩固期：强化期4个月（若无痰抗酸杆菌涂片阴转的证据，延长至6个月），药物包括：卡那霉素、莫西沙星、丙硫异烟胺、氯法齐明、高剂量异烟肼、吡嗪酰胺和乙胺丁醇；巩固期5个月，药物包括：莫西沙星、氯法齐明、乙胺丁醇、吡嗪酰胺。WHO指出，可以用阿米卡星替代卡那霉素，至于是否可以用卷曲霉素替代没有明确；也可以采用加替沙星替代莫西沙星；乙硫异烟胺可以替代丙硫异烟胺。若缺乏药敏试验，需要根据耐药结核病接触史，有代表性的国家级二线药物用药监测数据来判断是否采用标准化短程方案。

四、RR-TB和MDR-TB的外科治疗

WHO在2016指南中推荐，在MDR-TB化学治疗的同时，选择肺部分切除术（肺叶切除或楔形切除），可以清除难以吸收的病灶、减少细菌负荷，从而改善预后（一定条件下建议，证据质量极低）。荟萃分析显示，比较肺切除术、肺部分切除术及未接受手术治疗的三组患者，肺部分切除术组有较高的治疗成功率，差异有统计学意义；肺切除术患者预后并不优于未接受手术治疗患者。

纵观2016年WHO耐药结核病治疗指南，更新了RR-/MDR-TB治疗药物的分组；系统地提出了传统RR-/MDR-TB个体化方案和短程RR-/MDR-TB标准化方案的概念以及选择RR-TB和MDR-TB治疗药物的优先原则；强调了在特定条件下推荐使用短程MDR-TB标准化方案的重要性，以及对所有RR-TB患者，无论其是否耐异烟肼，均推荐使用MDR-TB方案；同时肯定了外科手术在RR-/MDR-TB治疗中的作用。该指南无疑对全球耐药结核病的防治工作起着重要的指导和推动重要，值得学习和参考。（WHO.treatment guidelines for drug-resistant tuberculosis.2016 update.WHO/HTM/TB/2016.04）

（顾瑾　唐神结　供稿）

7. 德拉马尼用于治疗儿童和青少年耐多药结核病：暂行策略指导（WHO）

基于成本效益分析及指南制定小组（GDG）的建议，WHO推荐，在特定条件下（有条件地推荐：预估效果的置信度非常低），对于不能应用短疗程MDR-TB治疗方案的耐多药或利福平耐药结核病（MDR/RR-TB）的儿童和青少年（6~17岁）患者，可以将德拉马尼加入WHO推荐的长疗程治疗方案中。

条件 1. 纳入适宜患者

推荐的适用人群为不能应用 WHO 推荐的短疗程 MDR-TB 治疗方案的，且年龄在 6~17 岁的患有 MDR-TB 或 RR-TB 的儿童和青少年。这一人群包括之前已经接受二线抗结核药物治疗的患者或检测出对氟喹诺酮类药物或二线注射类药物（包括 XDR-TB）耐药的患者，或对短疗程 MDR-TB 治疗方案中的药物存在禁忌的患者。短疗程 MDR-TB 治疗方案也不推荐用于妊娠和肺外结核病患者。因此，建议德拉马尼仅作为个体化长疗程治疗方案的一个组成药物，以增加患者治疗成功的可能性。

德拉马尼的推荐剂量为：儿童（年龄 6~11 岁）50mg 每日 2 次，共 6 个月；青少年（年龄 12~17 岁）100mg 每日 2 次，共 6 个月。研究发现德拉马尼在进食标准餐后的生物利用度较高，因此最好饭后服用。鉴于结核病治疗方案通常每天一次，因此任何治疗性观察都需要根据具体情况调整以确保对患者的监测。由于德拉马尼可引起 Q-T 间期延长，因此 QTcF>500ms 的儿童不应该应用该药。

德拉马尼在 MDR-TB/RR-TB 的儿童和青少年中可能有特殊的作用包括如下几点：

（1）预后不良的风险较高（例如药物不耐受或有禁忌证，广泛或晚期疾病）。

（2）对氟喹诺酮或注射剂类药物耐药。

（3）XDR-TB（关于在 XDR-TB 患者中使用药物时的其他措施，请参见下面的条件 2）。

虽然只患有肺外结核病的患者并未纳入到德拉马尼的试验中，但是对于其在这些患者中的使用并没有绝对禁忌证，并且可以考虑纳入，因为德拉马尼可能导致的任何潜在危害小于可以被预期的获益。然而，德拉马尼在治疗中枢神经系统结核中的有效性尚未确定。值得注意的是，没有关于德拉马尼在妊娠女性中的安全性数据，因此，这种药物目前并不建议用于妊娠女性。

条件 2. 遵循 WHO 建议的长疗程 MDR-TB 治疗方案的原则

条件 3. 对患者给予密切监测

条件 4. 注意监测和处理药物的不良反应

条件 5. 确保知情同意过程规范（WHO.The use of delamanid in the treatment of multidrug-resistant tuberculosis in children and adolescents：interim policy guidance.WHO/HTM/TB/2016.14）

（康万里　张青　唐神结　供稿）

附录二　2016年结核病防治大事记

国内部分

1. 2016年1月10日，中国防痨协会第十一届结核病学术工作委员会换届大会暨学术工作研讨会在四川成都举行。来自结核病防治、临床、基础研究、实验室、药物研究、食品药品检定等专业领域的全国各级候选委员参加了本次会议。会议的主要议题包括完成学术工作委员会的换届选举，同时对今后委员会以及中国防痨协会的学术工作方向进行研讨。

2. 2016年1月19日，中国防痨协会第十一届结核病控制专业分会换届会议暨结核病控制策略研讨会在吉林长春召开。中国防痨协会刘剑君理事长、王黎霞副理事长、袁政安副理事长、吉林省卫计委曲日胜副巡视员、吉林省疾控中心范明主任、吉林省结核病防治科学研究院袁燕莉副院长以及来自全国各省结防机构、医疗机构、大专院校和企事业等单位的结核病控制相关专业人员共计100余人参加了此次会议。大会依照《中国防痨协会结核病专业控制分会换届选举办法》进行了换届选举，共选举119名分会委员。

3. 2016年1月21日，中国疾控中心-礼来基金会耐多药结核病全球合作项目2015年年会在江西省景德镇市成功召开。来自河北、辽宁、福建、江西、四川等5个省和5个省项目地市的代表以及中国疾控中心结控中心专家30余人参加了本次年会，同时参加会议的还有礼来中国公共关系总监蒋柯女士和礼来基金会中国地区项目负责人何志军经理。与会代表对耐多药肺结核防治培训基地建设和加强培训效果共同进行了研讨，并提出了很好的建议。本次年会总结了工作，加强了各项目地区间的交流，并部署了2016年工作。

4. 2016年1月25日至2月2日，英国医学研究理事会临床试验部资深专家Andrew Nunn教授，比利时热带医学研究所微生物学资深专家Gabriela Torrea教授以及国际防痨和肺病疾病联合会Chiang Chen-yuan教授等来华对全球MDR-TB短程化疗方案临床试验——STREAM研究候选研究中心进行现场考察。首都医科大学附属北京胸科医院、天津市海河医院、武汉市肺科医院和同济大学附属上海市肺科医院作为中国结核病临床试验合作中心(CTCTC)的成员单位接受了STREAM研究国际团队的现场评估。中国疾控中心结核病防治临床中心办公室刘宇红副主任、美国家庭健康国际FHI 360中国代表处张崂主任等陪同考察。国际专家组一致认为CTCTC推荐的4家成员单位均具备开展STREAM研究的基本能力，初步确定这4家研究中心将以CTCTC整体加入STREAM研究，病例纳入将在贝达喹啉正式获批之后开始。

5. 2016年1月29日，全国疾控工作会议在京召开。国家卫生计生委副主任王国强在会上强调，要进一步完善政策措施，整合优化疾病及健康危害因素监测网络，完善预防接种异常反应保险补偿机制，协调做好重大公共卫生服务项目与基本医保等政策的衔接，增加艾滋病、结核病、严重精神障碍等重大疾病患者免费药物供给。要进一步提升工作能力，建立完善疾控机构与其他医疗卫生机构分工协作机制，启动公共卫生医师规范化培训，构建全国疾控实验室网络。要进一步狠抓工作落实，制订任务清单和责任清单，加强督导检查，确保各项任务落实。

6. 2016年2月23日，中国国家卫生和计划生育委员会-盖茨基金会第二轮结核病防治合作项目管理委员会第一次工作会议在京召开。国家卫生计生委国际司、疾控局、医政医管局、基层司、药政司，民政部低收入家庭认定指导中心，盖茨基金会北京代表处，中国疾控中心等管委会成员单位及代表约30人参加了此次会议。会议明确了第二轮中盖结核病项目的管理机制，组建了新一届项目管理委员会。会议听取了国家项目办和民政部低收入家庭认定指导中心关于第一轮（一期、二期）项目的总结汇报，审议并通过了第二轮项目的工作规划及2016年工作计划。

7. 2016年3月1日，全国省级结核病防治所长会在北京辰茂鸿翔酒店召开。来自各省（区、市）和新疆生产建设兵团卫生计生委（卫生局）疾控处、省级疾控中心（或结防所）和定点医疗机构、中国疾病预防控制中心、结核病预防控制中心的领导和相关人员共计140余人参加了会议。开幕式上国家卫生计生委疾控局王斌副局长对做好结核病防治工作提出了三点意见：一是各级政府部门要提高认识，加强领导，认真履职；二是要加强结核病服务体系建设，进一步明确各个机构的职责并加强协作；三是要全面落实结核病防治措施，提升结核病防治工作质量。中国疾控中心王宇主任高度称赞了二十几年来我国结核病防治工作取得的巨大成绩，并希望疾控部门充分应用在过去的工作中积累的许多宝贵的结核病防治工作经验，发挥在疾病预防、流行病学调查、疫情监测与处置、实验室检测与质控等方面的优势，加强与各机构间的沟通与协调，为结核病防控工作做好技术支撑。大会对全国“十二五”结核病防治工作进展进行了全面的总结，就结核病防治体系、政策、经费等中存在的主要问题及对策、全球基金配备的新诊断设备使用过程中存在的问题及对策进行了分组讨论，并就下一步工作提出了意见和建议。

8. 2016年3月24日是第21个世界防治结核病日，我国的宣传主题是“社会共同努力，消除结核危害”。3月22日，由国家卫生计生委和北京市人民政府共同主办的世界防治结核病日主题宣传活动在北京举行。世界卫生组织结核病/艾滋病防治亲善大使彭丽媛应邀参加了活动，亲赴通州区活动现场给进城务工人员发放了健康包，慰问了现场参加义诊的医务人员和进城务工人员。医学专家开展了结核病防治科普讲座，全国结核病防治宣传大使蒋雯丽、康辉与进城务工人员进行了互动知识问答。随后彭丽媛教授来到北京电视台，全程参加了“养生堂”防治结核病日特别节目，北京胸科医院李亮副院长以及天津疾控中心王撷秀教授作为专家嘉宾参加了节目录制。

9. 2016年4月6日至7日，全国省级结核病参比实验室工作会议在云南省昆明市召开。来自中国疾控中心结核病预防控制中心以及来自全国32个省（自治区、直辖市）、新疆生产建设兵团疾控中心及结核病防治所的领导和骨干共计80余人参加了会议。会议部署了2016年全国结核病实验室重点工作。

10. 2016年4月11日，为深入持续地开展“百千万志愿者结核病防治知识传播活动”，国家卫生计生委下发了《百千万志愿者结核病防治知识传播活动工作方案（2016—2020年）》。同时，为规范结核病防治科普宣传，国家卫生计生委组织专家对《结核病防治核心信息（2010版）》做了修订，形成了《结核病防治核心信息及知识要点（2016版）》。

11. 2016年4月14日至17日及4月20日至23日，由中华医学会结核病学分会、中国疾控中心结核病防治临床中心主办，黑龙江省传染病防治院、江西省胸科医院分别承办，礼来基金会支持的“中华医学会结核病学分会——礼来耐多药结核病全球合作项目”第二期(东部地区)和第三期(中部地区)耐多药结核病规范化诊疗培训班分别在哈尔滨和南昌成功举办。两次培训共覆盖东部和中部地区共18个省份,共有来自各省地市(级)及以上耐多药结核病定点医疗机构从事耐多药结核病诊疗约300名临床医生参加了培训。本次培训效果显著,培训内容对基层工作人员在以后的工作中有很大帮助,得到了东、中部各省前来参会的各位防治结核病同仁的肯定,对提高我国东、中部省份基层人员耐多药结核病诊疗能力有重要意义。

12. 2016年4月15日至16日及4月21日至22日,为了解部分省市结核病临床诊疗质量控制指标的开展情况,为目前制订的《结核病定点医疗机构肺结核诊疗质量控制指标和实施方案》提供相关参考,中国疾控中心结核病防治临床中心分别在黑龙江省传染病防治院和江西省胸科医院开展了结核病定点医疗机构肺结核诊疗质控指标现场调研,来自首都医科大学附属北京胸科医院李亮副院长、李琦教授、高孟秋主任,中国疾控中心结核病防治临床中心办公室刘宇红副主任,黑龙江省结核病防治院刘玉琴副院长,杭州市红十字会医院鲍志坚主任,山东省胸科医院侯代伦主任、金锋主任等专家参加了2个省的现场调研工作。调研专家组结合两个省的情况,对指标对于不同级别定点医疗机构的可行性及相近指标的合并等问题展开了热烈的讨论,最后就结核病定点医疗机构工作质量考核指标的制定数量、分级制定、如何合理分配及制定指标过程应注重可行性等问题达成了共识。

13. 2016年4月27日,中国防痨协会2016年全国学术大会在广东省珠海市盛大召开。来自31个省(市、自治区)和港澳台地区的会议代表达2000余人。中国防痨协会理事长刘剑君、国家卫生计生委疾控局副局长王斌、中国科协学会学术部副部长刘兴平、广东省卫生计生委主任陈元胜、吉尔吉斯斯坦共和国卫生部副部长阿曼凯迪·穆尔扎利耶夫等领导出席了开幕式并致辞。开幕式上还举行了中国防痨公益基金揭牌仪式和中国-中亚结核病控制论坛启动仪式,进行了中-韩耐多药结核病防治战略合作伙伴协议文本交换仪式,同时宣布“中国防痨联合体”和“中国防痨协会结核病西部论坛”成立。国家卫生计生委疾控局副局长王斌进行了全国结核病“十三五”总体思路及重点工作要求主旨报告,她在介绍了我国结核病疫情概况、全球结核病控制策略之后,对“十三五”结核病防治规划思路及重点工作等相关问题进行了解读;此外,还邀请了国内外知名专家围绕结核病防治的不同主题,进行了精彩的专题报告和全方位的政策解读。

14. 2016年5月10日至12日,全国结核病防治规划培训班在吉林省长春市顺利召开。除西藏外,我国大陆30个省(自治区、直辖市)和新疆生产建设兵团,以及吉林省各地(市)等共约70余名学员参加了此次培训班。培训班对结核病防治规划的相关领域展开了细致的介绍和交流,内容包括:全球及我国结核病防治工作进展和策略,患者发现与治疗管理,患者治疗监控与评价,结核病健康管理服务,耐多药肺结核、TB/HIV双重感染和流动人口等高危人群结核病防治等规划管理工作进展、问题分析及对策。学员们对此次培训给予了积极的肯定,认为此次培训班内容全面综合,分析及讨论深入而系统,拓宽了结核病防治理念和工作思路,提高了各领域专业知识的认知水平。

15. 2016年6月7日至8日,中国疾控中心结核病防治临床中心在北京成功召开了全国结核病临床技能培训和竞赛——动员暨培训会。来自全国32个省(市/自治区/兵团)的120余名在结核病临床和防治战线的医务人员参加了此次动员暨培训会。国家卫生计生委疾控局结防处王维真处长，首都医科大学附属北京胸科医院 / 中国疾控中心结核病防治临床中心许绍发院长 / 主任，李亮副院长 / 副主任参加了开幕式。大会对各省、自治区、直辖市代表团的成员进行了动员，对结核病临床技能竞赛方案进行了介绍，本次“动员暨培训会”的授课老师根据方案要求对竞赛重点内容进行了系统的讲解，会场秩序井然，学习气氛融洽而热烈。

16. 2016 年 6 月 23 日，中国疾控中心结核病防治临床中心在南昌举办全国耐多药结核病防治培训班，来自 32 个省（市 / 自治区 / 兵团）的近 300 名在结核病临床和防治战线的医务人员参加了此次培训。中国疾控中心结核病防治临床中心主任 / 北京胸科医院院长许绍发在开幕式上发表了讲话，来自结核病诊疗防控领域的 10 多位全国知名专家就耐多药结核病的诊疗以及相关问题分别作了专题培训，专家们的精彩演讲让会议高潮迭起，掌声不断。

17. 2016 年 6 月 24 日《中国结核病年鉴（2016 年）》编辑委员会会议在江西省南昌市召开。会议由中华医学会结核病学分会候任主委、《中国结核病年鉴（2016 年）》主编之一李亮教授主持。首先，前任主委、《中国结核病年鉴（2016 年）》主编之一许绍发教授提出了编委的任务，并提出了几点要求。副主委、《中国结核病年鉴（2016 年）》主编之一唐神结教授作了编写问题解析和任务分工的主题发言。随后，各位编委就编撰的具体事宜进行了广泛的讨论与交流。最后，李亮教授对会议进行了总结，同时要求各位编委认真圆满完成这一艰巨而又光荣的任务。

18. 2016 年 6 月 24 日至 26 日，由中华医学会结核病学分会、中国疾病预防控制中心结核病防治临床中心、复旦大学附属华东医院、首都医科大学附属北京胸科医院、全国结核病医院联盟、江西省胸科医院共同主办的 2016 年全国结核病学术大会在江西省南昌市顺利召开，大会主题是“全社会参与结核病防治”。来自全国 34 个省直辖市自治区及特别行政区 441 家专业机构的业界知名专家、医生、优秀护理人员等 2000 多人参加会议。大会共收到 81 家单位的投稿，稿件数量达到 493 篇。大会开幕式由结核病学分会候任主任委员、北京胸科医院副院长李亮主持，分会前任主任委员许绍发代表因故不能出席的主任委员高文致大会欢迎词。国家卫生计生委疾控局王斌副局长通过临床中心“全国结核病远程咨询和培训平台”向所有与会代表致辞，对结核病学分会在全国结核病防治工作中取得的成绩给予高度肯定。本次学术大会不仅邀请了来自海内外结核病临床、防治和研究领域的顶级专家，还邀请到来自中华医学会糖尿病学分会、热带病和寄生虫学分会、临床流行病学分会等相关专业学会的专家进行交流。两天的会议期间安排了全体大会、护理论坛、4 场会前培训和会前研讨会以及 10 个专场、5 个卫星会议，共设 11 个大会场报告，11 个护理论坛报告，10 个大会专题报告，130 个分会场报告，133 位专家分享经验。本次大会权威云集、内容丰富，旨在开拓视野、分享经验、加强交流，促进结核病防治事业的繁荣发展。

19. 2016 年 7 月 16 日至 23 日，中华医学会结核病学分会 / 中国疾控中心结核病防治临床中心组织了“青年医生到西藏”活动。此次活动由结核分会候任主任委员、临床中心副主任李亮带队，陕西省结核病防治院副院长仵倩红，山东胸科医院侯代伦、邓云峰，杭州师范大学医学院附属医院徐金田，深圳三院李国保，、宁夏第四人民医院刘伶俐，临床中心办公室刘宇红等多位结核领域专家参与其中。他们把结核内科、影像、重症、实验室、防治、护理等领域的新理念带到西藏，为西藏林芝和拉萨结核病防治提供强有力的帮助。

20. 2016 年 7 月 25 日，为解决结核病防治工作中存在的问题，进一步加强结核病防治工作,国家卫生计生委下发了《关于进一步加强结核病防治工作的通知》,对患者发现、信息登记管理、规范诊疗和服药管理等环节提出了具体要求,细化了相关措施。

21. 2016 年 7 月 28 日至 31 日在陕西省西安市隆重召开了第二届“中国耐药结核病论坛”暨 2016 年全国耐药结核病基础、临床和控制进展学习班。开幕式由本次论坛执行主席、首都医科大学附属北京胸科医院结核病多学科诊疗中心主任、中华医学会结核病学分会副主任委员唐神结主持。论坛主席、首都医科大学附属北京胸科医院副院长、中国 CDC 结核病防治临床中心副主任、北京市结核病胸部肿瘤研究所副所长、中华医学会结核病学分会候任主任委员李亮教授,陕西省卫生计生委韩荣超副主任,本次论坛主席、陕西省结核病防治院院长刘锦程教授分别致辞。中国 CDC 副主任、中国防痨协会理事长刘剑君教授,中国防痨协会前任理事长、中华医学会结核病学分会前任主任委员、北京市结核病胸部肿瘤研究所原所长端木宏谨教授,首都医科大学附属北京胸科医院副院长、北京市结核病胸部肿瘤研究所副所长、中国防痨协会副理事长张宗德教授等出席了开幕式。本次论坛及学习班吸引了来自全国近 300 名专家、学者、学员前来就耐药结核病预防与控制、基础与临床方面的国内外进展进行广泛深入的探讨与交流。本次论坛共有 18 位国内著名结核病专家们就耐药结核病的流行现状与趋势、耐药结核病的控制策略、耐药结核病的感染控制、结核病和耐药结核病发生机制、结核病和耐药结核病实验室诊断及其进展、耐药结核病化学治疗进展、结核病及耐药结核病外科治疗策略、抗结核药物研究进展、耐药结核病介入治疗及进展、耐药结核病免疫治疗及进展、耐药结核病精准医疗、耐药结核病精准外科治疗、儿童耐药结核病的诊治、耐药结核病抗结核药物性肝损伤的处理以及 WHO 耐药结核病新指南解读等国内外热点问题进行精彩而又生动的演讲,学员们收益匪浅。临床病例讨论是该论坛及学习班的一大特色,最后一天下午,整个会场依然是座无虚席,新疆维吾尔自治区胸科医院、武汉市肺科医院、首都医科大学附属北京胸科医院为本次学习班提供了具有借鉴和学习价值的临床病例资料,学员们发言和提问相当踊跃,专家们的点评也非常精彩。最后,唐神结教授在闭幕式上进行了全面的总结,他指出,举办中国耐药结核病论坛对于提高我国耐药结核病诊治水平具有重要作用,该论坛也为广大结核病防治工作者提供了良好的学习、交流和沟通的平台,明年的第三届中国耐药结核病论坛暨 2017 年全国耐药结核病基础、临床和控制进展学习班将会如期在新疆维吾尔自治区乌鲁木齐市举行。

22. 2016 年 8 月 10 日至 11 日,全国结核病统计监测年会在内蒙古呼和浩特市召开。来自 31 个省(自治区、直辖市)和新疆生产建设兵团,以及内蒙古自治区各(盟、市)分管统计监测的领导和业务骨干 70 余人参加了此次会议。会上全面总结和分析了十二五期间和 2016 年上半年全国结核病疫情现状、患者发现与治疗情况,指出了目前监测工作存在的主要问题,并结合十三五结核病防治规划部署了下一阶段的监测重点工作。

23. 2016 年 8 月 31 日,国家卫生计生委与美国盖茨基金会结核病防治合作项目三期启动会暨国家管理委员会第二次工作会议在宁夏回族自治区银川市召开。来自国家卫生计生委、民政部、盖茨基金会北京代表处、中国疾控中心等管委会成员单位的负责同志,以及宁夏、浙江和吉林等三期项目工作省份代表参加了会议。会议听取了中盖结核病项目的进展和工作计划以及三期项目工作省份的综合模式实施方案,审议并通过了三期项目的未来工作计划和预算。会议肯定了中盖结核病项目所取得的阶段性成果,并围绕项目实施中遇到的问题和挑战进行了深入讨论,对项目下一步工作计划提出了意见和建议。随后,国家管委会宣布中盖结核病项目三期正式启动。

24. 2016年9月1日至2日，全国结核病防治工作会议暨专家研讨会在银川召开。各省、自治区、直辖市卫生计生委疾控处和新疆生产建设兵团卫生局疾控处主要负责同志、省级疾控中心（结防所）负责同志、省级结核病定点医疗机构负责同志、中国疾控中心有关人员和中国防痨协会有关专家共计100余人参加了会议。国家卫生计生委疾控局局长于竞进在会上传达了全国卫生与健康大会精神，并强调要坚持新时期卫生与健康工作方针，坚持预防为主，主动将结核病防治政策融入健康中国建设、深化医改的大环境，完善服务体系，提升服务能力，优化防治措施，努力实现"十三五"时期结核病防治工作的良好开局。会议要求各地要贯彻落实《国家卫生计生委关于进一步加强结核病防治工作的通知》的各项要求和政策措施，并就全国结核病防治工作进展、学校结核病防控形势等做了专题报告，还就结核病综合防治和疾控机构全程管理、分级诊疗和定点医疗机构结核病防治、耐多药结核病防治3个专题做了工作交流。

25. 2016年9月8日至9日，受国家卫生计生委疾控局委托，中国疾病预防控制中心结核病防治临床中心成功举办了2016年全国结核病临床技能竞赛总决赛。来自我国大陆各省、直辖市、自治区和新疆生产建设兵团在内32支代表队的160名参赛选手齐聚北京，参加了本次总决赛。在两天的比赛期间，结防处梅杨处长三次到现场，具体指导比赛安排，并亲自参与优秀组织奖的评选；疾控局王斌副局长更是亲自出席开幕式以及闭幕式，对比赛的意义和结果给予高度评价。通过理论知识笔试、影像阅片和集体病例讨论，大赛最终产生个人总成绩一、二、三等奖46名，个人基础知识单项奖10名，个人影像读片技能单项奖10名，团体优胜一、二、三等奖12名，优秀组织奖8名。

26. 2016年9月22日至23日，第二届国际结核病论坛在北京隆重召开。此次论坛由首都医科大学附属北京胸科医院、中国疾控中心临床中心、中华医学会结核病学分会、全国结核病医院联盟及北京结核病诊疗技术创新联盟共同举办，首都医科大学附属北京胸科医院、中国疾病预防控制中心结核病防治临床中心、北京市结核病胸部肿瘤研究所承办。首都医科大学附属北京胸科医院院长、中华医学会结核病学分会前任主委许绍发教授，美国国立卫生研究所（NIH）国家过敏和传染病研究所艾滋病分部及结核病临床研究科主任Richard Hefner教授，首都医科大学附属北京胸科医院副院长、中华医学会结核病学分会候任主委李亮教授和首都医科大学附属北京胸科医院结核病多学科诊疗中心主任、中华医学会结核病学分会副主委唐神结教授共同担任论坛主席；同时李亮教授和唐神结教授担任论坛共同执行主席；中国疾病预防控制中心临床中心办公室刘宇红主任、中华医学会结核病学分会杜建秘书长共同担任论坛秘书长。本次论坛主题为"精准防控、终止结核"。来自美NIH、世界卫生组织、盖茨基金会、哈佛大学、美国CDC及家庭健康国际（FHI）及国内的结核病定点医疗机构等近200名专家参加了此次论坛。本次论坛就结核病预防控制、基础与临床方面的国内外进展进行了广泛深入的探讨与交流。为本次论坛带来精彩报告的国内外嘉宾有Fabio Scano教授、Richard Hefner教授、Zhi Hong教授、Deanna Tollefson教授、Rushdy Ahmad教授、Jing Bao教授、李亮教授、唐神结教授、毕利军教授、卢水华教授、初乃惠教授、刘宇红教授、张文宏教授、宋言峥教授及张晓教授等，他们就"国际结核病防治进展概述"、"WHO最新政策建议：MDR-TB短程治疗和快速诊断"、"精准治疗和宿主介导的免疫治疗进展：从肿瘤到结核"、"扩大新目标和治疗模式，以实现新的结核病治疗"、"结核病精准诊治"、"结核病基础研究进展”、“更多未必更好：NIH 资助的临床试验中汲取的经验和教训”、“发现未被报告的三百万结核病例”、“儿童结核病精准诊治的探讨”、“中国结核病临床试验的现在和将来”等国内外热点问题进行了生动的演讲。

27. 2016 年 10 月 5 日至 7 日，由北京胸科医院李亮副院长、中国疾控中心结核病防治临床中心办公室刘宇红副主任、美国家庭健康国际（FHI 360）张峣博士为代表的全国结核病临床试验合作中心（CTCTC）团队参加了在美国亚特兰大举办的“结核病试验联盟（Tuberculosis Trial Consortium，TBTC）”年会，学习国际最先进的结核病临床试验网络运行、组织、管理经验，了解国际结核病临床研究的热点和最新动态。会议期间，CTCTC 团队介绍了中国在结核病临床试验平台建设和科研工作开展的现状，展现了我们的努力以及我们在资源和网络方面的优势，同时表达了期待合作、期待在国际高水平研究中积累经验、锻炼实力的希望。这是年轻的 CTCTC 在国际高水平临床试验舞台的首次亮相，引起与会专家的广泛关注。

28. 2016 年 10 月 19 日，由北京胸科医院倡导，携手天津市海河医院、陕西省结核病防治院、武汉市肺科医院联合发起的北京结核病诊疗技术创新联盟吹响“集结号”，这是结核病领域第一个经北京市民政局批准、非营利性、具有独立法人资质、以创新为驱动力的新型结核病防治合作团体。联盟将致力于整合全国范围内各种力量、提升我国结核病诊疗水平。目前，包括医疗机构、结防机构、研究机构、学校、企业等方面的 58 家单位成为首批会员。创新联盟将在理论研究、科学研究、临床试验、技术研发、成果转化、学术交流、咨询培训以及公益活动、国际交流、大数据库建设等方面为全国结核病相关单位搭建平台。通过发挥企业的经济实力以及各大医院的专家平台，为全国培育标准更高的结核病防治人才队伍，同时加强医院间合作，互通有无，分享经验，从而提升我国结核病防控在全社会和国际的影响力。

29. 2016 年 10 月 20 日至 21 日，由中国疾病预防控制中心结核病防治临床中心、全国结核病医院联盟 / 全国结核病临床试验合作中心（CTCTC）、中华医学会结核病学分会、北京结核病诊疗技术创新联盟主办，成都市公共卫生临床医疗中心、首都医科大学附属北京胸科医院承办的“全国结核病医院院长论坛”暨“全国结核病医院联盟及全国结核病临床试验合作中心年度会议”在四川成都召开。参会代表达 298 人，分别来自我国 28 个省直辖市自治区的 109 家医院，并有 111 位院长、副院长参加会议，就我国结核病防治的新形势和新要求，分享经验，共商结核病防治大计。经过常委会的决议，大会首先对已走过 3 个年头的全国结核病医院联盟进行了改选，新一届领导集体将带领联盟继续阔步向前。全国结核病医院联盟由 2013 年始建以来的 60 家结核病医院发展到目前的 100 家，合作中心为 19 家。本次会议以回顾、总结、规划未来“联盟”和“合作中心”的工作为重点，以理清思路，规划前路为目标，为结核病医院自身发展和国家结核病防治规划的实施献计献策。

30. 2016 年 11 月 16 日至 12 月 2 日，国家卫生计生委疾控局分别在江苏省镇江市、湖北省宜昌市和陕西省西安市举办了全国结核病分级诊疗和综合防治服务模式试点工作分片区培训班。来自各省（自治区、直辖市）及兵团卫生计生委（卫生局）疾控处、省疾控中心和省级结核病定点医院负责同志，各试点地区卫生计生委、疾控中心（或独立结防所）以及结核病定点医院负责同志共 300 余人参加了培训。国家卫生计生委疾控局王斌副局长在培训班开幕式上指出，在全国开展结核病分级诊疗和综合防治服务模式试点工作是进一步提升我国结核病防治工作水平、深化医疗卫生体制改革、建设健康中国的共同需要。各地要充分认识开展此项工作的重要性，认真剖析防治工作的薄弱环节，以问题为导向，齐心协力，攻坚克难，通过试点工作积极探索适合本地实际的防控措施，带动提高区域结核病防治工作质量，并以点带面辐射推进全国防治工作的创新和发展。培训班结合当前结核病防治工作中存在的突出问题，邀请中国疾控中心、卫生发展研究中心等单位的著名专家从强化防治体系、完善工作机制、促进医防融合和提高患者保障水平等角度进行了专题培训，并请浙江省宁波市、辽宁省大连市等地区做了经验交流。

31. 2016 年 11 月，中盖项目国家项目办公室分别组织在浙江、吉林和宁夏召开了中盖结核病项目三期结核病综合防治模式试点启动会暨培训班。各省（区）卫生计生、财政、人社、民政，以及各级结核病防治机构参加了会议。在启动仪式上各省（区）分别与所辖地市签署了项目工作委托协议，明确了工作职责和工作内容，也标志着中盖结核病项目在三省（区）全面启动。

32. 2016 年 12 月 14 日，中国国家食品药品监督管理总局批准了富马酸贝达喹啉片的上市申请，其作为联合治疗的一部分，适用于治疗成人（≥18 岁）耐多药肺结核（MDR-TB）。这是我国首次上市治疗耐多药肺结核的新药。

33. 2016 年 12 月 20 日，由中国医学科学院主办，中国医学科学院医学信息研究所承办的“2016 年度中国医院科技影响力排行榜发布仪式暨第四届中国医学科学发展论坛”在中国医学科学院礼堂举行。结核病学科是 2016 年新加入的学科。首都医科大学附属北京胸科医院结核病学科获得全国结核病学“2016 年度中国医院科技影响力排行榜”榜首，上海市肺科医院和解放军 309 医院获得第二和第三名。据了解，本次榜单评价对象以国家卫生计生委官方网站公布的 1149 家三级医院名录为基础，增加部队医院、中医院（含中西医结合医院）176 家，共对 1325 家三级医院 26 个临床医学二级学科及部分三级学科进行科技影响力评价。

国际部分

1. 2016 年 3 月 15 日，世界卫生组织发布 2016 年世界防治结核病日主题：联合起来消除结核病。世界卫生组织呼吁各国政府、社区、民间社会和私营部门“联合起来消除结核病”。世界卫生组织和合作伙伴们将促进对话与合作，将个人和社区以新的方式联合起来，力求终结结核病的流行。世界卫生组织在“联合起来消除结核病”主题下倡议的 4 个分主题是：我们共同努力可以通过消除贫困预防结核病；我们共同努力可以更好地检测、治疗和治愈结核病；我们共同努力可以消除羞辱和歧视；我们共同努力可以推动研究与创新。

2. 2016 年 5 月 12 日，世界卫生组织更新了耐药结核病治疗指南，增加了在特定条件下使用 MDR-TB 短化治疗方案的建议。新治疗方案的患者人均费用不到 1000 美元，可在 9~12 个月内完成。与目前的常规治疗方案相比，由于治疗依从性较好且失访率较低，新治疗方案可以改善治疗结局，减少死亡人数。世界卫生组织建议那些经诊断患有简单耐多药结核病的人，即不会对耐多药结核病最重要的二线治疗药物（氟喹诺酮类药物和注射剂）产生耐药性的人或者以前未进行二线治疗的人，采用较短治疗方案。世界卫生组织是在对 10 个国家中 1200 例简单耐多药结核病患者进行初步规划研究的基础上提出较短治疗方案建议的。世界卫生组织将敦促研究人员完成目前的随机对照临床试验，以加强这一治疗方案的证据基础。

3. 2016年5月12日,WHO发布快速诊断技术-线性探针使用指南,推荐用以检测二线抗结核药物的耐药情况(SL-LPA)。新诊断检测工具被称为MTBDRsl,它基于脱氧核糖核酸检测法,用于查明耐多药结核病菌株在基因突变后对氟喹诺酮类药物和二线结核病注射药物的耐药性情况。若使用这一检测工具,一两天后即可获得结果,而不是像目前的检测工具那样在3个月或以后才能获得结果。迅速获得检测结果意味着可以迅速对耐多药结核病患者采用适当的二线治疗方案,并获得更好的治疗效果。这项检测是确定哪些耐多药结核病患者可以采用较短治疗方案的一项重要先决条件,并可避免那些对此项治疗方案所用二线药物具有耐药性的患者采用这一治疗方案,以防引发广泛耐药结核病。

4. 2016年8月11日,世界卫生组织在日内瓦发布了一份最新的推荐书,推荐发展中国家的基础医疗单位,如社区医院等地方使用新的结核病检测方法。这种检测方法被称为TB-LAMP法(环介导等温扩增loop-mediated isothermal amplification),这种方法经过评估,可以作为痰涂片检测方法的替代方案,其检测结果优于痰涂片检测。但TB-LAMP法无法检测出患者的耐药性,因此这种检测方法仅适用于非耐多药结核患者(MDR-TB)。此外,TB-LAMP法无须在传统意义上的实验室里开展,但从事检测的医疗人员需要接受培训,培训的内容类似痰涂片检测培训。

5. 2016年10月5日,由TB Alliance研发,UNITAID和其他合作伙伴资助的新的抗结核药物儿童剂型正在通过遏制结核伙伴关系的全球药物基金(Global Drug Facility,GDF)在全球27个国家进行推广。一个儿童使用这种剂型治疗6个月的药费可以低至5美元(取决于体重)。TB Alliance近期宣布这种剂型已在肯尼亚成功推出。

6. 2016年10月14日,世界卫生组织发布了《2016年全球结核病报告》,报告对结核病流行及结核病诊断、治疗和预防工作进展情况进行了评估,并概述结核病供资和研究情况。报告数据涉及202个国家和地区的99%以上的人口和结核病例。报告公布的新数据显示,由于印度新公布的监测和调查数据,结核病负担实际上高于之前的估计。2015年,全世界估计共有1040万例新发结核病例。六个国家占总负担的60%,印度负担最重,其次是印度尼西亚、中国、尼日利亚、巴基斯坦和南非。2014—2015年,结核病发病率以1.5%的速度缓慢下降。2015年,估计新发48万例耐多药结核病例和10万例耐利福平结核病病例,印度、中国和俄罗斯联邦占这58万例的45%。从2000年到2015年全球结核病死亡人数减少了22%,但其仍是2015年全球十大死因之一。从2000年到2015年,结核病治疗使4900万人免于死亡,但仍然存在重要的诊断和治疗缺口。2015年,新发病例数量和报告病例数量之间仍然存在430万例的缺口。2015年,在估计的58万耐多药结核病新发病例中,只有12.5万(20%)接受了诊疗,而2013年,全球耐多药结核病治疗成功率是52%。为实现终止结核病流行的全球目标,各国需要大力加紧预防、检测和治疗结核病。

7. 2016年10月24日至29日,第47届国际防痨和肺部疾病联合会世界肺部健康大会在利物浦召开。来自全球126个国家和地区的3000余名代表参会。本次会议的主题是“冲破阻力,创新引领”。世界卫生组织在大会上解读了其最新发布的“2016年全球结核病报告”,同时发布了在9个非洲国家开展的对1006名利福平耐药患者使用9个月短化耐药方案治疗的转归结果。大会通过培训、学术交流、媒体展示等多种形式传播结核病在内的多种肺部疾病在基础研究及转化、临床诊治、公共卫生服务等领域的新理念、新技术、新研究成果和新实践。

8. 2016年12月15日至16日，国家卫生计生委副主任刘谦赴印度新德里出席第六届金砖国家卫生部长会议。印度卫生和家庭福利部部长纳达、俄罗斯联邦卫生部副部长德米特里、南非卫生部副部长帕赫拉、巴西卫生部部长特别顾问弗雷德里科以及世界卫生组织、联合国艾滋病规划署、人口基金、儿基会等国际组织代表参加了会议。本届会议由印度卫生和家庭福利部主办，会议通过了《德里宣言》以及关于卫生监测体系、抗菌素耐药、非传染性疾病、监管机构合作、药品研发、结核/艾滋病/疟疾研究合作等领域的行动/合作计划。会议决定2017年在中国召开第七届金砖国家卫生部长会议。

（张立杰　刘宇红　唐神结　供稿）

附录三　结核病药物临床试验

结核病的药物研发经历了近50年的沉寂后，在近四五年间展现出了一个高潮。临床试验作为方法学上最为严谨的临床科研评价手段，没有悬念地占据着这场浪潮中的顶点。随着贝达喹啉和德拉马尼这两个抗结核新药在全球各国陆续上市和推广应用，以及PA-824等新药研发工作的进展，2016年，结核病药物临床试验继续保持健康的发展势头。在继续探索针对药物敏感结核菌和耐药结核菌的更短疗程的药物方案方面，最新的研究结果提示了新的方向，几个重要的国际或区域多中心临床试验在2016年成功启动。与此同时，强劲的科研需求也再次将我们带回到结核病药物研发长期面临的挑战面前，即临床试验的周期远远长于普通抗生素类药物，缺乏早期判断药物疗效的标记物，全球范围内结核的科研资源与患者资源不匹配等。可喜的是，国内外的结核病科研工作者和公共卫生工作者知难而进，在应对上述挑战方面也有可圈可点的表现。总体上，2016年结核病药物临床试验主要进展表现在以下四个方面。

一、针对药物敏感结核菌和耐药结核菌的短疗程研究齐头并进

在药物敏感结核的治疗领域，各国学者继续向将疗程缩短到4个月左右的目标冲击。其中较为引人注目的是高剂量利福霉素类药物的应用和新药pretomanid（PA-824）的相关方案。由美国疾病预防控制中心支持的结核病临床试验联盟（TBTC）在2016年正式开始TBTC Study 31临床试验（注册号NCT02410772）的全球多中心患者入组[1]。这是一个非劣性临床试验，研究对照组为6个月的常用治疗方案，两个试验组分别为①利福喷丁1200mg，莫西沙星400mg和常规剂量的吡嗪酰胺和乙胺丁醇，和②利福喷丁1200mg和常规剂量的异烟肼、吡嗪酰胺和乙胺丁醇。研究的主要终点为治疗随机分组后12个月内的无结核生存情况，和治疗期间3级或以上不良反应的发生。

2015年含pretomanid方案的Ⅱ期b研究在Lancet发表后，该药引起了科学界的广泛关注。然而，pretomanid、莫西沙星和吡嗪酰胺组合方案的Ⅲ期临床试验（STAND研究）由于肝脏副作用的问题在2015年末暂停，在2016年中一直处于停滞状态[2]。与此同时，贝达喹啉、pretomanid、莫西沙星和吡嗪酰胺联合方案（即BPaMZ方案）的Ⅱ期b临床试验（NC-005研究）已有初步结果，提示这个方案的8周疗效好于由利福平、异烟肼、吡嗪酰胺和乙胺丁醇组成的经典方案。由于BPaMZ方案是不含利福平和异烟肼的全新组合，针对耐多药结核菌的疗效很可能不低于药物敏感结核菌，因此被称为“通用方案”（universal regimen）。

我国学者也在积极开展随机对照临床试验，探索通过延长吡嗪酰胺使用时间和加用氟喹诺酮药物将敏感结核的治疗疗程缩短到4.5个月的可能性（NCT02901288）[3]。这个研究在2016年全面启动。

在耐药结核病领域，2016年虽然没有重要的临床试验结果产生，但首个针对MDR-TB的以无复发治愈为临床终点的Ⅲ期临床试验（STREAM研究）正在顺利进行。STREAM研究分为两期，其中1期主要评价的是调整后的9个月孟加拉方案，而STRAEM研究2期等

同于贝达喹啉的Ⅲ期研究，在原有设计的基础上增加了2组含有贝达喹啉的方案，疗程分别为6个月（含注射类药物）和9个月（全口服方案）。STREAM研究2期（NCT02409290）为全球多中心研究，包括我国4个研究中心，患者入组于2016年正式启动[4]。另一个重要研究是全球首个针对广泛耐药结核病（XDR-TB）的Ⅲ期临床试验Nix-TB研究。这是一个单组试验，使用的方案是贝达喹啉（400mg qd 2周后200mg每周3次）、pretomanid（200mg qd）和利奈唑胺（1200mg qd）的组合，疗程为6~9个月。该研究的中期结果在2016年的国际结核和肺部健康大会上进行了汇报。12例完成治疗的患者中多数在开始治疗8周内痰菌转阴。利奈唑胺相关的外周神经病变和骨髓抑制常见，多数患者需要减量或临时停药[5]。

二、免疫调节治疗的探索继续深入

近年来，科学界有关针对结核病的免疫调节治疗（host-directed therapy，HDT）的讨论不断升温。目前认为HDT主要通过增强巨噬细胞的抗菌功能和减少引起组织损伤的炎症反应两个机制达到改善和提高结核病疗效的目的。多种已经上市的药物，如非甾体抗炎药、二甲双胍、酪氨酸激酶抑制剂伊马替尼、维生素D和多西环素，以及正在研发的新药CC-11050等，为今后的临床试验提供了充足的候选药物[6]。2016年可以被视为是HDT相关临床试验的元年，这个领域中两个重要研究在2016年拉开帷幕。其一是随机对照Ⅱ期临床试验TBHDT研究正式注册（NCT02968927）。这个研究旨在评价依维莫斯、维生素D_3、Auranofin和CC-11050等4种辅助药物与传统四联抗结核方案联合后的疗效和安全性。研究的目标人群为200名药物敏感结核的患者，主要研究终点包括不良反应的发生情况和8周痰菌阴转率，对治疗前后肺功能的变化也将进行评价[7]。另一个是小样本随机对照临床试验评价布洛芬在XDR-TB患者中的辅助疗效（NCT02781909），主要研究终点为治疗后2个月和6个月的痰菌阴转率和肺部影像学变化情况[8]。

三、新型的试验设计和疗效标记物的探索

目前常规的抗结核新药研发路径是在Ⅰ期、Ⅱ期A和Ⅱ期B临床试验初步确定有效性和安全性后决定是否进行Ⅲ期临床试验。其中，Ⅱ期A和Ⅱ期B试验分别采用14天和8周的有效性终点。近期发表的RcMox研究等一系列针对缩短敏感结核疗程的Ⅲ期临床试验结题提示，14天或8周的有效性不能准确地预测治疗结束后的无复发治愈率。再加上面对大量组合方案的可能性，Ⅱ期A和Ⅱ期B试验设计的弱点凸显、实用性也遭到质疑。2016年Phillips等学者首次在*BMC Medicine*上撰文提出了一种更合理的Ⅱ期C试验设计[9]，称为治疗后随访选择试验（Selection Trial with Extended Post-treatment follow-up），或STEP设计。这种设计的总体样本量与Ⅱ期B试验相似，但试验中使用的疗程为全疗程而非部分疗程，并在治疗结束后对患者进行6~8个月的随访。虽然由于随访期的延长增加了成本，Ⅱ期C试验设计通过对疗效和安全性更长期和全面的观察数据，可以更准确地选择表现优秀的方案组合进入到Ⅲ期研究中，从而节约大量的资源，因此有望在今后的结核病临床试验中广泛应用。

除了更合理的研究设计外，另一个提高结核病领域临床试验产出的思路是寻找可以更准确预测疗效的标记物，如在艾滋病治疗领域中的病毒载量。2016年这个领域的焦点之一是PET/CT。既往的小样本研究显示治疗8周肺部PET/CT的改变可以比痰培养更准确地预

测 MDR-TB 治疗的治疗结果。Ⅲ期临床试验 PREDICT 研究(NCT02821832)于 2016 年正式注册,计划入组 650 名药物敏感结核肺结核患者,评价在 PET/CT 指导下将常规治疗减少到 4 个月是否可以得到同样的疗效[10]。

四、国际临床试验联盟的建设

以往的结核病临床试验主要由制药企业和科研积累深厚的发达国家主导,例如,美国疾病预防控制中心在 20 世纪 90 年代创建的结核病临床试验联盟(TBTC)等。过去几年中,“在最需要结核病治疗的地区开展结核病临床试验”的理念逐渐深入人心,得到积极响应。Tupasi 等[11]首次详尽汇报了该团队通过德拉马尼Ⅱ期试验在全球 10 个科研资源有限地区的医院开展能力建设,以保证研究数据可以满足各国严格的药监考核的经验。作者指出,建立合格临床试验中心所需的条件显著高于普通的临床科研能力建设。然而,通过合理的选择和评估、临床试验管理体系和实验室的建设,以及对国际和国家 GCP 标准的严格遵循,即使是没有临床试验经验的研究中心也能够成功达标,完成高水平的临床试验。作者强调,类似临床试验网络的建立不但显著加速了新药、新方案的研发进程,而且大大推进了参与地区的成果转化和治疗水平。

上述经验与我国的结核病临床试验能力建设的实践是高度吻合的。中国结核病临床试验合作中心(China Tuberculosis Clinical Trial Consortium,CTCTC)创建于 2013 年 7 月,由国家结核病临床中心牵头,目前包括 19 家成员单位,多数在既往获得过国家药监局的结核专业临床药理基地认证。CTCTC 在国内和国际合作伙伴的支持下从基础规章、制度的制定和团队培训入手。2016 年,上述能力基础建设工作顺利完成,并开始在我国的敏感结核短疗程治疗方案临床试验中发挥重要作用。

(张哓　刘宇红　李亮)

参考文献

1. TBTC Study 31:Rifapentine-containing Tuberculosis Treatment Shortening Regimens(S31/A5349). Available at:https://www. clinicaltrials. gov/ct2/show/NCT02410772. Accessed December 29,2016.
2. Wallis RS,Maeurer M,Mwaba P,et al. Tuberculosis--advances in development of new drugs,treatment regimens, host-directed therapies,and biomarkers. Lancet Infect Dis,2016,16(4):e34-46.
3. Shortened Regimens for Drug-susceptible Pulmonary Tuberculosis. Available at:https://www. clinicaltrials. gov/ct2/show/NCT02901288. Accessed December 30,2016.
4. The Evaluation of a Standard Treatment Regimen of Anti-tuberculosis Drugs for Patients With MDR-TB (STREAM). Available at:https://www. clinicaltrials. gov/ct2/show/NCT02409290. Accessed January 5,2017.
5. Conradie F,Diacon A,Mendel C,et al. Interim results of Nix-TB clinical study of pretomanid,bedaquiline and linezolid for treatment of XDR and treatment intolerant/failed MDR-TB. Union 2016,Liverpool,UK.
6. Wallis RS,Hafner R. Advancing host-directed therapy for tuberculosis. Nat Rev Immunol,2015,15(4):255-263.
7. TB Host Directed Therapy(TBHDT). Available at:https://www. clinicaltrials. gov/ct2/show/NCT02968927. Accessed December 31,2016.
8. Pilot Study to Estimate the Potential Efficacy and Safety of Using Adjunctive Ibuprofen for the Treatment of

XDR Tuberculosis(NSAIDS-XDR-TB). Available at:https://www. clinicaltrials. gov/ct2/show/NCT02781909. Accessed January 8,2017.

9. Phillips PP,Dooley KE,Gillespie SH,et al. A new trial design to accelerate tuberculosis drug development:the Phase IIC Selection Trial with Extended Post-treatment follow-up(STEP). BMC Med,2016,14:51.

10. Using Biomarkers to Predict TB Treatment Duration. Available at:https://www. clinicaltrials. gov/ct2/show/NCT02821832. Accessed December 31,2016.

11. Tupasi T,Gupta R,Danilovits M,et al. Building clinical trial capacity to develop a new treatment for multidrug-resistant tuberculosis.Bull World Health Organ,2016,94(2):147-152.